全国高等医学院校教材

供基础医学、临床医学、口腔医学、护理医学、康复医学等专业使用

医 学 疾 病 学

主　编： 宋汉君　李加桩

副主编： 李丽疆　马小茹

编　委（按姓氏笔画排序）：

马　琳	马小茹	王美琪	石　丹	卢钧坤
田　新	代丽娟	邢俊伟	朱丽娟	朱岳智
庄彩云	刘　娇	刘　禧	刘　巍	刘东璞
孙　岩	李　晶	李加桩	李丽疆	李桂茹
宋　友	宋汉君	张　艳	张　强	张东东
张宇楠	罗树宾	郑红艳	赵云波	赵明华
赵晓莲	侯　杰	宫翠婷	姜文慧	秦传子
徐　强	徐华纲	徐春燕	逯川英子	谢　涛

北京大学医学出版社

YIXUE JIBINGXUE

图书在版编目（CIP）数据

医学疾病学/宋汉君，李加桩主编．—北京：北京大学医学出版社，2011.9（2017.7 重印）
ISBN 978-7-5659-0217-8

Ⅰ．①医…　Ⅱ．①宋…②李…　Ⅲ．①疾病学
Ⅳ．①R366

中国版本图书馆 CIP 数据核字（2011）第 134218 号

医学疾病学

主　　编：宋汉君　李加桩
出版发行：北京大学医学出版社
地　　址：（100191）北京市海淀区学院路 38 号 北京大学医学部院内
电　　话：发行部 010－82802230；图书邮购 010－82802495
网　　址：http：//www. pumpress. com. cn
E - mail：booksale@bjmu. edu. cn
印　　刷：北京瑞达方舟印务有限公司
经　　销：新华书店
责任编辑：安　林　**责任校对**：金彤文　**责任印制**：张京生
开　　本：787mm×1092mm　1/16　**印张**：24.75　**字数**：626 千字
版　　次：2011 年 8 月第 1 版　2017 年 7 月第 2 次印刷
书　　号：ISBN 978-7-5659-0217-8
定　　价：65.00 元

内容简介

《医学疾病学》全面介绍了临床医学的基础知识及相关内容。全书共分为3篇：形态篇、功能篇、常见疾病篇。包括常见疾病的形态学和功能学基础理论的系统论述，涵盖了内科、外科、妇产科、儿科的常见病、多发病。全书内容广泛，通俗易懂，突出知识性，强调了解和掌握常见疾病的六个环节，即：形态、功能、病因病理、临床表现、诊断和治疗，摆脱了以往教材的框架，更易于读者理解与鉴别；同时强调临床诊断的实用性，介绍了有关疾病的诊断、治疗原则，以及近年来相关方面的新知识、新进展。

《医学疾病学》可供临床医学、口腔医学、护理学等专业学生的入门教材。也可作为非临床医学专业本科生教材。

前　言

现代科学技术加速发展，知识量增长迅速，知识更新的周期缩短，医学科学技术发展呈现交叉、融合与综合化趋势。同时，现代医学“以目标为导向”精神牵动医学教育改革方向，对医学人才的知识、能力和素质等提出了新的更高的要求，新时期医学人才不仅要有高尚的医学职业态度和献身精神、精湛的医学技能、广博的人文社会科学、卫生经济、信息管理和卫生系统管理知识，还要具备团队合作、人际沟通、协调组织等多方面的能力。

我们借鉴国内外医学课程改革经验，紧扣国情实际，针对传统学科课程存在的问题，对临床医学本科课程改革进行了积极探索，提出了临床医学本科“1+1”课程模式，即第一课堂继续保持传统学科课程教学，以传授知识为主；第二课堂实施以问题为中心式学习，以培养能力为主，通过课内和课外的有机组合，培养基础扎实、知识面宽、能力强、素质高的医学专门人才。为此，我们面向刚刚入学的医学生开设《医学疾病学》课程，该课程采用以问题为中心式教学模式，突出学生能力的培养。

《医学疾病学》课程学习具体实施“三个一”工程：即“建立一个团队、熟悉一种疾病、帮助一个病人”。一是建立一个跨寝室，跨班级的6人团队，强调团队合作意识，互相关心，互相帮助，互通有无，亲情合作。通过不断吸纳各组员的想法、建议，不断组织开展系列活动，发挥小组整体合力，发现问题，思考问题，解决问题。二是熟悉一种常见疾病。通过六个环节，分工合作，反复讨论，达成一致。针对组员熟悉的身边常见疾病，从“形态、功能、病因病理、症状体征、诊断、治疗”六个环节明确分工，通过小组报告形式进行学习阶段的验收。三是沟通一个病人。掌握信息，熟悉病例，沟通病人，增强使命。学生通过小组合作进行“6帮1”病房探望，咨询疾病信息，交流病史，并与病人建立帮扶关系。

《医学疾病学》作为医学生的入门教材，全书共分为3篇：形态篇、功能篇、常见疾病篇。包括常见疾病相关的形态学和功能学基础理论的系统论述，涵盖了内科、外科、妇产科、儿科的常见病、多发病。全书内容广泛，通俗易懂，突出系统性，强调了解和掌握常见疾病的六个环节，即：形态、功能、病因病理、临床表现、诊断和治疗。本书旨在早期培养学生具有系统、全面的临床思维，增强学习兴趣，以点带面，引领学生后续主动学习人体解剖学、生理学、病理生理学、病理学、诊断学、内科学、外科学、妇产科学、儿科学等专业基础课和专业课，促进医学生早期接触临床，早期接触病人，增强职业使命感和责任感。

在此，感谢所有支持本书编写的同道和同学们！由于涵盖的学科多，篇幅有限，作者的视野有局限性，加之时间仓促，尽管主观上做了最大努力，但疏漏和错误之处仍难免，尚祈使用本书的老师和同学给予指正。

编者：宋汉君

目 录

形 态 篇

功 能 篇

常见疾病篇

形态篇

第一章　呼吸系统

呼吸系统由呼吸道和肺两大部分组成。呼吸道包括鼻、咽、喉、气管和各级支气管，临床应用中常把鼻、咽和喉称上呼吸道，把气管和各级支气管称下呼吸道。肺由肺实质和肺间质构成，表面包有脏胸膜。

第一节　鼻

鼻由外鼻、鼻腔和鼻旁窦三部分组成，它是呼吸道的起始，也是嗅觉器官。

一、外鼻

外鼻由骨和软骨做支架，被覆皮肤和少量皮下组织。骨部表面的皮肤薄而松弛，皮下组织极少，软骨部表面的皮肤较厚，富含皮脂腺和汗腺。

外鼻上部较窄与额部相连的部分称鼻根，向下延成鼻背，末端为鼻尖。鼻尖两侧呈弧状隆突的部分称鼻翼。从鼻翼向外下方到口角的浅沟称鼻唇沟。正常人，两侧鼻唇沟的深度对称，面神经瘫痪时，瘫痪侧的鼻唇沟变浅或消失。

二、鼻腔

鼻腔由骨和软骨作为支架，内覆黏膜。鼻中隔将鼻腔分成左右两腔，各腔向前以鼻孔通外界，向后经鼻后孔通鼻咽。

鼻腔前下方鼻翼内面较宽大的部分称鼻前庭，起于鼻孔，止于鼻阈。鼻阈是皮肤与鼻黏膜的分界处。鼻前庭由皮肤覆盖，生有鼻毛，可净化空气。鼻前庭皮肤缺少皮脂腺和汗腺，是疖肿好发的部位之一。由于缺少皮下组织，皮肤直接与软骨膜紧密相连，故发生疖肿，极为疼痛。

鼻中隔由筛骨垂直板、犁骨及鼻中隔软骨构成，被覆黏膜。鼻中隔一般不完全居正中矢状位，通常是偏向一侧。鼻中隔前下份黏膜为易出血区，此区血管丰富而位置表浅，受外伤或干燥空气刺激，血管易破裂而出血。

鼻腔外侧壁的形态最为复杂，自上而下有三个鼻甲突向鼻腔，分别称上鼻甲、中鼻甲和下鼻甲。三个鼻甲的下方各有一裂隙空间，分别称上鼻道、中鼻道和下鼻道。在上鼻甲之后上方可能有最上鼻甲。上鼻甲或最上鼻甲后上方与鼻腔顶之间的凹陷部分称蝶筛隐窝。鼻甲及鼻道的形成，大大扩展了鼻黏膜的面积，有利于对吸入空气的加温与湿润。

将中鼻甲切除，在中鼻道中部可见一凹向上的弧形裂隙，称半月裂孔，裂孔的前端有通向前上方的漏斗形管道称鼻筛漏斗。半月裂孔上方的圆形隆起称筛泡。中鼻道为众多鼻旁窦的开口之处，下鼻甲的前端距鼻孔约 2 cm，后端距咽鼓管咽口约 1 cm。在下鼻道内，鼻泪管开口于其前上方，距鼻孔约 3 cm。

鼻黏膜按其生理功能分为呼吸区和嗅区。呼吸区的黏膜在正常情况下呈红色，表面光滑而湿润，以具有丰富的静脉海绵丛为其特征。鼻甲海绵丛有丰富的血管腔隙，这些血管腔隙周围有平滑肌纤维分布，以调节鼻甲海绵丛的充血程度。鼻黏膜内有丰富的鼻腺，能产生大量分泌物。嗅区黏膜仅占上鼻甲内侧面以及与其相对的鼻中隔部分，活体呈苍白或淡黄色。嗅区黏膜内有感受嗅觉刺激的嗅细胞分布。

三、鼻旁窦

鼻旁窦是鼻腔周围颅骨内一些开口于鼻腔的含气空腔，共 4 对，即上颌窦、额窦、筛窦和蝶窦。

（一）上颌窦

上颌窦是鼻旁窦之中最大的一个，几乎占整个上颌骨的体部，其形状与上颌体部外形相符，容积平均为 14.69 ml，上颌窦一般可分为前、后、上、底、内侧 5 个壁。前壁向内侧略凹陷，即为上颌骨体前面的尖牙窝。此处骨质较薄，上颌窦手术常经此处凿入。后壁较厚，与翼腭窝毗邻。此壁在下鼻甲附着处下方的骨质最薄，是上颌窦穿刺的进针位置。上壁为眶的下壁，上颌窦的底即上颌骨的牙槽突，常低于鼻腔的底部，此壁和上颌第 2 前磨牙及第 1、第 2 磨牙的根部十分邻近，仅有一层菲薄的骨质相隔，甚至牙根直接埋藏于上颌窦黏膜的深部，故磨牙根的感染极易侵入窦内。内侧壁即鼻腔的外侧壁，相当于中鼻道和下鼻道的大部分。此壁有上颌窦口，开口于中鼻道，上颌窦口的形状与大小不一，多呈椭圆形裂缝，少数为圆形或肾形。

（二）额窦

额窦位于筛窦前上方，额骨内外板之间，左右各一。窦的形状及大小极不一致，但基本上为一三角锥体形。眶的内上角为额窦底部，骨质最薄。额窦向下开口于鼻筛漏斗。

（三）筛窦

筛窦由大小不一、排列不规则的小气房系统构成，绝大部分小气房位于鼻腔外侧壁上方的筛骨之中，共约 3～18 个，可分前、中、后 3 组。前筛窦的气房较小，约 5～6 个。中筛窦即筛泡内的气房，约 3 个。前筛窦、中筛窦开口于中鼻道，后筛窦开口于上鼻道，偶有后筛窦的个别气房开口于蝶筛隐窝。

（四）蝶窦

蝶窦位于蝶骨体内，左右各一，均各通过其前壁的孔开口于蝶筛隐窝。

第二节　喉

喉是呼吸的管道，也是发音的器官。它以软骨为基础，借关节、肌肉和韧带连结而成。喉位于颈前部中份，上借甲状舌骨膜与舌骨相连，向下与气管相续。

一、喉的软骨

喉的支架由喉软骨构成，包括不成对的甲状软骨、会厌软骨、环状软骨和成对的杓状软骨等。

（一）甲状软骨

甲状软骨是喉软骨中最大的一块，形似盾牌，构成喉的前外侧壁，由两块近似四边形的左板和右板合成。两板的前缘彼此融合成直角或约120°的角。左、右板融合处的上端向前突出，在成年男子特别显著，称喉结，喉结上方呈“V”形的切迹称上切迹。左、右板的后缘均向上和向下发生突起，称上角和下角。上角借韧带与舌骨大角相连，下角的内侧面有关节面，与环状软骨形成环甲关节。

（二）环状软骨

环状软骨位于甲状软骨下方，形似一带印章的戒指，为喉软骨中唯一呈环形的软骨，对保持呼吸道畅通有非常重要的作用，损伤后易引起喉狭窄。它由环状软骨板和环状软骨弓两部分构成。板位于后方，构成喉后壁的大部分。板上缘两侧各有一长圆形的关节面，并与杓状软骨构成环杓关节。环状软骨弓构成喉下份的前外侧壁。环状软骨弓平对第6颈椎，是颈部的重要标志之一。环状软骨弓与板交界处，两侧各有一与甲状软骨下角相关连的关节面，构成环甲关节。

（三）会厌软骨

会厌软骨形似叶状，上宽下窄。下端借韧带连于甲状软骨上切迹的后下方。会厌软骨的前、后面均由黏膜被覆称为会厌。会厌位于喉入口的前方，当吞咽时，喉上提、会厌关闭喉口，可防止食物误入喉腔。

（四）杓状软骨

杓状软骨近似三面锥体形，可分尖、底和两突。底朝下与环状软骨板上缘的关节面构成环杓关节。由底向外侧伸出的突起，有喉肌附着，称肌突。由底向前伸出的突起，有声韧带附着，称声带突。

二、喉的连结

喉的连结包括喉软骨之间以及喉与舌骨和气管间的连结。

（一）环杓关节

环杓关节由杓状软骨底与环状软骨板上缘的关节面构成。杓状软骨在此关节上可沿垂直轴作旋转运动，使声带突向内、外侧移动，因而能缩小和开大声门。杓状软骨还可作左右滑行。

（二）环甲关节

环甲关节由甲状软骨下角与环状软骨板侧部的关节面构成。甲状软骨在额状轴上作复位和前倾运动。复位时，两者间的距离缩小，声带松弛；前倾时，加大甲状软骨前角与杓状软骨间的距离，使声带紧张。

（三）弹性圆锥

弹性圆锥为弹性纤维组成的膜状结构，自甲状软骨前角的后方，向下向后附着于环状软骨上缘和杓状软骨声带突。此膜上缘游离，连接于甲状软骨前角与杓状软骨声带突之间，称声韧带。弹性圆锥前部较厚，张于甲状软骨下缘与环状软骨弓上缘之间，称环甲正中韧带，当急性喉阻塞来不及进行气管切开术时，在此处作穿刺或可切开此韧带，建立暂时的通气道，抢救病人的生命。

（四）方形膜

方形膜呈斜方形，由会厌软骨的两侧缘和甲状软骨前角的后面向后附着于杓状软骨的前内侧缘。方形膜的下缘游离，称前庭韧带。

（五）甲状舌骨膜

甲状舌骨膜连于舌骨与甲状软骨上缘之间。

（六）环状软骨气管韧带

环状软骨气管韧带连于第 1 气管软骨环与环状软骨下缘之间。

三、喉肌

喉肌属横纹肌，其作用是松弛或紧张声带，缩小或开大声门裂，还可缩小喉口。

环甲肌起自环状软骨弓的前外侧缘，向后上止于甲状软骨下缘和下角。收缩时，使甲状软骨前倾，从而拉长并紧张声带。

甲杓肌起自甲状软骨前角的后面，循弹性圆锥并与声带平行向后，止于杓状软骨的外侧面和声带突，其中止于声带突的肌肉，紧贴声带，称声带肌，收缩时使声襞变短并松弛。

环杓后肌起自环状软骨板后面，纤维行向外上方，止于杓状软骨肌突，收缩时，牵引杓状软骨肌突向后外，使杓状软骨在垂直轴上旋转，声带突外展，声门开大使声带紧张。

环杓侧肌起自环状软骨弓的上缘和外侧面，纤维斜向后上方，止于杓状软骨肌突。收缩时，牵引肌突向前，使声带突转向内侧，并且声门裂变窄。

除上述各肌外，还有位于两侧杓状软骨之间的杓斜肌与杓横肌，可缩小喉口并使声门裂变窄。此外还有杓会厌肌，位于杓会厌襞内，收缩时牵拉可使喉口缩小。

四、喉腔

喉腔上经喉口与喉咽相通，下通气管。喉腔黏膜亦与咽和气管的黏膜相连续。

喉口朝向后上方，由杓会厌襞、会厌上缘和杓间切迹围成。

喉腔被上、下两对由喉侧壁突入腔内的黏膜皱襞分为三部：喉前庭、喉中间腔和声门下腔。上方的一对黏膜皱襞称前庭襞，自甲状软骨角中部连接至杓状软骨声带突的上方。两侧前庭襞间的裂隙前窄后宽，此裂隙称前庭裂。下一对黏膜皱襞称声襞，较前庭襞更为突向喉腔，自甲状软骨角中部连接至杓状软骨的声带突。位于两侧声壁和杓状软骨基底部之间的裂隙，称声门裂。声门裂是喉腔最狭窄的部位。声门裂的前 3/5 位于两侧声壁游离缘之间，称膜间部；后 2/5 在杓状软骨之间，称软骨间部。通常所指的声带由声襞以及由其覆盖的声韧带和声带肌三者组成的结构。

喉腔在喉口至前庭裂平面之间的部分，称喉前庭，上宽下窄，前壁主要由会厌的喉面构成。前壁中央部相当于会厌软骨柄附着之处的上方，呈结节状隆起。

喉腔在前庭裂平面至声门裂平面之间的部分，称喉中间腔，它是喉腔三部中容积最小的。

喉腔自声门裂平面至环状软骨下缘的部分，称声门下腔，上窄下宽，略成圆锥形。此区黏膜下组织比较疏松，炎症时易引起水肿。婴幼儿喉腔较窄小，喉水肿时容易引起喉阻塞，导致呼吸困难。

第三节 气管与支气管

一、气管

气管位于食管的前方，上接环状软骨，经颈部正中，下行入胸腔。根据气管的行程与位置，可分为颈、胸两部，在胸骨角平面分为左、右主支气管，分杈处称气管杈，气管杈内面有一向上凸的纵嵴，呈半月形，称气管隆嵴。

气管由 16～20 个“C”字形的软骨环以及连接各环之间的结缔组织和平滑肌构成，气管内面有黏膜保护。气管的后壁缺少软骨，由纤维组织膜封闭，称膜壁。环状软骨可作为向下检查气管软骨环的标志，气管切开术通常在第 3～5 气管的软骨环处进行。

二、支气管

支气管指由气管分出的各级分支。由气管分出的一级支气管称左、右主支气管。

左主支气管平均长 4.5～5.2 cm，外径长为 0.9～1.4 cm，与气管中线的延长线形成 35°～36°的角。

右主支气管平均长 1.9～2.6 cm，外径长为 1.2～1.5 cm，与气管中线的延长线形成 22°～25°的角。

左主支气管与右主支气管相比较，前者较细较长，走向倾斜；后者较粗较短，走向较前者略直，所以经管进入的异物大多进入右侧。

第四节 肺

一、肺的外形

肺位于胸腔内，左、右两肺分居纵隔两侧和膈的上方。由于膈的右侧份较左侧的高以及心脏位置偏左，所以右肺较宽短，左肺较狭长。

肺表面由脏胸膜所被覆，光滑且润泽。透过脏胸膜可见许多多边形的小区，即肺小叶。幼儿肺的颜色呈淡红色，随着年龄的增长和空气中的尘埃、炭末等颗粒的吸入，肺的颜色逐渐变为暗红或深灰色。肺组织柔软，富有弹性。由于肺内含有空气，故能浮于水中，而未经呼吸的肺，入水则下沉。

肺大致呈圆锥形，具有一尖一底、肋面和内侧面以及前缘和下缘。

肺尖圆钝，经胸廓上口突至颈部，可超出锁骨内侧 1/3 段的上方约 2.5cm。肺底又称膈面，稍向上凹。肺内侧面亦称纵隔面，此面的中部有一长圆形的凹陷，称肺门，有支气管、肺静脉、肺动脉、支气管静脉、支气管动脉、神经和淋巴管进出，这些进出肺门的结构有结缔组织包裹，构成肺根。肺根内各结次自上而下排列时，左肺根内各结构依次为：肺动脉、支气管、肺静脉；右肺根为：支气管、肺动脉、肺静脉。自前向后排列时，依次为：肺静脉、肺动脉、支气管。肺门附近有支气管肺淋巴结。

肺经固定液固定后，肺表面可见到压迹或沟，这是邻接的器官在肺表面压成的，借此可了解肺的毗邻关系。如右肺肺门上方有奇静脉沟，后方有食管压迹。左肺肺门上方和后方有主动脉弓和胸主动脉的压迹。两侧肺门的前下方均有心压迹，左肺极其明显。

肺的前缘薄锐，左肺前缘下份有左肺心切迹。肺的下缘也较锐，伸入膈与胸壁之间的肋膈隐窝内。

左肺由斜裂分为上、下两叶，此裂自后上斜向前下，分割到内侧面。右肺除斜裂外，还有右肺水平裂，此裂起自斜裂的后部，水平向前达右肺的内侧面。右肺由斜裂和右肺水平裂分为上叶、中叶和下叶。

二、肺内支气管和支气管肺段

左、右主支气管分为肺叶支气管，进入肺叶。肺叶支气管在各肺叶内再分为肺段支气管。每一肺段支气管及其所属的肺组织，称为支气管肺段。肺动脉分支与支气管的分支相伴行进入肺段，肺静脉的属支则位于两肺段之间。相邻的肺段之间还有少许的疏松结缔组织分隔。当肺段支气管阻塞时，此段的空气出入被阻，以上说明肺段的结构和功能有相对的独立性。根据这些特点，临床上可作定位诊断，如病变局限于某一肺段之内，可作该肺段的切除术。

第五节　胸　膜

胸膜是一薄层浆膜，可分为脏胸膜和壁胸膜两部分。脏胸膜被覆于肺的表面，与肺紧密结合而不能分离，并且伸入肺叶间裂内。壁胸膜贴附于胸壁内面、膈上面和纵隔表面。脏胸膜与壁胸膜在肺根处相互移行，脏胸膜与壁胸膜之间是一个封闭的浆膜囊腔隙，即胸膜腔。由于左右两浆膜囊是独立的，所以左右胸膜腔互不相通。

胸膜腔内的压力，不论吸气或呼气，总是低于外界大气压，故称负压。胸膜腔内仅有少量浆液，可减少呼吸时的摩擦。由于胸膜腔内是负压，脏胸膜与壁胸膜相互结合在一起，所以胸膜腔实际上是两个潜在性的腔隙。

一、脏胸膜

脏胸膜在个体发育中来源于内脏的间充质，由于肺的生长，包绕并贴附肺表面的间充质逐渐演变为肺表面的浆膜层，即脏胸膜。

二、壁胸膜

壁胸膜覆盖在胸廓内面、膈上面以及纵隔表面，按其所附着的部位可分为相互移行转折的 4 部分。

（一）膈胸膜

膈胸膜覆盖于膈的上面，与膈粘连紧密，不易剥离。

（二）纵隔胸膜

纵隔胸膜衬贴在纵隔的两侧面，纵隔胸膜的中部包绕肺根移行于脏胸膜，此移行部在肺根下方，连于肺内侧面和纵隔外侧面之间，称肺韧带。

（三）肋胸膜

肋胸膜衬贴于肋骨与肋间肌内面，由于肋胸膜与肋间肌和肋骨之间有胸内筋膜的存在，所以较易剥离。

（四）胸膜顶

肋胸膜与纵隔胸膜上延至胸廓上口平面以上，形成穹窿状的胸膜顶覆盖于肺尖上方。胸膜顶突出胸廓上口，伸向颈根部，高出锁骨内侧的1/3段上方约2～3cm。

三、胸膜隐窝

壁胸膜相互移行转折之处的胸膜腔，即使在深吸气时，肺缘也不能充满此空间，胸膜腔的这部分称之为胸膜隐窝。在前方，覆盖于心包表面的纵隔胸膜与肋胸膜转折之处，肺前缘未能伸入，称之为肋纵隔隐窝。在下方，肋胸膜与膈胸膜相互转折处的胸膜隐窝，肺下缘不能充满其内，这部分的胸膜腔称肋膈隐窝。肋膈隐窝是胸膜腔的最低部位，胸膜腔积液首先聚积于此。肋膈隐窝的深度一般可达两个肋间隙。

第六节 纵 隔

纵隔是左右纵隔胸膜间全部器官、结构与结缔组织的总称。前界为胸骨，后界为脊柱胸段，两侧为纵隔胸膜，向上达胸廓的上口，向下至膈。成人纵隔位置略偏左侧。

通常以胸骨角平面将纵隔分为上纵隔与下纵隔，下纵隔再以心包为界，分为前纵隔、中纵隔和后纵隔。

上纵隔内的主要内容物为胸腺，左、右膈神经，左、右头臂静脉及上腔静脉、迷走神经、返神经、主动脉及其三个大分支、气管、食管，胸导管以及淋巴结。

前纵隔位于胸骨与心包之间，内有胸腺的下部、部分纵隔前淋巴结及疏松结缔组织。

中纵隔位于前、后纵隔之间，内含心、心包和大血管、膈神经、奇静脉弓、心包膈血管及淋巴结。

后纵隔位于心包与脊柱之间，内含主支气管、食管、胸主动脉、奇静脉、半奇静脉、胸导管、迷走神经和淋巴结。

第二章　消化系统

消化系统由消化管和消化腺两部分组成，其功能是消化食物、吸收营养、排出消化吸收后的食物残渣。其中咽与口腔还参与呼吸和语言的活动。

消化管是一条从口腔到肛门，粗细不等的管道。自上而下，依次为：口腔、咽、食管、胃、小肠（十二指肠、空肠、回肠）及大肠（盲肠、阑尾、结肠、直肠、肛管）。在临床工作中，通常把从口腔到十二指肠的这一段称上消化道，空肠以下的部分称下消化道。

消化腺分泌消化液。消化液中含有分解食物的各种酶。按消化腺体积的大小和位置不同，可分为大消化腺和小消化腺两种。大消化腺位于消化管壁外，成为一个独立的消化器官，所分泌的消化液经导管流入消化管腔内，如大唾液腺、胰和肝等。小消化腺分布于消化管壁内，位于黏膜层或黏膜下层，如胃腺、肠腺等。

第一节　口　腔

口腔（oral cavity）是消化系统的起始部分，前为上、下唇，两侧为颊，上为腭，下为口底。向前经口唇围成的口裂通向外界，向后经咽峡与咽相通。

口腔可分为口腔前庭（oral vestibule）和固有口腔（oral cavity proper），前者是上、下唇和颊与上、下牙弓和牙龈之间的狭窄空隙。后者位于上、下牙弓和牙龈所围成的空间，其顶为腭，口底由黏膜、肌和皮肤组成。

第二节　咽

咽（pharynx）是漏斗形肌性管道，位于第1～6颈椎前方，上方固着于颅底，向下于第6颈椎下缘续于食管。咽的后壁及侧壁完整，其几乎无前壁，因咽的前方分别通鼻腔、口腔及喉腔。咽腔分别以软腭与会厌上缘为界，分为鼻咽、口咽和喉咽三部。

一、鼻咽

鼻咽（nasopharynx）是咽腔的上部，介于颅底与软腭之间，经鼻后孔与鼻腔相通。鼻咽的顶和后壁互相移行相连，呈倾斜的圆拱形，常合称为顶后壁。此壁的黏膜下有丰富的淋巴组织，称咽扁桃体（pharyngeal tonsi1），在婴幼儿较为发达。有的儿童咽扁桃体可出现异常的增大，以致使鼻咽腔变窄，影响呼吸。6～7岁后开始萎缩，至10岁后差不多完全退化。

在鼻咽的两侧壁距下鼻甲后端之后约1 cm处，有咽鼓管咽口（pharyngeal opening of auditory tube），此口呈镰状或三角形，鼻咽腔由此口通向中耳鼓室。咽鼓管开放时（如吞咽或打呵欠时），空气通过咽鼓管咽口进入鼓室，以维持鼓膜两侧的气压平衡。咽部感染时，细菌经咽鼓管传播到中耳，引发中耳炎。小儿的咽鼓管较短而宽，咽鼓管咽口与咽鼓管鼓室口在同一高度，故儿童患急性中耳炎远远多于成人。

咽鼓管的后外 1/3 为咽鼓管骨部，前内 2/3 为咽鼓管软骨部，软骨部的内侧端环绕咽口的前、上、后方形成明显的隆起，称咽鼓管圆枕（tubal torus），它是寻找咽鼓管咽口的标志。在咽鼓管咽口附近黏膜内的淋巴组织称咽鼓管扁桃体（tubal tonsil）。咽鼓管圆枕后方与咽后壁之间有一凹陷，称咽隐窝（pharyngeal recess），是鼻咽癌的好发部位。

二、口咽

口咽（oropharynx）是咽腔的中部，位于软腭与会厌上缘平面之间，向上通鼻咽，向下通喉咽，向前经咽峡与口腔相通。口咽的前壁主要为舌根后部，由此有一黏膜皱襞与会厌相连，称舌会厌正中襞。该襞两侧的凹陷称会厌谷，异物也可停留此处。口咽的侧壁有腭扁桃体。

腭扁桃体（palatine tonsil）是淋巴组织与上皮紧密连接构成的上皮淋巴器官。6 岁以前发育快，青春期后开始萎缩，到老年仅留少量淋巴组织。腭扁桃体呈扁卵圆形，位于腭舌弓与腭咽弓间的扁桃体窝内，此窝上部未被扁桃体充满的空间称扁桃体上窝，异物常停留于此。腭扁桃体除内侧面外，其余部分由结缔组织的扁桃体囊包绕。

腭扁桃体内侧面由上皮被覆，上皮陷入扁桃体实质内，形成深浅不一的扁桃体隐窝（tonsillar crypts）；并在扁桃体内伸出许多囊状分支，细菌易于滞留繁殖，成为感染病灶。扁桃体隐窝的开口名为扁桃体小窝（tonsillar fossulae）。

咽淋巴环由咽后上方的咽扁桃体、两侧的咽鼓管扁桃体、腭扁桃体以及前下方的舌扁桃体共同组成。咽淋巴环位于咽的上端，对消化道和呼吸道有防御和保护作用。

三、喉咽

喉咽（laryngopharynx）居咽的下部，位于会厌上缘至环状软骨下缘平面之间，向下与食管相续，向前经喉口与咽腔相通。在喉的两侧和甲状软骨内面之间，黏膜下陷形成梨状隐窝（piriform recess）。当咽食物时，喉口关闭，位于喉口两侧的梨状隐窝呈漏斗状张开，引导食物经此进入食管，梨状隐窝是异物常易滞留的部位。

第三节 食 管

一、食管的位置与分部

食管（esophagus）为肌性管道，上端起自咽下缘，相当于环状软骨或第 6 颈椎下缘。下端终于胃贲门，相当于第 11 胸椎水平，前方平对第 7 肋软骨。食管经颈部和胸部，穿膈的食管裂孔进入腹腔，故可分为颈部、胸部和腹部三部。颈部上起环状软骨下缘，下至胸骨颈静脉切迹水平，长约 5 cm。胸部上起胸骨颈静脉切迹，下至膈食管裂孔，长约 18 cm。腹部从食管裂孔至胃贲门，此段最短，长约 1～2 cm。食管全长约 25 cm，临床测量以上颌中切牙为定点，在成人，由切牙至贲门约为 40 cm。

二、食管的狭窄部

食管粗细并非上下均匀一致，由于食管本身的结构特点以及邻近器官的影响，食管呈现3个狭窄部。第一狭窄部位于咽与食管交接处，距中切牙15 cm；第二狭窄部位于气管杈水平，左主支气管跨越其前方，相当于胸骨角或第4与第5胸椎椎间盘水平，距中切牙25 cm；第三狭窄部为食管通过膈食管裂孔处，相当于第10胸椎水平，距中切牙37～40 cm。

食管的两端，即第一和第三狭窄部经常处闭合状态，前者阻止在吸气时空气从咽进入食管，后者可防止胃内容物逆流入食管。第二狭窄部由于邻近的主动脉弓和左主支气管挤压所致，此狭窄部并不影响食物的通过，也无生理功能上的意义，但第二狭窄部常是异物滞留及食管癌的好发部位。

第四节　胃

胃（stomach）是消化管最膨大的部分，上连食管，下续十二指肠。其大小和形态因胃充盈程度、体位以及体型等状况而各不相同。成年人胃在中等充盈时，平均长度（胃底至胃大弯下端）为25～30 cm，胃容量约1500 ml。

一、胃的形态和分部

胃分上下2口，大小2弯和前后2壁，并可分为4部。

胃的上口称贲门（cardia），接食管。下口称幽门（pylorus），通十二指肠。胃小弯（lesser curvature of stomach），相当于胃的右上缘，自贲门延伸到幽门。胃钡餐造影时，在胃小弯的最低处，可明显见到一切迹，称角切迹（angular incisure），它是胃体与幽门部在胃小弯的分界。胃大弯（greater curvature of stomach）起始于贲门切迹（cardiac incisure），此切迹为食管左缘与胃大弯起始处所构成的锐角。胃大弯从起始处呈弧形凸向左上方，形成胃底的上界，此后胃大弯弧形凸向左，继而凸向前下方，直至第10肋软骨平面。经防腐剂固定过的空虚的胃，其前壁与后壁十分明确，充盈的胃就不存在明显的前后两壁。

胃的4部即：贲门部、胃底、胃体与幽门部。贲门部（cardiac part）指胃贲门周围的部分，肉眼观察时与胃的其他部分并无明显界限。通过组织学的方法可以确定，因贲门部的胃黏膜内含有贲门腺，区别于胃其他部的腺体。胃底（fundus of stomach）指贲门切迹平面以上的部分，亦称胃穹窿（fornix of stomach），其中含有咽下的空气（约50 ml），X线摄片上可见此气泡，放射学中称之为胃泡。胃体（body of stomach）上方与胃底相续，下界为胃小弯角切迹，在胃大弯无明确分界，一般以胃大弯开始转为近于横向行走处为界，此处与角切迹之连线为胃体与幽门部的分界线。幽门部（pyloric part）居胃体下界与幽门之间。幽门的左侧份较为扩大，称幽门窦（pyloric antrum）；右侧份呈长管状，管腔变窄，称幽门管（pyloric canal）。幽门窦通常居胃的最低部，幽门管长约2～3 cm。胃溃疡和胃癌多好发于胃的幽门窦近胃小弯处，临床上所称的“胃窦”即幽门窦，或是包括幽门窦在内的幽门部。

二、胃的位置

胃大部分位于左季肋区，小部分位于腹上区。胃的右前壁贴近肝左叶，左前壁与膈相邻，被左肋弓所掩盖。介于肝左叶与左肋弓之间的胃前壁，直接贴于腹前壁。胃后壁与胰、横结肠、左肾和左肾上腺相邻，胃底与膈和脾相邻。

贲门与幽门的位置比较固定，贲门位于第 11 胸椎左侧，幽门在第 1 腰椎右侧附近。胃大弯的位置较低，其最低点一般在脐平面。

胃的位置因体型、体位、胃的充盈度等情况的不同而有很大的变化，矮肥体型者的胃位置较高，瘦长型者胃的位置较低。胃壁肌张力低、饱食后站立时，胃大弯最低点向下可达髂嵴水平。

三、胃壁的结构

胃壁分四层结构，由肌层和环层组成。肌层由三层平滑肌组成，自外向内依次为纵层、环层与斜纤维。环层最发达，在幽门处特别增强，形成幽门括约肌（pyloric sphincter）。可起延缓胃内容物排空和防止肠内容物逆流至胃的作用。

胃黏膜层柔软，血供丰富，呈红色或红褐色。胃黏膜中含有许多高低不一的皱襞，胃小弯处的 4～5 条纵行皱襞较为固定。胃黏膜在幽门形成环行皱襞，突向腔内，称幽门瓣。

胃黏膜表面有许多不规则分布的相互连成网状的小沟。网眼可见的胃黏膜呈小丘样隆起，直径 1～6 mm，称胃区（gastric area），用放大镜观察，胃区表面有许多小凹陷，称胃小凹（gastric pit），是胃腺开口之处。

第五节　小　肠

小肠（small intestine）上起幽门，下接盲肠，在成人全长 5～7 m，分十二指肠、空肠与回肠三部。

一、十二指肠

十二指肠（duodenum）介于胃与空肠之间，成人长度为 20～25 cm，管径 4～5 cm，紧贴腹后壁，是小肠中长度最短、管径最大、位置最深且最为恒定的小肠段。胰管与胆总管均开口于十二指肠。因此，它既接受胃液，又接受胰液和胆汁的注入，所以十二指肠的消化功能十分重要。十二指肠的形状呈“C”形，包绕胰头，可分上部、降部、水平部和升部四部。

（一）上部

十二指肠上部长约 5 cm，起自胃的幽门，走向右后方，至胆囊颈的后下方，急转成为降部，转折处为十二指肠上曲。十二指肠上部近幽门约 2.5 cm 一段肠管，壁较薄，黏膜面较光滑，无或甚少环状襞，此段称十二指肠球（壶腹）（duodenal bulb），是十二指肠溃疡的好发部位。

（二）降部

十二指肠降部是十二指肠的第 2 部，长约 7～8 cm，由十二指肠上曲沿右肾内侧缘下降，至第 3 腰椎水平，弯向左侧，转折处为十二指肠下曲。左侧降部紧贴胰头，此部的黏膜有许多环状襞，其后内侧壁有沿其外面下行的胆总管，致使黏膜呈略凸向肠腔的纵行隆起，称十二指肠纵襞。纵襞的下端为圆形隆起，称十二指肠大乳头，是胆总管和胰管的共同开口。大乳头稍上方，有时可见十二指肠小乳头，这是副胰管的开口之处。

（三）水平部

十二指肠水平部又称十二指肠下部，长约 10 cm，自十二指肠下曲起始，向左横行至第 3 腰椎左侧续于升部。肠系膜上动脉与肠系膜上静脉紧贴此部前面下行。

（四）升部

十二指肠升部长约 2～3 cm，自第 3 腰椎左侧向上，到达第 2 腰椎左侧急转向前下方，形成十二指肠空肠曲，移行为空肠。十二指肠空肠曲由十二指肠悬肌连于膈右脚。十二指肠悬肌（又称 Treitz 韧带）是一个重要标志，手术时用以确定空肠的起点。

二、空肠与回肠

空肠（jejunum）始于十二指肠空肠曲，占空回肠全长的 2/5，位于腹腔的左上部；回肠（ileum）占空回肠全长远侧 3/5，在右髂窝续盲肠。回肠位于腹腔右下部，部分位于盆腔内。空肠与回肠均由肠系膜连于腹后壁，其活动度较大。

空肠与回肠的黏膜形成许多环状襞，襞上含大量小肠绒毛，因而极大地增加了小肠的吸收面积。环状襞在空肠上 1/3 段，最密最高，向下逐渐减少变小，到回肠下部几乎消失。黏膜层内含有淋巴滤泡，分孤立淋巴滤泡与集合淋巴滤泡两类，前者分散于空肠与回肠黏膜内，后者多见于回肠下部，有 20～30 个，呈梭形，其长轴与小肠长轴一致，常位于回肠下部的对肠系膜缘的肠壁内。肠伤寒病变多发生在集合淋巴滤泡，可并发肠穿孔或肠出血。

空肠与回肠在腹腔内迂曲盘旋形成肠袢。空、回肠二者之间没有明显的分界，但外观上，空肠管径较粗，管壁较厚，血管较多，颜色较红；而回肠管径较细，管壁较薄，血管较少，颜色较浅。此外，肠系膜的厚度从上到下逐渐变厚，脂肪含量越来越多。空、回肠肠系膜内血管的分布也有区别，空肠的直血管较回肠长，动脉弓的级数回肠较空肠多（可达 4 级或 5 级弓）。

距回肠末端 0.3～1 m 范围的回肠壁上，约 2%的成人有长 2～5 cm 的囊状突起，自肠壁向外突出，口径略细于回肠，称 Meckel 憩室，此为胚胎时期卵黄蒂未消失形成的。此憩室可发炎或并发溃疡穿孔，因其位置靠近阑尾，故症状与阑尾炎极其类似。

第六节　大　肠

大肠（large intestine）是消化管的下段，全长约 1.5 m，分盲肠、阑尾、结肠、直肠和肛管。

除直肠、肛管以及阑尾外，结肠和盲肠具有三种特征性结构，即结肠带、结肠袋和肠脂垂。结肠带（colic bands）由肠壁的纵行肌增厚而成，有三条，沿肠的纵轴排列，三条结肠带均汇集于阑尾根部。结肠袋（haustraof colon）的形成是由于结肠带较肠管短，使后者皱褶成结肠袋，结肠袋为由横沟隔开向外膨出的囊状突起。肠脂垂（epiploicae appendices）为沿结肠带两侧分布的许多小突起，由浆膜及其所包含的脂肪组织形成。在结肠的内面，相当于结肠袋间的横沟处，环行肌增厚，肠黏膜皱褶成结肠半月襞。

一、盲肠

盲肠（caecum）是大肠的起始部，下端为膨大的盲端，左侧与回肠末端相连，上续升结肠，以回盲瓣与升结肠及回肠为界。回盲瓣是由回肠末端突入盲肠所形成的上、下两个半月形的瓣。此瓣有阻止小肠内容物过快地流入大肠，以便食物在小肠内充分消化吸收，并可防止盲肠内容物逆流到回肠的作用。盲肠位于右髂窝内，高位盲肠可在髂窝上方，甚至到达肝右叶下方，低位盲肠可达小骨盆内。

二、阑尾

阑尾（vermiform appendix）的根部连于盲肠的后内侧壁，远端游离，平均长度6～8 cm。儿童的阑尾相对较成人长（与其身高相比）；中年以后逐渐萎缩变小；阑尾的外径介于0.5～1.0 cm之间，管腔狭小，经阑尾孔开口于盲肠后内侧壁。

阑尾的位置因人而异，它可位于回肠末端的前面或后面，或位于盲肠后方或下方，也可越过骨盆缘进入盆腔内。根据国内体质调查资料，阑尾以回肠后位和盲肠后位为多，盆位次之，再次为盲肠下位和回肠前位。此外，还可有肝下位和左下腹位等，虽少见，但在急腹症的诊断过程中，应考虑到。鉴于阑尾位置变化颇多，手术中有时寻找困难，由于三条结肠带均在阑尾根部集中，故沿结肠带向下追踪，是寻找阑尾的可靠方法。

阑尾根部的体表投影为脐与右侧髂前上棘连线的中、外1/3交点（McBurney点）处。有时也以左、右髂前上棘连线的右、中1/3交点（Lanz点）表示。

三、结肠

结肠（colon）在右髂窝内续于盲肠，在第3骶椎平面连接直肠。结肠可分四部：升结肠、横结肠、降结肠和乙状结肠。其大部分固定于腹后壁，结肠的排列类似英文字母“M”，将小肠包围在内。结肠的直径自其起端6 cm，逐渐递减为乙状结肠末端的2.5 cm，这是结肠肠腔最狭细的部位。

（一）升结肠

升结肠（ascending colon）居盲肠与结肠右曲之间，其长度因盲肠位置的高低而异。升结肠后壁借结缔组织贴附于右肾和腰大肌前面，活动度甚小。

（二）横结肠

横结肠（transverse colon）起自结肠右曲，向左横行，止于结肠左曲。横结肠由横结肠系膜连于腹后壁，活动度大，横结肠中部下垂至脐或低于脐平面。结肠右曲（right colic flexure）又称肝曲，位于肝右叶下方和右肾下端的前方。结肠左曲（left colic flexure）又称脾曲，其位置较结肠右曲为高，接近脾和胰尾，故结肠左曲的位置较高较深。

（三）降结肠

降结肠（descending colon）自结肠左曲起，沿左肾与腰大肌前面下行，至左髂嵴处续于乙状结肠。

（四）乙状结肠

乙状结肠（sigmoid colon）起自左髂嵴水平，沿左髂窝转入盆腔内，全长呈“乙”字形弯曲，至第 3 骶椎平面续于直肠。乙状结肠借乙状结肠系膜于骨盆侧壁相连，活动度较大。

四、直肠

直肠（rectum）位于小骨盆腔的后部、骶骨的前方，其上端在第 3 骶椎平面与乙状结肠相接，向下沿第 4～5 骶椎和尾骨前面下行，穿过盆膈移行于肛管，全长约 10～14 cm。直肠并非笔直，在矢状面上有两个弯曲，即骶曲和会阴曲。前者由于直肠在骶、尾骨前面下降，形成凸向后方的弯曲；后者是直肠绕过尾骨尖形成凸向前方的弯曲。

直肠上端与乙状结肠交接处管径较细，其下端肠腔显著扩大，至直肠下部膨大成为直肠壶腹（ampulla of rectum）。直肠内面有三个直肠横襞，由黏膜及环行肌构成。最上方的直肠横襞邻近直肠乙状结肠交接处，位于直肠左壁，距肛门约 11 cm。中间的直肠横襞最大而明显，位置最为固定，位于直肠右壁，距肛门约 7 cm。最下方的一条直肠横襞多位于直肠左壁，有时此横襞缺如。

五、肛管

（一）肛管的形态

肛管（anal canal）的上部起始于直肠穿过盆膈的平面，下止于肛门，长约 4 cm，为肛门括约肌所包绕，平时处于收缩状态，其生理功能是控制粪便的排泄。

肛管内面有 6～10 条纵行的黏膜皱襞，称肛柱（anal columns），柱内有动、静脉及纵行肌。肛柱下端之间，彼此借半月形的黏膜皱襞相连，这些半月形的黏膜皱襞称肛瓣（anal valves）。肛瓣与肛柱下端共同围成的小隐窝称肛窦（anal sinuses），窦口向上，肛门腺开口于此，窦内往往滞留粪屑，易于感染而发生肛窦炎。肛柱下端与肛瓣基部连成锯齿状环行线，环绕肠管内面，称齿状线（dentate line）。

齿状线上方由内脏神经分布，下方由躯体神经分布。齿状线也是静脉和淋巴回流的分界线。

在齿状线的下方，肛管内面由于肛门内括约肌紧缩，而形成略微凸起的环形带，称肛梳（anal pecten），该处皮肤轻度角化，深部为静脉丛。在肛门上方 1～1.5 cm 处，在活体上可见皮肤上有浅蓝色的环形线，称白线（white line），它的位置相当于肛门内、外括约肌之间，肛门指诊可触知此处有一环形浅沟，称括约肌间沟。白线至齿状线的距离约 1cm。

肛门（anus）是肛管的下口，为一前后纵行的裂孔，前后径约 2～3 cm。肛门周围皮肤富有色素，呈暗褐色，成年男子肛门周围长有硬毛，并有汗腺（肛周腺）和丰富的皮脂腺。

（二）肛门括约肌

环绕肛管周围的肌有肛门内括约肌和肛门外括约肌。

1. 肛门内括约肌（sphincter ani internus）属平滑肌、由肠壁环行肌增厚而成，有协助排便的作用，对控制排便的作用不大。

2. 肛门外括约肌（sphincter ani externus）为横纹肌，围绕肛门内括约肌的外面。肛门外括约肌按其纤维所在部位，可分为 3 部：

（1）皮下部：为位于肛门周围皮下的环形肌束，如此部肌纤维被切断，不会产生大便失禁。

（2）浅部：为围绕肛管下端的椭圆形肌束，前后方分别附着于会阴中心腱和尾骨尖。

（3）深部：为位于浅部上方较厚的环形肌束。浅部与深部是控制排便的重要肌束。

肛门内括约肌、肠壁的纵行肌、肛门外括约肌的浅、深部以及肛提肌的耻骨直肠肌（puborectalis）共同构成一围绕肛管的强大肌环，称肛门直肠环，对肛管起着极重要的括约作用。

第七节　肝

肝（liver 或 hepar）是人体最大、血管极为丰富的腺体。它有别于其他腺体的一个特点，是它接受双重的血液供应，即除接受肝动脉外，还接受肝门静脉的注入。

肝的功能极为复杂、重要，它是机体新陈代谢最活跃的器官，参与蛋白质、脂类、糖类和维生素等物质的合成、转化与分解。此外，激素、药物等物质的转化和解毒、抗体的生成以及胆汁的生成与分泌均在肝内进行。胚胎时期，肝还是重要造血器官之一。

一、肝的外形

肝在活体呈红褐色，质软而脆。肝呈不规则的楔形，可分膈面、脏面和下缘。

膈面隆凸，与膈相接触，膈面的前部借镰状韧带分成厚而大的肝右叶（right lobe）与较小而薄的肝左叶（1eft 1obe）。膈面后部没有腹膜被覆的部分称裸区（bare area），裸区的左侧部分有一较宽的沟称腔静脉沟，有下腔静脉通过。

脏面朝向下后方，邻接许多脏器，因此在肝的脏面出现相应的压迹。脏面最为注目的乃位于中间部的横沟，称肝门（porta hepatis），长约 5 cm，是肝固有动脉左、右支、肝左、右管、门静脉左、右支以及神经和淋巴管进出的门道，这些进出肝门的结构称肝蒂。肝门的左侧可见到 1 条较深的狭裂，由肝圆韧带裂与静脉韧带裂组成。肝圆韧带裂从肝的下缘开始，向后至肝门的左端，有肝圆韧带通过。肝圆韧带是脐静脉闭锁后的遗迹。静脉韧带裂从肝门的左端向后，有静脉韧带通过，它是胎儿时期静脉导管的遗迹。脏面的胆囊窝由肝下缘向后可达肝门，内可容纳胆囊，此窝与腔静脉沟虽不相连，但可视为肝门右侧的纵沟。上述的沟、裂和窝，整体呈似英文字母“H”，将肝分为 4 个叶：左叶位于肝圆韧带裂与静脉韧带裂的左侧；方叶（quadrate 1obe）位于肝门之前，肝圆韧带裂与胆囊窝之间；尾状叶（caudate 1obe）位于肝门之后，静脉韧带裂与腔静脉沟之间；右叶位于胆囊窝与腔静脉窝之右侧。

肝下缘是肝的脏面与膈面之间的分界线，此缘后方及右侧较钝圆，在前方及左侧则较薄锐。在肝下缘与胆囊底及肝圆韧带接触处有胆囊切迹与肝圆韧带切迹。

二、肝的位置和毗邻

肝大部分位于右季肋区和腹上区，小部分位于左季肋区，被胸廓所掩盖，仅在腹上区左、右肋弓间露出，直接接触腹前壁。

肝的上界与膈穹窿一致，在右侧锁骨中线上平第 5 肋间或第 5 肋，再向左，肝上界经胸骨体与剑突结合，最后终于左侧第 5 肋间左锁骨中线附近。肝下界即肝下缘，在右锁骨中线的右侧，肝下缘与右肋弓大体一致，因此在体检时，右肋弓下不能触到肝。在腹上区左、右肋弓间，肝下缘居剑突下约3cm，3岁以下的健康幼儿，由于腹腔的容积较小，而肝体积相对较大，肝下缘常低于右肋弓下1.5～2.0cm，到7岁以后，在右肋弓下不能触到。

肝的脏面在左叶与胃前壁相邻，后上部邻接食管的腹部；在右叶，前部与结肠右曲相接，中部近肝门处邻接十二指肠上曲，后部邻接右肾和右肾上腺。

三、肝外胆道

胆汁由肝细胞产生，经肝内各级胆管收集，出肝门，后再经肝外胆道输送到十二指肠。肝外胆道包括肝左管、肝右管、肝总管、胆囊管、胆囊与胆总管。

（一）肝总管

肝总管（common hepatic duct）长2～4 cm，由肝左管与肝右管汇合而成。肝总管位于肝十二指肠韧带内，其下端与胆囊管汇合成胆总管。

（二）胆囊

胆囊（gallbladder）为贮存和浓缩胆汁的器官，呈长梨形，长约8～12 cm，宽3～5 cm，容量40～60 ml，位于肝的胆囊窝内，借结缔组织与肝相连。

胆囊分底、体、颈3部，胆囊底是胆囊的盲端，圆钝而略膨大。胆囊底指向下前方，多露出于肝下缘，并与腹前壁的内面相接触。胆囊底的体表投影位于右腹直肌外侧缘与右侧肋弓（第9肋软骨）相交处。胆囊体与底无明显分界。胆囊体向后逐渐变细为胆囊颈。胆囊颈细而弯曲，然后急转向后下方与胆囊管相续。胆囊管（cystic duct）长3～4 cm，直径约0.3 cm，近胆囊颈的一段，其黏膜形成螺旋状的皱襞，称螺旋襞，胆结石常发生于此。胆囊管、肝总管和肝的脏面围成的三角形区域称胆囊三角（calot角），是胆囊手术中寻找胆囊动脉的标志。

（三）胆总管

胆总管（common bile duct）上起于肝总管与胆囊管的汇合点，向下与胰管相会合，长4～8 cm，管径3～6 mm。胆总管起始段位于十二指肠上部上方，在肝十二指肠韧带内，然后居十二指肠上部后方，再向下，在胰头与十二指肠降部之间或经胰头之后，最后斜穿十二指肠降部后内侧壁中，在此处与胰管汇合，形成略膨大的肝胰壶腹（hepatopancreatic ampulla），开口于十二指肠大乳头。在肝胰壶腹周围有肝胰壶腹括约肌包绕。在胆总管与胰管的末段也均有少量平滑肌包绕，分别称胆总管括约肌和胰管括约肌。肝胰壶腹括约肌保持收缩状态，由肝分泌的胆汁，经肝左、右管、肝总管、胆囊管进入胆囊贮存；进食后，尤其进高脂肪食物，胆囊收缩，肝胰壶腹括约肌舒张，胆囊内的胆汁经胆囊管、胆总管排入十二指肠。

第八节　胰

胰（pancreas）由外分泌和内分泌两部分构成。它是人体重要的消化腺，胰液（外分泌）含有多种消化酶，有分解消化蛋白质、糖类和脂肪的作用。内分泌部即胰岛，散在于胰实质内（胰尾较多），主要分泌胰岛素，参与调节糖代谢。

胰是一个狭长形的腺体，全长 14～20 cm，胰体略呈三棱形，质地柔软，呈灰红色重量为 80.84～116.58 g，横卧于腹后壁，约平第 1～2 腰椎，分头、体、尾 3 部，各部并无明显分界。

胰头为胰右端膨大部分，其上、下方和右侧被十二指肠包绕，胆总管在胰头后面的沟内或在胰头与十二指肠降部之间经过，故胰头癌可因肿块压迫胆总管而出现阻塞性黄疸。在胰头的下部有一向左后上方的钩突，将肠系膜上动、静脉夹在胰头与钩突之间，胰头癌因肿块压迫肝门静脉起始段，影响其血液回流，可出现腹水、脾大等症状。胰体位于胰头与胰尾之间，较长，占胰的大部分。胰体的前面隔网膜囊与胃相邻，因此胃后壁的癌肿或溃疡穿孔常与胰粘连。胰尾较细，向左上方可至脾门。外科或局部解剖学所指的胰颈，为位于胰头与胰体之间狭窄部分，长约 2～2.5 cm，胃幽门位于其前上方，肠系膜上静脉和脾静脉在其后方汇合成肝门静脉。

胰管位于胰实质内，接近胰的后面，与胰的长轴一致，从胰尾经胰体走向胰头，行途接受许多小叶间导管，最后于十二指肠降部的壁内与胆总管汇合成肝胰壶腹，开口于十二指肠大乳头。在胰头上部常有一小管，位于胰管上方，称副胰管，开口于十二指肠小乳头。

第三章　循环系统

第一节　总　论

心血管系统的组成

心血管系统包括心、动脉、毛细血管和静脉。

1. 心　主要由心肌组成，是连接动、静脉的枢纽和心血管系统的“动力泵”并且具有重要的内分泌功能。心内部被房间隔和室间隔分为互不相通的左、右两半，每半又分为心房和心室，故心有四个腔：左心房、左心室、右心房和右心室。同侧心房和心室借房室口相通。在房室口和动脉口处均有瓣膜以保证血液定向流动。

2. 动脉　是运血离心的管道，管壁较厚，大动脉弹力纤维丰富，心室射血时，管壁扩张；心室舒张时，管壁回缩，推动血液继续向前流动。中、小动脉，特别是小动脉平滑肌可在神经体液调节下收缩或舒张以改变管腔大小，从而影响局部血流量和血流阻力。动脉在行程中反复分支，越分越细，最后移行为毛细血管。

3. 毛细血管　是连接动、静脉间的管道，管壁主要由一层内皮细胞构成。毛细血管彼此吻合成网，除软骨、角膜、晶状体、被覆上皮、牙釉质和毛发外，遍布全身各处。一般在代谢旺盛的器官毛细血管网稠密，在代谢较低的结构则较稀疏。毛细血管数量多，管壁薄，通透性大，管内血流缓慢，是血液与血管外组织液进行物质交换的主要场所。

4. 静脉　是导引血液回心的血管。在向心回流过程中不断接受属支，逐级汇合，越合越粗，最后汇入心房。与相应动脉相比，静脉管壁薄，管腔大，弹性小，容血量较大。

在神经体液调节下，血液沿心血管系统循环不止。血液由左心室搏出，经主动脉及其分支到达全身毛细血管，血液在此与周围组织和细胞进行物质和气体交换，再经各级静脉，最后通过上、下腔静脉及心冠状窦返回右心房，这一循环途径称为体循环。血液由右心室搏出，经肺动脉干及其各级分支到达肺泡毛细血管进行气体交换，再通过肺静脉进入左心房，这一循环途径称为肺循环。体循环的主要特点是路程长、流经范围广。肺循环路程较短，只通过肺。

第二节　心

一、心的位置、外形和毗邻

心是一个肌性纤维性器官，周围裹以心包，斜位于胸腔中纵隔内。约 2/3 在身体正中面左侧，1/3 在正中面右侧。前方对向胸骨体和第 2～6 肋软骨，后方平对第 5～8 胸椎，两侧与胸膜腔和肺相邻，上连出入心的大血管，下方邻膈。

心的外形近似倒置的、前后稍扁的圆锥体，其大小约与本人握拳相当，我国成年男性心重约284±50 g，女性258±49 g，其重量可因年龄、体重、身高、体力活动等因素不同而有差异，一般认为超过350 g者多属异常。

心可分为一尖、一底、二面、三缘、四沟。心尖朝向左前下方，心底朝向右后上方，故心纵轴呈斜行，约与身体正中面和水平面呈45°角。

心尖 圆钝、游离，由左心室构成，朝向左前下方，与左胸前壁接近，所以在左侧第5肋间隙锁骨中线内侧1～2 cm处可看到或摸到心尖搏动。

心底 大部分由左心房，小部分由右心房组成。上、下腔静脉分别从其上、下注入右心房；左、右肺静脉分别从其两侧注入左心房。心底后面隔心包后壁与食管、胸主动脉和迷走神经等毗邻。

胸肋面（前面），朝向前上方，约3/4由右心室和右心房，1/4由左心室构成。该面大部分隔心包被肺和胸膜遮盖；小部分隔心包与胸骨体下部与左侧第4～6肋软骨相邻近，故在左侧第4肋间隙旁胸骨左缘处进行心内注射，一般不会伤及胸膜和肺。膈面（下面）几呈水平位，朝向下方并且略斜向后，隔心包与膈毗邻，该面约2/3由左心室，1/3由右心室构成。

心的下缘接近水平位，由右心室和心尖构成，右缘由右心房构成，左缘绝大部分由左心室构成，仅上方一小部分由左心耳构成。心左、右缘形态圆钝，实际无明确的边缘线而相当于面，它们隔心包分别与左、右纵隔胸膜和肺以及左、右膈神经和心包膈血管相邻。

心表面有四条沟可作为四个心腔的分界。冠状沟（房室沟），几呈额状位，近似环形，前方被肺动脉干所中断，该沟将右上方的心房与左下方的心室分开。在心室的胸肋面和膈面分别有前室间沟和后室间沟，从冠状沟走向心尖的右侧，它们分别和室间隔的前、下缘一致，是左、右心室在心表面的分界。前、后室间沟在心尖右侧的会合处稍凹陷，称为心尖切迹。上述各沟被冠状血管、脂肪等充填，所以沟底浅平，轮廓不清。在心底，右上、下肺静脉与右心房交界处的浅沟称房间沟，与房间隔后缘一致，是左、右心房在心表面的分界。冠状沟、后室间沟和房间沟的交叉处称房室交点，是解剖和临床上常用的一个标志。

二、心腔

心在发育过程中出现沿心纵轴的向左轻度旋转，所以左半心位于右半心的左后方。右心房、室位于房、室间隔平面的右前方，右心室是最前方的心腔，右心房是最靠右侧的心腔，构成心右缘；左心房、室位于房、室间隔平面的左后方，左心房是最后方的心腔，左心室是最靠左侧的心腔，构成心左缘。

（一）右心房

右心房 可分前、后两部。前部由原始心房衍变而来，称为固有心房，其前上部的锥体形盲囊突出部称为右心耳；后部由原始静脉窦发育而成，称为腔静脉窦。两部之间在心表面以靠近心右缘表面的浅沟即界沟为界，在腔面以与界沟相对应的纵形肌隆起即界嵴为界。

固有心房壁腔面因有许多平行的梳状肌而凸凹不平。梳状肌由界嵴发出，向前与右心耳腔内交织成网的肌小梁相延续。固有心房的左前下方有右房室口，通向右心室。

腔静脉窦　腔面光滑，上、下方分别有上腔静脉口和下腔静脉口。下腔静脉口前缘有下腔静脉瓣，胎儿时期该瓣具有引导血液经卵圆孔流向左心房的作用。下腔静脉口与右房室口之间有冠状窦口，其下缘有冠状窦瓣。

右心房的后内侧壁主要由房间隔形成。房间隔下部有一浅凹，称卵圆窝，为胎儿时期卵圆孔闭合后的遗迹，房间隔缺损多在此发生。卵圆窝边缘隆起，称为卵圆窝缘，其前上方的隆起称主动脉隆凸，由主动脉窦推顶右心房后内侧壁所形成。

（二）右心室

右心室　呈尖端略向下的锥体形，锥底被位于后上方的右房室口和左上方的肺动脉口所占据。右心室腔被一弓形的肌性隆起即室上嵴分为窦部（右心室流入道）和漏斗部（流出道）。

1. 窦部由右房室口至右心室尖。窦部室壁有许多交错排列的肌隆起，称肉柱，所以腔面凸凹不平。窦部可见由室壁突入室腔的锥体状肌束，称为乳头肌。根据乳头肌所在的室壁位置可分为：前乳头肌，1～2 个，较大，位于前壁下部，其根部有一条肌束横过室腔至室间隔下部，称为节制索（隔缘肉柱），其中有心传导系纤维通过；后乳头肌，位于隔壁，多为数个小乳头肌组成；隔侧乳头肌，细小，位于室间隔。

右房室口呈卵圆形，其周缘有由致密结缔组织构成的三尖瓣环围绕，三尖瓣基底附着于该环，瓣游离缘垂入室腔。瓣膜被三个深陷的切迹分为三个近似三角形的瓣叶，根据其位置分别称为前尖、后尖和隔侧尖。每个乳头肌尖端发出的腱索与两个尖瓣相连。

当心室收缩时，因三尖瓣环缩小和血液推动，使三尖瓣紧闭，由于乳头肌收缩和腱索牵拉，所以瓣膜不致翻向心房。鉴于三尖瓣、三尖瓣环、乳头肌和腱索在结构和功能上的密切关系，常将四者合称为三尖瓣复合体。

2. 漏斗部（动脉圆锥）位于窦部左上方，腔面光滑无肉柱，其上端经肺动脉口通肺动脉干。肺动脉口周缘有三个彼此相连的半环形纤维环称为肺动脉瓣环，环上附有三个袋口向上、呈半月形的肺动脉瓣。每瓣游离缘中央有一半月瓣小结。当心室收缩时，血液冲开肺动脉瓣射入肺动脉；心室舒张时，三个袋状瓣膜被血液倒流充盈而关闭，阻止血液反流入心室。

（三）左心房

左心房　可分为前、后两部。前部即左心耳，突向左前方，覆盖于肺动脉干根部左侧和冠状沟前部，因其与二尖瓣邻近，所以是心外科最常用手术入路之一。左心耳较右心耳壁厚、狭长，边缘有数个深陷切迹，其腔面肌小梁交织成网，当心功能障碍，心内血液流速缓慢时容易导致血栓形成。左心房后部较大，腔面光滑，有五个开口：后方两侧分别有左肺上、下静脉和右肺上、下静脉开口，开口处心房肌可围绕肺静脉延伸 1～2 cm，具有括约肌样作用；前下方有左房室口，通左心室。

（四）左心室

左心室　形似细长的圆锥体，其尖即解剖学心尖，底有彼此靠近的左房室口和主动脉口。左心室壁较厚，约为右心室壁厚度的 3 倍。左心室腔以二尖瓣前瓣为界可分为窦部（左心室流入道）和主动脉前庭（流出道）。

1. 窦部入口为左房室口，其周缘有二尖瓣环，该环比三尖瓣环略小。二尖瓣基底附于二尖瓣环，游离缘垂入室腔。瓣膜被两个深陷的切迹分为前尖和后尖。

2. 主动脉前庭　是左心室前内侧部分。此部腔壁光滑无肉柱，缺乏伸展性和收缩性，其出口称为主动脉口。该口位于左房室口的前内侧，口周缘有三个彼此相连的、半环形纤维束构成的主动脉瓣环，瓣环附有三个袋口向上，呈半月形的瓣膜，称为主动脉瓣。与每瓣相对的主动脉壁向外膨出，称为主动脉窦，可区分为左、右、后三个窦。

三、心的构造

（一）心纤维骨骼

心肌和瓣膜附着处的纤维性支架称心纤维骨骼，包括左、右纤维三角，四个瓣膜纤维环，室间隔膜部，圆锥韧带和瓣膜间隔等。人心纤维骨骼由致密结缔组织组成。

二尖瓣环、三尖瓣环和主动脉瓣环彼此靠近，肺动脉瓣环位于较高平面，借圆锥韧带与主动脉瓣环相连。主动脉瓣环和肺动脉瓣环均由三个半环形纤维束构成，位于三个半月瓣的基底部。

（二）房间隔和室间隔

房间隔　由双层心内膜夹以结缔组织和少量心肌所组成。其前缘平对升主动脉中央，后缘与房间沟一致。房间隔较薄且卵圆窝处最薄。

室间隔　大部分由心肌构成，较厚，称肌部，其上方中部有一不规则形的膜性结构，称膜部。

四、心传导系

心传导系位于心壁内，主要由特殊分化的心肌细胞组成，包括窦房结、房室结、房室束及其分支。

（一）窦房结

窦房结　是心的正常起搏点。略呈长椭圆形，位于上腔静脉与右心房交界处，界沟上部的心外膜深面。窦房结动脉沿结的长轴贯穿其中央。

（二）房室结

房室结　呈扁椭圆形，位于右心房 Koch 三角的心内膜深面，向前发出房室束。房室结主要功能是将窦房结传来的兴奋发生短暂延搁再传向心室，以保证心房收缩后再开始心室收缩。

（三）房室束

房室束从房室结前端向前行，穿过右纤维三角，沿室间隔膜部后下缘前行，在室间隔肌部上缘分左、右束支。分别沿室间隔左右侧心内膜下向下走行。

五、心的血管

（一）动脉

1. 右冠状动脉　起于主动脉右窦，在右心耳和肺动脉干根部之间进入冠状沟，绕行到房室交点形成一倒“U”形弯曲并且分为两支：后室间支，较粗，是主干的延续，沿后室间沟走行，分支分布于后室间沟两侧的心室壁和室间隔后 1/3 部；左室后支，向左行，分支分布至左心室后壁。

2. 左冠状动脉　起于主动脉左窦，左行于肺动脉干和左心耳之间，随即分为前室间支和旋支。

前室间支　沿前室间沟走行，绕心尖切迹至后室间沟，与右冠状动脉的后室间支吻合。前室间支向左侧、右侧和深面发出三组分支，分布在左心室前壁、部分右心室前壁和室间隔前 2/3 部。

旋支　沿冠状沟左行，绕过心左缘至左心室膈面，多在心左缘与后室间沟之间的中点附近分支而终。旋支分布于左心房、膈面和左心室左侧面。

左、右冠状动脉较重要分支有：

（1）窦房结支：约 60%起于右冠状动脉，40%起于左冠状动脉旋支。沿心耳内侧面上行，分布于窦房结和心房壁。

（2）动脉圆锥支：左、右各一。分别由左冠状动脉前室间支和右冠状动脉发出，在动脉圆锥前上部相互吻合形成 Vieussen 环。

（3）左缘支和右缘支：左缘支起于左冠状动脉旋支，沿心左缘走行；右缘支起自右冠状动脉，沿心下缘向心尖走行，与前、后室间支吻合。

（4）房室结支：90%起于右冠状动脉“U”形弯曲的顶端，8.41%起于左冠状动脉旋支。分布于房室结区。

（二）静脉

心的静脉经三条途径回心。

1. 心最小静脉　是位于心壁内的小静脉，直接开口于各心腔（主要是右心房）。

2. 心前静脉　有 2～3 支，起自右心室前壁，跨右冠状沟，开口于右心房。

3. 冠状窦　在心膈面的冠状沟内，左心房和左心室之间，其右端开口于右心房。心绝大部分静脉血回流到冠状窦。其主要属支有：

（1）心大静脉：在前室间沟内和前室间支伴行，向后上至冠状沟，再向左绕行至左室膈面注入冠状窦左端。

（2）心中静脉：和后室间支伴行，注入冠状窦右端。

（3）心小静脉：在冠状沟内和右冠状动脉伴行，向左注入冠状窦右端。

心静脉之间的吻合远比冠状动脉丰富，在冠状窦属支之间和属支与心前静脉之间均有丰富的吻合。

六、心包

心包　为锥体形纤维浆膜囊，包裹心和出入心的大血管根部，分为内、外两层，内层称浆膜心包，外层称纤维心包。

浆膜心包　分脏、壁两层。紧贴心和大血管根部表面的浆膜是脏层，它在大血管根部移行为壁层，贴衬于纤维心包内面。脏、壁两层之间的腔隙称为心包腔，内含少量浆液，起润滑作用。在心包腔内，浆膜心包脏、壁层折转处的间隙称为心包窦。在升主动脉，肺动脉干后方与上腔静脉、左心房前方之间的间隙称心包横窦。在左心房后方与心包后壁之间的间隙称心包斜窦。

纤维心包 是坚韧的结缔组织囊，其上方与大血管的外膜相续，下方与膈中心腱愈着。

心包的主要功能是膜功能和机械功能。前者为心搏动提供一个光滑的活动面；后者可防止心过度扩张并固定心于正常位置，同时作为一个屏障可使胸腔内器官和膈下感染不致蔓延到心。

第三节 动 脉

一、肺循环的动脉

肺动脉干 位于心包内。起自右心室，在升主动脉前方向左后上方斜行，至主动脉弓下方分为左、右肺动脉。

左肺动脉 较短，在左主支气管前方横行，分二支分别进入左肺上、下叶。

右肺动脉 较长而粗，在升主动脉和上腔静脉后方向右横行，至右肺门处分为三支分别进入右肺上、中、下叶。

在肺动脉干分叉处稍左侧有一纤维性的动脉韧带，连于主动脉弓下缘，是胚胎时期动脉导管闭锁后的遗迹。

二、体循环的动脉

主动脉 是体循环的动脉主干。由左心室发出，先斜向右上，再弯向左后，沿脊柱左前方下行，穿膈主动脉裂孔入腹腔，至第 4 腰椎下缘处分左、右髂总动脉。依其行程分为升主动脉、主动脉弓和降主动脉。降主动脉又以膈主动脉裂孔为界，分胸主动脉和腹主动脉。

（一）升主动脉

升主动脉 起自左心室，在上腔静脉左侧，向右前上方斜行，至右第 2 胸肋关节高度移行为主动脉弓。升主动脉发出左、右冠状动脉。

（二）主动脉弓

主动脉弓 续接升主动脉，弓形弯向左后方，跨左肺根，在第 4 胸椎体下缘左侧移行为胸主动脉。移行处管径略小，称为主动脉峡。主动脉弓壁外膜下有丰富的游离神经末梢为压力感受器。主动脉弓下方，靠近动脉韧带处有 2～3 个粟粒样小体，称主动脉小球，为化学感受器。

主动脉弓凹侧发出数条细小的支气管支和气管支。主动脉弓凸侧发出三大分支，从右向左分别为头臂干、左颈总动脉和左锁骨下动脉。头臂干是一粗短动脉干，向右上方斜行至右胸锁关节后方分为右颈总动脉和右锁骨下动脉。

1. 颈总动脉 是头颈部的主要动脉干。左侧发自主动脉弓，右侧发自头臂干。两侧颈总动脉均通过胸锁关节后方，沿食管、气管和喉的外侧上行，至甲状软骨上缘高度分为颈内动脉和颈外动脉。颈总动脉、颈内静脉与迷走神经一起被包裹在颈动脉鞘内。颈总动脉下段被胸锁乳突肌覆盖，上段位置表浅，在活体上可摸到其搏动。

在颈动脉杈处有两个重要结构，即颈动脉窦和颈动脉小球。

颈动脉窦 是颈总动脉末端和颈内动脉起始部的膨大部分。窦壁外膜较厚，其中有丰富的游离神经末梢称为压力感受器。当血压增高时，窦壁扩张，刺激压力感受器，会反射性地引起心跳减慢、末梢血管扩张，血压下降。

颈动脉小球　是一个扁椭圆形小体，借结缔组织连于颈动脉杈的后方，为化学感受器，可感受血液中氧分压、二氧化碳分压和氢离子浓度变化。当血中二氧化碳分压增高或氧分压降低时，可反射性地促使呼吸加深加快。

（1）颈外动脉：起始后先在颈内动脉前内侧，再经其前方转至外侧，上行通过腮腺至下颌颈处分为颈浅动脉和上颌动脉两个终支。主要分支有甲状腺上动脉、舌动脉、面动脉、颞浅动脉、上颌动脉。

（2）颈内动脉：由颈总动脉发出后，垂直上升至颅底，通过颈动脉管入颅腔，分支分布于视器和脑。

2. 锁骨下动脉　左侧起自主动脉弓，右侧起于头臂干。锁骨下动脉从胸锁关节后方斜向外至颈根部，呈弓状经胸膜顶前方，穿斜角肌间隙，至第 1 肋外缘延续为腋动脉。

锁骨下动脉的主要分支有椎动脉、胸廓内动脉、甲状颈干。

3. 腋动脉　行于腋窝深部，至大圆肌下缘移行为肱动脉。

其主要分支有：

（1）胸肩峰动脉：在胸小肌上缘起于腋动脉，穿出锁胸筋膜，迅即分为数支至三角肌、胸小肌、胸大肌和肩关节。

（2）胸外侧动脉：沿胸小肌下缘走行，分布到前锯肌、胸小肌、胸大肌和乳房。

（3）肩胛下动脉：在肩胛下肌下缘附近发出，向后下行，分为胸背动脉和旋肩胛动脉。前者至背阔肌和前锯肌；后者穿三边孔至冈下窝，分支分布于附近诸肌。

（4）旋肱后动脉：伴腋神经穿四边孔，绕肱骨外科颈的后外侧至肩关节和三角肌等处。

4. 肱动脉　沿肱二头肌内侧下行至肘窝，平桡骨颈分为桡动脉和尺动脉。肱动脉位置比较表浅，能摸其搏动，当前臂和手部出血时，可在臂中部压迫该动脉向肱骨以暂时止血。

肱动脉最主要分支是肱深动脉。肱深动脉斜向后外方，伴桡神经绕桡神经沟下行，分支营养肱三头肌和肱骨，其终支参与肘关节网的构成。

5. 桡动脉　先通过肱桡肌与旋前圆肌之间，继而经肱桡肌腱与桡侧腕屈肌腱之间下行，绕桡骨茎突至手背，穿第 1 掌骨间隙到手掌，与尺动脉掌深支吻合构成掌深弓。

桡动脉在行程中除发出分支参与肘关节网和营养前臂肌外，主要分支是：

（1）掌浅支：在桡腕关节处发出，穿鱼际肌或沿其表面至手掌，与尺动脉未端吻合成掌浅弓。

（2）拇主要动脉：从桡动脉出现于手掌深部处发出，分为三支，分布于拇指掌面两侧缘和示指桡侧缘。

6. 尺动脉　介于尺侧腕屈肌与指浅屈肌之间下行，经豌豆骨桡侧至手掌，与桡动脉掌浅支吻合成掌浅弓。

尺动脉在行程中除发出分支至前臂尺侧诸肌和肘关节网外，主要分支有：

（1）骨间总动脉：在肘窝处起于尺动脉，行于指深屈肌与拇长屈肌之间，至前臂骨间膜近侧端分为骨间前动脉和骨间后动脉，分别沿前臂骨间膜前、后面下降，沿途分支至前臂肌和桡、尺骨。

（2）掌深支：在豌豆骨远侧起自尺动脉，穿小鱼际至掌深部，与桡动脉未端吻合形成掌深弓。

7. 掌深弓和掌浅弓

（1）掌浅弓：由尺动脉末端和桡动脉掌浅支吻合而成。位于掌腱膜深面，弓的凸缘约平掌骨中部。从掌浅弓发出三条指掌侧总动脉和一条小指尺掌侧动脉。三条指掌侧总动脉行于掌指关节附近，每条再分为两支指掌侧固有动脉，分别分布于第 2～5 指相对缘；小指尺掌侧动脉分布于小指掌面尺侧缘。

（2）掌深弓：由桡动脉末端与尺动脉掌深支吻合而成。位于屈指肌腱深面，弓的凸缘在掌浅弓近侧，约平腕掌关节高度。由弓发出三条掌心动脉，行于掌指关节附近，分别注入相应的指掌侧总动脉。

（三）胸主动脉

胸主动脉　为主动脉弓的延续，开始在脊柱左侧，逐渐向下转至脊柱前方。胸主动脉的分支为壁支和脏支。

1. 壁支　含有肋间后动脉、肋下动脉和膈上动脉。

第 3～11 肋间后动脉（第 1、2 肋间的动脉来自锁骨下动脉肋颈干）和肋下动脉自胸主动脉后壁发出后，横行向外，在脊柱两侧各分为前、后两支。后支较小，分布于脊髓及其被膜、背部肌肉和皮肤；前支在相应肋骨下缘的肋沟内前行，分支分布于第 3 肋间以下的胸壁和腹壁上部，并且和胸廓内动脉的肋间分支吻合。

膈上动脉为 2～3 条小支，分布于膈上面后部。

2. 脏支包括支气管支、食管支和心包支，为一些分布于食管、气管、支气管和心包的细小分支。

（四）腹主动脉

腹主动脉　位于腹腔内，在腹膜外面，沿脊柱左前方下降，至第 4 腰椎体下缘处分为左、右髂总动脉。腹主动脉右侧伴行下腔静脉，前方有肝左叶、胰、十二指肠水平部和小肠系膜根横过。

腹主动脉分支亦分为壁支和脏支。

1. 壁支

（1）腰动脉：左、右各 4 条，起自腹主动脉后壁，分布在腹后壁、脊髓及其被膜。

（2）膈下动脉：左、右各一，除分支至膈下面以外，还分出细小的肾上腺上动脉至肾上腺。

（3）骶正中动脉：一支，从腹主动脉分叉处后壁发出，沿骶骨前面下降，分支分布于盆腔后壁的组织结构。

2. 脏支　分成对和不成对两种。成对脏支包括肾上腺中动脉、肾动脉、睾丸动脉或卵巢动脉（女性）；不成对脏支包括腹腔干、肠系膜上动脉和肠系膜下动脉。

（1）肾上腺中动脉：约平对第 1 腰椎起自腹主动脉，分布于肾上腺。

（2）肾动脉：约平第 1～2 腰椎椎间盘高度起自腹主动脉，横行向外，到肾门附近分为前、后两干，经肾门入肾，在肾内再分为肾段动脉，分支分布于各肾段组织。

（3）睾丸动脉：细而长，在肾动脉起始处稍下方自腹主动脉前壁发出，沿腰大肌前面斜向外下方走行，穿入腹股沟管，参与精索组成，分布至睾丸和附睾，故又称为精索内动脉。在女性则为卵巢动脉，经卵巢悬韧带下行入盆腔，分布于卵巢和输卵管壶腹部。

（4）腹腔干：为一粗短动脉干，在动脉裂孔稍下方起自腹主动脉前壁，迅即分为胃左动脉、脾动脉和肝总动脉。

1）胃左动脉：向左上方走行，至胃贲门附近转向右，沿胃小弯走行于小网膜两层之间。沿途分支至食管腹段、贲门和胃小弯附近的胃壁等处。

2）脾动脉：沿胰上缘蜿蜒左行至脾门，分为数条脾支入脾。脾动脉在胰上缘走行中，分出多条较细小的胰支至胰体和胰尾；发出1～2支胃后动脉，在网膜囊后壁腹膜后面，经胃膈韧带上行，分布至胃体后壁上部。脾动脉在脾门附近，发出3～5条胃短动脉，经胃脾韧带至胃底；发出胃网膜左动脉，在大网膜两层之间沿胃大弯右行，发出胃支和网膜支营养胃和大网膜，其终末支和胃网膜右动脉吻合成动脉弓。

3）肝总动脉：沿胰头上缘向右前方走行，至十二指肠上部上缘进入肝十二指肠韧带，分为胃十二指肠动脉和肝固有动脉。

胃十二指肠动脉：经胃幽门后方至幽门下缘分为胃网膜右动脉和胰十二指肠上动脉。前者在大网膜两层之间，沿胃大弯向左，沿途分出胃支和网膜支于胃和大网膜，其终末支与胃网膜左动脉吻合；后者有前、后两支，在胰头与十二指肠降部之间的前、后面下行，分布至胰头和十二指肠。

肝固有动脉：行于肝十二指肠韧带内，于门静脉前方、胆总管左侧上行至肝门，于肝门附近分为左、右支，分别进入肝左、右叶。右支在入肝门前发出一支胆囊动脉，经胆囊三角至胆囊颈后上方，分支分布于胆囊。

肝固有动脉尚分出胃右动脉，在小网膜内行至幽门上缘，再沿胃小弯向左，与胃左动脉吻合，沿途分支分布于十二指肠上部和胃小弯附近的胃壁。

（5）肠系膜上动脉：在腹腔干稍下方，约平第1腰椎高度起于腹主动脉前壁，经胰头与胰体交界处后方下行，越过十二指肠水平部前面进入小肠系膜根部，向右髂窝方向走行。其分支如下：

1）胰十二指肠下动脉：行于胰头与十二指肠之间，分前、后支与胰十二指肠上动脉前、后支吻合，分支分布于胰和十二指肠。

2）空肠动脉和回肠动脉：13～18支，自肠系膜上动脉左侧壁发出，行于小肠系膜内，分布于空肠和回肠。各条动脉的分支相互吻合成动脉弓，弓的分支可再分支并吻合形成多级动脉弓。通常，空肠有1～2级动脉弓，回肠的动脉弓可多至3～5级。由最后一级动脉弓发出直行小支进入肠壁。

3）回结肠动脉：是肠系膜上动脉右侧壁发出的最下一条分支。在壁腹膜后面斜向右下，至盲肠附近分数支分布于回肠末端、升结肠、盲肠和阑尾。至阑尾的分支称阑尾动脉，经回肠末端的后方进入阑尾系膜，沿系膜游离缘至阑尾尖端，沿途分支营养阑尾。

4）右结肠动脉：自回结肠动脉上方发出，向右行，分升、降支与回结肠动脉和中结肠动脉吻合。分支至升结肠。

5）中结肠动脉：在胰下缘附近起于肠系膜上动脉，向前并稍偏右侧进入横结肠系膜，分为左、右支，分别与左、右结肠动脉吻合，分支分布于横结肠。

(6) 肠系膜下动脉：约平对第 3 腰椎起于腹主动脉前壁，在壁腹膜后面沿腹后壁向左下方走行，分支至降结肠、乙状结肠和直肠上部。

1) 左结肠动脉：向左横行，至降结肠附近分升、降支，分别与中结肠动脉和乙状结肠动脉吻合，分支至降结肠。

2) 乙状结肠动脉：2～3 支，斜向左下方进入乙状结肠系膜内，各支间相互吻合成动脉弓，分支至乙状结肠。

3) 直肠上动脉：为肠系膜下动脉的直接延续，在乙状结肠系膜内下行，至第 3 骶椎处分二支，沿直肠两侧分布至直肠上部。

(五) 髂总动脉

髂总动脉　左、右各一，平对第 4 腰椎体下缘自腹主动脉分出，沿腰大肌内侧下行，至骶髂关节处分为髂内动脉和髂外动脉。

1. 髂内动脉　为一短干，沿盆腔侧壁下行，分出壁支和脏支。

(1) 壁支

1) 闭孔动脉：沿骨盆侧壁行向前下，穿闭膜管至大腿内侧，分支分布于大腿内侧肌群和髋关节。

2) 臀上动脉和臀下动脉：分别经梨状肌上、下孔穿出至臀部，分支分布于臀肌和髋关节等处。

(2) 脏支

1) 脐动脉：是胎儿时期的动脉干，出生后其远侧段闭锁变为脐内侧韧带，近侧段管腔未闭，和髂内动脉起始段相连，发出 2～3 支膀胱上动脉，分布于膀胱中、上部。

2) 膀胱下动脉：分布于膀胱底、前列腺和精囊腺。女性分布于膀胱和阴道。

3) 直肠下动脉：分布于直肠下部、前列腺（男）或阴道（女）等处。该动脉和直肠上动脉、肛动脉相吻合。

4) 子宫动脉：沿盆腔侧壁下行，经子宫阔韧带底部两层腹膜之间，在子宫颈外侧约 2 cm处从输尿管前上方跨过，再沿子宫侧缘迂曲上升至子宫底。子宫动脉分支分布于子宫、阴道、输卵和巢卵管。

5) 阴部内动脉：在臀下动脉前方下行，穿梨状肌下孔出盆腔，再经坐骨小孔至坐骨直肠窝，分出会阴动脉、肛动脉、阴茎（蒂）动脉等支，分布于会阴部、肛门和外生殖器。

2. 髂外动脉沿腰大肌内侧缘下行，经腹股沟韧带中点深面至股前部，移行为股动脉。髂外动脉在腹股沟韧带稍上方发出腹壁下动脉，经腹股沟腹环内侧上行，进入腹直肌鞘，分布于腹直肌。

3. 股动脉在股三角内下行，经收肌管，出收肌腱裂孔至腘窝，移行为腘动脉。股动脉的主要分支为股深动脉。

股深动脉　在腹股沟韧带下方 2～5 cm 处起自股动脉，经股动脉后方向后内下方行，分出旋股外侧动脉至大腿前群肌；旋股内侧动脉至大腿内侧群肌；穿动脉（3～4 条）至大腿后群肌、内侧群肌和股骨。

4. 腘动脉　于腘窝深部下行，至腘肌下缘，分为胫前动脉和胫后动脉。

5. 胫后动脉沿小腿后面深、浅屈肌之间下行，经内踝后方转至足底，分为足底外侧动脉和足底内侧动脉两终支。胫后动脉主要分支是腓动脉。

6. 胫前动脉　自腘动脉发出后，穿小腿骨间膜至小腿前面，在小腿前群肌之间下行，至踝关节前方移行为足背动脉。

7. 足背动脉　为胫前动脉的直接延续，介于趾长伸肌腱和踇长伸肌腱之间前行，至第1跖骨间隙近侧，分出第1跖背动脉和足底深支两终支。

第四节　静　脉

一、概述

静脉是心血管系统中运送血液回心的血管，起始端连于毛细血管，末端止于心房。因为血液自动脉、毛细血管流至静脉时压力已降低，所以大多数静脉位于心平面以下。

全身的静脉可区分为肺循环的静脉和体循环的静脉两大部分。

二、肺循环的静脉

肺静脉　左、右各一对，分别为左上、左下肺静脉和右上、右下肺静脉。这些静脉都起于肺门，向内行注入左心房后部。含氧量高的动脉血通过肺静脉输送到心。

三、体循环的静脉

体循环的静脉数量多、分布广、行程长，主要包括上腔静脉系、下腔静脉系（含门静脉）和心静脉系。

（一）上腔静脉系

上腔静脉系由收集头颈、上肢、胸壁和部分胸腔脏器血液回流的诸静脉组成。主干是上腔静脉，它借各级属支主要收集膈以上，上半身的静脉血，最后汇入右心房。

1. 上腔静脉　是一粗大的静脉干，在右侧第1胸肋结合处后方由左、右两侧的头臂静脉汇合而成，沿升主动脉右侧垂直下行，在第3胸肋关节下缘处注入右心房。在流入右心房前，奇静脉自后方向前弓形跨过右肺根注入上腔静脉。

2. 头臂静脉　左、右各一，在胸锁关节后方由同侧的锁骨下静脉和颈内静脉汇合而成。汇合处的夹角称为静脉角。头臂静脉主要属支是颈内静脉和锁骨下静脉。另外，还有胸廓内静脉、椎静脉、甲状腺下静脉、肋间最上静脉等。

（1）颈内静脉：是头颈部静脉回流的主干，上端在颈静脉孔处与乙状窦相续，然后行于颈动脉鞘内，先后沿颈内动脉和颈总动脉外侧下行，至胸锁关节后方与锁骨下静脉汇合成头臂静脉。

颈内静脉属支繁多，按其部位可分为颅内属支和颅外属支两种。

1）颈内静脉颅内属支：主要为许多硬脑膜窦及注流入窦的脑静脉。它们收集脑膜、脑、视器、颅骨及前庭蜗器等部位的静脉血，最后出颈静脉孔注入颈内静脉。

2）颈内静脉颅外属支：包括面静脉、舌静脉、下颌后静脉、咽静脉和甲状腺上、中静脉等。

面静脉　在眼内眦处起于内眦静脉，伴面动脉向下外行至下颌角下方和下颌后静脉的前支汇合后，越颈内、颈外动脉表面下外行至舌骨大角高度注入颈内静脉。

面静脉口角以上段缺少静脉瓣，因此其内的血液可与颅内海绵窦交通。当口角以上面部感染处理不当时，致病因子可沿交通途径至海绵窦，可能引起颅内的继发感染。故通常把两侧口角至鼻根间的三角区称作“危险三角”。

（2）锁骨下静脉：是位于颈根部的短静脉干，自第 1 肋骨外缘由腋静脉延续而成，向内行于胸锁关节后方和颈内静脉汇合成头臂静脉。锁骨下静脉的属支主要有腋静脉和颈外静脉。

颈外静脉　是颈部最大的浅静脉，在耳下方由下颌后静脉的后支和耳后静脉、枕静脉等汇合而成，沿胸锁乳突肌浅面斜向下后行，在锁骨上方穿深筋膜注入锁骨下静脉或静脉角。注入前还接纳颈前静脉和肩胛上静脉等属支。

（3）上肢的静脉：上肢的静脉分深静脉和浅静脉两种，最终都汇入腋静脉。

1）上肢深静脉：从手掌至腋腔的深静脉都和同名动脉伴行，而且多为两条，伴行静脉之间也有广泛的吻合，同时与浅静脉间也有多处吻合。两条肱静脉多在胸大肌下缘处汇合成一条腋静脉。腋静脉位于腋动脉前内侧，越过第 1 肋骨外缘后续为锁骨下静脉。

2）上肢浅静脉：手指浅静脉丰富，在指背形成相互吻合的指背静脉，上行至手背后，再汇合成不同类型的手背静脉网，继续向心回流途中逐渐汇成头静脉、贵要静脉和肘正中静脉等主要静脉。

头静脉：起自手背静脉网的桡侧，沿前臂桡侧、前面上行至肘窝，再沿肱二头肌外侧沟上行，经三角胸大肌间沟，穿深筋膜注入腋静脉或锁骨下静脉。

贵要静脉：起于手背静脉网的尺侧，沿前臂前面尺侧上行，在肘窝处接受肘正中静脉后，继续沿肱二头肌内侧上行，至臂中点稍下方穿过深筋膜注入肱静脉，或与肱静脉伴行汇入腋静脉。

肘正中静脉：是肘窝处斜行于皮下的短静脉干，变异较多，一般由头静脉发出，经肱二头肌腱膜表面向内侧汇入贵要静脉。

3. 胸部的静脉　胸部的静脉主干为奇静脉，奇静脉的重要属支有半奇静脉、副半奇静脉和椎静脉丛等。

奇静脉：自右膈脚处起于右腰升静脉，经膈的右内侧脚和中间脚之间进入胸腔，在食管后方沿胸椎体右前方上行，至第 4～5 胸椎高度，弓形向前越过右肺根上方，向前注入上腔静脉。奇静脉沿途收集右侧肋间后静脉、食管静脉、支气管静脉及半奇静脉的血液。

胸前壁及脐以上腹前壁的浅层静脉：沿胸腹壁静脉注入腋静脉；深层静脉则沿胸廓内静脉注入头臂静脉。

上述头颈和上肢的静脉分别汇入颈内静脉和锁骨下静脉，二者又汇合成头臂静脉，左、右头臂静脉汇合成上腔静脉，引流胸部静脉血的奇静脉从右肺根上方汇入上腔静脉。

（二）下腔静脉系

下腔静脉系由下腔静脉及各级属支组成，收集膈以下下半身的静脉血，最后注入右心房。

1. 下腔静脉　是人体最粗大的静脉干，于第 4～5 腰椎体右前方由左、右髂总静脉汇合而成，沿脊柱右前方、腹主动脉右侧上行，经肝后面的腔静脉窝，穿过膈的腔静脉孔进入胸腔后，立即穿心包注入右心房。下腔静脉属支除左、右髂总静脉外，还有许多直接注入下腔静脉干的腹腔、盆腔的壁支和脏支。

2. 髂总静脉　在骶髂关节前方由髂内、髂外静脉汇合而成，斜向内上行至第 4～5 腰椎右前方和对侧髂总静脉汇合成下腔静脉。一般左髂总静脉比右髂总静脉长。

（1）髂内静脉：是盆部的静脉主干，在坐骨大孔稍上方由盆部的静脉汇合而成后，沿髂内动脉后内侧上行，至骶髂关节前方与髂外静脉汇合成髂总静脉。髂内静脉属支分壁支和脏支两种。壁支包括：臀上、臀下静脉，骶外侧静脉、闭孔静脉等。脏支包括：直肠下静脉、子宫静脉、阴部内静脉等。

（2）髂外静脉：是股静脉的直接延续，与同名动脉伴行沿盆侧壁斜向内上方，至骶髂关节前方与髂内静脉汇合成髂总静脉。

髂外静脉主要属支是腹壁下静脉，与同名动脉伴行在腹股沟韧带上方注入髂外静脉。

（3）下肢的静脉：下肢的静脉分浅静脉和深静脉两种，由于受重力的影响，下肢静脉回流较困难，因而下肢静脉瓣膜丰富，浅、深静脉间交通支较多。

1）下肢深静脉：从足底起始至小腿的深静脉都有两条并和同名动脉相伴行，胫前静脉和胫后静脉在腘窝下缘汇成一条腘静脉，该静脉上行穿过收肌腱裂孔移行为股静脉。

股静脉　伴股动脉上行，初行在其外侧，渐转至其内侧，在腹股沟韧带深面延续为髂外静脉。股静脉属支主要有大隐静脉及与股动脉分支所伴行的诸静脉。

2）下肢浅静脉：足背浅静脉发达，在跖骨远端皮下相吻合形成足背静脉弓，其两端分别沿足内、外侧缘上行，分别汇成大、小隐静脉。

大隐静脉　是全身最长的浅静脉，起自足背静脉弓内侧端，经内踝前方，沿小腿内侧伴隐神经上行，过膝关节内后方，再沿大腿内侧转至大腿前面上行，在耻骨结节下外方 3～4 cm 处，穿过阔筋膜的隐静脉裂孔注入股静脉，在注入股静脉前还汇集下列 5 条属支，即股内侧浅静脉、股外侧浅静脉、腹壁浅静脉、阴部外静脉和旋髂浅静脉。

小隐静脉　起于足背静脉弓外侧部，经外踝后方，沿小腿后面上行，经腓肠肌两头之间至腘窝，穿过深筋膜注入腘静脉。

3. 腹部的静脉　腹部静脉的主干为下腔静脉，直接注入下腔静脉的属支可分壁支和脏支两种。不成对的脏支先汇合成肝门静脉入肝后，再经肝静脉回流至下腔静脉。

（1）壁支：主要有膈下静脉和腰静脉，均和同名动脉伴行，注入下腔静脉。各腰静脉间有纵行分支相连构成的腰升静脉，左、右腰升静脉分别是半奇静脉和奇静脉的起始部。

（2）脏支

1）睾丸静脉：成对，起自睾丸和附睾，最初每侧有数条小静脉，呈蔓状缠绕睾丸动脉组成蔓状静脉丛，向上逐渐汇合成一条静脉。右侧睾丸静脉直接以锐角注入下腔静脉。而左侧睾丸静脉则先汇入左肾静脉而后随之注入下腔静脉。

女性的卵巢静脉起自卵巢静脉丛，在卵巢悬韧带内上行并合成卵巢静脉，其回流方式与睾丸静脉相似。

2）肾静脉：起自肾门，在肾动脉前方向内侧走行注入下腔静脉。有左睾丸静脉（或卵巢静脉）和左肾上腺静脉注入。

3）肾上腺静脉：左、右各一，左侧者注入左肾静脉，右侧者直接注入下腔静脉。

4）肝静脉：有肝右、中、左静脉三条血管，均包埋于肝实质内，收集肝窦回流的血液，在腔静脉沟处分别注入下腔静脉。

4. 肝门静脉是肝门静脉系的主干，由肠系膜上静脉和脾静脉在胰头和胰体交界处的后方汇合而成，向右上斜行进入肝十二指肠韧带内，再经肝固有动脉和胆总管的后方上行至肝门，分左、右两支分别入肝左叶和肝右叶，在肝内反复分支汇入肝血窦，最后逐级汇入肝静脉。肝门静脉回流的起始端和分支末端都与毛细血管相连，且属支内缺少功能性的静脉瓣，因此，肝门静脉压力过高时、血液易发生倒流。

（1）肝门静脉的主要属支：

1）肠系膜上静脉：与同名动脉伴行，走行于小肠系膜内，至胰头后面与脾静脉汇合成肝门静脉。

2）肠系膜下静脉：与同名动脉伴行，收集降结肠、乙状结肠及直肠上部的静脉血向右上行，至胰头后方注入脾静脉或肠系膜上静脉，另有少数注入上述两静脉汇合处的夹角内。

3）脾静脉：由数条小静脉在脾门处汇合而成，经胰后方、脾动脉下方向右行，多与肠系膜上静脉汇合成肝门静脉。脾静脉收集脾、胰及部分胃的静脉血。

4）胃左静脉：与同名动脉伴行，收集胃及食管下段的静脉血注入肝门静脉。

5）胃右静脉：与同名动脉伴行，并与胃左静脉吻合，在注入肝门静脉前多接纳幽门前静脉。

6）胆囊静脉：收集胆囊壁的静脉血，可注入肝门静脉或其右支。

7）附脐静脉：是起自脐周静脉网的数条小静脉，沿肝圆韧带向肝下面走行注入肝门静脉。

（2）肝门静脉系与上、下腔静脉系之间的吻合部位：肝门静脉系和上、下腔静脉系之间有丰富的吻合，在肝门静脉因病变而回流受阻时，通过这些吻合可产生侧支循环途径，所以，肝门静脉与上、下腔静脉的吻合有重要的临床意义，其主要部位如下：

1）肝门静脉系的胃左静脉属支与上腔静脉系中奇静脉的属支通过食管下段黏膜下层内的食管静脉丛相互吻合交通。

2）肝门静脉系的肠系膜下静脉属支与下腔静脉系髂内静脉的属支通过直肠下段黏膜下层内的直肠静脉丛相互吻合交通。

3）肝门静脉系的附脐静脉与上腔静脉系的腹壁上静脉和胸腹壁静脉通过脐周围皮下组织内的脐周围静脉网相吻合；或者与下腔静脉系的腹壁下静脉和腹壁浅静脉间相吻合。

4）肠系膜上、下静脉的小属支与腹后壁上、下腔静脉系中肋间后静脉、膈下静脉、腰静脉、肾静脉的小属支通过肝裸区、胰、十二指肠、升结肠、降结肠相吻合。

5）贴近腹后壁的肠系膜上、下静脉和脾静脉的小属支与上、下腔静脉系的肋间后静脉、椎静脉、腰静脉的属支通过脊柱静脉丛相吻合。

正常情况下，肝门静脉系和上、下腔静脉系之间的吻合支细小，血流量少，各属支分别将血液引流向所属的静脉系。如果肝门静脉回流受阻，由于肝门静脉内缺少功能性瓣膜，致使其中的血液可以逆流，并经上述诸吻合途径建立侧支循环，分别通过上、下腔静脉回流入心。

第四章　泌尿系统

泌尿系统由肾、输尿管、膀胱及尿道四部分构成。它的主要功能是排出机体内溶于水的代谢废物。机体在新陈代谢中所产生的废物如尿酸、尿素和多余的水分等，由循环系统运输到肾，在肾内形成尿液，再经过排尿管道排到体外。尿的质和量经常随机体内环境的改变而发生一定的变化，对保持内环境的相对稳定和电解质的平衡起着重要的作用。

第一节　肾

一、肾的形态

肾是成对的实质性器官，形似蚕豆，左右各一，在脊柱的两侧紧贴于腹后壁。新鲜的肾呈红褐色，肾的大小因人而异。正常成年男性平均长约 10 cm，宽 5 cm，厚 4 cm，平均重量为 134～148 g。一般女性肾略小于男性。肾可分上、下端，前、后面和内、外侧缘。肾上端宽而薄，下端窄而厚。前面较凸，朝向前外侧；后面较平，紧贴于腹后壁。外侧缘凸隆；内侧缘中部凹陷，是肾的肾盂、血管、神经和淋巴管出入的部位，称为肾门，肾门长约 2～3 cm，宽 1.4～2.5 cm。出入肾门的结构合称肾蒂。肾蒂主要结构的排列关系由前向后依次为肾静脉、肾动脉和肾盂；从上向下依次为肾动脉、肾静脉和肾盂。肾门向肾内续于一个较大的腔，称为肾窦，由周围的肾实质围成，内含肾动脉、肾静脉的主要属支和分支、肾小盏、肾大盏、肾盂和脂肪组织等。

二、肾的构造

在肾的额状切面上，可见肾实质分为髓质和皮质两部分。肾髓质位于肾实质的深部，颜色淡，由许多小的管道构成，它们形成 15～20 个锥形的肾锥体，锥体的基底朝向皮质；尖端圆钝，朝向肾窦，称为肾乳头。有时 2～3 个肾锥体合成一个肾乳头。乳头的顶端有许多小孔，称为乳头孔。肾皮质主要位于浅层，富含血管，新鲜标本为红褐色。浅层的肾皮质伸入肾锥体之间的部分称之为肾柱。

肾窦内约有 7～8 个呈漏斗状的肾小盏，小盏的边缘附着于肾乳头的基部，包绕肾乳头，以承接排出的尿液。2～3 个肾小盏组成一个肾大盏，肾大盏约 2～3 个，再集合成一个前后扁平、约呈漏斗状的肾盂。肾盂出肾门后，向下弯行，逐渐变细并移行为输尿管。

三、肾的位置和被膜

（一）肾的位置

正常成年人的肾位于腹膜后间隙内，脊柱的两侧，紧贴于腹后壁的上部。肾的长轴向外下倾斜，男性肾的上端距正中线的距离：左侧为 4.2 cm，右侧为 4.0 cm；下端距正中线的距离：左侧为 5.5 cm，右侧为 5.7 cm。两肾的高度不同，左肾上端平对第 12 胸椎上缘，下端平对第 3 腰椎上缘；右肾上端平对第 12 胸椎下缘，下端平对第 3 腰椎下缘，即为右肾低于左肾。第 12 肋斜越左肾后面的中部，右肾后面的上部。肾门约平对第 1 腰椎平面，距正中线约 5 cm。在竖脊肌的外侧缘与第 12 肋之间的部位称为肾区。在某些肾疾病患者，触压或叩击此区可引起疼痛。正常时肾的位置可随呼吸而上下移动的幅度约为 2～3 cm。肾的位置一般为女性低于男性，儿童低于成人，新生儿的则更低，甚至可达髂嵴附近。

肾的毗邻：肾的后面上 1/3 借膈与肋膈隐窝相邻，肾手术时应注意勿伤胸膜。肾的后下 2/3 与腹横肌、腰大肌和腰方肌相邻。肾前面的邻接左、右不同：右肾毗邻十二指肠、结肠右曲和肝右叶；左肾邻胃、胰、空肠、结肠左曲和脾。两肾上端均紧邻肾上腺。

（二）肾的被膜

肾的表面自内向外有三层被膜包绕。

1. 纤维囊为贴附于肾实质表面的致密坚韧的结缔组织薄膜，内含少量弹力纤维。正常情况下，易与肾实质分离，在病理情况下，则与肾实质发生粘连，不易剥离。

2. 脂肪囊为纤维囊外周的脂肪组织，在肾的边缘处脂肪较多，通过肾门与肾窦内的脂肪组织相连续。脂肪囊对肾起弹性垫的保护作用。

3. 肾筋膜位于脂肪囊的外周，由腹膜外组织发育而成。肾筋膜分前、后两层，包绕肾和肾上腺。在肾的上方和外侧，两层互相融合。在肾的下方两层分离，并有输尿管通过。在肾的内侧，前层延至腹主动脉与下腔静脉的前面并与对侧肾筋膜的前层相续连，后层与腰大肌筋膜相融合。肾筋膜向深面发出许多结缔组织小束，穿过脂肪囊连接于纤维囊，对肾起固定作用。

肾的正常位置靠多种因素来维持，肾被膜、肾的毗邻器官、肾血管、腹内压以及腹膜等均对肾起固定作用。肾的固定装置不健全时，可形成肾下垂或游走肾。

四、肾段的概念和肾的异常

（一）肾段的概念

肾动脉在肾实质的分支是按一定的节段分布的。一段动脉分布于一定区域的肾组织。一个肾段动脉所分布的这部分肾组织称为一个肾段。每个肾都分为 5 个肾段：上段、上前段、下前段、下段和后段。各段动脉的分支之间无吻合，一个段动脉出现血流障碍时，它所供应的肾段即可出现坏死。了解肾段，对肾疾病的定位和部分切除术有着重要的实用意义。

（二）肾的异常

肾在发育过程中，可出现形态、位置和数目等多方面的异常或畸形，常见的有：①马蹄肾：左右两肾下端互相连接而形成马蹄铁形；②低位肾：在胚胎早期时，肾原位于盆部，随着胎儿的发育逐渐上升至腰部，若发育停滞，即可成低位肾，可位于髂窝或小骨盆腔内；③多囊肾：由于胚胎时期肾小管与集合管不相通连，液体潴留于肾小管内，致使膨大成囊状；④单肾：一侧肾缺少或发育不全，称为单肾；⑤双输尿管及双肾盂：如输尿管芽末端分为两支，则形成双肾盂。

第二节　输尿管

输尿管为细长的肌性管道，左右各一，平均长度男性约为26.5 cm，女性约为25.9 cm，管径约为0.5～0.7 cm。起自肾盂下端，终于膀胱。输尿管有较厚的平滑肌，可作节律性的蠕动，使尿液不断地流入膀胱。如因结石阻塞而使肌肉过度扩张，可产生痉挛性收缩进而产生疼痛即肾绞痛。

输尿管的行径与分段：输尿管按行径可以分为腹段、盆段和壁内段。输尿管自肾盂下端起始后，在腹后壁腹膜的深面，沿腰大肌前面下行，当达小骨盆入口处时，左、右输尿管分别越过左髂总动脉末端和右髂外动脉起始部的前面，此段称为腹段。从髂血管入盆腔，先沿盆侧壁向下向后，越过盆壁血管神经表面，约在坐骨棘水平转向前内侧穿过膀胱底的外上角，这一段称为盆段。在女性，输尿管经过子宫颈的外侧，阴道穹侧部的上方，距子宫颈约1.5～2.0 cm处有子宫动脉横过其前上方；在男性有输精管越过输尿管下端的前方。输尿管自膀胱底的外上角，向内下斜穿膀胱壁，于输尿管口处开口于膀胱，此部称为壁内段，长约1.5～2.0 cm。当膀胱充盈时，膀胱内压增高，将壁内段压扁使管腔闭合，可防止膀胱中的尿液反流入输尿管。由于输尿管的蠕动尿液仍可不断地流进入膀胱。若壁内段过短或其周围的肌组织发育不良时，也可以出现尿反流现象。

输尿管的狭窄部：①肾盂与输尿管移行处；②输尿管与髂血管交叉处；③壁内段。这些狭窄处是输尿管结石经常滞留的部位。

第三节　膀　胱

膀胱是储存尿液的囊状肌性器官，其形状、大小及位置均随尿液的充盈程度而变化。一般正常成年人膀胱的平均容量约为300～500ml，最大容量可达800ml。新生儿的膀胱容量约为成人的1/10。老年人由于膀胱肌肉的紧张性降低而使容积增大。女性膀胱容量较男性小。

一、膀胱的形态

膀胱空虚时呈三棱锥体形。顶端朝向前上，称膀胱尖。底部呈三角形，朝向后下，称膀胱底。尖与底之间的大部分称膀胱体。膀胱的下部有尿道内口，这一变细的部分称膀胱颈。膀胱各部分之间没有明显的界线。膀胱充盈时呈卵圆形。

切开膀胱前壁观察膀胱的内面时，可以看见黏膜由于膀胱肌层的收缩而形成的许多皱襞，当膀胱膨胀时，皱襞可以完全消失。但在膀胱底的内面有一三角形的区域，由于缺少黏膜下层，黏膜与肌层紧密相连，无论在膀胱收缩或膨胀时，都保持平滑状态，不形成皱襞，此区称为膀胱三角。膀胱三角位于两输尿管口与尿道内口之间。两输尿管口之间的横行皱襞叫做输尿管间襞，黏膜深面有横行走向的平滑肌束。膀胱镜检时，可见这一皱襞呈苍白色，它是寻找输尿管口的重要标志。膀胱三角的前下部，尿道内口的后方，因成年男子有前列腺中叶而成微凸的隆起，称为膀胱垂。前列腺中叶肥大时，此处明显凸起，可压迫尿道造成排尿困难。膀胱三角为肿瘤和结核的好发部位，有重要的临床意义。

二、膀胱的位置

成年人的膀胱位于小骨盆的前部，前方为耻骨联合，在男性后方为精囊腺、输精管壶腹和直肠，在女性后方为子宫和阴道。膀胱颈在男性下方邻于前列腺，在女性下方直接邻接尿生殖膈。膀胱上面有腹膜覆盖，男性与小肠相邻，女性则有子宫伏于其上。

膀胱充盈时，膀胱尖即上升至耻骨联合以上，这时腹前壁折向膀胱的腹膜也随之上移，使膀胱的前下壁与腹前壁直接相贴。在耻骨联合上方进行膀胱穿刺或膀胱手术时，可避免损伤腹膜和扰动腹膜腔。膀胱空虚时，膀胱尖不超过耻骨联合上缘。

新生儿的膀胱位置比成人的高，大部分位于腹腔内。随着年龄的增长和盆腔逐渐的发育，膀胱的位置会逐渐下降，约在青春期时达成人位置。老年人因盆底肌肉松弛，膀胱位置会更低。

三、膀胱壁的构造

膀胱壁由肌层、黏膜和黏膜下组织构成。外面覆以薄层的疏松结缔组织。浆膜层仅覆盖在膀胱的上面和膀胱底上部中间的一小部分。肌层由平滑肌纤维组成，内层和外层多为纵行，中层主要为环行，三层相互交织而不易分开。整个膀胱的肌层称为膀胱逼尿肌，对排尿起重要作用。一般认为，男性平滑肌在尿道内口周围呈环形排布，形成膀胱括约肌；在女性则多纵行或斜行，不形成明显的括约肌。

第四节　尿　道

男性尿道见于男性生殖系统。女性尿道较男性尿道短、宽，并且直，长约 5 cm，仅有排尿功能，起于膀胱的尿道内口，经阴道前方行向前下，与阴道前壁紧密相邻，经尿生殖膈时有横纹肌形成的尿道阴道括约肌环绕，可随意括约。末端开口于阴道前庭，尿道下端周围有尿道旁腺，导管开口于尿道外口附近。

第五章　生殖系统

第一节　男性生殖系统

男性生殖系统包括内生殖器和外生殖器。内生殖器由生殖腺（睾丸）、输送管道（附睾、输精管、射精管）和附属腺体（精囊、前列腺、尿道球腺）组成。男性尿道为排尿和排精的管道。睾丸是产生精子和分泌男性激素的器官。睾丸产生的精子，先贮存于附睾内，当射精时经输精管、射精管和尿道排出体外。精囊腺、尿道球腺和前列腺的分泌液参与组成精液，供给精子营养和能量并有利于精子的活动。外生殖器包括阴囊和阴茎，后者是男性的性交器官。

一、内生殖器

（一）睾丸

睾丸（testis）位于阴囊内，左右各一。

1. 形态

睾丸位于阴囊内，左右各一，一般左侧略低于右侧 1 cm 左右，是微扁的椭圆体，表面光滑，分内、外侧面，前、后缘和上、下端。前缘游离；后缘有血管、神经和淋巴管出入，并和附睾和输精管下段（睾丸部）相接触。睾丸随着性成熟迅速生长，老年人的睾丸随着性功能的衰退而萎缩变小。

2. 结构

睾丸表面有一层坚厚的纤维膜，称为白膜，沿睾丸后缘白膜增厚，凸入睾丸内形成睾丸纵隔。从纵隔发出许多结缔组织小隔，将睾丸实质分成许多睾丸小叶。睾丸小叶内含有盘曲的精曲小管，精曲小管的上皮能产生精子。小管之间的结缔组织内有分泌男性激素的间质细胞。精曲小管结合成精直小管，进入睾丸纵隔交织成睾丸网。从睾丸网发出 12～15 条睾丸输出小管，出睾丸后缘的上部进入附睾。

（二）附睾

附睾（epididymis）呈新月形，可分为头、体、尾三部，紧贴睾丸的上端和后缘而略偏外侧。上端膨大为附睾头，中部为附睾体，下端为附睾尾。附睾尾向内上弯曲移行为输精管。睾丸输出小管进入附睾后，弯曲盘绕形成膨大的附睾头，末端汇合成一条附睾管。附睾管迂曲盘回而成附睾体和尾。管的末端续连输精管。附睾除暂时储存精子外，其分泌的液体供给精子营养和能量，并促进精子进一步成熟。

（三）输精管和射精管

输精管（ductus deferens）和射精管（ejaculatory duct）主要作用是输送精子。后者还有喷精液的功能。

输精管（ductus deferens）是附睾管的直接延续，长度平均为 31～32 cm，管壁较厚，肌层比较发达而管腔细小。活体触摸时，呈坚实的圆索状。输精管行程较长，可分为四部：①第一部（睾丸部）：行程较迂曲，位于睾丸后缘，自附睾尾端，沿附睾内侧上行；②第二部（皮下精索部）：介于睾丸上端与腹股沟管皮下环之间，由此进入腹股沟管，输精管位于精索其他结构的后内侧，易于经皮肤以手触知，为结扎输精管的良好部位；③第三部（腹股沟管部）：输精管位于腹股沟管的精索内，疝修补术时，注意勿伤；④第 4 部（盆部）：为最长的一段，输精管穿过腹环，向下沿盆侧壁行向后下，经输尿管末端前方至膀胱底的后面，在此两侧逐渐接近并扩大成输精管壶腹（ampulla ductus deferentis）。输精管下端变细，与精囊的排泄管汇合成射精管（ejaculatory duct）。射精管长约 2 cm，穿前列腺实质，开口于尿道的前列腺部。

精索（spermatic cord）是一对柔软的圆索状结构，由腹股沟管腹环，经腹股沟管，延至睾丸上端。精索的主要内容是输精管、睾丸动脉和蔓状静脉丛，此外还有输精管动、静脉，神经丛、淋巴管和腹膜鞘突的残余等。自皮下环以下，精索表面包有三层被膜，从内向外为精索内筋膜、提睾肌和精索外筋膜。

（四）精囊

精囊（seminal vesicle）又叫精囊腺，为长椭圆形的囊状器官，由被膜包裹输精管、睾丸动脉，蔓状静脉丛所构成。，位于膀胱底的后方，输精管壶腹的外侧，左右各一，由迂曲的管道组成，其排泄管与输精管壶腹的末端合成射精管。精囊分泌的液体组成精液的一部分。

（五）前列腺

前列腺（prostate）是男性特有的性腺器官，是不成对的实质性器官，由腺组织和肌组织构成。前列腺上端横径约 4 cm，垂直径约 3 cm，前后径约 2 cm。表面包有筋膜鞘，称为前列腺囊。囊与前列腺之间有前列腺静脉丛。前列腺的分泌物是精液的主要组成部分。

1. 形态

前列腺呈前后稍扁的栗子形，抵泌尿生殖膈，上端宽大称为前列腺底，邻接膀胱颈。下端尖细，位于尿生殖膈上，称为前列腺尖。底与尖之间的部分称为前列腺体。体的后面较平坦，在正中线上有一纵行浅沟，称为前列腺沟。男性尿道在腺底近前缘处穿入前列腺，经腺实质前部，由前列腺尖穿出。近底的后缘处，有一对射精管穿入前列腺，开口于尿道前列腺部后壁的精阜上。前列腺的排泄管开口于尿道前列腺部的后壁。

前列腺一般分为 5 个叶：前叶、中叶、后叶和两侧叶。且中叶呈楔形，位于尿道与射精管之间。40 岁以后，中叶可变肥大，向上凸顶膀胱，使膀胱垂明显隆起，并压迫尿道引起排尿困难。

2. 位置

前列腺位于膀胱与尿生殖膈之间。精囊腺和输精管壶腹，前列腺底与膀胱颈相邻。前方为耻骨联合，后方为直肠壶腹。直肠指诊时可触及前列腺的后面，以诊断前列腺是否肥大等，向上并可触及输精管壶腹和精囊腺。小儿的前列腺甚小，性成熟期腺部迅速生长。老年时，前列腺退化萎缩。如腺内结缔组织增生，则形成前列腺肥大。

（六）尿道球腺

尿道球腺（bulbourethral gland）是一对黄褐色的豌豆大小的球形器官，位于会阴深横肌内。腺的排泄管细长，开口于尿道球部。

精液：由输精管道各部及附属腺，特别是前列腺和精囊的分泌物组成，内含大量精子，呈乳白色，稍呈碱性，适于精子生存和活动。一次射精约 2～5 ml，含精子约 3 亿～5 亿个。

二、外生殖器

（一）阴囊

阴囊（scrotum）为一皮肤囊袋，位于阴茎的后下方。有色素沉着，薄而柔软，有少量阴毛，中间有一隔将阴囊分为左右两室，每个室内有睾丸、附睾、输精管。阴囊上有很多皱折，能收缩和扩张，可以调节睾丸周围的温度（阴囊内温度比体温低 1.5～2 ℃），有利于睾丸产生精子。阴囊壁由皮肤和肉膜组成。肉膜（dartos coat）是阴囊的浅筋膜，含有平滑肌纤维。平滑肌可随外界温度变化呈反射性的舒缩，以调节阴囊内的温度，有利于精子的发育。肉膜在正中线向深部发出阴囊中隔，将阴囊腔分为左、右两部，分别容纳两侧的睾丸和附睾。

阴囊深面有包被睾丸和精索的被膜，由外向内有：①精索外筋膜：是腹外斜肌腱膜的延续；②提睾肌：来自腹内斜肌和腹横肌，肌束呈袢状，排列稀疏，可反射性的提起睾丸；③精索内筋膜：来自腹横筋膜，较薄弱；④睾丸鞘膜：只包睾丸和附睾，来源于腹膜、分壁层和脏层。脏层贴在睾丸和附睾的表面，于后缘处脏层反折移行于壁层，两层之间形成鞘膜腔，内有少量浆液。可因炎症液体增多，形成鞘膜积液。

（二）阴茎

阴茎（penis）可分为头、体和根三部分。后端为阴茎根，藏于阴囊和会阴部皮肤的深面，固定于耻骨下支和坐骨支，为固定部。中部为阴茎体，呈圆柱形，以韧带悬于耻骨联合的前下方，为可动部。阴茎前端的膨大部分为阴茎头，头的尖端有矢状较狭窄的尿道外口（external orifice of urethra）。头后较细的部分为阴茎颈。

阴茎主要由两个阴茎海绵体和一个尿道海绵体组成，外面包以筋膜和皮肤。阴茎海绵体（cavernous body of penis）为两端细的圆柱体，左、右各一，位于阴茎的背侧。左、右两者紧密结合，向前伸延，尖端变细，嵌入阴茎头后面的凹陷内。阴茎海绵体的后端左、右分离，称为阴茎脚，分别附于两侧的耻骨下支和坐骨支。尿道海绵体（cavernous body of urethra）位于阴茎海绵体的腹侧，尿道贯穿其全长。中部呈圆柱形，前端膨大为阴茎头，后端膨大称为尿道球（bulb of urethra），位于两阴茎脚之间，固定在尿生殖膈的下面。每个海绵体的外面都包有一层厚而致密的纤维膜，分别称为阴茎海绵体白膜和尿道海绵体白膜。海绵体内部由许多海绵体小梁和腔隙构成，腔隙是与血管相通的窦隙。当腔隙充血时，阴茎即变粗变硬而勃起。三个海绵体外面共同包有浅、深阴茎筋膜和皮肤。

阴茎的皮肤薄而柔软，富有伸展性，皮下无脂肪组织。皮肤在头和颈处与深层贴附紧密，其余部分则疏松易于游离，阴茎皮肤自颈处向前反折游离，形成包绕阴茎头的双层环形皮肤皱襞，称为阴茎包皮（prepuce of penis）。包皮的前端围成包皮口。在阴茎头腹侧中线上，连于尿道外口下端与包皮之间的皮肤皱襞，称为包皮系带（frenulum of prepuce）。作包皮环切时，应注意勿伤及包皮系带，以免影响阴茎的正常勃起。

幼儿的包皮较长，包着整个阴茎头，包皮口也小。随着年龄的增长，包皮逐渐退缩，包皮口也逐渐扩大。若包皮盖住尿道外口，但能够上翻露出尿道外口和阴茎头时，称为包皮过长。当包皮口过小，包皮完全包着阴茎头不能翻开时，称为包茎，在这两种情况下，都易因包皮腔内污物的刺激而发生炎症，也可成为诱发阴茎癌的一个因素。故成年时应将过多的包皮手术切除，使阴茎头露出。

三、男性尿道

男尿道（male urethra）既管排尿，又可排精，具有双重功能 。起自膀胱的尿道内口，止于尿道外口。男性成人尿道长约 16～22 cm，管径平均为 5～7 mm。全长分为三部：前列腺部、膜部和海绵体部。临床上把前列腺部和膜部称为后尿道，海绵体部称为前尿道。

前列腺部（prostatic part）为尿道穿过前列腺的部分，管腔最宽，长约 2.5 cm。后壁上有一纵行隆起，称为尿道嵴，嵴中部隆起的部分称为精阜。精阜中央有小凹陷，称为前列腺小囊。其两侧有细小的射精管口。精阜两侧的尿道黏膜上有许多前列腺排泄管的开口。

膜部（membranous part）为尿道穿过尿生殖膈的部分，其周围有尿道括约肌环绕，属于横纹肌。膜部管腔狭窄，是三部中最短的一段，长度平均为 1.2 cm。此段位置比较固定。

海绵体部（cavernous part）为尿道穿过尿道海绵体的部分。尿道球内的尿道最宽，称为尿道球部，有尿道球腺开口于此。在阴茎头内的尿道扩大成尿道舟状窝（navicula fossa of urethra）。尿道的黏膜下层有许多黏液腺，称为尿道腺。其排泄管开口于尿道黏膜。

尿道在行径中粗细不一，有三个狭窄、三个扩大和两个弯曲。三个狭窄：尿道内口、膜部和尿道外口。三个扩大：前列腺部、尿道球部和尿道舟状窝。一个弯曲为耻骨下穹，在耻骨联合下方 2 cm 处，凹面向上，包括前列腺部、膜部和海绵体部的起始部。此弯曲恒定无变化。另一个弯曲为耻骨前穹，在耻骨联合的前下方，凹面向下，位于阴茎根和体之间。如将阴茎向上提起，此弯曲可以消失。当向男性尿道插入导尿管或器械时，便采取这种位置，但耻骨下弯曲不能人为地将它拉直，故放入器械时，应顺此弯曲轻柔地插入，不可粗暴以免受伤。

第二节　女性生殖系统

女性生殖器包括内生殖器和外生殖器。内生殖器由生殖腺（卵巢）和输送管道（输卵管、子宫和阴道）组成。卵巢是产生卵子和分泌女性激素的器官。成熟的卵突破卵巢表面的生殖上皮排至腹膜腔，再经输卵管腹腔口进入输卵管，在管内受精后移至子宫，植入内膜，发育成为胎儿。成熟的胎儿在分娩时，出子宫口经阴道娩出。外生殖器即女阴［外阴（大阴唇）、阴蒂、小阴唇］。

一、内生殖器

（一）卵巢

卵巢（ovary）是位于盆腔内成对的实质性器官，呈扁卵圆形，略呈灰红色，分内、外侧面，前、后缘和上、下端。外侧面贴靠盆侧壁的卵巢窝（相当于髂内、外动脉夹角处，窝底有腹膜覆盖），卵巢的内侧面朝向盆腔，与小肠相邻。上端与输卵管末端接触，称为输卵管端。下端称为子宫端，借韧带连于子宫。后缘游离，称为独立缘。前借系膜连于阔韧带，称为卵巢系膜缘，卵巢前缘中部有血管、神经等出入，称为卵巢门（hilum of ovary）。

当妊娠时，由于子宫的移动，其位置也有极大的改变。胎儿娩出后，卵巢一般不再回到其原来位置。

成年女子的卵巢约为 4 cm×3 cm×1 cm，重 5～6 g，卵巢的大小和形状随年龄而有差异。幼女的卵巢表面光滑。性成熟期卵巢最大。此后，由于多次排卵，卵巢表面出现瘢痕，显得凹凸不平。35～40 岁卵巢开始缩小，50 岁左右随月经停止而逐渐萎缩。

卵巢在盆腔内的位置主要靠韧带来维持。卵巢悬韧带（suspensory ligament of ovary）是由腹膜形成的皱襞，它起自骨盆缘，向下至卵巢的输卵管端，韧带内含有卵巢血管、淋巴管、神经丛、结缔组织和平滑肌纤维。它是寻找卵巢血管的标志，临床上称为骨盆漏斗韧带。卵巢固有韧带（proper ligament of ovary）（又称卵巢子宫索）由结缔组织和平滑肌纤维构成，其内含有血管。此韧带起自卵巢的子宫端，经子宫阔韧带的两层间，接近后叶，所以从背侧观察，阔韧带后层（叶）微微隆起，呈皱襞状。韧带下端附着于子宫底的外侧，在输卵管与子宫相结合处的后下方，表面盖以腹膜，形成一腹膜皱襞。此外，输卵管的卵巢伞附于卵巢的输卵管端，对卵巢也稍有固定作用。

（二）输卵管

输卵管（uterine tube）是输送卵子的管长约为 10～12 cm，连于子宫底的两侧。它们由子宫底外侧角部向外，平行伸展，先达卵巢（ovary）的子宫端，再沿卵巢系膜缘上行至卵巢的输卵管端，且呈弓形而覆盖于卵巢上，然后向下、向内行，终止于卵巢的游离缘及其内侧面上部。输卵管由内侧向外侧分为四部：①子宫部：为位于子宫壁内的一段，直径最细，约 1mm，以输卵管子宫口通子宫腔。②输卵管峡：短而狭窄，壁较厚，血管分布较少，水平向外移行为壶腹部。输卵管结扎术常在此进行。③输卵管壶腹：较粗而长，壁薄而管腔较大，血供较丰富，约占输卵管全长的 2/3，行程弯曲，自卵巢下端的高度沿卵巢前缘上行，再弯曲向后包绕卵巢上端，移行为漏斗部。卵一般在壶腹内受精。若受精卵未能移入子宫而在输卵管内发育，即成为宫外孕。④输卵管漏斗：为输卵管末端膨大的部分，向后下弯曲覆盖在卵巢后缘和内侧面。漏斗末端的中央有输卵管腹腔口（abdominal orifice of uterine tube），开口于腹膜腔。卵巢排出的卵即由此进入输卵管。输卵管腹腔口周围，输卵管末端的边缘形成许多细长的突起，称为输卵管伞，盖在卵巢的表面，其中一个较大的突起连于卵巢，叫卵巢伞。

（三）子宫

子宫（uterus）是壁厚、腔小的肌性器官，是产生月经和孕育胎儿的器官。子宫大小与年龄及生育有关，未产者约长 7.5 cm、宽 5 cm、厚 3 cm，子宫可分为底、体与颈三个部分。宫腔呈倒置三角形，深约 6 cm，上方两角为“子宫角”，通向输卵管。

1. 子宫形态

成年人的子宫犹如前后稍扁，倒置的梨形，长约 7～8 cm，最宽径约 4 cm，厚约 2～3 cm。子宫形态分为三部分：上端宽而圆凸的部分为子宫底（fundus of uterus），在输卵管子宫口水平以上。下端长而狭细的部分为子宫颈（neck of uterus），为肿瘤的好发部位。底与颈之间的部分为子宫体（body of uterus）。子宫颈在成人长约 2.5～3.0 cm，其下端插入阴道内的部分，称为子宫颈阴道部（vaginal part of cervix）；在阴道以上的部分称为子宫颈阴道上部（supravaginal part of cervix）。子宫颈阴道上部的上端与子宫体相接，且较狭细，称为子宫峡（isthmus of uterus）。在非妊娠期，此部不明显，长仅 1 cm；在妊娠期间，子宫峡逐渐伸展变长，形成子宫下段，妊娠末期，此部可延长至 7～11 cm，峡壁逐渐变薄，产科常在此处进行剖腹取胎术，可避免进入腹膜腔，减少感染的机会。

子宫内的腔较为狭窄，可分为两部：上部在子宫体内，为底在上的前后扁的三角形，称为子宫腔（cavity of uterus），两端通输卵管，尖端向下通子宫颈管。下部的腔在于宫颈内，称为子宫颈管（canal of cervix of uterus），呈梭形，下口通阴道，称为子宫口（orifice of uterus）。未产妇的子宫口为圆形，边缘光滑整齐；分娩以后为横裂状。子宫口的前、后缘分别称为前唇和后唇；后唇较长，位置也较高。

2. 结构

子宫壁分为三层：外层为浆膜，是腹膜的脏层；中层为强厚的肌层，由平滑肌纤维组成；内层为黏膜，称为子宫内膜。子宫底和体部的内膜随着月经周期而有增生和脱落的变化。脱落后由阴道流出成为月经，约 28 天为一个月经周期。子宫颈的黏膜不随周期而变化。

3. 位置

子宫位于盆腔的中央，在膀胱与直肠之间，下端接阴道，两侧有输卵管和卵巢。子宫底位于小骨盆入口平面以下，朝向前上方。其位置可随膀胱与直肠的充盈程度或体位而有变化。直立时，子宫体几乎与水平面平行，子宫底伏于膀胱的后上方，子宫颈保持在坐骨棘平面以上。子宫颈的下端在坐骨棘平面的稍上方。当膀胱空虚时，成年人子宫的正常姿势是轻度的前倾前屈位。前倾即整个子宫向前倾斜，子宫的长轴与阴道的长轴形成一个向前开放的钝角，稍大于 90°。

子宫与腹膜的关系：膀胱上面的腹膜向后折转到子宫的前面，形成膀胱子宫陷凹，转折处约在子宫峡的水平。子宫后面的腹膜从子宫体向下覆盖子宫颈，再转至阴道穹后部的上面，然后反折至直肠的前面，形成一个较深的直肠子宫陷凹，它是腹膜腔最低的部位，有较大的临床意义。

4. 子宫的固定装置

子宫有以下主要韧带维持其正常位置。

（1）子宫阔韧带（broad ligament of uterus）位于子宫两侧，为呈冠状位的双层腹膜皱襞。其外侧端移行于卵巢悬韧带，称为子宫阔韧带，伸至盆侧壁和盆底，移行为盆腔腹膜壁层。子宫阔韧带的上缘游离，包裹输卵管，管外侧端游离，开口于腹膜腔。阔韧带上缘外侧 1/3 为卵巢悬韧带。阔韧带的前叶覆盖子宫圆韧带，后叶覆盖卵巢和卵巢固有韧带。前、后叶之间的疏松结缔组织内还有血管、神经、淋巴管等。子宫阔韧带可限制子宫向两侧移动。

子宫阔韧带可分为三部分：①输卵管系膜：位于输卵管与卵巢系膜之间，内含输卵管的血管。②卵巢系膜：在卵巢前缘与阔韧带后叶之间，是较窄的双层腹膜皱襞，内有至卵巢的血管。③子宫系膜：是阔韧带的其余部分，其内有子宫动、静脉等。

（2）子宫圆韧带（round ligament of uterus）为由平滑肌纤维和结缔组织纤维构成的圆索，起于子宫体前面的上外侧，输卵管子宫口的下方，在阔韧带前叶的覆盖下向前外侧弯行，然后经过腹股沟管，散为纤维止于阴阜和大阴唇的皮下。长约 12～14 cm。其功能是维持子宫的前倾。

（3）子宫主韧带（cardinal ligament of uterus）亦称子宫颈横韧带，位于阔韧带的基部，是从子宫颈两侧缘延至盆侧壁的大量纤维组织束和平滑肌纤维的总称，较强韧。子宫主韧带是固定子宫颈，使其维持在坐骨棘平面以上的重要结构，损伤或牵拉造成该韧带松弛后，容易引起子宫脱垂。

(4) 骶子宫韧带（sacro-uterine ligament）由平滑肌纤维和结缔组织束构成，从子宫颈后面的上外侧，向后弯行绕过直肠的两侧，止于第 2、3 骶椎前面的筋膜。其表面盖以腹膜形成弧形的直肠子宫襞（rectouterine fold）。该韧带的作用是向后上方牵引子宫颈，防止子宫前移，使子宫维持前屈姿势。

除上述韧带外，盆膈、尿生殖膈和阴道的托持以及周围结缔组织的牵拉等因素对子宫位置的固定也起很大作用。如果这些固定装置薄弱或受损伤，可导致子宫位置异常，形成不同程度的子宫脱垂，子宫口低于坐骨棘平面，严重者子宫颈可脱出阴道。

（四）阴道

阴道（vagina）是由黏膜、肌层和外膜组成的肌性管道，富伸展性，连接子宫和外生殖器，它是女性性爱器官，也是排出月经和娩出胎儿的管道。阴道分泌物的正常 pH 值为 3.8。阴道经常处于前后壁相接触的塌陷状态。阴道的下部较窄，下端以阴道口（vaginal orifice）开口于阴道前庭。在处女，阴道口的周围有处女膜（hymen）附着，可呈环形、月形、伞状或筛状。处女膜破裂后，阴道口周围留有处女膜痕。阴道的上端宽阔，包绕子宫颈阴道部，在二者之间形成环形凹陷，称为阴道穹（fornix of vagina），可分为前部、后部及 2 个侧部。以阴道穹后部最深，并与直肠子宫陷凹紧密相邻，二者间仅隔以阴道壁和一层腹膜。临床上有较大的实用意义，如可经后穹引流凹陷内的积液。

阴道的毗邻：前方有膀胱和尿道，后方邻直肠。临床上可隔直肠壁触诊直肠子宫陷凹、子宫颈和子宫口的情况，阴道下部穿经尿生殖膈。膈内的尿道阴道括约肌和肛提肌的内侧肌纤维束均对阴道有括约作用。

二、外生殖器

女性外生殖器，即女阴（female pudendum 或 vulva），包括以下结构。

（一）阴阜

阴阜（mons pubis）是位于耻骨联合前面的皮肤隆起，深面有较多的脂肪组织。青春期，阴阜皮肤上开始长出阴毛，其分布呈尖端向下的三角形，底部在上，尖端向下。

（二）大阴唇

大阴唇（greater lips of pudendum）是一对纵行的具有弹性的皮肤皱襞，长 7～8 cm，宽 2～3 cm，在发生学上和男性的阴囊相当。大阴唇的前端和后端左右互相连合，形成唇前连合和唇后连合。

（三）小阴唇

小阴唇（lesser lip of pudendum）位于大阴唇的内侧，为一对薄的皮肤皱襞，表面光滑无毛。小阴唇的前端各形成两个小皱襞，外侧的在阴蒂背面与对侧者相连成为阴蒂包皮，内侧的在阴蒂下方与对侧者结合成阴蒂系带，向上连于阴蒂，外侧襞向上，在阴蒂头上方左右连合，围绕阴蒂，构成阴蒂包皮（prepuceofclitoris），阴蒂包皮与阴蒂头之间以环形小沟为界。内侧襞较短小，两侧匀向上附着于阴蒂头的下面，称为阴蒂系带（frenulumofclitoris）。

（四）阴道前庭

阴道前庭（vaginal vestibule）是位于两侧小阴唇之间的裂隙，有 4 个开口。前部有尿道外口。后部有阴道口。在小阴唇与处女膜之间的沟内，相当于小阴唇中 1/3 与后 1/3 交界处，此外，在阴道口的后外侧，左右各有一个前庭大腺排泄管的开口。前庭小腺的开口，位于尿道外口与阴道口附近。

（五）阴蒂

阴蒂（clitoris）成自两个阴蒂海绵体，相当于男性的阴茎海绵体。以阴蒂脚附着于耻骨下支和坐骨支，向前与对侧者结合成阴蒂体，表面盖以阴蒂包皮。露于表面的为阴蒂头，富有神经末梢，感觉敏锐。它是人类唯一的只与性欲激发和性感受有关的器官，其唯一生理功能就是激发女性的性欲和快感

（六）前庭球

前庭球（bulb of vestibule）相当于男性的尿道海绵体，呈马蹄铁形，分为中间部和两个外侧部。外侧部较大（长约 3 cm，宽约 1 cm），其前端细小，后端大而圆钝。外侧部位于大阴唇的皮下。中间部细小，位于尿道外口与阴蒂体之间的皮下。

（七）前庭大腺

前庭大腺（greate vestibular gland）或称 Batholin 腺，简称巴氏腺，也叫巴多林腺。位于阴道口的两侧，前庭球后端的深面。形如豌豆，导管向内侧开口于阴道前庭，其分泌物黏稠，有滑润阴道前庭的作用。如因炎症导管阻塞，可形成囊肿。

第三节　乳　房

乳房（mamma 或 breast）为哺乳动物特有的结构。人的乳房，男性不发达。女性于青春期后开始发育生长，妊娠和哺乳期的乳房有分泌活动。

1. 位置　乳房位于胸前部，胸大肌和胸筋膜的表面，上起自第 2～3 肋，下至第 6～7 肋，内侧至胸骨旁线，外侧可达腋中线。乳头平第 4 肋间隙或第 5 肋。

2. 形态　成年女性未产妇的乳房呈半球形，紧张而有弹性。乳房中央有乳头（mammary papilla），其顶端有输乳管的开口。乳头周围有色素较多的皮肤区，称为乳晕（areola of breast），表面有许多小隆起，其深面为乳晕腺，可分泌脂性物质滑润乳头。乳头和乳晕的皮肤较薄弱，易于损伤。

妊娠和哺乳期乳腺增生，乳房明显增大。停止哺乳以后，乳腺萎缩，乳房变小。老年妇女乳房萎缩更加明显。

3. 结构　乳房由皮肤、纤维组织、脂肪组织和乳腺构成。脂肪组织主要位于皮下。纤维组织主要包绕乳腺，但不形成完整的囊。有纤维组织隔嵌入于乳腺叶之间，将腺体分割成 15～29 个乳腺叶（lobes of maminary gland）。一个腺叶有一个排泄管，称为输乳管（lactiferous ducts），走向乳头，在近乳头处输乳管膨大成输乳管窦（lactiferous sinuses），其末端变细，开口于乳头。乳腺叶和输乳管均以乳头为中心呈放射状排列。乳腺手术时应尽量做放射状切口，以减少对乳腺叶和输乳管的损伤。乳腺周围的纤维组织向深面发出小的纤维束连于胸筋膜上。从乳腺的表面的纤维组织也发小的纤维束连于皮肤和乳头，乳房上部的这些纤

维束更为发达。这些纤维束称为乳房悬韧带（suspensory ligaments of breast 或 Cooper ligament），它们对乳腺起固定作用。乳癌早期，因 Cooper 韧带受侵，纤维组织增生，韧带缩短，使表面皮肤产生一些凹陷。至癌症晚期，由于淋巴回流受阻，组织发生水肿，而癌变处与皮肤粘连较紧，尤其是皮肤的毛翼处与深层的粘连更加紧密，使皮肤上出现许多小凹，皮肤呈橘皮样。这些特征有助于乳腺癌的诊断。

乳房的内部结构：乳房主要由腺体、导管、脂肪组织和纤维组织等构成。乳房腺体由15～20 个腺叶组成，每一腺叶分成若干个腺小叶，每一腺小叶又由 10～100 个腺泡组成。腺泡紧密地排列在小乳管周围，它的开口与小乳管相连。许多小乳管汇集成小叶间乳管，多个小叶间乳管汇集成一根整个腺叶的乳腺导管，又名输乳管。输乳管共 15～20 根，以乳头为中心呈放射状排列，汇集于乳晕，开口处在乳头，称为输乳孔。输乳管在乳头处较狭窄，后膨大为壶腹，称为输乳管窦，能储存乳汁。乳腺导管开口处为复层鳞状上皮细胞，狭窄处为移形上皮，壶腹以下各级导管为双层柱状上皮或单层柱状上皮、终末导管近腺泡处是立方上皮，腺泡内衬立方上皮。乳房内的脂肪组织呈囊状包于乳腺周围，形成一个半球形的整体，这层囊状的脂肪组织称为脂肪囊。脂肪囊的厚薄可因年龄、生育等原因导致个体差异很大。脂肪组织的多少是决定乳房大小的重要因素之一。

第四节　会　阴

会阴（perineum）是指盆膈以下所有软组织而言，因为盆膈（肛提肌、尾骨肌及其上、下面的筋膜）作成盆腔的底，将上方的盆腔与下方的会阴分开。广义的会阴呈菱形，盆膈以下封闭骨盆下口的全部软组织：前方为耻骨联合下缘，后方为尾骨尖，两侧界为耻骨下支、坐骨支、坐骨结节和骶结节韧带。两侧坐骨结节前缘的连线将会阴分为前、后两部：前部为尿生殖三角，男性有尿道穿过，女性有尿道和阴道穿过。后部为肛门三角，有肛管通过。临床上，常将肛门和外生殖器之间的区域称为会阴，即狭义的会阴。妇女分娩时要保护此区，以免造成会阴撕裂。

会阴的结构，除男、女外生殖器外，主要是肌和筋膜。为了方便，盆膈的肌和筋膜也在此一并叙述。

一、肛门三角的肌肉

1. 肛提肌（levator ani）是位于骨盆底的成对四边形薄扁肌，向下向内左右连合成漏斗状，封闭骨盆下口的大部分。两侧肛提肌的前内侧缘之间留有一个三角形的裂隙，称为盆膈裂孔。男性有尿道通过，女性通过尿道和阴道。盆膈裂孔从下方被尿生殖膈封闭。

肛提肌起于耻骨后面、坐骨棘和张于二者之间的肛提肌腱弓（由闭孔筋膜增厚而成）。纤维向下、向后、向内侧，止于会阴中心腱、直肠壁、尾骨和肛尾韧带（肛门和尾骨之间的结缔组织束），在女性尚有纤维止于阴道壁。肛提肌靠内侧的肌束左、右结合形成“U”形袢，从后方套绕直肠和阴道。肛提肌的作用是构成盆底，提起盆底，承托盆腔器官，并对肛管和阴道有括约作用。

2. 尾骨肌（coccygeus）覆于骶棘韧带的上面，在人属于退化肌肉，它起自坐骨棘，止于骶骨下端和尾骨的外侧缘。作用为参与构成盆底，并对骶骨和尾骨有固定作用。

3. 肛门外括约肌（sphincter ani externus）为环绕肛门的骨骼肌，分为皮下部、浅部和深部（见直肠）。为肛门的随意括约肌。

二、尿生殖三角的肌肉

尿生殖三角的肌肉分浅、深两层：浅层有会阴浅横肌、球海绵体肌和坐骨海绵体肌，深层有会阴深横肌和尿道括约肌。

1. 会阴浅横肌（superficial transverse muscle of perineum）左、右各一，起自坐骨结节，止于会阴中心腱，有固定会阴中心腱的作用。

2. 球海绵体肌（bulbocavernosus）左、右各一，男性者包绕尿道球和其前方的尿道海绵体，起自会阴中心腱和尿道球下面的中缝，止于阴茎背面的筋膜。收缩时可使尿道缩短变细，协助排尿和射精，并参与阴茎勃起。在女性，此肌分为左、右两部，覆盖在前庭球的表面，称为阴道括约肌，作用为缩小阴道口。

会阴中心腱（perineal body 或 perineal central tenden）是狭义会阴深面的一个腱性结构，有许多会阴肌附着于此，可协助加强盆底，在女性较大且有韧性，有较大临床意义，在分娩时要保护此区，以免撕裂。

3. 坐骨海绵体肌（ischiocavernosus）成对，男性者覆盖在阴茎脚的表面，起自坐骨结节，止于阴茎脚的表面。收缩时压迫阴茎海绵体根部，阻止静脉血回流，参与阴茎勃起，又名阴茎勃起肌。此肌在女性较薄弱，称为阴蒂勃起肌。

4. 会阴深横肌（deep transverse muscle of perineum）位于尿生殖膈两层筋膜之间，肌束横行，张于两侧坐骨支之间，肌纤维在中线上互相交织，一部分纤维止于会阴中心腱。收缩时可加强会阴中心腱的稳固性。

5. 尿道括约肌（sphincter of urethra）也在尿生殖膈两层筋膜之间，位于会阴深横肌前方，围绕在男性尿道膜部周围，是尿道的随意括约肌，在女性，围绕尿道和阴道，称为尿道阴道括约肌（urethrovaginal sphincter），可紧缩尿道和阴道。尿道括约肌和会阴深横肌不能截然分开，有的教科书将二者合称尿生殖三角肌。

三、会阴区的三个重要结构

盆膈（pelvic diaphragm）由盆膈上筋膜、盆膈下筋膜及其间的肛提肌和尾骨肌组成。作为盆腔的底，有直肠穿过，对托持盆腔脏器有重要作用。

尿生殖膈（urogenital diaphragm）由尿生殖膈上筋膜、尿生殖膈下筋膜及其间的会阴深横肌和尿道括约肌组成。封闭尿生殖膈。加强盆底，协助承托盆腔脏器。男性有尿道通过，女性有尿道和阴道通过。加强盆底，协助承托盆腔脏器。

坐骨肛门窝（ischioanal fossa）过去称坐骨直肠窝，略似尖朝上，位于坐骨结节与肛门之间，为底朝下的锥形间隙。外侧壁为闭孔内肌及闭孔筋膜。内侧壁为肛提肌和盆膈下筋膜。前界为尿生殖膈后缘。后界为臀大肌下缘。窝内有大量脂肪组织和会阴部血管神经等。肛周脓肿和肛漏多发于此。

第六章　内分泌系统

内分泌系统（endocrine system）是神经系统以外的另一重要的调节系统，它的功能是对机体的新陈代谢、生长发育和生殖活动等进行体液调节。内分泌系统是由身体不同部位和不同构造的内分泌腺和内分泌组织构成的。

内分泌腺（endocrine glands）与一般腺体在结构上的不同是其无排泄管，故又称无管腺（ductless gland）。大多数内分泌细胞分泌的激素通过血液循环作用于远处的特定细胞，少部分内分泌细胞的分泌物可直接作用于邻近的细胞，称此为旁分泌（paracrine）。内分泌腺的结构特点是：腺细胞排列成索状、团状或围成泡状，不具排送分泌物的导管，毛细血管丰富。内分泌腺的体积和重量都很小，最大的甲状腺不过几十克；而内分泌组织仅为一些细胞团，分散存在于某些器官之内，例如胰腺内的胰岛，睾丸内的间质细胞，卵巢内的卵泡和黄体等。此外，内分泌腺有着丰富的血液供应和自主神经分布；其结构和功能活动有显著的年龄变化。

内分泌系统的活动是在中枢神经系统的调控之下进行的，这就是所谓的神经体液调节。

内分泌系统与神经系统关系密切。神经系统的某些部分（如下丘脑）即同时具有内分泌功能。而内分泌系统的功能紊乱，可导致神经系统功能的失调，例如影响机体的行为、情绪、记忆和睡眠等。

人体的内分泌腺和内分泌组织：甲状腺、甲状旁腺、肾上腺、垂体、松果体、胸腺及胰内的胰岛和生殖腺内的内分泌组织。本章仅对一些重要内分泌腺的形态和位置进行简要描述。

一、甲状腺

甲状腺（thvroid gland）形如“H”，分为左、右两个侧叶，中间以峡部相连，成蝴蝶状。峡部多位于第 2 至第 4 气管软骨环的前方。有时自峡部向上伸出一个锥状叶，长者可上至舌骨。而侧叶贴则附在喉下部和气管上部的侧面，上达甲状软骨中部，下抵第 6 气管软骨环。甲状腺外有纤维囊包裹。此囊伸入腺组织，将腺分为大小不等的小叶。囊外更有颈深筋膜包绕，且甲状腺侧叶与环状软骨之间常有韧带样结缔组织相连，故吞咽时，甲状腺可随喉向上、下移动。甲状腺的前面仅有少数肌肉和筋膜覆盖，故稍肿大时可在体表摸到。

甲状腺的生理功能：对代谢产生影响；促进生长发育；提高神经系统的兴奋性。

甲状腺分泌过盛时，可引起突眼性甲状腺肿，有些病人则伴有心跳加速、神经过敏、体重减轻及眼球突出等症状。分泌不足时，小儿则患呆小症，患者身体异常矮小，智力低下等症状；成人则患黏液性水肿，患者性功能减退、毛发脱落，并有皮肤变厚的现象。

碘对甲状腺的活动有调节作用。缺碘时由于甲状腺组织增生而导致腺体增大。在某些地区，土地或饮水中缺碘，若不能得到适当的补充，便引起地方性甲状腺肿。

甲状腺分泌的激素称甲状腺素，可调节机体的基础代谢并影响机体的生长发育，如生长方面与生长激素起协同作用；体温调节方面与肾上腺素起协同作用等作用。

二、甲状旁腺

甲状旁腺（parathyroid gland）是表面有黄泽，颜色棕黄，形状大小似黄豆的长约3～8毫米、宽2～5毫米、厚0.5～2毫米的两对扁椭圆形小体。甲状旁腺的数目和位置有很大变化，通常分为上、下两对，均贴附在甲状腺侧叶的后面。上一对多在甲状腺侧叶后面的上、中1/3交界处；下一对常位于甲状腺下动脉附近。有时甲状旁腺可埋于甲状腺组织内，而使手术时寻找困难。腺体大小存在个体和年龄差异，在小儿时期体积较大。

甲状旁腺分泌的激素能调节体内钙的代谢，维持血钙平衡。功能亢进时会引起骨质过度吸收，容易发生骨折。分泌不足，或因手术时甲状旁腺被切除过多时，即产生钙的代谢失常，而导致手足搐溺症，甚至死亡。

三、肾上腺

肾上腺（suprarenal gland）是人体的十分重要内分泌腺，位于腹膜之后，肾的上内方，与肾共同包在肾筋膜内。肾上腺左、右各一，由于位于两侧肾脏的上方，故名肾上腺；左侧者近似半月形，右侧者呈三角形，腺的前面有不显著的门，是血管、神经出入之处。

肾上腺外包被膜，其实质可分为皮质和髓质两部分。两者在发生、结构与功能上均不相同，实际上是两种内分泌腺。皮质在外，呈浅黄色，由中胚层演化而成。髓质在内，呈棕色，与交感神经节细胞一样，由外胚层演化而成。

肾上腺髓质分泌的激素称肾上腺素和去甲肾上腺素，其生理功能是使心跳加快，心脏收缩力加强，小动脉收缩，维持血压和调节内脏平滑肌活动，对机体代谢也起一定作用。

肾上腺皮质较厚，位于表层，约占肾上腺的80%，从外往里可分为球状带、束状带和网状带三部分。肾上腺皮质分泌的皮质激素分为三类，即盐皮质激素、糖皮质激素和性激素。根据其作用主要分为三类，即调节体内水盐代谢的盐皮质激素，调节碳水化合物代谢的糖皮质激素和影响性行为及副性特征的性激素。

四、垂体

垂体（hypophysis）是身体内最复杂的内分泌腺，所产生的激素既与身体骨骼和软组织的生长有关，且可影响其他内分泌腺（甲状腺、肾上腺、性腺）的活动。垂体呈椭圆形，外包坚韧的硬脑膜；借漏斗连于下丘脑。根据发生和结构特点，垂体可分为腺垂体和神经垂体两大部分。位于前方的腺垂体来自胚胎口凹顶的上皮囊（Rathke 囊），位于后方的神经垂体较小，由第三脑室底向下突出形成（各部详见组织学）。成人垂体大小约为1 cm×1.5 cm×0.5 cm，重约0.5～0.6克，妇女妊娠期可稍大。

垂体是人体最重要的内分泌腺，分前叶和后叶两部分。

通常所称的垂体前叶，是以远侧部（腺细胞排列成团索状，少数围成小滤泡，细胞间具有丰富的窦状毛细血管和少量结缔组织）为主，还包括极小的结节部（包围着神经垂体的漏斗，在漏斗的前方较厚，后方较薄或缺如）。它分泌的激素可分四类：①生长激素，主要是促进骨和软组织的生长。该类激素若幼年时分泌不足则形成侏儒症。若分泌过盛，则形成巨人症（骨骼发育成熟以前）和肢端肥大症（骨骼发育成熟以后）。②催乳素，使已发育而具备泌乳条件的乳腺（分娩后）分泌乳汁。③促激素，即各种促进其他内分泌腺分泌活动的激素，包括促肾上腺皮质激素，促甲状腺激素和促性腺激素等。④黑色细胞刺激素，使皮肤黑色素细胞合成黑色素。

通常所称的垂体后叶则以神经部为主，实际上并无分泌作用，其释放的抗利尿激素和催产素是分别由下丘脑的视上核、室旁核分泌产生，并贮存于神经部，需要时再由后叶释放入血液，其生理功能是使血压上升，尿量减少，并能使子宫平滑肌收缩。

五、松果体

松果体（pineal body）为长 5～8 mm，宽为 3～5 mm 的椭圆形小体，形似松果，颜色灰红位于丘脑的上后方，两上丘间的浅凹内，以柄附于第三脑室顶的后部，俗称人的第三只眼睛。松果体在儿童期比较发达，一般自 7 岁后开始退化。成年后松果体部分钙化形成钙斑，可在 X 线片上见到。临床上可根据其位置的改变，作为诊断颅内病变的参考。

松果体可以合成和分泌褪黑激素（melatonin）等多种活性物质。这些激素的生理作用并不十分清楚。但实验已经证明，可以影响机体的代谢活动、性腺的发育和月经周期调节等。松果体的内分泌活动与环境的光照有密切关系，呈明显的昼夜周期变化。

松果体有病变破坏而功能不足时，可出现性早熟或生殖器官过度发育。相反，若分泌功能过盛，则可导致青春期延迟。

六、胰岛

胰岛（pancreatic islets 或 langerhans）是胰的内分泌部分，是许多大小不等和形状不定的细胞团，散布在胰的各处，以胰尾为最多。胰岛可产生胰岛素及胰高血糖素，可控制碳水化合物的代谢；如胰岛素分泌不足则患糖尿病。

胰岛素主要是促进合成代谢、调节血糖稳定的主要激素。与胰岛素的作用相反，胰高血糖素是一种促进分解代谢的激素。

七、胸腺

胸腺（thymus）位于胸骨后面，紧靠心脏，呈灰赤色，扁平椭圆形，分左、右两叶，由淋巴组织构成。青春期前发育良好，青春期后逐渐退化，为脂肪组织所代替。近年的研究证实，胸腺的功能较为复杂，除可产生参与机体细胞免疫反应的 T 淋巴细胞外，还具有内分泌功能，可分泌产生胸腺素（thymosin）等具有激素作用的活性物质。

胸腺产生的胸腺素能使骨髓干细胞在胸腺内分化发育为成熟的 T 淋巴细胞，再经血液循环迁移到周围淋巴器官，参与机体的免疫反应。如给去胸腺的动物注射胸腺素，则可部分地恢复胸腺功能。

促胸腺生成素可促使包括胸腺本身在内的淋巴细胞分化为可参与免疫反应的细胞成分。此外，胸腺还可分泌产生其他一些具有生物活性的激素样体液因子。

八、生殖腺

生殖腺（the gonads）的内分泌组织男女不同。男性睾丸的曲精小管之间的间质细胞是内分泌组织，分泌男性激素，其作用：激发男性的第二性征出现；维持正常性功能有关。

在女性，卵巢内的卵泡细胞和黄体产生女性激素。卵泡细胞产生的激素可刺激子宫、阴道和乳腺生长及出现第二性征。黄体的激素能使子宫内膜增厚，准备受精卵的种植，同时使乳腺逐渐发育，以备授乳。

原始性腺　原始性腺又称为原始生殖腺，有原始生殖细胞迁移分化而来，最终发育成雌性或雄性生殖腺。

第七章　神经系统

第一节　脊　髓

脊髓通过脊神经与人体大部分区域（包括躯体和内脏）的感受器和效应器有直接的联系，在人体各部日常的感觉和运动功能中有重要意义。脊髓起源于胚胎时期神经管的尾端，在种系和个体发育中分化较少而较多地保留了神经管的基本结构，是中枢神经系统中结构相对简单的部分。

一、脊髓的外形

脊髓（spinal cord）位于椎管内，其表面被若干层被膜及脑脊液包围。脊髓外形为前后稍扁的圆柱形，其上端在平枕骨大孔处与延髓相连，末端变细，称为脊髓圆锥（conus medullaris），于第1腰椎体下缘处延伸为无神经组织的细丝，即终丝（filum terminale），在第2骶椎水平为硬脊膜包裹，终止于尾骨的背面。

脊髓表面由前正中裂和后正中沟分为左右对称的两半。此外还有两对外侧沟，即前外侧沟（前根从脊髓发出的位置）和后外侧沟（后根进入脊髓的地方）。

脊髓具有明显的节段性。根据脊神经的数目，脊髓可分为31节：8个颈节（C）、12个胸节（T）、5个腰节（L）、5个骶节（S）和1个尾节（Co）。脊髓全长粗细不等，有两个膨大部：颈膨大自C5至T1，腰骶膨大自L2到S3。这两个膨大是分别发出支配上肢和下肢各对脊神经的部位。

由于在胚胎三个月后，人体脊柱的生长速度比脊髓要快，因此脊髓的节段与脊柱的节段并不完全对应。了解某节椎骨平对某节脊髓的相应位置，在临床上很有实用意义。

二、脊髓的内部结构

从脊髓的横切面观察，可见正中央有中央管（central canal），管腔窄小不通畅，管腔内面为室管膜细胞所衬。中央管周围可见蝶形或H形的灰质。每侧灰质都有向前后方向伸出的前角（anterior horn）和后角（posterior horn），在胸髓和上部腰髓（L1～3）还可见向外伸出的侧角（lateral horn）。前、后角之间的区域为中间带（intermediate zone）。位于中央管周围、连接双侧的灰质称灰质连合。脊髓借前正中裂、前外侧沟、后外侧沟将白质分为三个索，即：前索（anterior funiculus）、外侧索（lateral funiculus）、后索（posterior funiculus）。在中央管前方，左右前索间有纤维横越，称白质前连合。在灰质后角基部外侧与外侧索白质之间，灰、白质混合交织，此处称为网状结构。由于不同节段脊髓所支配的身体部位不同而含有的神经元数量不同，导致不同节段脊髓的灰、白质形态不同。

（一）灰质

脊髓灰质由大量大小形态不同的多极神经元所组成。各种相同类型的神经元往往聚集成群，这些细胞群在有些地方则形成神经核。

根据 20 世纪 50 年代 Rexed 的研究，全部脊髓灰质可以分为 10 个板层，这些板层从后向前分别用罗马数字Ⅰ到Ⅹ命名。这种分层模式已被广泛用作对脊髓灰质细胞构筑的描述，但某些传统的脊髓核团名称目前也仍在使用，了解和熟悉二者之间的关系，有重要的实用意义。

（二）白质

如前所述，脊髓的白质主要由三个索组成，每个索都由不同的上下行的纤维束所构成。

在脊髓白质中上下行的纤维数量很多，大致可分为三类：①长上行纤维（分为薄束 fasciculus gracilis 和楔束 fasciculus cuneatus），它们分别投射到丘脑、小脑和脑干的许多核团；②长下行纤维，从大脑皮质或脑干内的有关核团投射到脊髓；③短的脊髓固有纤维，这些纤维把脊髓内部各节段联系起来。脊髓固有纤维本身含有上、下行两个方向走行的纤维，它们主要紧靠脊髓灰质分布，共同组成脊髓固有束（fasciculus proprius）。在脊髓固有束中，有的纤维联系距离较远的脊髓节段，其纤维相对较长；有的则联系邻近的节段甚至限于本节内，纤维相对较短。

1. 长上行纤维束

（1）薄束（fasciculus gracilis）和楔束（fasciculus cuneatus）：此两束占据白质后索，是同侧后根内侧部纤维的直接延续。薄束成自同侧中胸部节段以下脊神经节细胞的中枢突，止于延髓的薄束。核楔束成自同侧中胸部以上的脊神经节细胞的中枢突，止于延髓的楔束核。薄束和楔束分别向脑部传导来自下肢和上肢的本体感觉（肌、腱、骨骼、关节的位置觉、运动觉和振动觉）以及精细或辨别性触觉（如辨别两点距离和物体纹理粗细）。

（2）脊髓小脑后束（posterior spinocerebellar tract）：位于 L_2 以上节段白质外侧索后部表层、由同侧背核发出，上行经过小脑下脚止于小脑皮质。脊髓小脑后束的功能是在小脑参与控制下肢随意运动的过程中，向小脑提供与外环境变化有关的一系列反馈信息。

（3）脊髓小脑前束（anterior spinocerebellar tract）：位于白质外侧索前部的表浅层，起始于腰髓以下节段对侧灰质Ⅴ～Ⅸ层中的若干细胞群。此束主要经小脑上脚进入小脑皮质。脊髓小脑前束可能是向小脑反馈下肢在运动过程中某些相关的中枢结构运转状况信息。

2. 长下行纤维束

皮质脊髓束（corticospinal tract）：是脊髓内最大的下行束。此束起源于大脑皮质，在延髓下部的锥体大部分交叉越边到对侧脊髓侧索的后部下行，称为皮质脊髓侧束（lateral corticospinal tract），下行可抵达骶髓。下行过程中，此束沿途发出的纤维止于同侧脊髓灰质。在延髓没有交叉的少数皮质脊髓束纤维行于脊髓前索，居与正中裂两侧，称为皮质脊髓前束（anterior corticospinal tract）。此束终止于双侧灰质前角。皮质脊髓束的主要功能是完成大脑皮质对脊髓的直接控制，其中主要的是对运动功能的控制。

临床上，把胞体位于大脑皮质的皮质脊髓束和其他下行控制前角运动细胞的神经元称为上运动神经元，而将前角运动神经元称为下运动神经元。上运动神经元损伤也能引起伤面水平以下有关骨骼肌的瘫痪，但是这种瘫痪不致造成明显的肌萎缩且肌紧张和腱反射还会表现亢进（硬瘫），这与下运动神经元损伤引起的带有明显肌萎缩且张力低下、腱反射消退的瘫痪（软瘫）是大不相同的。

第二节　脑

脑（encepha1on或brain）位于颅腔内，起源于胚胎时期神经管的前部，一般可分五个部分：延髓、中脑、间脑、端脑和后脑。依据其所处的位置，人们习惯上把中脑、脑桥和延髓三部分合称为脑干，延髓向下经枕骨大孔连接脊髓。随着脑各部的发育，胚胎时期的神经管就在脑的各部内部形成一个连续的脑室系统。

一、脑干

脑干（brain stem）是中枢神经系统中位于脊髓和间脑之间的一个很小的部分，由延髓、脑桥和中脑三部分组成。延髓和脑桥的背面与小脑相连，它们之间的室腔为第四脑室。此室向上连通中脑的中脑水管，向下与延髓和脊髓的中央管相续。

（一）脑干的外形

1. 延髓（medulla oblongata）延髓形似倒置的锥体，前靠枕骨基底部，后上方为小脑，下在枕骨大孔处与脊髓相接。延髓上端与脑桥在腹面借横行的延髓脑桥沟为界，在背面则以第四脑室底上横行的髓纹为界线。

脊髓表面的诸纵行沟裂向上延续直到到延髓。在延髓腹面，前正中裂两侧有隆起的锥体（pyramid）。在延髓和脊髓交界处，可以看到锥体交叉阻塞了前正中裂。锥体的外侧有形似卵圆形隆起的橄榄，内含下橄榄核。橄榄和锥体之间的前外侧沟中有舌下神经根丝出脑。在橄榄的背方，由上而下可见舌咽、迷走和副神经的根丝入脑或出脑。

2. 脑桥（pons）脑桥以其腹面宽阔膨隆的基底部为特征，下缘以延髓脑桥沟与延髓为界。沟中由内至外分别有展神经、面神经和前庭蜗神经的神经根出入脑。基底部正中为纵行的基底沟，容纳基底动脉。基底部向外逐渐变窄，最终移行为小脑中脚。延髓、脑桥和小脑的交角处，临床上称为脑桥小脑三角，内含面神经根和前庭蜗神经。脑桥的背面形成第四脑室底的上半，此处室底的外侧壁为左右小脑上脚，两个上脚之间的白质层，称为上髓帆（superior medullary velum），参与构成第四脑室顶。上髓帆上有滑车神经根出脑，它是唯一从脑干背面出脑的脑神经。

3. 菱形窝（rhomboid fossa）菱形窝即第四脑室底，是延髓上部和脑桥的背面。此窝正中为纵行的正中沟，此沟外侧有纵行的界沟进一步将每一半菱形窝分成内侧区和外侧区。外侧区深方有前庭神经核和蜗神经后核。界沟与正中沟之间的内侧区称内侧隆起，其髓纹以下的延髓部可见两个三角：迷走神经三角位于外侧，内有迷走神经背核；舌下神经三角位于背内侧，内隐舌下神经核。

4. 第四脑室（fourth ventricle）第四脑室的顶朝向小脑，前部由小脑上脚和上髓帆组成，后部由下髓帆及第四脑室脉络组织形成。下髓帆也是一薄片白质，它与上髓帆都伸入小脑，以锐角相会合。附于下髓帆和菱形窝下角之间的部分构成第四脑室脉络组织。脉络组织上的一部分血管反复缠绕分支成丛，夹带着软膜和室管膜上皮突入室腔，成为第四脑室脉络从，是生成脑脊液的地方。

5. 中脑（mesencephalon）其腹面上界是视束，下界为脑桥上缘。中脑腹侧面为一对粗大的隆起，称大脑脚底，大脑脚底之间为深陷的脚间窝。大脑脚底的内侧有动眼神经根出脑。中脑背面有两对圆形的隆起，即一对上丘和一对下丘。联系上丘与间脑的外侧膝状体的为上丘臂，下丘与间脑的内侧膝状体之间的条状隆起叫下丘臂。由于上、下丘的覆盖，胚胎时期的神经管腔在中脑成为中脑水管，向下与第四脑室相通。

（二）脑干内部结构

1. 脑神经核 脑神经中除嗅神经和视神经外，Ⅲ至Ⅻ对脑神经均出入脑干。脑神经核可粗分为两大类：脑神经感觉核和脑神经运动核。

由于脑神经含有七种成分，与此相对应，脑神经感觉核和脑神经运动核可进一步区分为七种核团。这些核团在脑干中有规律地排列成纵行的功能柱。它们应该是：①躯体运动柱；②一般内脏运动柱；③特殊内脏运动柱；④一般内脏感觉柱；⑤特殊内脏感觉柱；⑥一般躯体感觉柱；⑦特殊躯体感觉柱。这七类中：所谓的“一般”，是指脊髓和脑干中共有的核柱；“特殊”则是指仅见于脑干，而在脊髓中是没有类似功能的核团存在的。但是，必须说明，一般内脏和特殊内脏感觉柱实际上是同一核柱，即孤束核。因此，脑干内只有六个脑神经核柱。

六个脑神经核柱并不纵贯脑干的全长，它们很多是断开的，其中每个柱可以包含若干功能相同的神经核团。这些代表不同功能的柱在脑干灰质内呈有规律的分布关系。一般说来，运动柱位于界沟的内侧，感觉柱位于界沟的外侧；无论是运动核柱还是感觉核柱，凡是与躯体相关的均离界沟较远，相反，凡是与内脏相关的均靠近界沟。

2. 非脑神经核 除脑神经核以外，脑干的灰质中还有很多功能各异的重要核团。这些核团都有相当广泛的传入、传出纤维联系，但一般并不与脑神经直接联系。作为位于脑干内的“中枢”，它们之中有的核团可以加工某种特定的感觉信息并将之输送给高级脑部，有的则可向下位脑部或脊髓中的各神经核团发送下行控制指令。同时，脑干内的这些核团又进一步接受来自各级脑部传入纤维的支配和影响。

3. 长上、下行纤维束

（1）长上行纤维束

1）内侧丘系（medial lemniscus）：来自脊髓的薄束和楔束止于延髓中下部背侧的薄束核及楔束核，由此二核发出的纤维在中央管腹侧交叉后上行，称内侧丘系。进入间脑后止于背侧丘脑的腹后核。内侧丘系传递来自对侧躯干和上、下肢的精细触觉、本体觉和震动觉，其中传递上肢感觉的纤维（经楔束核接替）在延髓行于内侧丘系的背侧部，在脑桥以上则行于外侧；而传递下肢感觉的纤维（经薄束核接替）在延髓行于内侧丘系的腹侧部，在脑桥和中脑则行于内侧丘系的内侧。

2）脊髓丘脑束和脊髓丘系：脊髓丘脑束传导对侧躯干及上、下肢的痛、温、触觉，此束进入脑干后，与一些从脊髓投向上丘的纤维合在一起，称为脊髓丘系（spinal lemniscus）。脊髓丘系中的脊髓丘脑束纤维进入间脑后，终止于腹后核。

3）外侧丘系（lateral lemniscus）：起于对侧耳蜗核和双侧上橄榄核的纤维上行构成外侧丘系，行走于脑桥和中脑被盖的外侧边缘部分。外侧丘系传导听觉信息。

4）三叉丘系（trigeminal lemniscus）：来自牙齿、面部皮肤和口、鼻腔黏膜，传导痛、温、触（包括精细触觉）觉信息的纤维，止于三叉神经脊束核和三叉神经脑桥核。仅此二核发出上行纤维越边至对侧（也有少部分起于三叉神经脑桥核的纤维可行于同侧），组成三叉丘系。该纤维束行于内侧丘系的外方并与之毗邻，止于背侧丘脑腹后核。

（2）长下行纤维束

1）皮质脊髓束：起源于大脑半球额、顶叶皮质，经端脑内囊到达脑干，先行于中脑脚底，然后穿越脑桥基底部且被横行纤维分隔成若干小束，它们在脑桥下端重新汇合一起，占据延髓锥体。所以，皮质脊髓束也可称为锥体束。每侧锥体内的纤维经锥体交叉越边到对侧下行，组成皮质脊髓侧束，其余的纤维不交叉，为皮质脊髓前束。皮质脊髓束的功能主要与运动控制有关，此外它也能参与对上行感觉信息的调控作用。

除终止到脊髓灰质的纤维以外，大脑皮质还发出下行纤维终止于脑干的躯体运动核（包括特殊内脏运动核），这些纤维特称为皮质核束或皮质延髓束，在脑干中这些纤维与皮质脊髓束相伴行，二者合起来称为锥体系。

2）起源脑干的下行纤维束：从中脑发出的有顶盖脊髓束和红核脊髓束，此两束都在发出后立即交叉到对侧下行，不过前者位于被盖外侧周边下行，后者居于中线两侧、内侧丘系的背方，止于脊髓灰质。起自脑桥和延髓的下行纤维束主要是网状脊髓束和前庭脊髓束，其中网状脊髓束主要见于脊髓前索，前庭脊髓束在延髓内行于下橄榄核的背侧。

二、小脑

小脑（cerebellum）占据颅后窝的大部分，其上面平坦，靠近由硬脑膜形成的小脑幕，两侧呈半球形隆起，凸面依托在颅后窝底，下面的中部凹陷。小脑两侧膨大的部分则为半球；中部比较狭窄的部分，称为蚓（vermis）。小脑在前方借三对小脑脚与脑干背面相连接，起于脊髓和下橄榄核的小脑下脚位于中脚内侧（其与中脚的边界不易区分）；小脑上脚主要由小脑的传出纤维构成，左、右上脚之间有上髓帆。下髓帆自小脑向下连接第四脑室脉络组织。

尽管接受大量的感觉信息，小脑的功能主要是维持人体平衡并协调骨骼肌的运动。小脑的损伤不会导致随意运动的丧失（瘫痪），但可表现为平衡失常以及肌张力特别是运动协调的障碍。随着脊椎动物的进化，小脑体积越来越大，在人类达到高峰，这与高等动物特别是人能从事精密细致的复杂运动有关。

小脑表面由众多横行的叶片所构成。在分隔这些叶片的大量横沟中，有两条深沟将小脑分为三个叶。在小脑上面，可见原裂将小脑分成前叶和后叶。在小脑下面，后叶与绒球小结叶借后外侧裂为界。前叶和后叶合称为小脑体（corpus of cerebellum），各自又可分成若干小叶。从纵向观察，可将小脑体分为自内向外的三部分：正中狭窄部分为蚓部，每侧半球又可分为较小的中间部和较大的外侧部。小脑体的这种纵向分区与不同小脑核有特定的对应关系，即蚓部通过顶核、中间部通过中间核、外侧部通过齿状核与大脑皮质和脑干的不同区域发生功能联系。

小脑的功能区分也与小脑的种系发生密切相关。绒球小结叶在进化上出现时期最早，称为原小脑（archicerebellum），又称前庭小脑（vestibu1ocerebellum）；小脑体的蚓部和中间部共同组成旧小脑（paleocerebellum），也称脊髓小脑（spinocerebellum），主要接受来自脊髓的信息；小脑体的外侧部在进化中出现最晚，其出现与大脑皮质的发展有关，为新小脑（neocerebellum），又称大脑小脑（cerebrocerebellum）。

三、间脑

间脑（diencephalon）由前脑发展而来，位于脑干和端脑之间，体积小，但结构和功能非常复杂，仅次于大脑皮质。间脑的两侧和背面被大脑半球所掩盖，仅腹侧部的某些部分露于脑底。

间脑可分为 5 部：背侧丘脑、上丘脑、下丘脑、后丘脑和底丘脑（由于篇幅有限，在此就不做介绍了）。

间脑的内腔为位于正中矢状面的窄隙，称第三脑室（third ventricle），其顶部成自脉络组织；底部由视交叉、灰结节、漏斗和乳头体构成；前界为终板；后通中脑水管；侧壁为背侧丘脑和下丘脑。

四、端脑

端脑（telencephalon）与间脑同由前脑发展而来，端脑是脑的最高级部位，由两侧大脑半球借胼胝体连接而成。人类端脑的皮质重演种系发生的次序，分为原皮质、旧皮质和新皮质。原皮质和旧皮质与嗅觉和内脏活动有关；新皮质高度发展，为机体各种生命活动的最高调节器，而将原皮质和旧皮质推向半球的内侧面下部和下面，构成边缘叶。

（一）端脑的外形和分叶

在两侧大脑半球之间由大脑纵裂（cerebral longitudinal fissure）将其分开，在大脑与小脑之间由大脑横裂（cerebral transverse fissure）隔开。每侧半球以 3 条恒定的沟（外侧沟 lateral sulcus、中央沟 central sulcus、顶枕沟 parietooccipital sulcus）分为 5 叶：在外侧沟上方和中央沟以前的部分为额叶（frontai lobe）；外侧沟以下的部分为颞叶（temporal lobe）；枕叶（occipital lobe）位于半球后部，其前界在内侧面为顶枕沟，在上外侧面的界限是自顶枕沟至枕前切迹（在枕叶后端前方约 4 cm 处）的连线；顶叶（parietal lobe）为外侧沟上方、中央沟后方、枕叶以前的部分；岛叶（insula）呈三角形岛状，位于外侧沟深面，被额、顶、颞叶所掩盖。

在半球背外侧面，中央沟的前方，有与之平行的中央前沟。中央前沟与中央沟之间为中央前回（precentral gyrus）。自中央前沟向前，有两条与半球上缘平行的沟，为额上沟和额下沟，是额上回、额中回和额下回的分界线。在中央沟后方，有与之平行的中央后沟，此沟与中央沟之间为中央后回（postcentral gyrus）。在中央后沟后方，有一条与半球上缘平行的顶内沟。顶内沟的上方是顶上小叶，下方是顶下小叶。顶下小叶又分为缘上回（supramarginal gyrus）和角回（angular gyrus）。在外侧沟的下方，有与之平行的颞上沟和颞下沟。颞上沟的上方为颞上回，内有几条短的颞横回。颞上沟与颞下沟之间为颞中回。颞下沟的下方为颞下回。

在半球的内侧面，自中央前、后回背外侧面延伸到内侧面的部分为中央旁小叶（paracentral lobule）。在中部有前后方向的胼胝体。在胼胝体后下方，有距状沟（calcarine sulcus）向后至枕叶后端，此沟中部与顶枕沟相连。距状沟与顶枕沟之间称楔叶，距状沟下方为舌回。在胼胝体背面有胼胝体沟，此沟向前移行于海马沟。在胼胝体沟上方，有与之平行的扣带沟，此沟未端转向背方，称边缘支。

在半球底面，额叶内有纵行的嗅束，其前端膨大为嗅球，后者与嗅神经相连。嗅束向后扩大为嗅三角。嗅三角与视束之间为前穿质，内有许多小血管穿入脑实质内。颞叶下方有与半球下缘平行的枕颞沟，在此沟内侧并与之平行的为侧副沟，侧副沟的内侧为海马旁回（parahippocampal gyrus）又称海马回，后者的前端弯曲，称钩。在海马旁回的内侧为海马沟，在沟的上方有呈锯齿状齿状回（dentate gyrus）。从内面看，在齿状回的外侧，侧脑室下角底壁上有一弓形隆起，称海马（hippocampus），海马和齿状回构成海马结构（hippocampal formation）。

此外，在半球的内侧面可见位于胼胝体周围和侧脑室下角底壁的一圈弧形结构：隔区（包括胼胝体下区和终板旁回）、扣带回、海马旁回、海马和齿状回等，它们属于原皮质和旧皮质，共同构成边缘叶（limbic lobe）。

额叶的功能与躯体运动、发音、语言及高级思维活动有关。顶叶的功能与躯体感觉、味觉、语言等有关。颞叶与听觉、语言和记忆功能有关。岛叶与内脏感觉有关。枕叶与视觉信息的整合有关。边缘叶与情绪、行为、内脏活动等有关。

（二）端脑的内部结构

大脑半球表面被灰质覆盖，称大脑皮质。深面有大量的白质（髓质）。在端脑底部的白质中藏有基底核。端脑的内腔为侧脑室。

1. 侧脑室（lateral ventricle）是位于两侧大脑半球内的腔隙，内有脑脊液，分为 4 部：前角伸入额叶；后角伸入枕叶；中央部位于顶叶内；下角伸入颞叶。两侧侧脑室通过室间孔（interventricular foramen）与第三脑室相通，室腔内有脉络丛。

2. 基底核（basal nuclei）位于白质内，靠近脑底。

（1）纹状体（corpus striatum）：包括豆状核和尾状核。豆状核位于岛叶深部，在水平切面和额状切面上均呈尖向内侧的楔形，并被两个白质薄板分为 3 部：外侧部最大，称壳（putamen）；内侧的 2 部合称苍白球。尾状核呈“C”形弯曲的蝌蚪状，分头、体、尾 3 部，围绕豆状核和丘脑，伸延于侧脑室前角、中央部和下角的壁旁。尾状核头部与豆状核之间借灰质条索相连，两者合称纹状体。苍白球出现较早，称旧纹状体。尾状核和壳出现较晚，称新纹状体。在哺乳类以下的动物，纹状体是控制运动的最高中枢。在人类，由于大脑皮质的高度发展，纹状体退居从属地位。

（2）屏状核（claustrum）：为岛叶与豆状核之间的一薄层灰质。此核的内侧借外囊与壳相隔，外侧借最外囊与岛叶皮质相隔。此核的功能目前尚不明了。

（3）杏仁体（amygdaloid body）：位于侧脑室下角前端深面，与尾状核尾相连，属边缘系。其功能与行为、内分泌和内脏活动有关。

3. 大脑皮质（cerebral cortex）是覆盖在大脑半球表面的灰质，是中枢神经系发育最为复杂和完善的部位。人类大脑皮质的神经细胞依照一定的规律分层排列并组成一个整体。原皮质（海马和齿状回）和旧皮质为 3 层结构，新皮质基本为 6 层结构。大脑皮质的神经细胞可分为两类：①传出神经元（包括大锥体细胞、梭形细胞和大星状细胞）；②联络神经元（包括小锥体细胞、短轴星状细胞、水平细胞和 Martinotti 细胞）。

4. 大脑半球的髓质 大脑半球的髓质由大量神经纤维组成，实现皮质各部之间以及皮质与皮质下结构间的联系，可分 3 类：连合系、联络系和投射系。

（1）连合系：是连接左、右大脑半球皮质的纤维，包括胼胝体、前连合和穹窿连合。

（2）联络系：是联系同侧半球内各部分皮质的纤维，其中短纤维联系相邻脑回称弓状纤维。长纤维联系本侧半球各叶（包括钩束、上纵束和下纵束）。

（3）投射系：是联系大脑皮质和皮质下结构（包括基底核、间脑、脑干、小脑和脊髓）的上、下行纤维，这些纤维绝大部分经过内囊。

内囊（internal capsule）由宽厚的白质纤维板构成，位于尾状核、背侧丘脑与豆状核之间，在水平切面上，内囊呈向外开放的“V”形，可分为 3 部：①内囊前肢：位于豆状核和尾状核之间；②内囊后肢：位于豆状核和背侧丘脑之间；③内囊膝：位于前、后肢会合处，有皮质核束通过。内囊损伤可导致对侧偏身感觉丧失（丘脑上辐射受损）、对侧偏瘫（皮质脊髓束损伤）和偏盲（视辐射受损），即所谓的三偏综合征。

（三）边缘系统

边缘系统（limbic system）由边缘叶和有关的皮质及皮质下结构（如杏仁体、下丘脑、上丘脑、背侧丘脑前核和中脑被盖等）组成，较重要的有前脑内侧束、穹窿、乳头丘脑束、终纹（杏仁体-隔区）、丘脑髓纹（隔区-缰核）等。

边缘系统与嗅觉和内脏活动有密切关系，并参与个体生存和种族繁衍功能（如觅食、防御、攻击、情绪反应和生殖行为等）。

第三节　神经系统的传导通路

经过周围感受器、传入神经元传入的各种内外环境刺激，最后传至大脑皮质，产生感觉。另一方面，由大脑皮质发出传出纤维，经脑干和脊髓的运动神经元支配周围躯体和内脏效应器。所以，在神经系统内存在着两大类传导通路：感觉（上行）传导通路和运动（下行）传导通路。从总体来说，它们则分别是反射弧成分中的传入和传出部。不经过大脑皮质的上、下行传导通路称反射通路。

一、感觉传导通路

（一）本体感觉传导通路

所谓本体感觉是指肌、腱、关节等运动器官本身在不同状态（运动或静止）时产生的感觉，又称深部感觉。此外，在本体感觉传导通路中，还传导皮肤的精细触觉。

此处主要述及躯干和四肢的本体感觉传导通路（因头面部者尚不明了）。

1. 意识性本体感觉传导通路　由 3 级神经元构成。第 1 级神经元为脊神经节细胞，其周围突分布于肌、腱、关节等处本体觉感受器和皮肤的精细触觉感受器，中枢突经脊神经后根的内侧部进入脊髓后索，分为长的升支和短的降支。其中，来自第 4 胸节以上的升支行于后索的外侧部，形成楔束；来自第 4 胸节以下的升支走在后索的内侧部，形成薄束。两束上行，分别止于延髓的楔束核和薄束核。第 2 级神经元的胞体在薄、楔束核内，由此两核发出的纤维向前绕过中央灰质的腹侧，在中线上与对侧的交叉，称内侧丘系交叉，交叉后的纤维呈前后排列行于延髓中线两侧、锥体束的背方，再转折向上，称内侧丘系。内侧丘系在脑桥居被盖的前缘，在中脑被盖则居红核的外侧，最后止于背侧丘脑的腹后外侧核。第3级神经元的胞体在腹后外侧核，发出纤维经内囊后肢主要投射至中央后回的中、上部和中央旁小叶后部，部分纤维投射至中央前回。

2. 非意识性本体感觉传导通路　非意识性本体感觉传导通路实际上是反射通路的上行部分，为传入小脑的本体感觉，由两级神经元构成。第1级神经元为脊神经节细胞，其周围突分布于肌、腱、关节的本体感受器，中枢突经脊神经后根的内侧部进入脊髓，终止于C8～L2的胸核和腰骶膨大第Ⅴ～Ⅶ层外侧部。由胸核发出的2级纤维在同侧侧索组成脊髓小脑后束，向上经小脑下脚进入旧小脑皮质；由腰骶膨大第Ⅴ～Ⅶ层外侧部发出的第2级纤维组成对侧和同侧的脊髓小脑前束，经小脑上脚止于旧小脑皮质。

（二）痛、温觉和粗触觉传导通路

本通路又称浅感觉传导通路，由3级神经元组成。

1. 躯干、四肢的痛、温觉和粗触觉传导通路　第1级神经元为脊神经节细胞，其周围突分布于躯干、四肢皮肤内的感受器；中枢突经由后根进入脊髓。其中，传导粗触觉的纤维（粗纤维）经后根内侧部进入脊髓后索，再终止于第2级神经元；传导痛、温觉的纤维（细纤维）在后根的外侧部入背外侧束、再终止于第2级神经元。第2级神经元胞体主要位于第Ⅰ、Ⅳ、Ⅴ层，它们发出纤维经白质前连合，上升1～2个节段到对侧的外侧索和前索内上行，组成脊髓丘脑侧束和脊髓丘脑前束（侧束的纤维传导痛、温觉，前束的纤维传导粗触觉）。脊髓丘脑束上行止于背侧丘脑的腹后外侧核。第3级神经元的胞体在背侧丘脑的腹后外侧核，它们发出纤维称丘脑上辐射，经内囊后肢投射至中央后回中、上部和中央旁小叶后部。

2. 头面部的痛、温觉和触觉传导通路　第1级神经元为三叉神经节细胞，其周围突经三叉神经分布于头面部皮肤及口鼻腔黏膜的有关感受器；中枢突经三叉神经根入脑桥，传导触觉的纤维终止于三叉神经脑桥核传导痛、温觉的纤维再下降为三叉神经脊束，止于三叉神经脊束核。第2级神经元的胞体在三叉神经脊束核和脑桥核内，它们发出纤维交叉到对侧，组成三叉丘系，止于背侧丘脑的腹后内侧核。第3级神经元的胞体在背侧丘脑的腹后内侧核，发出纤维经内囊后肢，投射至中央后回下部。

二、运动传导通路

运动传导通路系指从大脑皮质至躯体运动效应器的神经联系，它由上运动神经元和下运动神经元所组成。下运动神经元（lower motor neurons）为脑神经运动核和脊髓前角的神经细胞，它们的胞体和轴突构成传导运动冲动的最后公路（final common pathway）。上运动神经元（upper motor neurons）为自大脑皮质至脑神经运动核和脊髓前角的传出神经元链锁。此处主要叙及上运动神经元—锥体系和锥体外系。

（一）锥体系

锥体系（pyramidal system）是由位于中央前回和中央旁小叶前部的巨型锥体细胞（Betz细胞）和其他类型的锥体细胞以及位于额、顶叶部分区域的锥体细胞所组成。上述神经元的轴突共同组成锥体束（pyramidal tract），其中，止于脑干脑神经运动核的纤维束称皮质核束；下行至脊髓的纤维束称皮质脊髓束。

1. 皮质脊髓束（corticospinal tract）由中央前回上、中部和中央旁小叶前半部等处皮质的锥体细胞轴突集中而成，下行经内囊后肢的前部、大脑脚底中 3/5 的外侧部和脑桥基底部至延髓锥体，在锥体下端，大部分的纤维交叉至对侧，形成锥体交叉，交叉后的纤维继续下行，称皮质脊髓侧束，此束沿途发出侧支，逐节终止于前角细胞（可达骶节），支配四肢肌。在延髓锥体，皮质脊髓束小部分未交叉的纤维在同侧脊髓前索内下行，称皮质脊髓前束，该束仅达胸节，并经白质前连合逐节交叉到对侧，止于前角细胞，支配躯干和四肢骨骼肌的运动。皮质脊髓前束中有一部分纤维始终不交叉而止于同侧脊髓前角细胞，支配躯干肌。因此，躯干肌是受两侧大脑皮质支配的。一侧皮质脊髓束在锥体交叉前受损，主要引起对侧肢体瘫痪，躯干肌运动没有明显影响。

实际上，皮质脊髓束只有 10%～20%的纤维直接止于前角细胞，大部分纤维经由中间神经元与前角细胞联系。

2. 皮质核束（corticonuclear tract）主要由中央前回下部的锥体细胞的轴突集合而成，下行经内囊膝部至大脑脚底中 3/5 的内侧部，由此向下，陆续分出纤维，大部分终止于双侧脑神经运动核。小部分纤维完全交叉到对侧，终止于面神经运动核支配面下部肌的细胞群和舌下神经核。因此，除支配面下部肌的面神经核和舌下神经核为单侧（对侧）支配外，其他脑神经运动核均接受双侧皮质核束的纤维。一侧上运动神经元受损，可导致对侧眼裂以下的面肌和对侧舌肌瘫痪，表现为病灶对侧鼻唇沟消失，口角低垂并向病灶侧偏斜，流涎，不能做鼓腮、露齿等动作，伸舌时舌尖偏向病灶对侧。一侧面神经下运动神经元受损，可引起病灶侧所有面肌瘫痪，表现为额横纹消失，眼不能闭，口角下垂，鼻唇沟消失等。一侧舌下神经下运动神经元受损，可导致病灶侧全部舌肌瘫痪，表现为伸舌时舌尖偏向病灶侧。

锥体系的任何部位损伤都可引起其支配区的随意运动障碍—瘫痪，可分两类：①上运动神经元损伤（核上瘫）：系指脊髓前角细胞和脑神经运动核以上的锥体系损伤，表现为随意运动障碍，肌张力增高，称痉挛性瘫痪（硬瘫），这是因为上运动神经元对下运动神经元的抑制被取消的缘故（脑神经核上瘫时肌张力增高不明显），但肌肉不萎缩（因未失去其直接神经支配）。此外，还有深反射亢进（因失去高级控制），浅反射（如腹壁反射、提睾反射等）减弱或消失（因锥体束的完整性被破坏）和出现因锥体束的功能受到破坏所致的病理反射（如 Babinski 征）等。②下运动神经元损伤（核下瘫）：是指脊髓前角细胞和脑神经运动核以下的锥体系损伤，表现为因失去神经直接支配所导致的肌张力降低，随意运动障碍，又称弛缓性瘫痪。由于神经营养障碍，还将导致肌肉萎缩。因为所有反射弧均中断，故浅反射和深反射都将消失，也不会出现病理反射。

（二）锥体外系

锥体外系（extrapvramidal system）是指锥体系以外影响和控制躯体运动的传导径路。人类锥体外系的主要功能是调节肌张力、协调肌肉活动、维持体态姿势和习惯性动作等。锥体系和锥体外系在运动功能上是互相不可分割的一个整体，只有在锥体外系使肌张力保持稳定协调的前提下，锥体系才能完成一些精确的随意运动，另一方面，锥体外系对锥体系也有一定的依赖性。

主要的锥体外系通路有：纹状体—黑质—纹状体环路（与震颤麻痹的发生有关）、皮质—纹状体—背侧丘脑—皮质环路和皮质—脑桥—小脑—皮质环路。

三、神经系统的化学通路

神经系统各种活动的本质为化学过程，作为神经传导通路的关键部位—突触，也绝大多数是化学性的。在此，据化学神经解剖学的观点，只简要的介绍神经系统中一些重要的化学通路（chemical pathway）。

（一）胆碱能通路

胆碱能通路（cholinergic pathway）以乙酰胆碱为神经递质。乙酰胆碱在神经元胞体内合成，经轴浆运输至末梢，贮存于突触囊泡，在神经冲动作用下释放，作用于靶细胞。

（二）胺能通路

胺能通路含有胺类神经递质，包括：①儿茶酚胺（去甲肾上腺素、肾上腺素和多巴胺）；②5-羟色胺；③组胺。下面着重介绍去甲肾上腺素能通路、5-羟色胺能通路和多巴胺能通路。

1. 去甲肾上腺素能通路（noradrenergic pathway）包括：①中枢背侧束通路：起自脑桥的蓝斑，向上行，末梢投射至端脑的新皮质和海马，沿途发出分支至中脑中央灰质、背侧丘脑、下丘脑、上丘脑、后丘脑和小脑。②中枢腹侧束通路：起自延髓和脑桥腹侧部的去甲肾上腺素能细胞，纤维束上行，止于中脑中央灰质、下丘脑、隔区和杏仁体。③脑干下行纤维：起自蓝斑和延髓外侧网状结构，止于孤束核、迷走神经背核和脊髓。④交感神经节后神经元，调节内脏功能。

2. 5-羟色胺能通路（serotonergic pathway）脑内的5-羟色胺能神经元主要集中于脑干的中缝核群，其纤维投射分上行和下行两类：上行纤维投射至脑桥的蓝斑、中脑的黑质、背侧丘脑、下丘脑和大脑皮质；下行纤维投射至小脑和脊髓。中枢内5-羟色胺的作用主要是抑制性的。

3. 多巴胺能通路（dopaminergic pathway）包括：①黑质纹状体系：由黑质至新纹状体。②中脑边缘系统：由脚间核附近的多巴胺能神经元发出纤维至边缘系皮质（隔区、杏仁体、扣带回等）。③结节漏斗系：由下丘脑弓状核的多巴胺能神经元发出纤维至正中隆起，调节下丘脑的神经内分泌活动。

（三）氨基酸能通路

参与神经传导的氨基酸有兴奋性和抑制性两类，前者包括天冬氨酸、谷氨酸；后者包括γ-氨基丁酸（GABA）、甘氨酸和牛磺酸。其中，以GABA能通路分布最广。

GABA能通路（GABAergic pathway）包括：①纹状体—黑质径路：由纹状体（主要是苍白球）至黑质。②小脑—前庭外侧核径路。③隔区—海马径路。④黑质—上丘径路。⑤下丘脑乳头体—新皮质径路。⑥小脑皮质—小脑深核往返径路。⑦广泛存在的局部固有径路。

（四）肽能通路

在中枢和周围神经系内广泛存在着多种肽类物质，它们执行着神经递质或调质的功能。下面列举几种较重要的肽能神经通路（peptidergic neural pathway）。

1. 生长抑素（somatostatin）能通路包括：①下丘脑—边缘系径路。②下丘脑—脑干—脊髓径路。③下丘脑—垂体径路，可至垂体前叶和后叶。④一级传入径路。⑤视觉、内脏感觉传导通路的一部分。生长抑素能神经元具有镇静、抑制、调节内脏和内分泌活动等作用。

2. 后叶加压素（vasopressin，VP）和催产素（oxytocin，OT）能通路 VP 和 OT 由下丘脑视上核和室旁核的大细胞及视交叉上核的小细胞产生，其纤维投射范围相当广泛：①至正中隆起和垂体后叶。②至脑干和脊髓：经前脑内侧束→中脑腹侧被盖→延髓孤束核、迷走神经背核。部分纤维继续下行至脊髓。③自室旁核和视交叉上核发出的 VP 能纤维可经穹窿进入海马，或经终纹投射至杏仁体。VP 和 OT 除众所周知的抗利尿、促进子宫平滑肌收缩及排乳等作用外，还具有多方面的功能：如通过孤束核调节心血管功能，通过海马影响学习和记忆，通过视交叉上核维持昼夜节律，通过边缘系统（隔区、杏仁体）实现体温调节等。

3. P 物质（substance P）能通路包括：①一级传入径路：在脊神经节内存在 P 物质能神经元，参与伤害性刺激和痛温觉传导。②苍白球—黑质径路。③隔区—海马径路。④脊髓内径路。⑤缰核—脚间核径路（后屈束）。⑥缝核—脊髓径路。⑦尾核—黑质径路。⑧下丘脑—垂体径路：起于下丘脑，经正中隆起至垂体后叶和前叶。P 物质除参与传递伤害信息外，尚有广泛的功能，如调节内脏活动、影响胃肠道、心血管和内分泌功能等。

第四节　脑和脊髓的被膜、血管及脑脊液循环

一、脑和脊髓的被膜

脑和脊髓的表面均有 3 层被膜包裹，由外自内，依次是硬膜、蛛网膜和软膜。脑和脊髓借这些被膜受到支持和保护，并通过被膜的血管得到营养。

（一）脊髓的被膜

1. 硬脊膜（spinal dura mater）由致密结缔组织构成，厚而坚韧，呈囊状包裹脊髓。上端附于枕骨大孔边缘，与硬脑膜相延续。下部在第 2 骶椎水平逐渐变细，包裹终丝，末端附于尾骨。硬脊膜与椎管内面的骨膜之间为硬膜外隙（epidural space），内含疏松结缔组织、脂肪、淋巴管和椎内静脉丛。在硬脊膜与脊髓蛛网膜之间为潜在的硬膜下隙。硬脊膜在椎间孔处与脊神经的被膜相连续。

2. 脊髓蛛网膜（spinal arachnoid mater）为半透明的薄膜，位于硬脊膜与软脊膜之间，与脑蛛网膜直接延续。它与软脊膜之间有宽阔的蛛网膜下隙（subarachnoid space），隙内充满脑脊液。此隙下部，自脊髓下端至第 2 骶椎水平扩大为终池（termillal cistern），内有马尾。

3. 软脊膜（spinal pia mater），薄而富有血管，紧贴脊髓表面，并深入脊髓的沟裂中，至脊髓下端形成终丝。软脊膜在脊髓两侧脊神经前、后根之间形成齿状韧带，后者呈齿形，尖端附于硬脊膜上。

（二）脑的被膜

1. 硬脑膜（cerebral dura mater）坚韧而有光泽，由两层构成：硬脑膜外层即颅骨的内骨膜，内层较外层坚厚。在颅盖，硬脑膜与颅骨结合疏松。在某些部位，硬脑膜两层之间形成静脉窦。硬脑膜不仅呈套状包被脑，而且形成若干板状突起，伸入各脑部之间，使脑不致移位而更好地得到保护。这些由硬脑膜形成的特殊结构如下：

（1）大脑镰（cerebral falx）：呈镰刀形，伸入两侧大脑半球之间，前端附于鸡冠，后端连于小脑幕上面的正中线上，下缘游离于胼胝体上方。

（2）小脑幕（tentorium of cerebellum）：形似幕帐，伸入大脑与小脑之间。它附于枕骨横沟和颞骨岩部上缘，上面中线处连于大脑镰。幕的前内侧缘形成幕切迹。切迹与鞍背形成一环形孔，内有中脑通过。小脑幕将颅腔不完全地分隔成上、下两部。

（3）小脑镰（cerebellar falx）：位于枕骨大孔后方，自小脑幕下面正中伸入两小脑半球之间，为一短小的膜壁。

硬脑膜窦由分开的两层硬脑膜衬以内皮细胞构成，窦壁无平滑肌，不能收缩，故损伤时出血难止，易形成颅内血肿。主要的硬脑膜窦有：

上矢状窦（superior sagital sinus）：位于矢状沟内大脑镰的上缘，前方起自盲孔，向后流入窦汇。窦汇是上矢状窦后端的扩大，位于枕内隆凸附近，向两侧与横窦相通。

下矢状窦（inferior sagital sinus）：位于大脑镰下缘，其走向与上矢状窦一致，向后开口于直窦。

直窦（straight sinus）：在小脑幕与大脑镰相接处，由大脑大静脉和下矢状窦汇合而成，向后通窦汇（confluence of sinuses）。

横窦（transverse sinus）：成对，位于小脑幕后外侧缘附着处的枕骨横沟内，连于窦汇与乙状窦之间。

乙状窦（sigmoid sinus）：成对，位于乙状沟处，为横窦的延续，向前内于颈静脉孔处延续为颈内静脉。

海绵窦（cavernous sinus）：位于蝶鞍两侧，为硬脑膜两层间的不规则腔隙，形似海绵。两侧海绵窦借横支相连，颈内动脉和展神经在窦内穿过。在窦的外侧壁内有动眼神经、滑车神经、眼神经和上颌神经通过。

岩上窦和岩下窦分别位于颞骨岩部的上缘和后缘处，将海绵窦的血液分别引向横窦和颈内静脉。

2. 脑蛛网膜（cerebral arachnoid mater）薄而透明，无神经和血管，与硬脑膜间有硬膜下隙；与软脑膜间有蛛网膜下隙，内含脑脊液和较大血管。脊髓和脑的蛛网膜下隙是相互交通的。脑蛛网膜除在大脑横裂和大脑纵裂处外均跨越脑的沟裂，故蛛网膜下隙的大小不一，较扩大处称蛛网膜下池。在小脑与延髓间有小脑延髓池。脑蛛网膜在硬脑膜构成的上矢状窦附近形成许多突起，突入硬脑膜窦内，称蛛网膜颗粒（arachnoid granulations），脑脊液通过这些颗粒渗入硬脑膜窦内，回流入静脉。

3. 软脑膜（cerebral pia mater）薄而富有血管，紧贴脑的表面并深入其沟裂中，对脑的营养起重要作用。在脑室的一定部位，软脑膜及其血管与该部位脑室壁的室管膜上皮共同构成脉络组织。在某些部位，脉络组织中的血管反复分支成丛，连同其表面的软脑膜和室管膜上皮突入脑室，形成脉络丛。

二、脑和脊髓的血管

体内代谢最旺盛的部位即中枢神经系统，血液供应非常丰富。人的脑重仅占体重的2%，但是脑的耗氧量却是全身总耗氧量的20%，脑血流量约占心脏搏出量的1/6。脑血流减少或中断可导致脑神经细胞的缺氧甚至坏死，导致严重的神经精神障碍。

（一）脑的动脉

脑的动脉来自颈内动脉和椎动脉。以顶枕裂为界，大脑半球的前2/3和部分间脑由颈内动脉供应，大脑半球后1/3及部分间脑、脑干和小脑由椎动脉供应。故可将脑的动脉归纳为颈内动脉系和椎-基底动脉系。

1. 颈内动脉（internal carotid artery）起自颈总动脉，经颈部向上至颅底，穿颞骨岩部入海绵窦，紧贴海绵窦的内侧壁向上至后床突处转向前，至前床突处又向上后弯转并穿出硬脑膜而分支。所以将颈内动脉的行程分为4段：颈部、岩部、海绵窦部和前床突上部。其中，海绵窦部和前床突上部合称虹吸部，常呈V形或U形弯曲，是动脉硬化的常发部位。颈内动脉的主要分支有：

（1）大脑前动脉（anterior cerebral artery）：在视神经上方，向前内行，进入大脑纵裂，与对侧的同名动脉借前交通动脉相连，然后沿胼胝体上面向后行。皮质支分布于顶枕沟以前的半球内侧面和额叶底面的一部分以及额、顶两叶上外侧面的上部；中央支自大脑前动脉的近侧段发出，经前穿质进入脑实质，供应尾状核、豆状核前部和内囊前肢。

（2）脉络丛前动脉：沿视束下面向后行，经大脑脚与海马回钩之间向后进入侧脑室下角，终止于脉络丛。因该动脉细小，行程较长，所以易被血栓阻塞。

（3）后交通动脉（posterior communicating artery）在视束下面往后行，与大脑后动脉吻合，是颈内动脉系与椎—基底动脉系的吻合支。

（4）大脑中动脉（middle cerebral artery）：是颈内动脉的直接延续，向外行，进入外侧沟内，分成数条皮质支，营养大脑半球上外侧面的大部分和岛叶（顶枕裂以前），其中包括躯体运动、躯体感觉和语言中枢。故该动脉若发生阻塞，将产生严重的功能障碍。大脑中动脉途经前穿质时，发出一些细小的中央支，垂直向上穿入脑实质，供应尾状核、豆状核、内囊膝和后肢的前上部。其中，沿豆状核外侧上行至内囊的豆状核纹状体动脉较粗大，在动脉硬化和高血压时容易破裂（故又名出血动脉）而导致脑出血（“中风”）的严重功能障碍。

2. 椎动脉（vertebral artery）起自锁骨下动脉，穿第6至第1颈椎横突孔，经枕骨大孔入颅腔。在脑桥与延髓交界处，左右椎动脉汇合成一条基底动脉（basilar artery），后者沿脑桥腹侧面的基底沟上行，至脑桥上缘分为两大终支一左、右大脑后动脉。

椎动脉的主要分支有：

（1）脊髓前、后动脉：（见后）。

（2）小脑下后动脉：是椎动脉颅内段最大的分支，在两侧椎动脉汇合成基底动脉之前发出，供应小脑下面后部和延髓后外侧部。该动脉行程弯曲，较易发生栓塞而出现同侧面部浅感觉障碍、对侧躯体浅感觉障碍（交叉性麻痹）和小脑共济失调等。

基底动脉的主要分支有：

1）小脑下前动脉：由基底动脉始段发出，供应小脑下面的前部。

2）迷路动脉：又称内听动脉，很细，伴随面神经和前庭蜗神经进入内耳门，供应内耳迷路。

3）脑桥动脉：为一些细小的分支，供应脑桥基底部。

4）小脑上动脉：由近基底动脉的末端分出，绕大脑脚向后，供应小脑上部。

5）大脑后动脉（posterior cerebral artery）：在脑桥上缘附近发出，在小脑上动脉的上方并与之平行向外，绕大脑脚向后，沿海马回钩转至颞叶和枕叶内侧面。皮质支分布于颞叶的内侧面和底面及枕叶。中央支由根部发出，由脚间窝穿入脑实质，供应背侧丘脑，内、外膝状体，下丘脑、底丘脑等。大脑后动脉与小脑上动脉根部之间夹有动眼神经，当颅内压增高时，颞叶海马回钩移至小脑幕切迹下方，使大脑后动脉移位，压迫、牵拉动眼神经，可导致动眼神经麻痹。

3. 大脑动脉环（cerebral arterial circle）又称 Willis 环，由前交通动脉、两侧大脑前动脉起始段、两侧颈内动脉末端、两侧后交通动脉和两侧大脑后动脉起始段共同构成，位于脑底下方。此环使两侧颈内动脉系与椎基底动脉系相互交通。当构成此环的某一动脉血流减少或被阻断时，可在一定程度上通过大脑动脉环使血液重新分配和代偿，以便维持脑的营养供应和功能活动。

（二）脑的静脉

脑的静脉不与动脉伴行，可分为浅、深两组，两组之间互相吻合。浅静脉收集皮质及皮质下髓质的静脉血，并直接注入邻近的静脉窦（如上矢状窦、海绵窦、岩上窦、横窦等）。深静脉收集大脑深部的髓质、基底核、间脑、脑室脉络丛等处的静脉血，最后汇成一条大脑大静脉，后者于胼胝体压部的后下方向后注入直窦。

（三）脊髓的血管

1. 脊髓的动脉有两个来源：①来自椎动脉发出的脊髓前动脉和脊髓后动脉。②来自一些节段性动脉。

脊髓前动脉由椎动脉发出后，沿延髓腹侧下降，并向中线靠拢，在枕骨大孔上方汇成一干，沿前正中裂下行至脊髓末端。脊髓后动脉自椎动脉发出后，两条动脉向后穿行，沿脊神经后根内侧平行下降，直至脊髓末端。

脊髓前、后动脉之间由横行的吻合支相交通，构成动脉冠，由动脉冠再分支进入脊髓内部。由于脊髓的动脉供应有不同的来源，在某些部位，若两个来源的血液供应不够充分，就容易使脊髓受到损伤。这常见于两个不同来源血供的移行地带，称危险区，如第 1～4 胸节和第 1 腰节的腹侧面。

2. 脊髓的静脉较动脉多而粗，收集脊髓内的小静脉，最后汇合成脊髓前、后静脉，通过前、后根静脉注入硬膜外隙的椎内静脉丛。

三、脑脊液及其循环

脑脊液（cerebral spinal fluid，CSF）是充满于蛛网膜下隙、脊髓中央管和脑室系统内的无色透明液体，其功能相当于外周组织中的淋巴，对中枢神经系统有缓冲、保护、营养、运输代谢产物以及维持正常颅内压的作用。脑脊液处于不断地产生、循行和回流的平衡状态，其途径如下：

脑脊液由侧脑室脉络丛产生，经室间孔流至第三脑室，与第三脑室脉络丛产生的脑脊液一道，经中脑水管流入第四脑室，再汇合第四脑室脉络丛产生的脑脊液经第四脑室正中孔和外侧孔流入蛛网膜下隙。然后，脑脊液再沿蛛网膜下隙流向大脑背面，经蛛网膜颗粒渗透到硬脑膜窦（主要是上矢状窦）内，回流入血液中。如在脑脊液循环途径中发生阻塞，可引起脑积水和颅内压升高，进而使脑组织受压移位，甚至形成脑疝。

四、脑屏障

神经系统神经细胞的功能活动的正常进行，要求其周围的微环境保持一定的稳定性。与此相适应，在结构上表现为脑脊液和血液中的物质在进入脑组织时要受到一定的限制（或选择），这就是脑屏障，脑屏障由 3 部分组成：脑脊液—脑屏障、血—脑脊液屏障和血—脑屏障。

（一）脑脊液—脑屏障

脑脊液—脑屏障（CSF - brain barrier）位于脑室和蛛网膜下隙的脑脊液与脑、脊髓的神经细胞之间，其结构基础为室管膜上皮、软脑膜和软膜下胶质膜。但室管膜上皮之间主要为缝隙连接，不能有效地限制大分子通过，软脑膜的屏障作用也很低。因此，脑脊液的化学成分与脑组织细胞外液的成分大致相同。

脑屏障的功能意义在于：在正常情况下，使脑和脊髓不致受到内、外界环境各种物理、化学因素的影响而维持相对稳定的状态。在脑屏障受到损伤（如外伤、炎症、血管病）时，脑屏障的通透性增高或降低，使脑和脊髓的神经细胞直接受到各种致病因素的攻击，将导致脑水肿、脑出血、免疫异常和使原有病情加重等严重后果。

（二）血—脑脊液屏障

血—脑脊液屏障（blood-CSF barrier）位于脑室脉络丛的血液与脑脊液之间，其结构基础主要是脉络丛上皮细胞之间有闭锁小带相连。但脉络丛的毛细血管内皮细胞上有窗孔，故仍具有一定的通透性。

（三）血—脑屏障

血—脑屏障（blood-brain barrier，BBB）位于血液与脑、脊髓的神经细胞之间，其结构基础是：①脑和脊髓内毛细血管内皮细胞无窗孔，内皮细胞之间为紧密连接，使大分子不能通过，但水和某些离子仍能通过；②毛细血管基膜；③毛细血管基膜外有星形胶质细胞终足围绕。

然而，无论从结构上或功能上看脑屏障都只是相对的。这不仅因为脑的某些部位缺乏血脑屏障（如前所述），而且由于在脑屏障的 3 个组成部分中，脑—脑脊液屏障最不完善，使脑内神经元的细胞外液和脑脊液能互相交通。即使是真正存在血脑屏障的部位，也并非“天衣无缝”。脑屏障的相对性使人体内三大调节系统（免疫、神经、内分泌）的物质之间的交流在中枢神经系内也同样存在，此即免疫—神经—内分泌网络，它在全面调节人体的各种功能活动中起着重要作用。

第八章　血液系统

血液和淋巴分别是流动于心血管和淋巴管内的液态组织。健康成人血液约 5L，约占体重的 7%。从血管抽取少量血液，加入适量抗凝剂，静置或离心沉淀后，血液可分出三层：上层淡黄色为血浆，下层是红细胞，中间的薄层是白细胞和血小板。因此，血液由血浆、红细胞、白细胞和血小板组成。血浆约占血液容积的 55%，血细胞约占 45%。血浆相当于细胞外基质为 pH7.3～7.4，其主要成分是水，约占 90%，其余为血浆蛋白、脂蛋白、激素、酶、无机盐和多种营养代谢物质。

血细胞主要在骨髓内生成。血液中的血细胞相继衰老死亡，骨髓则源源不断地输出新生细胞，形成动态平衡。血细胞的形态、数量、百分比和血红蛋白含量的测定结果称为血象。患病时，血象常有显著变化，成为诊断疾病的主要指标。用 Wright 或 Giemsa 染色法染血涂片，是最常用的观察血细胞形态的方法。

一、红细胞

红细胞在扫描电镜下呈双凹圆盘状，直径约 7.5 μm，中央较薄，约 1 μm，周缘较厚，约 2 μm。这种形态与同体积的球形结构相比，表面积增大约 25%，达 140 μm^2，而且细胞内任何一点距细胞表面都不超过 0.85 μm，有利于细胞内外气体的迅速交换。在血涂片中，红细胞中央部呈浅红色。

成熟红细胞内无核，也无任何细胞器，胞质内充满血红蛋白。正常成人血液中血红蛋白的含量：男性为 120～150 g/L，女性为 110～140 g/L。血红蛋白具有结合与运输 O_2 和 CO_2 的功能。所以红细胞能供给全身细胞所需的 O_2，并运走细胞所产生的大部分 CO_2。红细胞具有形态的可变性，当它们通过小于自身直径的毛细血管时，可改变形态。这是因为红细胞膜固定在一个可以变形的圆盘状的网架结构上，称红细胞膜骨架，其主要成分是肌动蛋白和血影蛋白等。

红细胞的细胞膜中有一类镶嵌蛋白质，即血型抗原 A 和血型抗原 B，构成人类的 ABO 血型抗原系统，在临床输血中具有重要的意义。这是因为人类血液中还有抗异型血的天然抗体，例如 A 型血的人具有抗血型抗原 B 的抗体，如果配错血型，首次输血可导致抗原抗体结合，从而引起红细胞膜破裂，血红蛋白逸出，称为溶血。溶血后残留的红细胞膜囊称为血影。

由于红细胞内没有任何细胞器，不能合成新的蛋白及代谢所需的酶类，随时间延长，其血红蛋白和膜骨架蛋白变性，细胞的变形性降低。这些老化的红细胞在经过脾和肝时，会被巨噬细胞吞噬清除。红细胞的平均寿命月为 120 天。同时，每天都有新生的未完全成熟的红细胞从骨髓进入血液。这些细胞内仍残留部分核糖体，用煌焦油蓝染色呈细网状，故称网织红细胞。未完全成熟的红细胞在血流中经过大约一天时间后完全成熟，核糖体消失。

二、白细胞

白细胞是有核的球形细胞，它们从骨髓入血后一般在24小时内以变形运动方式穿过微血管壁，进入结缔组织或淋巴组织，发挥免疫和防御功能。根据白细胞质内有无特殊颗粒，可将其分为有粒白细胞和无粒白细胞。前者通常简称粒细胞，根据特殊颗粒的染色性，又可分为中性粒细胞、嗜酸性粒细胞和嗜碱性粒细胞三种。无粒白细胞则分为单核细胞和淋巴细胞两种，但都含细小的嗜天青颗粒。

1. 中性粒细胞　是数量最多的白细胞。细胞直径10～12 μm，核呈深染的弯曲杆状或分叶状，分叶核一般为2～5叶，叶间有纤细的缩窄部相连，正常人以2～3叶者居多。核的叶数与细胞在血液中停留的时间成正变。

中性粒细胞的胞质呈极浅的粉红色，含有许多细小颗粒，其中浅红色的为特殊颗粒，浅紫色的为嗜天青颗粒。嗜天青颗粒约占颗粒总数的20%，电镜下颗粒较大，直径0.6～0.7 μm，电子密度较高，呈圆形或椭圆形。它是一种溶酶体，含有酸性磷酸酶、髓过氧化物酶和多种酸性水解酶类等，能消化吞噬的细菌和异物。特殊颗粒占颗粒总数约80%，电镜下颗粒较小，直径0.3～0.4 μm，呈哑铃形或椭圆形。特殊颗粒是一种分泌颗粒，内含溶菌酶、吞噬素等，具有杀菌作用。

中性粒细胞和巨噬细胞一样具有很强的趋化作用和吞噬功能，其吞噬对象以细菌为主，也可吞噬异物。中性粒细胞在吞噬、处理了大量细菌后，自身也死亡，成为脓细胞。中性粒细胞从骨髓进入血液后，约停留6～8小时，然后离开，在结缔组织中存活2～3天。

2. 噬碱性粒细胞　数量最少。细胞直径约10～12 μm，核分叶，或呈s形或不规则形，着色较浅。胞质内含有嗜碱性颗粒，大小不等，分布不均，染成蓝紫色，可将核掩盖。嗜碱性颗粒属于分泌颗粒，内含有肝素、组胺、嗜酸性颗粒细胞趋化因子等；细胞基质内有白三烯。噬碱性粒细胞与肥大细胞的分泌物相同，也参与过敏反应。噬碱性粒细胞在组织中可存活10～15天。

3. 嗜酸性粒细胞　直径为10～15 μm，核多为2叶，胞质内充满粗大的鲜红色嗜酸性颗粒，直径约0.5～1.0 μm。电镜下，可见颗粒内基质中有长方形结晶体。嗜酸性颗粒是一种特殊的溶酶体，除含一般溶酶体酶外，还含有组胺酶、芳基硫酸酯酶和阳离子蛋白。嗜酸性粒细胞也能做变形运动，并具有趋化性，可受肥大细胞释放的嗜酸性粒细胞趋化因子的作用，移行至发生过敏反应的部位。其释放的组胺酶能分解组胺，芳基硫酸酯酶能灭活白三稀，从而抑制过敏反应。嗜酸性粒细胞释放的阳离子蛋白，对寄生虫有很强的杀灭作用。嗜酸性粒细胞在血液中约停留6～8小时后，进入结缔组织，特别是肠道结缔组织，可以存活8～12天。

4. 单核细胞　是体积最大的白细胞，直径为14～20 μm。核呈肾形、马蹄铁形或扭曲折叠的不规则形，染色质颗粒细而松散，所以着色较浅。胞质丰富，因弱嗜碱性而呈灰蓝色，内含有许多细小的淡紫色嗜天青颗粒，即溶酶体。单核细胞在血流中停留12～48小时后，进入结缔组织或其他组织，分化为巨噬细胞等具有吞噬功能的细胞。

5. 淋巴细胞　血液中的淋巴细胞大部分为直径约6～8 μm的小淋巴细胞，小部分为直径9～12 μm的中淋巴细胞。在淋巴组织中还有直径13～20 μm的大淋巴细胞，但不存在于血液中。中淋巴细胞的核染色质略稀疏，着色略浅，有的可见核仁。小淋巴细胞的核为圆形，一侧常有浅凹，染色质浓密成块状，着色深。淋巴细胞的胞质为嗜碱性，呈蔚蓝色。小淋巴细胞的胞质很少，在核中形成很薄的一圈，中淋巴细胞胞质较多；胞质中可含嗜天青颗粒。电镜下，淋巴细胞胞质内含大量游离核糖体以及溶酶体、高尔基复合体、粗面内质网和线粒体等。

淋巴细胞不仅产生于骨髓，而且产生于淋巴器官和淋巴组织。根据淋巴细胞的发生来源、形态特点和免疫功能等方面的不同，可分为三类：

（1）胸腺依赖淋巴细胞；（2）骨髓依赖淋巴细胞；（3）自然杀伤细胞。淋巴细胞是主要的免疫细胞，在机体防御疾病过程中发挥关键作用。

三、血小板

血小板是从骨髓巨核细胞脱落下来的胞质小块，严格意义上并非细胞。血小板呈双凸圆盘状，直径 2～4 μm；当受到机械或化学刺激时，可伸出突起，变为不规则形。在血涂片上，血小板常聚集成群。血小板中央部有血小板颗粒呈蓝紫色，称颗粒区；周边部呈浅蓝色，称透明区。电镜下，血小板表面吸附有血浆蛋白，其中有多种凝血因子。透明区含有微丝和微管，参与血小板形状的维持与变形。颗粒区有特殊颗粒、致密颗粒和少量溶酶体。特殊颗粒体积较大，圆形，电子密度中等，内含血小板因子Ⅳ、血小板源性生长因子、凝血酶敏感蛋白等。致密颗粒较小，电子密度大，内含 5-羟色胺、ATP、ADP、钙离子、肾上腺素等。血小板内还含有开放小管系统和致密小管系统。开放小管系统的管道与血小板表面胞膜相连，可增加血小板与血浆的接触面积，利于摄取血浆物质和释放颗粒内容物。致密小管系统是封闭的小管，管腔电子密度中等，能收集钙离子和合成前列腺素等。

血小板参与止血和凝血。当血管内皮破裂，血小板迅速黏附、聚集于破损处，凝固形成血栓，堵塞裂口，甚至小血管管腔。在这一过程中，血小板释放颗粒内容物。血小板寿命一般为 7～14 天。

四、淋巴

淋巴是在淋巴系统内流动的液体，单向性地从毛细淋巴管流向淋巴导管，然后汇入大静脉。淋巴由淋巴浆与淋巴细胞构成。淋巴浆实际上是血浆在毛细血管动脉端的部分渗出液，蛋白含量比血浆低，因此，淋巴是血浆循环的旁路。当淋巴经淋巴管流过淋巴结时，便有淋巴细胞加入。如果淋巴结正处于活跃的免疫应答状态，便会有较多淋巴细胞和大量免疫球蛋白进入淋巴。肝的淋巴内含大量由肝细胞合成的血浆蛋白。

五、骨髓和血细胞的发生

体内各种血细胞的寿命有限，每天都有一定数量的血细胞衰老死亡，同时又有相同数量的血细胞在骨髓中生成并汇入血流，从而使外周血中血细胞的数量和质量维持动态平衡。

（一）骨髓的结构

骨髓位于骨髓腔中，分为红骨髓和黄骨髓，红骨髓是造血组织，黄骨髓是脂肪组织，通常所说的骨髓指红骨髓。胎儿及婴幼儿时期的骨髓都是红骨髓，约从 5 岁起，长骨干的骨髓腔内开始出现脂肪组织，并随年龄增长而增多，形成黄骨髓。成人的红骨髓和黄骨髓约各占一半。红骨髓分布在扁骨、不规则骨和长骨骺端的松质骨中。黄骨髓内尚保留少量幼稚血细胞，故有造血潜能，当机体需要时可转变为红骨髓。红骨髓主要由造血组织和血窦构成。

1. 造血组织　由网状组织、造血细胞和基质细胞组成。网状细胞和网状纤维构成网架，网孔中充满不同发育阶段的各种血细胞以及少量脂肪细胞、巨噬细胞、骨髓基质干细胞等。

造血诱导微环境是造血细胞赖以生长发育的环境。造血微环境中的核心成分是基质细胞，包括巨噬细胞、成纤维细胞、网状细胞、骨髓基质干细胞等。基质细胞不仅起造血支架作用，并且能分泌多种造血生长因子，调节造血细胞的增殖与分化，基质细胞还能产生网状纤维、粘连性糖蛋白等细胞外基质成分，有滞留造血细胞的作用。

2. 血窦　为管腔大、形状不规则的毛细血管，内皮细胞间隙较大，内皮基膜不完整，呈断续状，有利于成熟血细胞进入血液。

（二）造血干细胞和造血祖细胞

血细胞发生时造血干细胞在一定的微环境和某些因素的调下，先增殖分化为各类血细胞的祖细胞，然后祖细胞定向增值、分化为各种成熟血细胞的过程。

1. 造血干细胞　是生成各种血细胞的原始细胞，出生后，造血干细胞主要存在于红骨髓，约占骨髓有核细胞的0.5%，其次是脾和淋巴结，外周血内也有极少量。造血干细胞的细胞体积小，核相对大，胞质富含核糖体。

造血干细胞的特征是：①有很强的增殖潜能，在一定条件下能反复分裂，大量增殖；但在一般生理状态下，多数细胞处于一期静止状态。②有多向分化能力，在一些因素的作用下能分化成不同的祖细胞。③有自我复制能力，即细胞分裂后的部分子代细胞仍具原有特性，故造血干细胞可终身保持恒定的数量。

2. 造血祖细胞　是由造血干细胞分化而来的分化方向确定的干细胞，故也称定向干细胞。他们在不同的集落刺激因子作用下，分别分化为形态可辨认的各种血细胞。①红细胞系造血祖细胞，在红细胞生成素作用下生成红细胞。②粒细胞单核细胞系造血祖细胞，是单核细胞和中性粒细胞共同的祖细胞，其集落刺激因子由巨噬细胞等分泌。在机体发生炎症时，炎症部位的巨噬细胞释放的白细胞介素-1能刺激骨髓中这两种细胞的增殖和释放入血。③巨核细胞系造血祖细胞，需在血小板生成素作用下形成巨核细胞集落，最终产生血小板。嗜酸性粒细胞、嗜碱性粒细胞也都有各自的祖细胞和集落刺激因子。

（三）血细胞发生过程的形态演变

各种血细胞的分化发育过程大致可分为三个阶段：原始阶段、幼稚阶段和成熟阶段。其形态演变也有一定的规律：①胞体由大到小，但巨核细胞则由小变大。②胞质由少变多，胞质嗜碱性逐渐变弱，但单核细胞和淋巴细胞仍保持嗜碱性；胞质内的特殊结构或蛋白成分，如粒细胞的特殊颗粒、巨核细胞的血小板颗粒、红细胞的血红蛋白，均从无到有，逐渐增多。③胞核由大变小，红细胞的核最后消失，粒细胞的核由圆形逐渐变成杆状再至分叶；但巨核细胞的核由小变大，呈分叶状。核染色质由细疏变粗密，核的着色由浅变深，核仁由明显变消失。④细胞分裂能力从有到无，但淋巴细胞仍保持很强的潜在分裂能力。

1. 红细胞系的发生　历经原红细胞、早幼红细胞、中幼红细胞、晚幼红细胞，后者脱去胞核成为网织红细胞，入血后变为成熟红细胞。从原红细胞发育至晚幼红细胞大约需

3～4天。

2. 粒细胞系的发生　三种粒细胞虽有各自的造血祖细胞，但它们的发育过程基本相同，都历经原粒细胞、早幼粒细胞、中幼粒细胞、晚幼粒细胞，进而分化为成熟的分叶核和杆状核粒细胞。从原粒细胞增殖分化为晚幼粒细胞大约需 4～6 天。骨髓内的杆状核粒细胞和分化核粒细胞的贮存量很大，在骨髓停留 4～5 天后入血。

3. 单核细胞系的发生　单核细胞和中性粒细胞具有共同的造血祖细胞，经过原单核细胞和幼单核细胞，变为单核细胞。幼单核细胞增殖力很强，约 38%的幼单核细胞处于增殖状态。

4. 淋巴细胞系的发生　一部分淋巴性造血干细胞经血流进入胸腺皮质，分化成 T 细胞，一部分在骨髓内发育为 B 细胞和 NK 细胞。淋巴细胞的发育主要表现为功能状态和细胞膜蛋白的变化，形态结构的演变不很明显，所以不易从形态上划分淋巴细胞的发生和分化阶段。

5. 巨核细胞—血小板系的发生　原巨核细胞经幼巨核细胞，发育为巨核细胞，巨核细胞的胞质块脱落成为血小板。原巨核细胞分化为幼巨核细胞，体积变大，核呈肾形，胞质内开始出现血小板颗粒。幼巨核细胞再经过数次 DNA 复制，成为 8～32 倍体，但核不分裂，成为巨核细胞。巨核细胞呈不规则形，直径约 50～100 μm，核大呈分叶状，胞质内出现大量血小板颗粒，它们聚集成团。接着，胞质内出现大量分隔小管，将胞质分隔成许多小区，每个小区内有一团血小板颗粒，是未来的一个血小板。巨核细胞伸出胞质突起从血窦内皮细胞间隙伸入窦腔，其末端胞质脱落变成血小板。一个巨核细胞可生成 2000～8000 个血小板。

第九章　运动系统

运动系统由骨、关节和骨骼肌组成，约占成人体重的60%。全身各骨借关节相连形成骨骼，构成坚硬骨支架，赋予人体基本形态。骨骼支持体重，保护内脏，如颅保护脑，胸廓保持心、肺、肝、脾诸器官。骨骼肌附着于骨，在神经系统支配下，收缩时，以关节为支点牵引骨改变位置，产生运动。运动中，骨起着杠杆作用，关节是运动的枢纽，骨骼肌则是动力器官。所以说，骨骼肌是运动系统的主动部分，骨和关节是运动系统的被动部分。

第一节　骨　学

骨（bone）是一种器官，主要由骨组织（骨细胞、胶原纤维和基质）构成，具有一定形态和构造，外被骨膜，内容骨髓，含有丰富的血管、淋巴管及神经，不断进行新陈代谢和生长发育，并有修复、再生和改建的能力。经常锻炼可促进骨良好发育，长期废用则出现疏松。基质中有大量钙盐和磷酸盐沉积，是钙、磷的储存库，参与体内钙、磷代谢，骨髓还有造血功能。

一、中轴骨骼

（一）躯干骨

躯干骨包括24块椎骨、1块骶骨、1块尾骨、1块胸骨和12对肋。它们分别参与脊柱、骨性胸廓和骨盆的构成。

1. 椎骨

幼年时为32或33块，分为颈椎7块，胸椎12块，腰椎5块，骶椎5块，尾椎3～4块。成年后5块骶椎长合成骶骨，3～4块尾椎长合成尾骨。

（1）椎骨的一般形态　椎骨（vertebrae）由前方短圆柱形的椎体和后方板状的椎弓组成。

椎体（vertebral body）是椎骨负重的主要部分，内部充满松质，表面的密质较薄，上下面皆粗糙，借椎间纤维软骨与邻近椎骨相接。椎体后面微凹陷，与椎弓共同围成椎孔（vertebral foramen）。各椎孔相通，构成容纳脊髓的椎管（vertebral canal）。

椎弓（vertebral arch）是弓形骨板，紧连椎体的缩窄部分，称椎弓根（pedicle of vertebralarch）。根的上、下缘各有一切迹。相邻椎骨的上、下切迹共同围成椎间孔（intervertebral foramina），有脊神经和血管通过。两侧椎弓根向后内扩展变宽，称椎弓板（lamina of vertebral arch）在中线会合。由椎弓发出7个突起：①棘突（spinous process）1个，伸向后方或后下方，尖端可在体表摸到。②横突（transverse process）1对，伸向两侧。棘突和横突都是肌和韧带的附着处。③关节突（articular process）2对。在椎弓根与椎弓板结合处分别向上、下方突起，即上关节突和下关节突，相邻关节突构成关节突关节。

（2）各部椎骨的主要特征

1）胸椎（thoracic vertebrae）：椎体从上向下逐渐增大，横断面呈心形。横突末端前面，有横突肋凹与肋结节相关节。第 1 胸椎与第 9 以下各胸椎的肋凹不典型。关节突的关节面几乎呈冠状位，上关节突关节面朝向后，下关节突的则朝向前。棘突较长，向后下方倾斜，呈叠瓦状排列。

2）颈椎（cervical vertebrae）：椎体较小，横断面呈椭圆形。上、下关节突的关节面几呈水平面。第 3～7 颈椎体上面侧缘向上突起称椎体钩。椎体钩若与上位椎体的前后唇缘相接，则形成钩椎关节，又称 Luschka 关节。如过度增生肥大，可使椎间孔狭窄，压迫脊神经，产生症状，为颈椎病。椎孔较大，呈三角形。横突有孔，称横突孔（transverse foramen），有椎动脉和椎静脉通过。第 1 颈椎又名寰椎（atlas）、第 2 颈椎又名枢椎（axis）、第 7 颈椎又名隆椎。

3）腰椎（lumbar vertebrae）：体粗壮，横断面呈肾形。椎孔呈三角形。上、下关节突粗大，关节面几乎呈矢状位，棘突宽而短，呈板状，水平伸向后方。各棘突的间隙较宽，临床上可于此作腰椎穿刺术。

4）骶骨（sacrum，sacral bone）：由 5 块骶椎长合而成，呈三角形，底向上，尖向下，盆面（前面）凹陷，上缘中份向前隆凸，称岬（promontory）。中部有四条横线，是椎体融合的痕迹。横线两端有 4 对骶前孔。背面粗糙隆凸，正中线上有骶正中嵴，嵴外侧有 4 对骶后孔。

5）尾骨（coccyx）：由 3～4 块退化的尾椎长合而成。上接骶骨，下端游离为尾骨尖。

2. 胸骨

胸骨（sternum）位于胸前壁正中，前凸后凹，可分柄、体和剑突三部分。胸骨柄（manubrium sterni）上宽下窄，上缘中份为颈颈脉切迹（jugular notch），两侧有锁切迹与锁骨相连结。柄外侧缘上份接第 1 肋。柄与体连接处微向前突，称胸骨角（sternal angle），可在体表扪到，两侧平对第 2 肋，是计数肋的重要标志。胸骨角向后平对第 4 胸椎体下缘。胸骨体（body of sternum）呈长方形，外侧缘接第 2～7 肋软骨。剑突（xiphoid process）扁而薄，形状变化较大，下端游离。

3. 肋

肋（ribs）由肋骨与肋软骨组成，共 12 对。第 1～7 对肋前端与胸骨连接，称真肋。第 8～10对肋前端借肋软骨与上位肋软骨连接，形成肋弓（costal arch），称假肋。第 11～12 对肋前端游离于腹壁肌层中，称浮肋。

（二）颅

颅（skull）位于脊柱上方，由 23 块扁骨和不规则骨组成（中耳的 3 对听小骨未计入）。除下颌骨和舌骨以外，彼此借缝或软骨牢固连结。颅分为上部的脑颅和下部的面颅，二者以眶上缘和外耳门上缘的连线为其分界线。

1. 脑颅骨

脑颅由 8 块组成。其中不成对的有额骨、筛骨、蝶骨和枕骨，成对的有颞骨和顶骨。

2. 面颅骨

面颅有 15 块骨。成对的有上颌骨、腭骨、颧骨、鼻骨、泪骨及下鼻甲，不成对的有犁骨、下颌骨和舌骨，面颅骨围成眶腔、鼻腔和口腔。

二、附肢骨

附肢骨包括上肢骨和下肢骨。上、下肢骨分别由肢带骨和自由肢骨组成。上、下肢骨的数目和排列方式基本相同。由于人体直立，上肢成为灵活的劳动器官，下肢起着支持和移位的作用。因而，上肢骨纤细轻巧，下肢骨粗大坚固。

（一）上肢骨

1. 上肢带骨

（1）锁骨（clavicle）呈“～”形弯曲，架于胸廓前上方。内端粗大，为胸骨端，有关节面与胸骨柄相关节。外端扁平，为肩峰端，有小关节面与肩胛骨肩峰相关节。内侧 2/3 凸向前，呈三棱棒形，外侧 1/3 凸向后，呈扁平形。

（2）肩胛骨（scapula）为三角形扁骨，贴于胸廓后外面，介于第 2 到第 7 肋骨之间。可分二面、三缘和三个角。腹侧面或肋面与胸廓相对，为一大浅窝，称肩胛下窝（subscapular fossa）。背侧面有一横嵴，称肩胛冈（spine of scapula）。冈上、下方的浅窝，分别称冈上窝 supraspinous fossa 和冈下窝（infraspinous fossa）。肩胛冈向外侧延伸的扁平突起，称肩峰（acromion），与锁骨外侧端相接。

2. 自由上肢骨

（1）肱骨（humerus）分一体及上、下两端。

上端有朝向上后内方呈半球形的肱骨头（head of humerus），与肩胛骨的关节盂相关节。头周围的环状浅沟，称解剖颈（anatomical neck）。肱骨头的外侧和前方有隆起的大结节（greater tubercle）和小结节（lesser tubercle），向下各延伸一嵴，称大结节嵴和小结节嵴。两结节间有一纵沟，称结节间沟。上端与体交界处稍细，称外科颈（surgical neck），较易发生骨折。

（2）桡骨（radius）位前臂外侧部，分一体两端。上端膨大称桡骨头（head of radius），头上面的关节凹与肱骨小头相关节；周围的环状关节面与尺骨相关节；头下方略细，称桡骨颈（neck of radius）。

（3）尺骨（ulna），居前臂内侧，分一体两端。上端粗大，前面有一半圆形深凹，称滑车切迹 trochlear notch，与肱骨滑车相关节。

（4）手骨包括腕骨、掌骨和指骨。

1）腕骨（carpal bones）：8 块排成近远两列。近侧列由桡侧向尺侧为：手舟骨（scaphoid bone）、月骨（lunate bone）三角骨（triquetral bone）和豌豆骨（pisiform bone）远侧列为：大多角骨（trapezium bone）、小多角骨（trapezoid bone）、头状骨（capitate bone）和钩骨（hamate bone）。8 块腕骨构成一掌面凹陷的腕骨沟。

2）掌骨（metacarpal bones）：5 块。由桡侧向尺侧，为第 1～5 掌骨。近端为底接腕骨；远端为头，接指骨，中间部为体。第一掌骨最短而粗，其底有鞍状关节面，与大多角骨的鞍状关节面相关节。

3）指骨（phalanges of fingers）：属长骨，共 14 块。拇指有 2 节，其余各指为 3 节，为近节指骨、中节指骨和远节指骨。

（二）下肢骨

1. 下肢带骨

髋骨（hip bone）是不规则骨，上部扁阔，中部窄厚，有朝向下外的深窝，称髋臼；下部有一大孔，称闭孔。左右髋骨与骶、尾骨组成骨盆。髋骨由髂骨、耻骨和坐骨组成，三骨会合于髋臼，16 岁左右完全融合。

（1）髂骨（ilium）构成髋骨上部，分为肥厚的髂骨体和扁阔的髂骨翼。体构成髓臼的上 2/5，翼上缘肥厚，形成弓形的髂嵴（iliac crest）。髂嵴前端为髂前上棘（anterior superior iliac spine），后端为髂后上棘（posterior superior iliac spine）。髂前上棘后方 5～7cm 处，髂嵴外唇向外突起，称髂结节（tubercle of iliac crest），它们都是重要的体表标志。

（2）坐骨（ischium）构成髋骨后下部，分坐骨体和坐骨支。体组成髋臼的后下 2/5，后缘有尖形的坐骨棘（ischial spine），棘下方有坐骨小切迹（lesser sciatic notch）。坐骨棘与髂后下棘之间为坐骨大切迹。

（3）耻骨（pubis）构成髋骨前下部，分体和上、下两支。体组成髋臼前下 1/5，与髂骨体的结合处骨面粗糙隆起，称髂耻隆起，由此向前内伸出耻骨上支，其末端急转向下，成为耻骨下支。

髋臼（acetabulum）由髂、坐、耻三骨的体合成。窝内半月形的关节面称月状面（lunate surface）。窝的中央未形成关节面的部分，称髋臼窝。髋臼边缘下部的缺口称髋臼切迹。

2. 自由下肢骨

（1）股骨（femur）是人体最长最结实的长骨，长度约为体高的 1/4，分一体两端。上端有朝向内上的股骨头（femoral head），与髋臼相关节。头中央稍下有一小的股骨头凹。头下外侧的狭细部称股骨颈（neck of femur）。颈与体连接处上外侧的方形隆起，称大转子（greater trochanter）；内下方的隆起，称小转子（lesser trochanter），有肌肉附着。大小转子之间，前面有转子间线，后面有转子间嵴。大转子是重要的体表标志，可在体表扪到。

（2）髌骨（patella）是人体最大的籽骨，位于股骨下端前面，在股四头肌腱内，上宽下尖，前面粗糙，后面为关节面，与股骨髌面相关节。髌骨可在体表扪到。

（3）胫骨（tibia）位于小腿内侧，是粗大的长骨，分一体两端。上端膨大，向两侧突出，形成内侧髁和外侧髁。二髁上面各有上关节面，与股骨髁相关节。两上关节面之间的粗糙小隆起，称髁间隆起（intercondylar eminence）。

（4）腓骨（fibula）细长，位于胫骨外后方，分一体两端。上端稍膨大，称腓骨头（fibular head），有腓骨头关节面与胫骨相关节。头下方缩窄，称腓骨颈（neck of fibula）。体内侧缘锐利，称骨间缘，有小腿骨间膜附着。下端膨大，形成外踝（lateral malleolus）。其内侧有外踝关节面，与距骨相关节。腓骨头和外踝都可在体表扪到。

（5）足骨包括跗骨、跖骨和趾骨。

1）跗骨（tarsal bones）：7 块，属短骨。分前、中后三列。后列包括上方的距骨（talus）和下方的跟骨（calcaneus）；中列为位于距骨前方的足舟骨（navicular bone）；前列为内侧楔骨（medial cuneiform bone）、中间楔骨（intermediate cuneiform bone）、外侧楔骨（lateral cuneiform bone）及跟骨前方的骰骨（cuboid bone）。

2）跖骨（metatarsal bones）：5 块，为第 1～5 跖骨，形状和排列大致与掌骨相当，但比掌骨粗大。每一跖骨近端为底，与附骨相接，中间为体，远端称头，与近节趾骨相接。第5跖骨底向后突出，称第5跖骨粗隆，在体表可扪到。

3）趾骨（phalanges of toes，bones of toes）：共14块。踇趾为2节，其余各趾为3节。形态和命名与指骨相同。踇趾骨粗壮，其余趾骨细小，第5趾的远节趾骨甚小，往往与中节趾骨长合。

第二节 关 节

骨与骨之间借纤维组织、软骨或骨相连，称为关节或骨连结（joint，articulation）。按骨连结的方式，可分为纤维连结（纤维关节）、软骨和骨性连结（软骨关节）以及滑膜关节三大类。

一、纤维连结

骨与骨之间借纤维组织相连，形成纤维连结（fibrous joints）。这种连结可有两种形式：

（一）韧带连结

连结两骨的纤维结缔组织比较长，富于弹性，称为韧带（ligament），如椎骨棘突之间的棘间韧带、胫腓骨下端的胫腓骨间韧带等。若两骨之间的结缔组织呈膜状，则称为骨间膜，如前臂骨间膜等。

（二）缝

相邻颅骨之边缘借薄层纤维结缔组织相连，称之为缝（suture）。

二、软骨和骨性连结

骨与骨之间借软骨相连，形成软骨连结（cartilaginous joints）。这种连结可有三种形式：

透明软骨结合（symphysis）、纤维软骨结合（symphysis）和骨性结合（synostosis）。

三、滑膜关节

滑膜关节（synovial joints），常简称关节（articulation），是骨连结的最高分化形式。

（一）滑膜关节的基本构造

滑膜关节具有关节面，关节囊和关节腔。这些结构为每个滑膜关节所必有的基本结构。

1. 关节面（articular surface）是构成关节的各相关骨的接触面，每一关节至少包括两个关节面，一般为一凸一凹，凸者称为关节头，凹者称为关节窝。

2. 关节囊（articular capsule）为纤维结缔组织膜构成的囊，附着于关节面周缘及其附近的骨面上，并与骨膜融合，密闭关节腔，可分为纤维膜（fibrous membrane）和滑膜（synovial membrane）内、外两层。

3. 关节腔（articular cavity）为关节软骨和关节囊滑膜层共同围成的密闭腔隙，腔内含少量滑液，可减少关节活动时关节面之间的摩擦。

（二）滑膜关节的辅助结构

关节除具备上述基本结构外，某些关节为适应其特殊功能还形成一些特殊结构。这些结构是：

1. 韧带（ligaments）连于相邻两骨之间的致密纤维结缔组织束称为韧带，可加强关节的稳固性。位于关节囊外的称囊外韧带，有的与囊相贴，为囊的局部增厚，如髋关节的髂股韧带；有的与囊不相贴，分离存在，如膝关节的腓侧副韧带等。位于关节囊内的称囊内韧带，被滑膜包裹，如膝关节内的交叉韧带等。

2. 关节内软骨　为存在于关节腔内的纤维软骨，有关节盘、关节唇两种形态。

（1）关节盘（articular disc）：是位于两关节面之间的纤维软骨板，其周缘附着于关节囊内面，将关节腔分为两部。

（2）关节唇（articular labrum）：是附着于关节窝周缘的纤维软骨环，它加深关节窝，增大关节面，可增加关节的稳固性，如髋臼唇等。

3. 滑膜襞和滑膜囊　有些关节的滑膜表面积大于纤维层，以致滑膜重叠卷摺，并突向关节腔而形成滑膜襞，其内含脂肪和血管，即成为滑膜脂垫。在某些部位，滑膜从纤维膜缺如处或薄弱处作囊状膨出，充填于肌腱与骨面之间，则形成滑膜囊，可减少肌肉活动时与骨面之间的摩擦。

四、中轴骨连结

（一）躯干骨的连结

躯干骨的 24 块椎骨、1 块骶骨和 1 块尾骨借骨连结形成脊柱（vertebral column），构成人体的中轴，上承托颅，下接下肢带。12 块胸椎、12 对肋、胸骨和它们之间的骨连结，共同形成胸廓（thoracic cage）。

1. 脊柱

椎骨间的连结　各椎骨之间，借韧带、软骨和滑膜关节相连，可分为椎体间连结和椎弓间连结。

1）椎体间的连结：相邻各椎体之间借椎间盘、前纵韧带和后纵韧带相连。

椎间盘（intervertebral discs）：是连结相邻两个椎体的纤维软骨盘，由两部分构成，中央部为髓核（nucleus pulposus），是柔软而富有弹性的胶状物质，为胚胎时脊索的残留物。周围部为纤维环（anulus fibrosus），由多层纤维软骨环按同心圆排列组成，富于坚韧性，牢固连结各椎体上、下面，保护髓核并限制髓核向周围膨出。颈腰部的纤维环前厚后薄，纤维环破裂时，髓核容易向后外侧脱出，突入椎管或椎间孔，压迫脊髓和脊神经，临床上称为椎间盘脱出症。

前纵韧带（anterior longitudinal ligament）：位于椎体前面，宽而坚韧，上至枕骨大孔前缘，下达第 1 或第 2 骶椎体，其纤维与椎体及椎间盘牢固连结。

后纵韧带（posterior longitudinal ligament）：位于椎体后面，窄而坚韧，起自枢椎并与覆盖枢椎体的覆膜相续，向下达骶管，与椎间盘纤维环及椎体上下缘紧密连结，而与椎体结合较为疏松。

2）椎弓间的连结：包括椎弓板之间和各突起之间的连结。

黄韧带（ligamenta flava）：连结相邻两椎弓板间的韧带，由黄色的弹力纤维构成。

棘间韧带（interspinal ligaments）：位于相邻各棘突之间，前接黄韧带，后方移行于棘上韧带和项韧带。

棘上韧带（supraspinal ligaments）：连结胸、腰、骶椎各棘突尖之间的纵形韧带，其前方与棘间韧带融合，与棘间韧带都有限制脊柱前屈的作用。在颈部，从颈椎棘突尖向后扩展成三角形板状的弹性膜，称项韧带（ligamentum nuchae）。

横突间韧带（intertransverse ligaments）：连结相邻椎骨的横突之间的韧带。

关节突关节（zygapophysial joints）：由相邻椎骨的上、下关节突的关节面构成，属平面关节。

2. 胸廓

胸廓由12块胸椎、12对肋、1块胸骨和它们之间的连结共同构成。构成胸廓的主要关节有肋椎关节和胸肋关节。

（1）肋椎关节（costovertebral joints）为肋后端与胸椎之间构成的关节，包括肋头关节和肋横突关节。

1）肋头关节（joint of costal head）：由肋头的关节面与相应的胸椎体的肋凹构成，属于微动平面关节，且有短韧带加强。

2）肋横突关节（costotransverse joint）：由肋结节关节面与相应的横突肋凹构成，亦属微动平面关节。有韧带加强。

（2）胸肋关节（sternocostal joints）由第2～7肋软骨与胸骨相应的肋切迹构成，属微动关节。

（3）胸廓的整体观及其运动　成人胸廓近似圆锥形，前后径小于横径，上窄下宽，容纳胸腔脏器。胸廓有上、下两口和前、后、外侧壁。

（二）颅骨的连结

颅骨的连结可分为纤维连结、软骨连结和滑膜关节三种。

1. 颅骨的纤维连结和软骨连结

各颅骨之间，多借缝、软骨和骨相连结，彼此之间结合较为牢固。

颅盖诸骨是在膜的基础上骨化的，骨与骨之间留有薄层结缔组织膜，构成缝。有冠状缝、矢状缝、人字缝和蝶顶缝等。随着年龄的增长，有的缝可发生骨化而成为骨性结合。

2. 颅骨的滑膜关节（颞下颌关节）

颞下颌关节（temporomandibular joint）又称下颌关节，由下颌骨的下颌头与颞骨的下颌窝和关节结节构成。其关节面表面覆盖的是纤维软骨。关节囊松弛，上方附着于下颌窝和关节结节的周围，下方附着于下颌颈，囊外有从颧弓根部至下颌颈的外侧韧带予以加强。

（三）附肢骨连结

附肢的主要功能是运动，故其连结以滑膜关节为主。人类由于直立，上肢已从支持功能中解放出来，成为劳动的器官，因而上肢的关节以运动的灵活性为主；下肢还具有支持身体的重要作用，所以下肢的关节则以运动的稳定性为主。

1. 上肢骨的连结

上肢骨的连结包括上肢带骨的连结和自由上肢骨的连结。

（1）上肢带骨连结

1）胸锁关节（sternoclavicular joint）是上肢骨与躯干骨连结的唯一关节。由锁骨的胸骨端与胸骨的锁切迹及第1肋软骨的上面构成，属于多轴关节。关节囊坚韧、周围被韧带增强。

2）肩锁关节（acromioclavicular joint）由锁骨的肩峰端与肩峰的关节面构成，属于平面关节，是肩胛骨活动的支点。关节的上方有肩锁韧带增强，囊和锁骨下面有坚强的喙锁韧带连于喙突。囊内有时也有关节盘存在。

3）喙肩韧带（coracoacromial ligament）为三角形的扁韧带，连于肩胛骨的喙突与肩峰之间，它与喙突、肩峰共同构成喙肩弓，架于肩关节上方。

（2）自由上肢骨连结

1）肩关节（shoulder joint）是典型的球窝关节，由肱骨头与肩胛骨关节盂构成。关节盂浅而小，虽然关节盂周缘有纤维软骨构成的盂唇，使之略为加深，但它仍仅容纳肱骨头的1/4～1/3，因此，肩关节的运动幅度较大。

关节囊薄而松弛，其肩胛骨端附着于关节盂周缘，肱骨端附着于肱骨解剖颈，其内侧可达外科颈。

2）肘关节（elbow joint）是由肱骨下端与尺、桡骨上端构成的复关节，包括三个关节：①肱尺关节（humeroulnar joint），由肱骨滑车和尺骨滑车切迹构成；②肱关节（humeroradial joint），由肱骨小头和桡骨关节凹构成；③桡尺近侧关节（proximal radioulnar joint），由桡骨环状关节面和尺骨桡切迹构成。

上述3个关节包在一个关节囊内。囊的后壁最薄弱，故常见桡、尺二骨向后脱位，此时，桡、尺骨移向肱骨的后上方。

肘关节的韧带有：①桡侧副韧带（radial collateral ligament），位于囊的侧，由肱骨外上髁向下扩展，止于桡骨环状韧带；②尺侧副韧带（ulnar collateral ligament），位于囊的尺侧，由肱骨内上髁向下呈扇形扩展，止于尺骨滑车切迹内侧缘；③桡骨环状韧带（annular ligament of radius），位于桡骨环状关节面的周围，两端附着于尺骨切迹的前、后缘，与尺骨切迹共同构成一个上口大下口小的骨纤维环，容纳桡骨头。

3）桡尺连结　桡、尺骨借桡尺近侧关节、桡尺远侧关节和前臂骨间膜相连。

前臂骨间膜（interosseous membrane of forearm）：连结于尺骨和桡骨的骨间缘之间，是一坚韧的纤维膜，纤维的方向主要是从桡骨斜向下内达尺骨。当前臂处于旋前或旋后时，骨间膜松弛，前壁处于半旋前时，骨间膜最紧张，这也是骨间膜的最大宽度。因此，处理前臂骨折时，应将前臂固定于半旋前或半旋后位，以防骨间膜挛缩，影响愈后前臂的旋转功能。

桡尺近侧关节：（见肘关节）。

桡尺远侧关节（distal radioulnar joint）：由尺骨头环状关节面构成关节头，由桡骨的尺切迹及自其下缘至尺骨茎突根部的关节盘共同构成关节窝。

4）手关节（joints of hand）包括桡腕关节、腕骨间关节、腕掌关节、掌骨间关节、掌指关节和手指间关节。

2. 下肢骨的连结

下肢骨的连结包括下肢带骨的连结和自由下肢骨的连结。

（1）下肢带骨连结

1）骶髂关节（sacroiliac joint）由骶骨和髋骨的耳状面构成，关节面凸凹不平，彼此结合很紧密。

2）髋骨与脊柱间的韧带连结，髋骨与脊桂之间借髂腰韧带（iliolumbar ligament）、骶结节韧带（sacrotuberous ligament）和骶棘韧带（sacrospinous ligament）加固。

3）耻骨联合（pubic symphysis）由两侧耻骨联合面借纤维软骨构成的耻骨间盘连结构成。

4）髋骨的固有韧带即闭孔膜（obturator membrane），封闭闭孔并供盆内外肌肉附着。

5）骨盆（pelvis）由左右髋骨和骶、尾骨以及其间的骨连结构成。

（2）自由下肢连结

1）髋关节（hip joint）　由髋臼与股骨头构成，是典型的杵臼关节，髋臼的周缘附有纤维软骨构成的髋臼唇（acetabular labrum），以增加髋臼的深度。

2）膝关节（knee joint）　是人体最大最复杂的关节，由股骨下端、胫骨上端和髌骨构成。髌骨与股骨的髌面相接，股骨的内、外侧髁分别与胫骨的内、外侧髁相对。

3）胫腓连结　胫、腓两骨的连结紧密，上端由胫骨外侧髁的腓关节面与腓骨头构成微动的胫腓关节，两骨干间有坚韧的小腿骨间膜连结；下端借胫腓前、后韧带构成坚强的韧带连结；所以小腿两骨间活动度甚小。必要时腓骨可以部分切除，切除后，并不影响下肢的功能。

4）足关节（joints of foot）包括距小腿关节、跟骨间关节、跗跖关节、跖骨间关节、跖趾关节和趾骨间关节。

① 距小腿关节（talocrural joint）：亦称踝关节（ankle joint），由胫、腓骨的下端与距骨滑车构成，关节囊附着于各关节面的周围，其前、后壁薄而松弛，两侧有韧带加强，内侧有内侧韧带（又名三角韧带）（medial ligament），起自内髁尖，向下呈扇形展开，止于足舟骨、距骨和跟骨，很坚韧。

② 跗骨间关节（intertarsal joint）：为跗骨诸骨之间的关节，数目较多，以距跟关节（距下关节）（talocalcalleal joint，subtalar joint）、距跟舟关节（talocalcaneonavicular joint）和跟骰关节（calcaneocuboid joint）较为重要。

5）足弓跗骨和跖骨借其连结而形成的凸向上的弓，称足弓。可分为前后方向的内、外侧纵弓和内外方向的一个横弓。

内侧纵弓由跟骨、距骨。舟骨、3 块楔骨以及内侧 3 个跖骨连结构成，弓的最高点为距骨头。

第三节　肌　学

运动系统中叙述的肌（muscle）均属横纹肌，一般附着于骨骼，可随人的意志而收缩，所以又称骨骼肌或随意肌。但有少数骨骼肌附着于皮肤，称为皮肌，如面部的表情肌，颈部的颈阔肌等。

骨骼肌在人体内分布极为广泛，约占体重的 40%。每块肌都具有一定的形态、结构、位置和辅助装置，执行一定的功能，且有丰富的血管和淋巴管分布，并接受神经的支配，所以每块肌都可看成一个器官。

一、肌肉

（一）肌的形态和构造

每块骨骼肌都由中间的肌性部分和两端的腱性部分构成。肌性部分主要由肌纤维组 成，色红、柔软，具有一定的收缩和舒张功能。整个肌的外面包有结缔组织的肌外膜。由肌外膜发出若干纤维隔进入肌内将其分割为较小的肌束，包被肌束的结缔组织称为肌束 膜。肌束内每条肌纤维还包有一层薄的结缔组织膜，为肌内膜。供应肌的血管、神经和淋巴管等沿着这些结缔组织深入肌内。腱性部分主要由平行致密的胶原纤维束构成，色白、强韧而无收缩功能，位于肌性部分的两端，肌借腱附着于骨骼。长肌的肌性部分呈梭形，称肌腹（muscle be1ly）；腱性部分呈圆索状，称腱（tendon）。阔肌的肌性和腱性部分均呈薄片状，它的腱称腱膜（aponeurosis）。

（二）肌的辅助装置

在肌的周围有辅助装置协助肌的活动，具有保持肌的位置，减少运动时的摩擦和保护等功能，它们包括筋膜、滑膜囊和腱鞘。

二、躯干肌

躯干肌可分为背肌、颈肌、胸肌、膈、腹肌和会阴肌。会阴肌（包括盆膈）将在生殖系统中描述。

（一）背肌

位于躯干后面的肌群。包括斜方肌、背阔肌、肩胛提肌、夹肌、竖脊肌、背部筋膜、

（二）颈肌、

颈肌可依其所在位置分为颈浅肌群、舌骨上、下肌群和颈深肌群三组。

1. 颈浅肌群

包括颈阔肌、胸锁乳突肌。

2. 舌骨上、下肌群

(1) 舌骨上肌：包括二腹肌（digastric）、下颌舌骨肌（my1ohyoid）、茎突舌骨肌（sty1ohyoid）、颏舌骨肌（geniohyoid）

(2) 舌骨下肌（infrahyoid musc1es）：包括胸骨舌骨肌（sternohyoid）、肩胛舌骨肌（omohyoid）、胸骨甲状肌（sternothyroid）、甲状舌骨肌（thyrohyoid）。

3. 颈深肌群

颈深肌群可分成内、外侧两群肌。

(1) 外侧群 位于脊柱颈段的两侧，有前斜角肌（scalenus anterior）、中斜角肌（scalenus medius）和后斜角肌（scalenus posterior）。

(2) 内侧群在脊柱颈段的前方，有头长肌和颈长肌等，合称椎前肌。

4. 颈部筋膜

颈部筋膜较为复杂，可分为数层。包绕颈阔肌的浅筋膜，为全身浅筋膜的一部分，其深面的颈部深筋膜，称颈筋膜（cervical fascia），它围绕颈、项部的诸肌及颈部器官、血管和神经等形成筋膜鞘或间隙，可分为浅、中、深三层。

5. 颈部分区

颈部以胸锁乳突肌的前、后缘，划分为前方的颈前区、后方的颈外侧区（颈后三角）和胸锁乳突肌区。

（三）胸肌

胸肌可分为胸上肢肌和胸固有肌。

1. 胸上肢肌

胸上肢肌均起自胸廓外面，止于上肢带骨或肱骨。包括胸大肌（pectoralis major）、胸小肌（pectoralis minor）、前锯肌（serratus anterior）。

2. 胸固有肌

胸固有肌参与构成胸壁，如位于11个肋间隙内的肋间内、外肌。包括肋间外肌（intercostales interni）、肋间最内肌（intercostales intimi）。

（四）膈

膈（diaphragm）为向上膨隆呈穹窿形的扁薄阔肌，位于胸腹腔之间，成为胸腔的底和腹腔的顶。膈的肌束起自胸廓下口的周缘和腰椎前面，可分为三部：胸骨部起自剑突后面；肋部起自下6对肋骨和肋软骨；腰部以左、右两个膈脚起自上2～3个腰椎。各部肌束均止于中央的中心腱（central tendon），所以膈的外周是肌性部，而中央部分是腱膜。

（五）腹肌

腹前壁、侧壁和后壁的大部分均为腹肌构成，腹肌上附着于胸廓，下附着于骨盆。腹前壁有一对纵行的直肌，两侧是三层宽阔的扁肌，这三层肌的肌束方向彼此交叉，并在腹前壁处形成广阔的腱膜。

腹肌可分为前外侧群和后群。

1. 前外侧群

前外侧群形成腹腔的前外侧壁；包括腹外斜肌、腹内斜肌、腹横肌和腹直肌等。

2. 后群

后群有腰大肌和腰方肌，腰大肌将在下肢中叙述。

3. 腹部筋膜

腹部筋膜包括浅筋膜、深筋膜和腹内筋膜。

4. 腹直肌鞘

腹直肌鞘（sheath of rectus abdominis）包绕腹直肌，由腹外侧壁三个阔肌的腱膜构成。

5. 白线

白线（linea alba）位于腹前壁正中线上，介于左右腹直肌鞘之间，由两侧的腹直肌鞘纤维彼此交织而成，上方起自剑突，下方止于耻骨联合。

6. 腹股沟管

腹股沟管（inguinal canal）为男性精索或女性子宫圆韧带所通过的一条肌和腱之间的裂隙，位于腹前外侧壁的下部。

三、头肌

头肌可分为面肌和咀嚼肌两部分。

（一）面肌

面肌包括颅顶肌、眼轮匝肌、口周围肌、鼻肌。

（二）咀嚼肌

咀嚼肌包括咬肌、额肌、翼外肌和翼内肌。

四、上肢肌

上肢肌可按不同的部位分为上肢带肌、臂肌、前臂肌和手肌。

（一）上肢带肌

上肢带肌包括三角肌、冈上肌 、小圆肌、大圆肌、大圆肌、肩胛下肌。

（二）臂肌

前群　前群包括浅层的肱二头肌和深层的肱肌和喙肱肌。

后群　包括肱三头肌。

（三）前臂肌

前臂肌位于尺、桡骨的周围，分为前、后两群，大多数是长肌，肌腹位于近侧，细长的腱位于远侧，所以前臂的上半部膨隆，而下半部逐渐变细。

1. 前群

前群位于前臂的前面和内侧面，包括屈肘、屈腕和腕的内收外展、屈指以及前臂旋前的肌，共 9 块，分四层排列。

（1）浅层（第一层）有 5 块肌，自桡侧向尺侧依次为肱桡肌（brachioradialis）、旋前圆肌（pronator teres）、桡侧腕屈肌（flexor carpi radialis）、掌长肌（palmaris 1ongus）、尺侧腕屈肌（flexor carpi u1naris）。

（2）第二层　只有一块肌，即指浅屈肌（f1exor digitorum superficialis）。

（3）第三层　有两块肌，位于桡侧的拇长屈肌（flexor pollicis longus）和位于尺侧的指深屈肌（flexor digitorum profundus），两肌起自桡、尺骨的上端的前面和骨间膜。

（4）第四层　为旋前方肌（pronator quadratus），是扁平四方形的小肌，贴在桡、尺骨远端的前面，起自尺骨，止于桡骨，作用为使前臂旋前。

2. 后群

后群位于前臂的后面，为伸腕、伸指、腕收展和前臂旋后的肌，也分为浅、深两层。

（1）浅层　有 5 块肌，自桡侧问尺侧依次为桡侧腕长伸肌（extensor carpi radialis longus）、桡侧腕短伸肌（extensor carpi radialis brevis）、指伸肌（extensor digitorum）、小指伸肌（extensor digiti minimi）和尺侧腕伸肌（extensor carpi u1naris）。

（2）深层也有 5 块肌，一块位于前臂后面的近侧部，位置较深，称旋后肌（supinator），起自肱骨外上髁和尺骨外侧缘的上部，肌束向外下，止于桡骨前面的上部。另四块肌位于此肌的下方，自桡侧向尺侧依次为拇长展肌（abductor pollicis longus）、拇短伸肌（extensor pollicis brevis）、拇长伸肌（extensor pollicis longus）和示指伸肌（extensor indicis）。

（四）手肌

活动手指的肌，除来自前臂的长腱以外，还有很多短小的手肌，这些手肌全部集中在手的掌侧，可分为外侧、中间和内侧三群。

1. 外侧群

较为发达，在手掌拇指侧形成一隆起，称鱼际（thenar），有 4 块肌，分浅、深两层排列。包括拇短展肌（abductor pollicis brevis）、拇短屈肌（flexor pollicis credit）、拇对掌肌（opponens pollicis）、拇收肌（adductor pollicis）。

2. 内侧群

在手掌小指侧，也形成一隆起，称小鱼际（hypothenar），有 3 块肌，也分浅、深两层排列。包括小指展肌（abductor digiti minimi）、小指短屈肌（flexor digiti minimi brevis）、小指对掌肌（opponens digiti minimi）。

3. 中间群

位于掌心，包括 4 块蚓状肌和 7 块骨间肌。包括 4 条细束状蚓状肌（lumbricales）、3 块骨间掌侧肌（palmar interossei）和 4 块骨间背侧肌（dorsal interossei），后两者统称为骨间肌。

（五）上肢筋膜

上肢深筋膜根据其所在部位可分为肩胛筋膜、三角肌筋膜、臂筋膜、前臂筋膜和手筋膜等，各被覆于相应部位。

（六）上肢的局部记载

1. 腋窝

腋窝（axillary fossa）为锥形空隙，位于臂上部和胸外侧壁之间，有顶、底和前、后、内侧及外侧四个壁。前壁为胸大、小肌；后壁为肩胛下肌、大圆肌、背阔肌和肩胛骨；内侧壁为上部胸壁和前锯肌；外侧壁为喙肱肌、肱二头肌短头和肱骨。顶即上口，由锁骨、肩胛骨的上缘和第 1 肋围成的三角形间隙，向上与颈部相通。

2. 三边孔和四边孔

三边孔（trilateral foramen）和四边孔（quadrilateral foramen）为位于肩胛下肌、大圆肌、肱三头肌长头和肱骨上端之间的两个间隙。

3. 肘窝

肘窝（cubital fossa）位于肘关节前面，为三角形凹窝。外侧界为肱桡肌，内侧界为旋前圆肌，上界为肱骨内、外上踝之间的连线；窝内有血管和神经通过。

4. 腕管

腕管（carpal canal）位于腕掌侧，由屈肌支持带（腕横韧带）和腕骨沟围成。管内有指浅、深屈肌腱、拇长屈肌腱和正中神经通过。

五、下肢肌

下肢肌可分为髋肌、大腿肌、小腿肌和足肌。下肢肌比上肢肌粗壮强大，这与维持直立姿势、支持体重和行走有关。

（一）髋肌

髋肌主要起自骨盆的内面和外面，跨过髋关节，止于股骨上部，按其所在的部位和作用，可分为前、后两群。

1. 前群

前群有髂腰肌和阔筋膜张肌。

2. 后群

后群肌主要位于臀部，故又称臀肌，包括臀大、中、小肌和经过髋关节囊后面的其他小肌。

（二）大腿肌

大腿肌位于股骨周围，可分为前群、后群和内侧群。

1. 前群

前群有缝匠肌和股四头肌。

（1）缝匠肌（sartorius）是全身中最长的肌，呈扁带状，起于髂前上棘，经大腿的前面，转向内侧，止于胫骨上端的内侧面。作用：屈大腿和屈膝关节，并使已屈的膝关节旋内。

（2）股四头肌（quadriceps femoris）是全身中体积最大的肌，有四个头即：股直肌、股内侧肌、股外侧肌和股中间肌。

2. 内侧群

内侧群共有 5 块肌，位于大腿的内侧，分层排列。浅层自外侧向内侧有耻骨肌（pectineus）、长收肌（adductor longus）和股薄肌（gracilis）。

3. 后群

后群位于大腿后面，共有 3 块肌。

（1）股二头肌（biceps femoris）位于股后的外侧，有长、短两个头。长头起自坐骨结节，短头起自股骨粗线，两头合并后，以长腱止于腓骨头。

（2）半腱肌（semitendinosus）位于股后的内侧，肌腱细长，几乎占肌的一半。与股二头肌长头一起起自坐骨结节，止于胫骨上端的内侧。

（3）半膜肌（semimembranosus）在半腱肌的深面，以扁薄的腱膜起自坐骨结节，此薄腱膜几乎占肌的一半，肌的下端以腱止于胫骨内侧髁的后面。

（三）小腿肌

小腿肌的分化程度不如前臂，肌数目较少，但一般比较粗大，参与维持人体的直立姿势和行走，小腿肌可分为三群：前群在骨间膜的前面，后群在骨间膜的后面，外侧群在腓骨的外侧面。

1. 前群

前群由内侧向外侧排列有三块，包括胫骨前肌（tibialis anterior）、趾长伸肌（extensor digitorum longus）、踇长伸肌（extensor hallucis longus）。

2. 外侧群

外侧群为腓骨长肌（peroneus longus）和腓骨短肌（peroneus brevis）。

3. 后群

后群分浅、深两层。

（1）浅层有强大的小腿三头肌（triceps surae），它的两个头位于浅表称腓肠肌（gastrocnemius），另一个头位置较深的是比目鱼肌（soleus）。腓肠肌的内、外侧两头起自股骨内、外侧髁的后面，两头相合，约在小腿中点移行为腱。比目鱼肌起自腓骨后面的上部和胫骨的比目鱼肌线。三个头会合，在小腿的上部形成膨隆的小腿肚，向下续为人体最粗大的跟腱

(tendo calcaneus)，止于跟骨。

(2) 深层有4块肌，腘肌在上方，另3块在下方。

1) 腘肌 (popliteus)：斜位于腘窝底，起自股骨外侧髁的外侧部分，止于胫骨的比目鱼肌线以上的骨面。作用：屈膝关节并使小腿旋内。

2) 趾长屈肌 (flexor digitorum longus)：位于胫侧。起自胫骨后面，它的长腱经内踝后方至足底，在足底分为4条肌腱，止于第2～5趾的远节趾骨底。作用：屈踝关节（跖屈）和屈第2～5趾。

3) 拇长屈肌 (flexor hallucis longus)：起自腓骨后面，长腱经内踝之后至足底，止于拇趾远节趾骨底。作用：屈踝关节（跖屈）和屈拇趾。

4) 胫骨后肌 (tibialis posterior)：位于趾长屈肌和拇长屈肌之间，起自胫骨、腓骨和小腿骨间膜的后面，长腱经内踝之后，到足底内侧，止于舟骨粗隆和内侧、中间及外侧楔骨。作用：屈踝关节（跖屈）和使足内翻。

（四）足肌

足肌可分为足背肌和足底肌。

（五）下肢筋膜

下肢的深筋膜比较发达。大腿的深筋膜为全身最厚的筋膜，称阔筋膜，呈鞘状包裹大腿诸肌，并向肌群之间突人形成三个肌间隔。

小腿深筋膜包裹小腿肌，在踝关节附近，筋膜增厚形成数条支持带。

功 能 篇

第一章　呼吸系统

呼吸是维持机体生命活动所必需的基本生理过程之一，机体与外界环境之间的气体交换过程称为呼吸，通过呼吸从外界环境摄取新陈代谢所需要的 O_2，排出代谢所产生的 CO_2。

呼吸的过程主要由三个环节组成，这三个环节同时进行并相互衔接。

主要包括：①外呼吸，即肺毛细血管血液与外界环境之间的气体交换过程。肺与外界环境之间的气体交换过程称为肺通气；肺泡与肺毛细血管血液之间的气体交换过程称为肺换气。②内呼吸，即组织毛细血管血液与组织、细胞之间的气体交换过程，也称组织换气，有时将细胞内的生物氧化过程也包括在内。③气体运输，即由循环血液将 O_2 从肺运输到组织以及将 CO_2 从组织运输到肺的过程，换言之，是肺与组织之间的气体交换过程。

第一节　肺通气

肺通气的主要结构基础包括呼吸道、肺泡和胸廓等。呼吸道是肺通气时气体进出肺的通道，同时还具有加温、加湿、过滤和清洁吸入气体以及引起防御反射等保护功能；肺泡是肺换气的主要场所；胸廓的节律性呼吸运动是实现肺通气的原动力。

一、肺通气的原理

肺通气是气体流动进出肺的过程，取决于推动气体流动的动力和阻止气体流动的阻力的相互作用，动力必须克服阻力，才能实现肺通气。

（一）肺通气的动力

气体进出肺取决于肺泡与外界环境之间的压力差。在一定的海拔高度，外界环境的压力，即大气压是相对恒定的；因此，在自然呼吸情况下，肺泡与外界环境之间的压力差是由肺泡内的压力，肺内压的变化建立的肺泡与外界环境之间的压力差是肺通气的直接动力，而呼吸肌的收缩和舒张引起的节律性呼吸运动则是肺通气的原动力。

1. 呼吸运动　呼吸肌的收缩和舒张引起的胸廓节律性扩大和缩小称为呼吸运动，胸廓扩大称为吸气运动，而胸廓缩小则称为呼气运动。主要吸气肌为膈肌和肋间外肌，主要呼气肌为肋间内肌和腹肌；同时，还有包括辅助吸气肌，如斜角肌、胸锁乳突肌等。

（1）呼吸运动的过程：平静呼吸时，吸气运动是由主要吸气肌，即膈肌和肋间外肌的收缩而实现的，是一个主动过程。膈肌位于胸腔和腹腔之间，构成胸腔的底，静止时向上隆起，形似钟罩；收缩时，隆起的中心下移，从而增大胸腔的上下径。由于脊椎的位置是固定的，而胸骨可上下移动，所以当肋间外肌收缩时，肋骨和胸骨上举，肋骨下缘向外侧偏转。从而增大胸腔的前后径和左右径。胸腔的上下径、前后径和左右径都增大，引起胸腔扩大，肺的容积随之增大，肺内压降低。当肺内压低于大气压时，外界气体流入肺内，这一过程称为吸气。

同时，平静呼吸是一个被动过程，它并不是由呼气肌收缩引起的，而是由膈肌和肋间外肌舒张所致。膈肌和肋间外肌舒张时，肺依其自身的回缩力而回位，并牵引胸廓，使之上下径、前后径和左右径缩小，从而引起胸腔和肺的容积减小，肺内压升高。当肺内压高于大气压时，气体由肺内流出，这一过程称为呼气。

用力吸气时，是一个主动过程，膈肌和肋间外肌加强收缩，辅助吸气肌也参与收缩，胸廓和肺的容积进一步扩大，更多的气体被吸入肺内。

（2）呼吸运动的形式：参与活动的呼吸肌的主次、多少和用力程度不同，呼吸运动可呈现不同的形式。

1）腹式呼吸和胸式呼吸：膈肌的收缩和舒张可引起腹腔内器官位移，造成腹部的起伏，这种以膈肌舒缩活动为主的呼吸运动称为腹式呼吸。肋间外肌收缩和舒张时主要表现为胸部的起伏，因此，以肋间外肌舒缩活动为主的呼吸运动称为胸式呼吸。

2）平静呼吸和用力呼吸：安静状态下，正常人的呼吸运动平稳而均匀，每分钟 12～18 次，吸气是主动的，呼气是被动的，这种呼吸运动称为平静呼吸。当机体运动或吸入气中 CO_2 含量增加而 O_2 含量减少或肺通气阻力增大时，呼吸运动将加深加快，此时不仅参与收缩的吸气肌数量更多，收缩更强，而且呼气肌也参与收缩，这种呼吸运动称为用力呼吸或深呼吸。

2. 肺内压　在呼吸运动过程中，肺内压呈周期性波动。吸气时，肺内压下降并低于大气压，因为肺容积增大，通常以大气压为 0，即肺内压为负值，外界气体被吸入肺泡；随着肺内气体的增加，肺内压也逐渐升高，至吸气末，肺内压升高到与大气压相等，气流也就停止。呼气时，肺内压升高并超过大气压，因为肺容积减小，通常以大气压为 0，则肺内压为正值，气体由肺内呼出；随着肺内气体的减少，肺内压也逐渐降低，至呼气末，肺内压又降到与大气压相等，气流亦随之停止。在呼吸过程中，导致呼吸运动的缓急、深浅和呼吸道是否通畅与肺内压变化的程度有关。平静呼吸时，肺内压波动较小，用力呼吸或呼吸道不够通畅时，肺内压的波动幅度将显著增大，在自然呼吸停止时，可用人为的方法建立肺内压与大气压之间的压力差，以维持肺通气，这就是人工呼吸。人工呼吸可分为正压法和负压法两类。简便易行的口对口人工呼吸为正压人工呼吸，节律性地举臂压背或挤压胸廓为负压人工呼吸，采用不同类型的人工呼吸机可实施正压或负压人工呼吸。

3. 胸膜腔内压　在肺和胸廓之间存在一个潜在的密闭的胸膜腔，由紧贴于肺表面的胸膜脏层和紧贴于胸廓内壁的胸膜壁层所构成。胸膜腔内没有气体，仅有一薄层浆液，厚约 10 μm。胸膜腔内的薄层浆液一方面在两层胸膜之间起润滑作用，减小呼吸运动中两层胸膜互相滑动的摩擦阻力；另一方面，浆液分子之间的内聚力可使两层胸膜紧贴在一起，不易分开。所以，密闭的胸膜腔将肺和胸廓两个弹性体耦联在一起，使自身不具有主动张缩能力的肺能随胸廓容积的变化而扩大、缩小。

胸膜腔内的压力称为胸膜腔内压。胸膜腔内压可采用直接法和间接法进行测定。直接法是将与检压计相连接的注射针头斜刺入胸膜腔内，直接测定胸膜腔内压，而缺点是有刺破胸膜脏层和肺的危险。间接法是让受试者吞下带有薄壁气囊的导管至下胸段食管内，通过测定食管内压来间接反映胸膜腔内压。

平静呼吸时，胸膜腔内压始终低于大气压，即为负压，并随呼吸运动而发生周期性波动。肺通气阻力增大时，胸膜腔内压的波动幅度显著增大，呼气时有可能高于大气压。

胸膜腔内负压的形成与肺和胸廓的自然容积不同有关。在人的生长发育过程中，胸廓的发育比肺快，因此胸廓的自然容积大于肺的自然容积。因为两层胸膜紧紧贴在一起，所以从胎儿出生后第一次呼吸开始，肺即被牵引而始终处于扩张状态。由此，胸膜腔便受到两种力的作用，一是使肺泡扩张的肺内压；二是使肺泡缩小的肺回缩压，胸膜腔内压就是这两种方向相反的力的代数和。

在外伤或疾病等原因导致胸壁或肺破裂时，胸膜腔与大气相通，空气将立即自外界或肺泡进入负压的胸膜腔内，形成气胸。此时胸膜腔的密闭性丧失，胸膜腔内压等于大气压，肺将因其自身的内向回缩力的作用而塌陷，不再随胸廓的运动而节律性扩张和缩小。因此，胸膜腔内负压对维持肺的扩张状态具有非常重要的意义，而胸膜腔的密闭状态是形成胸膜腔内负压的前提。

综上所述，可将肺通气的动力概括如下：呼吸肌的收缩和舒张所引起的胸廓扩大和缩小为肺通气提供原动力，由于胸膜腔和肺的结构功能特征，肺随胸廓的张缩而张缩，肺容积也随之发生变化，进而建立肺内压和大气压之间的压力差，为肺通气提供直接动力，推动气体进出肺，实现肺通气。

（二）肺通气的阻力

肺通气过程中所遇到的阻力为肺通气的阻力，可分为弹性阻力和非弹性阻力两类。

1. 弹性阻力和顺应性　物体对抗外力作用所引起的变形的力称为弹性阻力，弹性阻力的大小可用顺应性的高低来度量。顺应性是指弹性体在外力作用下发生变形的难易程度。

顺应性（C）与弹性阻力（R）成反变关系，即顺应性越大，弹性阻力就越小，在外力的作用下容易变形；顺应性越小，则弹性阻力越大，在外力的作用下不易变形。

（1）肺的弹性阻力和顺应性：肺在被扩张时产生回缩力，对抗外力所引起的肺扩张，是吸气的阻力，但也是呼气的动力。肺的弹性阻力可用肺的顺应性表示（关系如上）。

测定肺顺应性时，一般采用分步吸气或分步呼气的方法，每步吸气或呼气后，在受试者屏气并保持气道通畅的情况下测定肺容积和胸膜腔内压。因为此时呼吸道内没有气体流动，肺内压等于大气压，所以只需测定胸膜腔内压就可算出跨肺压。根据每次测得的数据绘制成肺的顺应性曲线。曲线斜率大，表示肺顺应性大，弹性阻力小；反之，则表示肺顺应性小，弹性阻力大。

肺顺应性还受肺总量的影响。肺总量较大时，顺应性较大；肺总量较小时，顺应性也较小。为了排除肺总量的影响，可测定单位肺容量的顺应性，用以比较不同肺总量个体的肺弹性阻力。

肺的弹性阻力与肺自身的弹力纤维和胶原纤维等弹性成分有关，当肺被扩张时，这些纤维被牵拉而倾向于回缩。

肺的弹性阻力除来自肺组织自身的弹性回缩力外，还与存在于肺泡内表面的液体层与肺泡内气体之间的液—气界面所形成的表面张力有关系。

肺表面活性物质主要由肺泡Ⅱ型细胞产生，为复杂的脂蛋白混合物，其主要成分是二棕榈酰卵磷脂和表面活性物质结合蛋白。肺表面活性物质的主要作用是降低肺泡液—气界面的表面张力，减小肺泡的回缩力，它可使肺泡液—气界面的表面张力系数下降，显著低于血浆的表面张力。肺表面活性物质这种作用的生理意义在于消除表面张力对肺通气的不利影响。

在肺充血、肺组织纤维化或肺表面活性物质减少时，肺的顺应性降低，弹性阻力增加，患者表现为吸气困难；而在肺气肿时，肺弹性成分大量破坏，肺回缩力减小，顺应性增大，弹性阻力减小，患者表现呼气困难。这些情况都会导致肺的通气功能降低。

(2) 胸廓的弹性阻力和顺应性：胸廓的弹性阻力来自胸廓的弹性成分。胸廓处于自然容积位置时，肺容量约为肺总量的 67%，此时胸廓无变形，不表现出弹性阻力。胸廓被牵引向内而缩小时，肺容量小于肺总量的 67%，如平静呼气；其弹性阻力向外，是吸气的动力，呼气的阻力。胸廓被牵引向外而扩大时，肺容量大于肺总量的 67%，如深吸气；其弹性阻力向内，成为吸气的阻力，呼气的动力。

(3) 肺和胸廓的总弹性阻力和顺应性：因为肺和胸廓呈串联排列，所以肺和胸廓的总弹性阻力是两者弹性阻力之和。

平静呼气时，吸气肌舒张，因为此时肺的内向回缩力大于胸廓的外向弹性回位力，所以胸廓被牵拉而缩小，产生被动呼气。在呼气过程中，随着胸廓容积的缩小，胸廓的外向弹性回位力逐渐变大，当其等于肺的内向回缩力时，呼气便终止，此时肺和胸廓在平静呼气末的位置和肺容量的大小取决于肺内向回缩力和胸廓外向弹性回位力之间的平衡状态。当肺回缩力下降时，如肺气肿；平衡位置向外移位，胸廓的外扩呈桶状，胸膜腔负压减小，功能余气量增大；当肺回缩力增高时，如肺纤维化；平衡位置向内移位，胸廓容积缩小，胸膜腔的负压增大，功能余气量降低。平静吸气时，在吸气肌收缩和胸廓外向弹性回位力（以前者为主）作用下，克服逐渐增大的肺的内向回缩力，引起胸廓扩大，产生主动吸气，直到吸气终止。吸气末，胸廓回到其自然容积的位置。

2. 非弹性阻力　非弹性阻力包括惯性阻力、黏滞阻力和气道阻力。惯性阻力是气流在发动、换向、变速时因气流和组织的惯性所产生的阻止肺通气的力。黏滞阻力来自呼吸时组织相对位移所发生的摩擦。气道阻力来自气体流经呼吸道时各种气体分子之间和气体分子与气道壁之间的摩擦。气道阻力的大小可用维持单位时间内气体流量所需要的压力差来表示，气道阻力越小，呼吸越省力；反之，当气道阻力增大时，呼吸较费力；气道阻力受气流速度、气流形式和气道管径大小的影响。气流速度快，则阻力大；气流速度慢，则阻力小。气流形式有层流和湍流，层流阻力小，湍流阻力大。气流太快和气道不规则时容易发生湍流。在层流时，流体的阻力与管道半径的 4 次方成反比，可见，气道管径缩小时，气道阻力将显著增加。因此，气道管径的大小是影响气道阻力的主要因素。

气道管径的大小主要受以下四方面因素的影响：

(1) 跨壁压：这里的跨壁压是指呼吸道内外的压力差。

(2) 肺实质对气道壁的牵引：气道的弹力纤维和胶原纤维与肺泡壁的纤维彼此穿插，像帐篷的拉线一样对气道壁发挥牵引作用，以保持没有软骨支持的细支气管的通畅。

(3) 自主神经系统的调节：呼吸道平滑肌受交感和副交感神经的双重支配，二者均有紧张性的作用。副交感神经使气道平滑肌收缩，管径变小，气道阻力增加；而交感神经则使之舒张，管径变大，气道阻力降低。呼吸道平滑肌的舒缩活动还受自主神经释放的非肾上腺素非乙酰胆碱的共存递质的调节。

(4) 化学因素的影响：儿茶酚胺可使气道平滑肌舒张；过敏反应时，由肥大细胞释放的组胺和白三烯等物质可使支气管收缩；吸入气 CO_2 含量增加可刺激支气管和肺的 C 类纤维，反射性引起支气管收缩，气道阻力增加；气道上皮细胞还可合成、释放内皮素，使气道平滑肌收缩。

在上述四种因素中，前三种均随呼吸而发生周期性变化，气道阻力因而也出现周期性改变。吸气时，因胸膜腔内负压增大而跨壁压增大，因肺的扩展而使弹性成分对小气道的牵引作用增强，以及交感神经的紧张性活动增强等都使气道口径增大，气道阻力减小；呼气时则相反，气道口径变小，气道阻力增大。这也是哮喘病人呼气比吸气更为困难的主要原因。

二、肺通气功能的评价

肺通气过程受呼吸肌的收缩活动、肺和胸廓的弹性特征和气道阻力等多种因素的影响。呼吸肌麻痹、肺和胸廓的弹性发生变化，及气胸等引起肺的扩张受限，可发生限制性通气不足；而支气管平滑肌痉挛、气管和支气管等黏膜腺体分泌过多，以及气道外肿瘤压迫引起气道口径减小或呼吸道阻塞时，则可出现阻塞性通气不足。

（一）肺容积和肺容量

肺容积和肺容量是评价肺通气功能的基础。

1. 肺容积　肺内气体的容积称为肺容积。通常肺容积可分为潮气量、补吸气量、补呼气量和余气量，它们互不重叠，全部相加后等于肺容的总量。

（1）潮气量：每次呼吸时吸入或呼出的气体量称为潮气量。潮气量的大小决定于呼吸肌收缩的强度、胸廓和肺的机械特性以及机体的代谢水平，正常成年人平静呼吸时的潮气量为 400～600 ml，平均约 500 ml。运动时，潮气量增大。

（2）补吸气量：平静吸气末，再尽力吸气所能吸入的气体量称为补吸气量。补吸气量反映吸气的储备量。正常成年人的补吸气量为 1500～2000 ml。

（3）补呼气量：平静呼气末，再尽力呼气所能呼出的气体量称为补呼气量，正常成年人的补呼气量为 900～1200 ml。

（4）余气量：最大呼气末尚存留于肺内不能呼出的气体量称为余气量。余气量的存在是由于在最大呼气末，细支气管特别是呼吸性细支气管关闭所致。余气量的存在可避免肺泡在低肺容积条件下的塌陷。若肺泡塌陷，则需要极大的跨肺压才能实现肺泡的再扩张。支气管哮喘和肺气肿患者的余气量均增加。

2. 肺容量　肺容积中两项或两项以上的联合气体量称肺容量。肺容量包括深吸气量、功能余气量、肺活量和肺总量。

（1）深吸气量：从平静呼气末做最大吸气时所能吸入的气体量为深吸气量。它是潮气量与补吸气量之和，是衡量最大通气潜力的一个重要指标。胸廓、胸膜、肺组织和呼吸肌等发生病变时，均可使深吸气量减少而致使最大通气潜力降低。

（2）功能余气量：平静呼气末尚存留于肺内的气体量称为功能余气量。功能余气量等于余气量与补呼气量之和。肺气肿患者的功能余气量将增加，肺实质性病变时则减小。

（3）肺活量：尽力吸气后，从肺内所能呼出的最大气体量称为肺活量。肺活量是潮气量、补吸气量与补呼气量之和。肺活量有较大的个体差异，与身材大小、性别、体位、年龄、呼吸肌的强弱等都有关。

(4) 肺总量：肺所能容纳的最大气体量称为肺总量。肺总量等于肺活量与余气量之和，其大小因性别、年龄、身材、运动锻炼情况和体位改变而不同，在限制性通气不足时肺总量会降低。

(二) 肺通气量和肺泡通气量

1. 肺通气量　每分钟吸入或呼出的气体总量称为肺通气量。肺通气量等于潮气量与呼吸频率的乘积。正常成年人平静呼吸时，呼吸频率为每分钟 12～18 次，潮气量为 500 ml，则肺通气量为 6～9 L。肺通气量随性别、年龄、身材和活动量的不同而有差异。劳动或体育运动时，肺通气量增大。

2. 肺泡通气是指每分钟吸入肺泡的新鲜空气量，它等于潮气量和无效腔气量之差与呼吸频率的乘积。

(三) 最大呼气流速—容积曲线

临床上，让受试者尽力吸气后，尽力尽快呼气至余气量，并同步记录呼出的气量和流速，即可绘制成最大呼气流速随肺容积变化而变化的关系曲线，即最大呼气流速—容积曲线，肺容积变化常用肺容积所占肺活量的百分比（%肺活量）表示。最大呼气流速—容积曲线的升支较陡，在肺容积较大时，呼气流速随呼气肌用力程度的增加而加大，曲线很快达到峰值。最大呼气流速—容积曲线的降支下降缓慢，表示呼气过程中不同肺容积时的最大呼气流速，可以诊断气道阻塞的情况。

(四) 呼吸功

呼吸功是指在一次呼吸过程中，呼吸肌为实现肺通气所做的功。呼吸做功用于克服肺通气的阻力，包括肺和胸廓的弹性阻力和非弹性阻力；通常以一次呼吸过程中的跨壁压变化乘以肺容积变化来表示。在病理的情况下，弹性阻力或非弹性阻力增大时，呼吸功也将增大。平静呼吸时，呼吸耗能仅仅占全身总耗能的 3%～5%。剧烈运动时，呼吸耗能可升高 25～50倍，但由于全身总耗能也增大数十倍，所以呼吸耗能仍只占总耗能的很小一部分。

第二节　肺换气和组织换气

一、肺换气和组织换气的基本原理

(一) 气体的扩散

气体的扩散是气体分子不停地做无定向的运动。当不同区域存在分压差时，气体分子将从分压高处向分压低处发生净转移。肺换气和组织换气就是以扩散方式进行的，气体扩散速率受多种因素的影响：如气体的分压差，气体的分子量和溶解度，扩散面积和距离，温度等。

1. 气体的分压差　在混合气体中，每种气体分子运动所产生的压力称为该气体的分压。混合气的总压力等于各气体分压之和。在温度恒定时，每一气体的分压取决于它自身的浓度和气体总压力，而与其他气体无关。

2. 气体的分子量和溶解度　根据 Graham 定律，气体分子的相对扩散速率与气体分子量的平方根成反比。因此，质量轻的气体扩散较快。如果扩散发生于气相和液相之间，扩散速率还与气体在溶液中的溶解度成正比。

3. 扩散面积和距离　气体扩散速率与扩散面积成正比，与扩散距离成反比。

4. 温度　气体扩散速率与温度成正比。

（二）呼吸气体和人体不同部位气体的分压

1. 呼吸气和肺泡气的成分和分压　人体吸入的气体是空气，而空气的主要成分为O_2、CO_2和N_2，其中具有生理意义的是O_2和CO_2。高原大气压较低，各气体的分压也低。呼出气是无效腔内的吸入气和部分肺泡气的混合气体。吸入的空气在呼吸道内混入水蒸气，所以呼吸道内吸入气的成分已不同于大气，各种气体成分的分压也发生相应的改变。

2. 血液气体和组织气体的分压　液体中的气体分压也称气体的张力。不同组织中的气体分压不同，在同一组织中，它们还受组织活动水平的影响。

二、肺换气

（一）肺换气过程

O_2和CO_2在血液和肺泡之间的扩散都极为迅速，不到0.3 s即可达到平衡。通常，血液流经肺毛细血管的时间约0.7 s，所以当血液流经肺毛细血管全长约1/3时，肺换气过程已基本完成。可见，肺换气有很大的储备能力。

（二）影响肺换气的因素

前已述及，气体分压差、扩散面积、扩散距离、温度和扩散系数等因素均可影响气体的扩散速率。这里进一步讨论扩散距离呼吸膜的厚度、呼吸膜的面积以及通气/血流比值对肺换气的影响。

1. 呼吸膜的厚度　肺泡与血液进行气体交换须通过呼吸膜（肺泡—毛细血管膜）才能进行。气体扩散速率与呼吸膜厚度成反比，呼吸膜越厚，单位时间内交换的气体量就越少。呼吸膜由6层结构组成：有肺表面活性物质的液体层、肺泡上皮细胞层、上皮基底膜、肺泡上皮和毛细血管膜之间的间隙、毛细血管基膜和毛细血管内皮细胞层。肺毛细血管总血量只有60～140 ml，因而血液层很薄，非常有利于气体交换。肺毛细血管直径非常小，红细胞需要挤过肺毛细血管，因此，红细胞膜通常能接触到毛细血管壁，任何使呼吸膜增厚或扩散距离增加的疾病，都会降低气体扩散速率，减少扩散量，如肺纤维化、肺水肿等。尤其是运动时，由于血流加速，气体在肺部的交换时间缩短，所以呼吸膜的厚度或扩散距离的改变对肺换气的影响就更显突出。

2. 呼吸膜的面积气体扩散速率与扩散面积成正比　正常成年人的两肺约有3亿个肺泡，总扩散面积达70 m^2。安静状态下，用于气体扩散的呼吸膜面积非常大，因此有相当大的储备面积。而在劳动或体育运动时，由于肺毛细血管开放的数量和开放程度增加，有效扩散面积也大大增加。肺不张、肺实变、肺气肿、肺叶切除或肺毛细血管关闭等，均可使呼吸膜扩散面积减小，进而影响肺换气。

3. 通气/血流比值　通气/血流比值是指每分钟肺泡通气量和每分钟肺血流量之间的比值。正常成年人安静时，约为4.2 L/min。这一比值的维持依赖于气体泵和血液泵的协调配合，一方面，气体泵实现肺泡通气，肺泡气体得以不断地更新，提供O_2，排出CO_2；另一方面，血液泵向肺循环泵入相应的血液量，及时带走摄取的O_2，带来机体产生的CO_2。

（三）肺扩散容量

气体在单位分压差的作用下，每分钟通过呼吸膜扩散的气体毫升数称为肺扩散容量。肺扩散容量是衡量呼吸气体通过呼吸膜的能力的一种指标。

三、组织换气

组织换气的机制和影响因素与肺换气相似，不同的是气体的交换发生于液相（血液、组织液和细胞内液等）介质之间。

在组织中，由于细胞的有氧代谢，O_2被利用，并产生CO_2，动脉血液流经组织毛细血管时，O_2便顺分压差从血液向组织液和细胞扩散，CO_2则由组织液和细胞向血液扩散，动脉血因失去O_2和得到CO_2而变成静脉血。

第二章　消化系统

在人和高等动物体内消化系统由消化道和消化腺组成，消化道包括口腔、咽、食管、胃、小肠和大肠，其中主要的消化腺有唾液腺、肝、胰和散在分布于消化道壁内的腺体。消化系统的主要生理功能是对食物进行消化和吸收，并为机体的新陈代谢提供必不可少的营养物质和能量以及水和电解质。此外，消化器官还有重要的内分泌和免疫功能。本章我们主要给大家介绍消化系统的消化功能。

消化（digestion）是指食物中所含的营养物质（糖、蛋白质和脂肪等）在消化道内被分解为可吸收的小分子物质的过程。消化道对食物的消化有机械性消化（mechanical digestion）和化学性消化（chemical digestion）两种形式。

第一节　胃内消化

胃是消化道中最膨大的部分，有暂时储存和消化食物的功能。成年人胃的容量为1～2 L。胃的消化功能包括胃液的化学性消化和胃运动的机械性作用，使进入胃内的半固体食团被胃液水解和胃运动所研磨，形成食糜（chyme），此后，逐次少量地通过幽门排入十二指肠。

一、胃液及其分泌

（一）胃的分泌细胞

胃黏膜内含有三种管状外分泌腺和多种内分泌细胞。因此，胃黏膜与胃的化学性消化功能密切相关。

1. 内分泌细胞　胃黏膜内含有多种内分泌细胞，主要有：①G细胞：分布于胃窦部，分泌胃泌素和ACTH样物质；②D细胞：分布于胃底、胃体和胃窦部，分泌生长抑素，生长抑素对胃泌素和胃酸的分泌起调节作用；③肠嗜铬样细胞（enterochromaffin 1ike cell，ECL）：分布于胃泌酸区黏膜内，功能为合成和释放组胺（histamine）。

2. 外分泌细胞　胃黏膜的外分泌细胞构成外分泌腺。胃的外分泌腺主要有三种：①贲门腺：分布于胃与食管连接处的环状区内，主要由黏液细胞组成，分泌稀薄的碱性黏液；②泌酸腺：分布于胃底和胃体部，其数量最多，由壁细胞、主细胞和黏液颈细胞组成，壁细胞分泌盐酸和内因子，主细胞分泌胃蛋白酶原，黏液颈细胞则分泌黏液；③幽门腺：分布于幽门部，分泌碱性黏液。除上述三种胃腺外，还有包括分布于胃的所有区域的上皮细胞，其分泌黏稠的黏液，是构成胃表面黏液层的主要成分。

（二）胃液

纯净的胃液为无色酸性液体，pH为0.9～1.5。成年人每日分泌量为1.5～2.5L。胃液中除含大量水外，主要成分包括盐酸、HCO_3^-、Na^+、K^+等无机物和消化酶、黏蛋白、内因子等有机物。

二、胃的运动

根据胃壁基层的结构和功能特点，胃底和胃体上 1/3 的主要功能是容纳和暂时储存食物，调节胃内压及促进液体排空；胃体其余 2/3 和胃窦的主要功能是混合、磨碎食物形成食糜，并加快固体食物的排空。主要运动形式有容受性舒张、紧张性收缩及蠕动。

第二节　小肠内消化

食糜由胃进入十二指肠后，开始在小肠内消化。小肠内消化是整个消化过程中最重要的阶段。在这里，食糜受到胰液、胆汁和小肠液的化学性消化以及小肠运动的机械性消化。许多营养物质都在这一部位被吸收入机体。因此，食物通过小肠，消化过程基本完成。未被消化的食物残渣，从小肠进入大肠。

一、胰液的分泌

胰液是兼有外分泌和内分泌功能的腺体。胰腺的内分泌功能与糖代谢的调节有关，将在内分泌章中讨论。胰腺的外分泌为胰液，是由胰腺的腺泡细胞和小的导管管壁细胞所分泌的，具有很强的消化能力。

（一）胰液的成分和作用

胰液是无色无嗅的碱性液体，pH 约为 7.8～8.4，渗透压约和血浆相等。人每日分泌的胰液量约为 1～2L。胰液中含有无机物和有机物。在无机成分中，碳酸氢盐的含量很高，它是由胰腺内的小的导管细胞分泌的。导管细胞内含有较高浓度的碳酸酐酶，在它的催化下，二氧化碳可水化而产生碳酸，后者经过解离而产生碳酸氢根（HCO_3^-），人胰液中的 HCO_3^- 的最高浓度为 140 mmol/L，其浓度随分泌速度的增加而增加。HCO_3^- 的主要作用是中和胃酸，使肠黏膜免受强酸的侵蚀；同时也提供了小肠内多种消化酶活动的最适宜的 pH 环境。除 HCO_3^- 外，占第二位的主要负离子是 Cl^-。Cl^- 的浓度随 HCO_3^- 的浓度的变化而有变化，当 HCO_3^- 浓度升高时，Cl^- 的浓度就下降。胰液中的正离子有 Na^+、K^+ 等，它们在胰液中的浓度与血浆中的浓度非常接近，不依赖于分泌的速度。胰液中的有机物主要是蛋白质，含量由 0.1%～10%不等，随分泌的速度不同而有不同。胰液中的蛋白质主要由多种消化酶组成，它们是由腺泡细胞分泌的。胰液中的消化酶包括：消化淀粉、蛋白质和脂肪的水解酶。典型的有：

1. 胰淀粉酶　胰淀粉酶是一种 α-淀粉酶，它对生的或熟的淀粉的水解效率很高，消化产物为糊精、麦芽糖。胰淀粉酶作用的 pH 为 6.7～7.0。

2. 胰脂肪酶　胰脂肪酶可分解三酰甘油中还含有一定量的胆固醇和磷脂酶，它们分别水解胆固醇酯和卵磷脂。目前认为，胰脂肪酶只有在胰腺分泌的另一种小分子为蛋白质——辅脂酶存在条件下才能发挥作用。胰脂肪酶与辅脂酶在三酰甘油的表面形成一种高亲和度的复合物，牢固地附着在脂肪颗粒表面，防止胆盐把脂肪酶从脂肪表面置换下来。因此，辅脂酶的作用可喻为附着在三酰甘油表面的“锚”。

3. 胰蛋白酶和糜蛋白酶　这两种酶是以无活性的酶原形式存在于胰液中的。肠液中的肠致活酶可以激活蛋白酶原，使之变为具有活性的胰蛋白酶。此外，酸、胰蛋白酶本身，以及组织液也能使胰蛋白酶原活化。糜蛋白酶原是在胰蛋白酶作用下转化为有活性的糜蛋白酶的。胰蛋白酶和糜蛋白酶的作用极相似，都能分解蛋白质为脲，当两者一同作用于蛋白质时，则可消化蛋白质为小分子的多肽和氨基酸。正常胰液中还含有羧基肽酶、核糖核酸酶、脱氧核糖核酸酶等水解酶。羧基肽酶可作用于多肽末端的肽键，后两种酶则可使相应的核酸部分地水解为单核苷酸。由于胰液中含有水解三种主要食物成分的消化酶，因而是所有消化液中最重要的一种。临床和实验均证明，当胰液分泌有障碍时，即使其他消化腺的分泌都正常，食物中的脂肪和蛋白质仍不能完全消化，从而也影响吸收，但糖的消化和吸收一般不受影响。

二、胆汁的分泌与排出

胆汁是由肝细胞连续生成的，生成后肝管流出，经胆总管而至十二指肠，或由肝管转入胆囊而存贮于胆囊，当消化时再由胆囊排出至十二指肠。胆汁和胰液、肠液一起，对小肠内的食糜进行化学性消化。

（一）胆汁的性质和成分

成年人每日分泌胆汁约 800～1000 ml，胆汁的生成量和蛋白质的摄入量有关，高蛋白食物可生成较多的胆汁，反之则不然。胆汁是一种较浓的具有苦味的有色液汁。人的胆汁（由肝直接分泌的胆汁）呈金黄色或橘棕色；而胆囊胆汁（在胆囊中贮存过的胆汁）则因浓缩而颜色变深。肝胆汁呈弱碱性（pH 为 7.4），胆囊胆汁则因碳酸氢盐在胆囊中被吸收而呈弱酸性（pH 为 6.8）。胆汁的成分复杂，除水分和钠、钾、钙、碳酸氢盐等无机成分外，其有机成分有胆盐、胆色素、脂肪酸、胆固醇、卵磷脂和黏蛋白等。胆汁中无消化酶。胆盐是肝细胞分泌的胆汁酸与甘氨酸或牛磺酸结合而成的钠盐或钾盐，它是胆汁参与消化和吸收的主要成分。胆汁中的胆色素是血红蛋白的分解产物。胆色素的种类和浓度决定了胆汁的颜色，肝能合成胆固醇，其中约一半转化成胆汁酸。另一半则随胆汁进入胆囊或排入小肠。在正常情况下，胆汁中的胆盐（或胆汁酸）、胆固醇和卵磷脂的适当比例是维持胆固醇成溶解状态的必要条件。当胆固醇分泌过多，或胆盐、卵磷脂合成减少时，胆固醇易沉积下来，这是形成胆石的一种原因。

（二）胆汁的作用　胆汁对于脂肪的消化和吸收具有重要意义：

1. 乳化脂肪，促进脂肪消化分解　胆汁中的胆盐、胆固醇和卵磷脂等都可作为乳化剂，减低脂肪的表面张力，使脂肪乳化成微滴，分散在肠腔内，这样便增加了胰脂肪酶的作用面积，使其分解脂肪的作用加速。

2. 促进脂肪的吸收　胆盐因其分子结构的特点，当达到一定浓度后，可聚合成微胶粒。肠腔中脂肪的分解产物，如脂肪酸、甘油一酯等均可掺入到微胶中，形成水溶性复合物。因此，胆盐便成了不溶于水的脂肪水解产物到达肠黏膜表面所必需的运载工具，对于脂肪消化产物的吸收具有重要意义。

3. 其他作用　胆汁通过促进脂肪分解产物的吸收，对脂溶性维生素（维生素 A、D、E、K）的吸收也有促进作用。此外，胆汁在十二指肠中还可以中和一部分胃酸；胆盐在小肠内吸收后还是促进胆汁自身分泌的一个体液因素。

三、小肠的运动

小肠的运动功能是靠肠壁的两层平滑肌完成的。肠壁的外层是纵行肌，内层是环行肌。

（一）肠的运动形式　小肠的运动形式包括紧张性收缩、分节运动和蠕动三种：

1. 紧张性收缩　小肠平滑肌紧张性是其他运动形式有效进行的基础。当小肠紧张性降低时，肠腔易于扩张，肠内容物的混合和转运减慢；反之则相反。

2. 分节运动　这是一种以环行肌为主的节律性收缩和舒张运动。在食糜所在的一段肠管上，环行肌在许多点同时收缩，把食糜分割成许多节段；随后，原来收缩处舒张，而原来舒张处收缩，使原来的节段分为两半，而相邻的两半则合拢来形成一个新的节段；如此反复进行，食糜得以不断地分开，又不断地混合。分节运动的推进作用很小，它的作用在于使食糜与消化液充分混合，便于进行化学性消化，它还使食糜与肠壁紧密接触，为吸收创造良好的条件。分节运动还能挤压肠壁，有助于血液和淋巴的回流。

3. 蠕动　小肠的任何部位都可发生蠕动，其速率约为 0.5～2.0cm/s，近端小肠的蠕动速度大于远端。小肠蠕动波很弱，通常只进行一段短距离（约数厘米）后即消失。蠕动的意义在于使经过分节运动作用的食糜向前推进一步，到达一个新肠段，再开始分节运动。在小肠还常可见到一种进行速度很快（2～25 cm/s）、传播较远的蠕动，称为蠕动冲。蠕动冲可把食糜从小肠始端一直推送到大肠。蠕动冲可能由于进食时吞咽动作也可能是食糜进入十二指肠而引起的。此外，动物或人在消化间期或禁食期，小肠的运动形式与消化期不同，呈周期性变化，称为移行性运动综合波（migrating motility complex，MMC）。MMC 以一定的间隔在胃或小肠上部发生，沿着肠管向肛门方向移行。在传播途中，其移行速度逐渐减慢。当一个波群到达回盲肠时，另一波群又在十二指肠发生，其间隔通常为 90～120 min 。综合波的每一周期包括四个时相：

Ⅰ相（静止时相），此时只能记录到慢波电位，不出现胃肠收缩，持续约 30～60 min；

Ⅱ相出现不规律的锋电位，其频率和振幅逐渐增加，持续 15～40 min；

Ⅲ相时每个慢波电位上都叠加有成簇的锋电位，并引起相应部位发生强烈的收缩，持续 4～8 min；

Ⅳ相与下一个周期之间为一个持续约 5 min 的过渡相，即 n 相，此时锋电位突然消失。MMC 的生理意义尚不完全清楚。一般认为，在Ⅱ相和Ⅲ相（特别Ⅲ相）出现的强力收缩掠过小肠时，可将肠内容物，包括上次进餐后遗留的残渣、脱落的细胞碎片和细菌等清除干净，因而有消化间期“管家人”之称。此外，通过这种周期性运动，可使小肠的肌肉在长期禁食期内保持良好的功能状态。消化间期肠运动不良的患者常伴有肠内细菌的过度。

（二）小肠运动的调节

1. 内在神经丛的作用　位于纵行肌和环行肌之间的肌间神经丛对小肠运动起主要调节作用。当机械和化学刺激作用于肠壁感受器时，通过局部反射可引起平滑肌的蠕动运动。切断小肠的外来神经，小肠的蠕动仍可进行。

2. 外来神经的作用　一般来说，副交感神经的兴奋能加强肠运动，而交感神经兴奋则产生抑制作用。但上述效果还依肠肌当时的状态而定。如肠肌的紧张性高，则无论副交感或交感神经兴奋，都使之抑制；相反，如肠肌的紧张性低，则这两种神经兴奋都有增强其活动的作用。

3. 体液因素的作用　小肠壁内的神经丛和平滑肌对各种化学物质具有广泛的敏感性。除两种重要的神经递质，乙酰胆碱和去甲肾上腺素外，还有一些肽类激素和胺，如 p 物质、脑啡肽和 5-羧色胺，都有兴奋肠运动的作用。

（三）回盲括约肌的功能

回肠末端与盲肠交界外的环行肌显著加厚，起着括约肌的作用，称为回盲括约肌。回盲括约肌在平时保持轻度收缩状态，其内压力约比结肠内压力高。对盲肠黏膜的机械刺激或充胀刺激，可通过肠肌局部反射，引起括约肌收缩，从而阻止回肠内容物向盲肠排放。进食时，当食物进入胃时，可通过胃-回肠反射引起回肠蠕动，在蠕动波到达回肠末端最后数厘米时，括约肌便舒张，当蠕动波到达时，大约有 4 ml 食糜由回肠被驱入结肠。此外，胃幽门部中释放的胃泌素也能引起括约肌内的压力下降。总之，回盲括约肌的主要功能是防止回肠内容物过快地进入大肠，延长食糜在小肠内停留的时间，因此有利于小肠内容物的完全消化和吸收。

第三节　大肠内消化

人类的大肠内没有重要的消化活动。大肠的主要功能在于吸收水分和分泌维生素，大肠还为消化后的残余物质提供暂时贮存所。

大肠液是由在肠黏膜表面的柱状上皮细胞及杯状细胞分泌的。大肠的分泌富含黏液和硼酸氢盐，其 pH 为 8.3～8.4。大肠液中可能含有少量二肽酶和淀粉酶，但它们对物质的分解作用不大。大肠液的主要作用在于其中的黏液蛋白，它能保护肠黏膜和润滑粪便。大肠液的分泌主要是由食物残渣对肠壁的机械性刺激引起的。

（一）大肠运动的形式

1. 袋状往返运动

是在空腹时最多见的一种运动形式，由环行肌无规律地收缩所引起，它使结肠袋中的内容物向两个方向作短距离的位移，但不向前推进。

2. 分节或多袋推进运动

这是一个结肠袋或一段结肠收缩，其内容物被推移到下一段的运动。进食后或结肠受到拟副交感药物刺激时，这种运动增多。

3. 蠕动

大肠的蠕动是由一些稳定向前的收缩波所组成。收缩波前方的肌肉舒张，往往充有气体；收缩波的后面则保持在收缩状态，使这段肠管闭合并排空。

在大肠还有一种进行很快且很远的蠕动，称为集团蠕动。它通常开始于横结肠，可将一部分大肠物推送至降结肠或乙状结肠。集团蠕动常见于进食后，最常发生在早餐后 60 min 之内，可能是胃内食物进入十二指肠，由十二指肠—结肠反射所引起。

（二）排便

食物残渣在大肠内停留的时间较长，一般在 10 小时以上，在这一过程中，食物残渣中的一部分水分被大肠黏膜吸收。同时，经过大肠内细菌的发酵和腐败作用，形成了粪便。粪便中除食物残渣外，还包括脱落的肠上皮细胞和大量的细菌。此外，机体代谢后的废物，包括由肝排出的胆色素衍生物，以及由血液通过肠壁排至肠腔中钙、镁、汞等的盐类，也随粪便排至体外。

排便运动受大脑皮层的影响，意识可以加强或抑制排便。人们对便意予以制止就使直肠渐渐地对粪便压力刺激失去正常的敏感性，加之粪便在大肠内停留过久，水分吸收过多而变得干硬，引起排便困难，这是产生便秘的最常见的原因之一。

（三）大肠内细菌的活动

大肠内有许多细菌。细菌主要来自食物和空气，它们由口腔入胃，最后到达大肠。大肠内的酸碱度和温度对一般细菌的繁殖极为适宜，细菌便在这里大量繁殖。细菌中含有能分解食物残渣的酶。糖及脂肪的分解称为发酵，其产物有乳酸、醋酸、二氧化碳、沼气、脂肪酸、甘油、胆碱等。蛋白质的细菌分解称为腐败，其产物有胨、氨基酸、氨、硫化氢、组胺、吲哚等。大肠内的细菌能利用肠内较为简单的物质合成维生素 B 复合物和维生素 K，它们由肠内吸收后，对人体有营养作用。据估计，粪便中死的和活的细菌约占粪便固体重量的 20%～30%。

（四）食物中纤维素对肠功能的影响

事实证明，适当增加纤维素的摄取有助于预防便秘、痔疮、结肠癌等疾病的作用。食物中纤维素对胃肠功能的影响主要有以下方面：①大部分多糖纤维能与水结合而形成凝胶，从而限制了水的吸收，使肠内容物容积膨胀；②纤维素可降低食物中热量的比率，减少含能物质的摄取，从而有助于纠正异常的肥胖；③纤维素多能刺激肠运动，缩短粪便在肠内停留时间和增加粪便容积。

第三章　循环系统

第一节　心脏的泵血功能

心脏是推动血液流动的动力器官，其主要功能是泵血。心脏的泵血依靠心脏收缩和舒张的交替活动而得以完成。正常成年人安静时，心脏每分钟可泵出约 5 L 血液。

一、心脏泵血的过程和机制

（一）心动周期

心脏的一次收缩和舒张，构成一个机械活动周期，称为心动周期。在一个心动周期中，心房和心室的机械活动都可分为收缩期和舒张期。由于心室在心脏泵血活动中起主要作用，所以心动周期通常是指心室的活动周期。

心动周期是心率的倒数。若心率为每分钟 75 次，则每个心动周期持续 0.8 s。在心房的活动周期中，先是左、右心房收缩，持续约 0.1 s，继而心房舒张，持续约 0.7 s。在心室的活动周期中，也是左、右心室先收缩，持续约 0.3 s，然后心室舒张，持续约 0.5 s。当心房收缩时，心室仍处于舒张状态，心房收缩结束后不久，心室开始收缩。心室舒张期的前 0.4 s期间，心房也处于舒张状态，这一时期称为全心舒张期。心率加快时，心动周期缩短，收缩期和舒张期都相应缩短，但舒张期缩短的程度更大。

（二）心脏的泵血过程

左、右心室的泵血过程相似，并且几乎同时进行。现以左心室为例，说明一个心动周期中心室射血和充盈的过程，以便了解心脏泵血的机制。

1. 心室收缩期　心室收缩期可分为等容收缩期和射血期。

（1）等容收缩期：心室开始收缩后，心室内压力立即升高，当室内压升高到超过房内压时，即可推动房室瓣使之关闭，因而血液不会倒流入心房。但此时室内压尚低于主动脉压，因此半月瓣仍处于关闭状态，心室暂时成为一个封闭的心腔。从房室瓣关闭到主动脉瓣开启前的这段时期，心室的收缩不能改变心室的容积，称为等容收缩期。此期持续约 0.05 s。由于此时心室继续收缩，因而室内压急剧升高。

（2）射血期：当心室收缩使室内压升高至超过主动脉压时，半月瓣开放。这标志着等容收缩期结束而进入射血期。在射血的早期，心室射入主动脉的血液量较多，血液流速也很快，称为快速射血期。此期持续约 0.1 s。在快速射血期，心室射出的血液量约占总射血量的 2/3，由于心室内血液很快进入主动脉，使心室容积明显缩小，但心室强烈收缩，使室内压继续上升并达到峰值，主动脉压也随之升高。在射血的后期，心室收缩强度减弱，射血的速度逐渐减慢，称为减慢射血期。此期持续约 0.15 s。在减慢射血期，室内压和主动脉压都由峰值逐渐下降。

2. 心室舒张期　心室舒张期可分为等容舒张期和心室充盈期。

（1）等容舒张期：射血后，心室开始舒张，室内压下降，主动脉内的血液向心室方向反流，推动半月瓣关闭；但此时室内压仍高于房内压，房室瓣仍处于关闭状态，心室又暂时成为一个封闭的心腔。从半月瓣关闭至房室瓣开启前的这一段时间内，心室舒张但心室的容积并不改变，称为等容舒张期。此期持续 0.06～0.08 s。此时心室继续舒张，因而室内压急剧下降。

（2）心室充盈期：当室内压下降到低于房内压时，血液冲开房室瓣进入心室，心室便开始充盈。由于室内压明显降低，甚至造成负压，这时心房和大静脉内的血液因心室的抽吸作用而快速流入心室，心室容积迅速增大，称为快速充盈期。此期约持续 0.11 s。在快速充盈期进入心室的血液量约为总充盈量的 2/3。随后，血液进入心室的速度减慢，称为减慢充盈期。此期持续约 0.22 s。在心室舒张期的最后 0.1 s，心房开始收缩，进入心房收缩期。心房的收缩使心房压力升高，容积缩小，心室的充盈量可再增加 10%～30%。

右心室的泵血过程与左心室基本相同，但由于肺动脉压约为主动脉压的 1/6，所以在心动周期中右心室内压的变化幅度要比左心室内压小得多。

（三）心动周期中房内压的变化

在心动周期中，左心房内压力曲线依次出现 a、c、v 三个较小的正向波。心房收缩时房内压升高，形成 a 波的升支；随后心房舒张，房内压回降，形成 a 波的降支。心房收缩的标志是 a 波。当心室收缩时，心室内的血液向上推顶已关闭的房室瓣并使之凸入心房，造成房内压略有升高而形成 c 波的升支；当心室射血后心室容积减小时，房室瓣向下移动，使心房容积扩大，房内压降低，形成 c 波的降支。接着，由于血液不断从静脉回流入心房，而此时房室瓣仍处于关闭状态，所以心房内血液量增加，房内压持续升高，形成 v 波的升支；当心室充盈时，房室瓣开放，血液迅速从心房进入心室，房内压很快下降，形成 v 波的降支。在心动周期中，右心房也有类似的房内压波动，并可传播到腔静脉，从而使腔静脉内压也发生同样的波动。

（四）心音的产生

在心动周期中，心肌收缩、瓣膜启闭、血液流速改变形成的涡流和血液撞击心室壁及大动脉壁引起的振动，可通过周围组织传递到胸壁，用听诊器便可在胸部某些部位听到，这就是心音。心音发生在心动周期的一些特定时期，其音调和持续时间也有一定的特征。在一次搏动过程中，正常心脏可产生 4 个心音，即第一、第二、第三和第四心音。通常用听诊的方法只能听到第一和第二心音；在某些青年人和健康儿童可听到第三心音；用心音图可记录到 4 个心音。

1. 第一心音　第一心音发生在心室收缩期，标志着心室收缩的开始。在心尖搏动处听诊时第一心音最清楚，其特点是音调较低，持续时间较长。第一心音是由于房室瓣突然关闭引起心室内血液和室壁的振动，以及心室射血引起的大血管壁和血液涡流所产生的振动而形成的。

2. 第二心音　第二心音发生在心室舒张期，标志着心室舒张期的开始。第二心音在胸骨旁第 2 肋间听诊时最清楚，其特点是音调较高，持续时间较短。第二心音是由于主动脉瓣和肺动脉瓣关闭，血流冲击大动脉根部引起血液、管壁及心室壁的振动而产生的。

3. 第三心音　在部分健康儿童和青年人，偶尔可听到第三心音。第三心音出现在心室快速充盈期末，是一种低音调、低振幅的振动。是由于快速充盈期末室壁和乳头肌突然伸展及充盈血流突然减速引起的振动而产生的。

4. 第四心音　第四心音出现在心室舒张的晚期，是一组发生在心室收缩期前的振动，也称心房音。正常心房收缩时一般不产生声音，但异常强烈的心房收缩和在左心室壁顺应性下降时，可产生第四心音。

二、心脏泵血功能的评定

心脏的主要功能是泵血。对心脏泵血功能的评定，通常用单位时间内心脏的射血量和心脏的做功量作为指标。

（一）心脏的输出量

1. 每搏输出量和射血分数　一侧心室在一次心搏中射出的血液量，称为每搏输出量。正常成年人在安静状态下，左心室舒张末期容积约 125 ml，收缩末期容积约 55 ml，二者之差即为搏出量，约 70 ml（60～80 ml）。可见，心室在每次射血时，并未将心室内充盈的血液全部射出。搏出量占心室舒张末期容积的百分比，称为射血分数。

健康成年人的射血分数为 55%～65%。正常情况下，当心室舒张末期容积增加时，搏出量也相应增加，而射血分数基本保持不变。与搏出量相比，射血分数能更准确地反映心脏泵血功能，对早期发现心脏泵血功能异常有重要意义。

2. 每分输出量和心指数　一侧心室每分钟射出的血液量，称为每分输出量。左、右两侧心室的心输出量基本相等。心输出量等于心率和搏出量的乘积。心输出量与机体的新陈代谢水平相适应，可因年龄、性别及其他生理情况的不同而不同。

对不同身材的个体测量心功能时，若用心输出量作为指标进行比较是不全面的。因为身材矮小和身材高大的机体具有不同的耗氧量和能量代谢水平，心输出量也不同。调查资料表明，人在安静时的心输出量和基础代谢率一样，并不与体重成正比，而是与体表面积成正比。以单位体表面积（m^2）计算的心输出量称为心指数。在安静和空腹情况下测定的心指数称静息心指数，可作为比较不同个体心功能的评定指标。

（二）心脏做功量

心脏所做的功可分为两类：一是外功，主要是指由心室收缩而产生和维持一定压力（室内压）并推动血液流动（心输出量）所做的机械功；二是内功，指心脏活动中用于完成离子跨膜主动转运、产生和维持心壁张力、产生兴奋和收缩、克服心肌组织内部的黏滞阻力等所消耗的能量。实际上，内功所消耗的能量远大于外功。心肌的能量消耗主要来自物质的有氧氧化，所以心脏的耗氧量可作为心脏能量消耗的良好指标。

1. 每搏功　每搏功简称搏功，是指心室一次收缩射血所做的功，也是心室完成一次心搏所做的机械外功。心脏收缩射血所释放的机械能主要表现为压力—容积功，此外还包括使血液以较快的流速向前流动而增加的血流动能。

人体在安静状态下，血流动能在左心室每搏功的总量中所占比例甚小，约 1%，所以一般可忽略不计。可见，心肌收缩射血所释放的机械能主要用于维持血压和射出一定容积的血量。

2. 每分功　每分功简称分功，是指心室每分钟内收缩射血所做的功，亦即心室完成每分输出量所做的机械外功。每分功等于每搏功乘以心率。若按心率为每分钟 75 次计算，则每分功为 63.5 J/min。

当动脉血压升高时，为克服变大的射血阻力，心肌必须增加其收缩强度才能使搏出量保持不变，因而心脏做功量将增加。在正常情况下，左、右心室的输出量基本相等，但肺动脉平均压仅是主动脉平均压的 1/6 左右，所以右心室做功量也仅有左心室的 1/6 左右。

第二节　血管生理

一、各类血管的功能特点

体循环和肺循环的血管系统都由动脉、毛细血管和静脉所组成，动脉、毛细血管和静脉之间为串联关系，体循环和肺循环之间也是串联关系。从生理功能上可将血管分为以下几类。

1. 弹性储器血管　主动脉、肺动脉主干及其发出的最大分支，其管壁坚厚，富含弹性纤维，有明显的可扩张性和弹性，故称为弹性储器血管。左心室收缩射血时，主动脉压升高，一方面使动脉内的血液向前流动，另一方面使主动脉扩张，容积增大。左心室射出的血液在射血期仅一部分通过小动脉进入外周，另一部分则储存在被扩张的大动脉内。当主动脉瓣关闭后，被扩张的大动脉管壁依其弹性回缩，把在射血期多容纳的那部分血液继续推向外周，大动脉的这种功能为弹性储器作用。

2. 分配血管　从弹性储器血管以后到分支为小动脉前的动脉管道，其功能是将血液输送至各器官组织，所以称为分配血管。

3. 毛细血管前阻力血管　小动脉和微动脉的管径小，血流阻力大，因而称为毛细血管前阻力血管。微动脉的管壁富含平滑肌，其舒缩活动使血管口径发生明显变化，从而使对血流的阻力和所在器官、组织的血流量发生改变。

4. 毛细血管前括约肌　在真毛细血管的起始部常有平滑肌环绕，称为毛细血管前括约肌。

5. 交换血管　真毛细血管的管壁仅由单层内皮细胞构成，外面有一薄层基膜，通透性很高，成为血管内血液和血管外组织液进行物质交换的场所，所以称为交换血管。

6. 毛细血管后阻力血管　微静脉因管径小，对血流也产生一定的阻力，故称为毛细血管后阻力血管。其舒缩活动可对毛细血管前阻力和毛细血管后阻力的比值产生影响，从而改变毛细血管血压以及体液在血管内和组织间隙内的分配。

7. 容量血管　静脉和相应的动脉比较，数量较多，口径较粗，管壁较薄，故其容量较大，而且可扩张性较大。在安静状态下，循环血量的 60%～70%容纳在静脉中。静脉在血管系统中起着血液储存库的作用，因而称为容量血管。

8. 短路血管　一些血管床中的小动脉和小静脉之间存在直接联系的血管，称为短路血管。短路血管可使小动脉内的血液不经过毛细血管而直接流入小静脉。在手指、足趾、耳廓等处的皮肤中存在许多短路血管，它们与体温调节有关。

二、血流量、血流阻力和血压

（一）血流量和血流速度

单位时间内流过血管某一截面的血量称为血流量，也称容积速度，其单位通常以 ml/min 或 L/min 来表示。血液中的一个质点在血管内移动的线速度，称为血流速度。血液在血管内流动时，其血流速度与血流量成正比，与血管的截面积成反比。

（二）血流阻力

血液在血管内流动时所遇到的阻力，称为血流阻力。血流阻力的产生是由于血液流动时因摩擦而消耗能量，并转变成热能，所以血液在血管内流动时压力逐渐降低。血液黏滞度是决定血流阻力的另一因素。以下几个因素影响血液黏滞度。

1. 红细胞比容　一般而言，红细胞比容是决定血液黏滞度最重要的因素。红细胞比容愈大，血液黏滞度就愈高。

2. 血流切率　在层流情况下，相邻两层血液流速之差和液层厚度的比值，称为血流切率。匀质液体的黏滞度不随切率的改变而改变，这类液体称为牛顿液。血浆属于牛顿液。非匀质液体的黏滞度随切率的减小而增大，这类液体则称为非牛顿液，全血属于非牛顿液。当血液在血管内以层流方式流动时，红细胞有向中轴移动的趋势，称为轴流。当切率较高时，轴流现象更为明显，红细胞集中在中轴，其长轴与血管纵轴平行，红细胞移动时发生的旋转以及红细胞相互间的撞击机会都很少，所以血液黏滞度较低。

3. 血管口径　血液在较粗的血管内流动时，血管口径对血液黏滞度不发生影响。但当血液在直径小于 0.2～0.3 mm 的微动脉内流动时，只要切率足够高，则在一定范围内血液黏滞度将随血管口径的变小而降低。

4. 温度　血液黏滞度可随温度的降低而升高。人体的体表温度比深部温度低，所以血液流经体表部分时黏滞度会升高。

（三）血压

血压是指流动着的血液对于单位面积血管壁的侧压力，即压强。压强的国际标准计量单位是帕（符号为 Pa），即牛顿/米^2（N/m^2），帕的单位较小，故血压数值常用千帕（kPa）表示。传统习惯常以毫米汞柱（mmHg）为单位，1 mmHg 等于 0.133 kPa。血管各段的血压都不相同，通常所说的血压是指动脉血压。

三、动脉血压和动脉脉搏

（一）动脉血压

1. 动脉血压的形成　循环系统内的血液充盈、心脏射血和外周阻力，以及主动脉与大动脉的弹性储器作用是形成动脉血压的基本条件。

（1）循环系统内的血液充盈：循环系统中有足够的血量充盈，是动脉血压形成的前提。循环系统中血液充盈的程度可用循环系统平均充盈压来表示。在动物实验中，用电刺激造成心室颤动使心脏暂时停止射血，血流也就暂停，循环系统中各处的压力很快就取得平衡，此时在循环系统中各处所测得的压力都是相同的，这一压力数值即为循环系统平均充盈压。这一数值的高低取决于循环血量和血管系统容量之间的相对关系。若循环血量增多，或血管系统容量减小，循环系统平均充盈压就增高；反之，若循环血量减少或血管系统血管容量增大，循环系统平均充盈压就降低。

（2）心脏射血和循环系统的外周阻力：心室收缩时所释放的能量，如果未遇到阻力，则全部转化为血液的动能。但在正常情况下，由于血管内存在外周阻力，心室收缩释放的能量分为两部分，一部分用于推动血液流动，成为血液的动能；另一部分则形成对血管壁的侧压，并使血管壁扩张，这部分能量形成势能，即压强能。循环系统的外周阻力主要是指微动脉和小动脉对血流的阻力。

（3）主动脉和大动脉的弹性储器作用：心室射血是间断进行的。在每个心动周期中，左心室内压随着心室的收缩和舒张发生较大幅度的变化。一般情况下，左心室每次收缩时向主动脉内射出 60～80 ml 血液。由于外周阻力的存在及主动脉和大动脉管壁具有较大的可扩张性，所以左心室一次收缩所射出的血液在心缩期内仅约 1/3 流至外周，其余约 2/3 暂时储存于主动脉和大动脉内，并使主动脉压升高。由于主动脉和大动脉的弹性储器作用，主动脉压升高的速度和幅度得到缓冲而达到适当的水平。

2. 动脉血压的正常值　心室收缩时，主动脉压升高，在收缩期的中期达到最高值，此时的动脉血压值称为收缩压。心室舒张时，主动脉压下降，在心舒末期动脉血压的最低值称为舒张压。收缩压和舒张压的差值称为脉搏压，简称脉压。一个心动周期中每一瞬间动脉血压的平均值称为平均动脉压。

一般所说的动脉血压是指主动脉压。因为在大动脉中血压降落很小，所以通常将在上臂测得的肱动脉压代表主动脉压。我国健康青年人在安静状态时的收缩压为 100～120 mmHg，舒张压为 60～80 mmHg，脉压为 30～40 mmHg，平均动脉压接近 100 mmHg。

在血液从主动脉流向心房的过程中，需要不断消耗能量以克服阻力，故血压逐渐降低。在各段血管中，血压降落的幅度与该段血管对血流阻力的大小成正比。在主动脉和大动脉段，血压降落较小。

从主动脉到外周动脉，平均动脉压逐渐降低，而血压的波动幅度却逐渐变大。与主动脉内的血压波动相比，外周动脉的收缩压较高，而舒张压较低，因此脉压较大。产生这种现象的原因主要是血压压力波的折返。当动脉的压力波动在传播至较小的动脉分支处，特别是到微动脉时，因受到较大阻力而发生折返。折返的压力波逆流而上，若遇到下行的波动，两者就发生叠加，形成一个较大的波。在股动脉记录血压时，常可看到在一个大的波后面跟随一个较小的折返波，所以股动脉的血压波动幅度大于主动脉的血压波动幅度。

3. 影响动脉血压的因素　凡能影响动脉血压形成的各种因素，都能影响动脉血压。为了讨论方便，在下面的分析中，都是在假定其他条件不变时，单独分析某一因素变化对动脉血压产生的影响。

（1）心脏搏出量：如果搏出量增大，则心缩期射入主动脉的血量增多，动脉管壁所受的张力也更大，因此收缩期动脉血压的升高更加明显。由于血压升高，血流速度就加快，大动脉内增加的血量大部分可在心舒期流向外周。到舒张期末，大动脉内存留的血量与搏出量增加之前相比，增加并不很多。因此，动脉血压的升高主要表现为收缩压明显升高，而舒张压升高的幅度相对较小，所以脉压增大。反之，当搏出量减少时，则主要使收缩压降低，脉压减小。一般情况下，收缩压的高低主要反映心脏搏出量的多少。

(2) 心率：心率加快时，由于心舒期明显缩短，在心舒期流向外周的血液就减少，故心舒期末主动脉内存留的血量增多，舒张压升高。舒期末主动脉内存留血量的增多使收缩期动脉内的血量随之增多，收缩压也相应升高，但由于血压升高可使血流速度加快，在心缩期亦有较多的血液流向外周，因此收缩压升高不如舒张压升高显著，所以脉压相应减小。相反，心率减慢时，舒张压降低的幅度比收缩压降低的幅度大，故脉压增大。

(3) 外周阻力：外周阻力增加可使心舒期血液流向外周的速度减慢，心舒期末存留在主动脉中的血量增多，所以舒张压升高。然后收缩压也相应升高，但由于血压升高使血流速度加快，使收缩期动脉内血量的增加不多，因此收缩压升高不如舒张压升高明显，脉压也随之减小。反之，当外周阻力减小时，舒张压降低比收缩压降低明显，所以脉压加大。一般情况下，舒张压的高低主要反映外周阻力的大小。

(4) 主动脉和大动脉的弹性储器作用：由于主动脉和大动脉的弹性储器作用，可使动脉血压的波动幅度明显减小。老年人由于动脉管壁硬化，大动脉的弹性储器作用减弱，所以脉压增大。

(5) 循环血量和血管系统容量的比例：体循环平均充盈压的产生和维持需要循环血量和血管系统容量相适应。正常情况下，循环血量和血管容量是相适应的，血管系统充盈程度的变化不大。在大失血后，循环血量减少，此时如果血管系统容量改变不大，那么体循环平均充盈压必将降低而使动脉血压降低。

(二) 动脉脉搏

在每个心动周期中，动脉血压发生周期性的波动。这种周期性的压力变化可引起动脉血管发生搏动，称为动脉脉搏。动脉脉搏波可沿动脉管壁向外周血管传播，其传播速度远较血流速度快。一般情况下，动脉管壁的可扩张性越大，脉搏波的传播速度就越慢。由于主动脉的可扩张性最大，所以脉搏波在主动脉的传播速度最慢，约 3～5 m/s，在大动脉的传播速度约为 7～10 m/s，到小动脉段可加快到 15～35 m/s。老年人主动脉管壁的可扩张性减小，脉搏波的传播速度可增至 10 m/s 左右。由于小动脉和微动脉对血流的阻力较大，因此在微动脉以后的脉搏波动即明显减弱。到毛细血管，脉搏已基本消失。

四、静脉血压和静脉回心血量

静脉在功能上不仅仅是血液回流入心脏的通道，由于整个静脉系统的容量很大，而且静脉容易被扩张，又可以收缩，因此静脉可起血液储存库的作用。静脉的收缩或舒张可有效地调节回心血量和心输出量，从而使循环功能适应机体在各种生理状态时的需要。

(一) 静脉血压

当体循环血液经过动脉和毛细血管到达微静脉时，血压已降至 15～20 mmHg。右心房作为体循环的终点，血压最低，约为零。通常将右心房和胸腔内大静脉的血压称为中心静脉压，而各器官静脉压则称为外周静脉压。中心静脉压的高低取决于心脏射血的能力和静脉回心血量之间的相互关系。如果心脏射血能力较强，能及时将回流入心脏的血液射入动脉，中心静脉压就较低。反之，心脏射血能力减弱时，中心静脉压就会升高。另一方面，如果静脉回流速度变快，中心静脉压也会升高。所以，在血量增加、全身静脉收缩或因微动脉舒张而使外周静脉压升高等情况下，中心静脉压都可能升高。可见，中心静脉压是反映心血管功能的一项重要指标。临床上在以输液治疗休克时，除必须观察动脉血压变化外，还需要观察中心静脉压的变化。中心静脉压的正常变动范围为 4～12 cmH_2O。如果中心静脉压偏低或有下降趋势，常提示输液量不足；如果中心静脉压高于正常并有进行性升高的趋势，则提示输液过快或心脏射血功能不全。中心静脉压升高时，静脉回流将减慢，较多的血液滞留在外周静脉内，所以外周静脉压也将升高。

（二）重力对静脉压的影响

血管系统内的血液因受地球重力场的影响，可产生一定的静水压。因此，各部分血管中的血压除由心脏做功所形成的那部分外，还应加上从该血管所在位置到右心房之间垂直高度所产生的静水压。在人体处于不同体位时，各部分血管的静水压有所不同。当人体处于平卧位时，身体各部分血管的位置大都处在与心脏相同的水平，因此静水压也大致相同。当人体从平卧位转为直立位时，足部血管的血压比卧位时高约 90 mmHg；而在心脏水平以上的部分，血管内的压力比平卧时为低，如颅顶脑膜矢状窦内压可降至－10 mmHg 左右。

静水压的高低对处于同一水平的动脉和静脉是相同的，但它对静脉功能的影响远比对动脉功能的影响大。因为静脉与动脉相比，其管壁较薄，可扩张性大，再加上静脉血压较低，所以，其充盈程度受跨壁压的影响较大。跨壁压是指血管内血液对管壁的压力和血管外组织对管壁的压力之差。一定的跨壁压是保持血管充盈膨胀的必要条件。当跨壁压减小到一定程度时，血管就不能保持膨胀状态。处于同一水平的静脉，与动脉相比，其跨壁压值较低，血管外组织对管壁的压力易大于静脉压而使静脉发生塌陷，静脉的容积也减小；跨壁压增大时，静脉就充盈，容积也增大。

（三）静脉血流

1. 静脉对血流的阻力　单位时间内由静脉回流入心脏的血量等于心输出量。在静脉系统中，由微静脉至右心房的血压仅降落 15 mmHg 左右。可见静脉对血流的阻力很小，约占整个体循环总阻力的 15%。静脉在血液循环中可作为将血液从组织回流入心脏的通道，并起储存血液的作用。静脉对血流的阻力较小与静脉的功能是相适应的。微静脉在功能上是毛细血管后阻力血管。毛细血管后阻力的改变可影响毛细血管血压，因为后者的高低取决于毛细血管前、后阻力的比值。微静脉收缩时，可使毛细血管后阻力升高，如果毛细血管前阻力不变，则毛细血管前、后阻力的比值变小，于是毛细血管血压升高，组织液生成增多。所以，机体可通过对微静脉收缩状态的调节来控制血液和组织液之间的液体交换，并间接地调节循环血量。

如上所述，静脉跨壁压改变时可改变静脉的扩张状态，从而也改变静脉对血流的阻力。大静脉处于扩张状态时，对血流的阻力很小；当管壁塌陷时，因其管腔截面由圆形变成椭圆形，截面积减小，所以对血流的阻力增大。另外，血管周围组织对静脉的压迫也可使静脉对血流的阻力增加。

2. 静脉回心血量及其影响因素　单位时间内的静脉回心血量决定于外周静脉压和中心静脉压之差，以及静脉对血流的阻力。所以凡能影响中心静脉压、外周静脉压以及静脉阻力的因素，都能影响静脉回心血量。

（1）体循环平均充盈压：体循环平均充盈压是反映循环系统充盈程度的指标。实验证明，循环系统内血液充盈程度越高，静脉回心血量越多。当血量增加或容量血管收缩时，体循环平均充盈压升高，使静脉回心血量增多。反之，血量减少或容量血管舒张时，体循环平均充盈压降低，则静脉回心血量减少。

（2）心脏收缩力量：心脏收缩时将血液射入动脉，舒张时则可从静脉抽吸血液。如果心脏收缩力量较强，射血分数较高，心舒期心室内压就较低，对心房和大静脉内血液的抽吸力量也就变大。右心衰竭时，射血能力显著减弱，心舒期右心室内压将增高，血液淤积在右心房和大静脉内，静脉回心血量明显减少。

（3）骨骼肌的挤压作用：人体在直立状态下，下肢进行肌肉活动，与没有肌肉活动时的静脉回心血量不同。一方面，因静脉内存在瓣膜，使静脉内的血液只能向心脏方向流动而不能倒流；另一方面，由于肌肉收缩时肌肉内和肌肉间的静脉受到挤压，使静脉血流加快。这样，骨骼肌和静脉瓣膜一起，对静脉回流起着“泵”的作用，这种“泵”称为“肌肉泵”或“静脉泵”。下肢肌肉进行节律性舒缩活动时，例如步行，肌肉泵的作用就能很好地发挥。因为当肌肉收缩时，可将静脉内的血液挤向心脏，当肌肉舒张时，静脉压降低，有利于微静脉和毛细血管内的血液流入静脉，使静脉充盈。肌肉泵的这种作用，对于在直立情况下降低下肢静脉压和减少下肢静脉血液潴留有着重要意义。例如，在站立不动时，足部的静脉压为 90 mmHg，在步行时可降至 25 mmHg 以下。在跑步时，两下肢肌肉泵每分钟挤出的血液可达数升。在这种情况下，下肢肌肉泵的做功在相当程度上加速了全身的血液循环，对心脏泵血起辅助作用。但如果肌肉不是作节律性的舒缩，而是维持在紧张性收缩状态，那么静脉将持续受压，静脉回流会反而减少。

（4）呼吸运动：呼吸运动也可影响静脉回流，通常情况下，胸膜腔内压低于大气压，称为胸膜腔负压。由于胸膜腔内压为负压，胸腔内大静脉的跨壁压较大，经常处于充盈扩张状态。在吸气时，胸腔容积加大，胸膜腔负压值进一步增大，使胸腔内的大静脉和右心房更加扩张，压力进一步降低，所以有利于外周静脉内的血液回流至右心房。由于回心血量增加，心输出量也相应增加。呼气时，胸膜腔负压值减小，由静脉回流入右心房的血量也相应减少。所以，呼吸运动对静脉回流起着“呼吸泵”的作用。

（5）体位改变：当人体从平卧位转为直立位时，身体低垂部分的静脉可因跨壁压增大而充盈扩张，容量增大，使回心血量减少。静脉的这一特性在人类特别值得注意。因为当人处于直立位时，身体中大多数容量血管都处于心脏水平以下，如果站立不动，由于身体低垂部分的静脉充盈扩张，可比在卧位时多容纳 400～600 ml 血液，这部分血液主要来自胸腔内的血管。这样就造成体内各部分器官之间血量的重新分配，导致回心血量暂时减少，中心静脉压降低，搏出量减少和收缩压降低。这些变化可通过神经和体液调节机制，使动脉血压迅速恢复。

人体直立时下肢静脉容纳血量增加的程度受静脉瓣，肌肉收缩状态和呼吸运动等因素影响。例如，下肢静脉瓣膜受损的人，常不能长久站立。即使是正常人，如果长久站立不动也会使回心血量减少，动脉血压降低。体位改变对静脉回心血量的影响，在高温环境中更加明显。在高温环境中，皮肤血管舒张，皮肤血管中容纳的血量会增多。所以，如果人在高温环境中长时间站立不动，回心血量就会明显减少，导致心输出量减少以及脑部供血不足，可引起头晕甚至昏厥。长期卧床的病人，静脉管壁的紧张性较低，可扩张性较高，加之腹壁和下肢肌肉的收缩力量减弱，对静脉的挤压作用减弱，所以由平卧位突然起立时，可因大量血液积滞在下肢，回心血量过少而引发昏厥。

第四章　泌尿系统

肾是机体主要的排泄器官，通过尿的生成和排出，肾实现排出机体代谢终产物以及进入机体过剩的物质和异物，调节水和电解质平衡，调节体液渗透压，以及调节酸碱平衡等功能。

尿生成包括三个基本过程：①血浆在肾小球毛细血管处的滤过，形成超滤液；②超滤液在流经肾小管和集合管的过程中经过选择性重吸收；③肾小管和集合管的分泌，最后形成尿液。

肾也是一个内分泌器官，可合成和释放肾素，参与动脉血压的调节；可合成和释放促红细胞生成素等，调节骨髓红细胞的生成；调节钙的吸收和血钙水平；肾还能生成激肽、前列腺素，参与局部或全身血管活动和机体多种活动的调节。此外，在长期饥饿时肾还是糖异生的场所之一。可见，肾具有多种功能。

第一节　肾小球的滤过功能

当血液流经肾小球毛细血管时，除蛋白质分子外的血浆成分被滤过进入肾小囊腔而形成超滤液，这是尿生成的第一步。对超滤液进行分析时，结果表明，超滤液中所含的各种晶体物质的成分和浓度与血浆基本相似，由此证明囊内液是血浆的超滤液而非分泌物。

单位时间内两肾生成的超滤液量称为肾小球滤过率。据测定，正常成年人的肾小球滤过率平均值为 125 ml/min，故每天两肾的肾小球滤过液总量可达 180 L。肾小球滤过率与肾血浆流量的比值称为滤过分数。从肾小球滤过率和红细胞比容可计算肾血浆流量。当血液流经肾脏时，约有 19%的血浆经滤过进入肾小囊腔，形成超滤液。肾小球滤过率的大小取决于有效滤过压和滤过系数。

一、有效滤过压

肾小球毛细血管上任何一点的滤过动力可以用有效滤过压来表示。有效滤过压是指促进超滤的动力与对抗超滤的阻力之间的差值。超滤的动力包括肾小球毛细血管血压和肾小囊内超滤液胶体渗透压。肾小球毛细血管不同部位的有效滤过压是不相同的，越靠近入球小动脉端，有效滤过压越大。这主要是因为肾小球毛细血管内的血浆胶体渗透压不是固定不变的，当毛细血管血液从入球小动脉端流向出球小动脉端时，由于不断生成超滤液，血浆中蛋白质浓度就会逐渐升高，使滤过的阻力逐渐增大，因而有效滤过压的值就逐渐减小。当滤过阻力等于滤过动力时，有效滤过压降低到零，即达到滤过平衡，滤过也就停止。

二、影响肾小球滤过的因素

血浆在肾小球毛细血管处的超滤过受许多因素影响，例如滤过系数、有效滤过压和滤过平衡的血管长度等。

（一）肾小球毛细血管血压

正常情况下，当血压在 80～180 mmHg 范围内变动时，由于肾血流量的自身调节机制，肾小球毛细血管血压可保持稳定，所以肾小球滤过率基本不变。如超出此自身调节范围，有效滤过压、肾小球毛细血管血压和肾小球滤过率就会发生相应的改变。如在血容量减少，强烈的伤害性刺激或情绪激动等情况下，可使交感神经活动增强，入球小动脉强烈收缩，可导致肾血流量、肾小球毛细血管血量和毛细血管血压下降，从而影响肾小球的滤过率。

（二）囊内压

正常情况下囊内压一般比较稳定。当肾盂或输尿管结石、肿瘤压迫或某种原因引起输尿管阻塞时，小管液或终尿不能排出，可引起逆行性压力升高，最终导致囊内压升高，从而降低肾小球滤过率和有效滤过压。

（三）血浆胶体渗透压

正常情况下，血浆胶体渗透压不会发生大幅度波动。静脉输入大量生理盐水或病理情况下的肝功能严重受损，导致血浆蛋白合成减少，或因毛细血管通透性增大，都会导致血浆蛋白浓度降低，胶体渗透压下降，使有效滤过压和肾小球滤过率增加。

（四）肾血浆流量

肾血浆流量对肾小球滤过率的影响并非通过改变有效滤过压，而是改变滤过平衡点。当肾血浆流量增大时，肾小球毛细血管中血浆胶体渗透压上升速度减缓，滤过平衡点向出球小动脉端移动，甚至不出现滤过平衡的情况，故肾小球滤过率增加。当肾交感神经强烈兴奋引起入球小动脉阻力明显增加时，如剧烈运动、缺氧、失血和中毒性休克等情况下，肾血流量和肾血浆流量明显减少，肾小球滤过率显著降低。

（五）滤过系数

滤过系数是指在单位有效滤过压的驱动下，单位时间内经过滤过膜的滤液量。

第二节　肾小管和集合管的物质转运功能

一、肾小管和集合管中物质转运的方式

正常人两肾生成的超滤液每天达 180L，而终尿量只有 1.5L 左右，由此可以表明超滤液中的水分约有 99％被肾小管和集合管重吸收，超滤液中的其他物质被选择性重吸收或被肾小管上皮细胞主动分泌。

肾小管和集合管的物质转运功能包括重吸收和分泌。重吸收是指肾小管上皮细胞将物质从肾小管液中转运至血液中；分泌则为肾小管上皮细胞将自身产生的物质或血液中的物质转运至小管液中。

肾小管和集合管的物质转运方式也分为被动转运和主动转运。被动转运包括扩散、渗透和易化扩散。此外，当水分子通过渗透被重吸收时有些溶质可随水分子一起被转运，这一转运方式称为溶剂拖曳。

主动转运包括原发性主动转运和继发性主动转运。前者包括钠泵和钙泵等；继发性主动

转运包括：Na^+-葡萄糖、Na^+-氨基酸同向转运，K^+-Na^+-2Cl^-同向转运等。

各种转运体在肾小管上皮管腔面即细胞顶端膜上的分布与在细胞基底侧膜上的分布是不同的。因此上皮细胞的管腔面和基底侧膜对各种物质的转运情况是不同的。肾小管和集合管中物质转运的途径可分为两种，一种途径为跨细胞转运途径重吸收。另一途径为细胞旁途径重吸收。

二、肾小管和集合管中各种物质的重吸收与分泌

由于肾小管和集合管各段的结构和功能不同，小管液的成分也不同。故肾小管各段的物质转运方式、转运量和转运机制也不相同。以下为几种重要物质在肾小管和集合管的转运。

（一）Na^+、Cl^-和水的重吸收

1. 近端小管　近端小管重吸收超滤液中约70%的Na^+、Cl^-和水；其中约2/3经跨细胞转运途径，主要发生在近端小管的前半段；约1/3经细胞旁途径被重吸收。

在近端小管的前半段，Na^+进入上皮细胞的过程与H^+的分泌以及与葡萄糖、氨基酸的转运相关联。因上皮细胞基底侧膜上钠泵的作用，细胞内Na^+浓度较低，小管液中的Na^+和细胞内的H^+由管腔膜的Na^+-H^+交换体进行逆向转运，H^+被分泌到小管液中，但小管液中的Na^+则顺着浓度梯度进入上皮细胞内。小管液中的Na^+还可由管腔膜上的Na^+-葡萄糖同向转运体和Na^+-氨基酸同向转运体与氨基酸和葡萄糖共同转运，Na^+顺电化学梯度通过管腔膜进入细胞内，同时将葡萄糖和氨基酸转运到细胞内。进入细胞内的Na^+经基底侧膜上的钠泵被泵出细胞并进入组织间隙。进入细胞内的葡萄糖和氨基酸进而以易化扩散的形式通过基底侧膜离开上皮细胞，进入血液循环。由于Na^+、葡萄糖和氨基酸等进入细胞间隙，使细胞间隙中的渗透压不断的升高，通过渗透作用，水便进入细胞间隙。由于上皮细胞间存在紧密连接，故细胞间隙内的静水压升高，可使Na^+和水进入毛细血管中而被重新吸收。

在近端小管的前半段，因Na^+-H^+交换使细胞内的H^+进入小管液，HCO_3^-则被重吸收，而Cl^-不被重吸收，进而导致小管液中Cl^-的浓度高于管周组织间液中的浓度。在近端小管的后半段，有Na^+-H^+交换和Cl^--HCO_3^-逆向转运体，其转运结果是Na^+和Cl^-进入细胞内，H^+和HCO_3^-进入小管液。进入细胞内的Cl^-由基底侧膜上的K^+-Cl^-同向转运体转运至细胞间隙，再被吸收进入血液中。

2. 髓袢　在髓袢，肾小球滤过的约15%的水被重吸收，约20%NaCl被重吸收。髓袢降支细段对水的通透性较高而髓袢升支细段对Na^+和Cl^-易通透，但对水不通透。故小管液流经髓袢升支细段时，渗透压会逐渐下降，NaCl在髓袢重吸收的主要部位是升支粗段。髓袢升支粗段的顶端膜上有电中性的Na^+-K^+-2Cl^-同向转运体，该转运体可使小管液中1个Na^+、1个K^+和2个Cl^-同向转运到上皮细胞内。髓袢升支粗段对水不通透，故小管液在流经升支粗段时，渗透压会逐渐降低，但管外的渗透压会逐渐升高。

3. 远端小管和集合管　滤过的Na^+和Cl^-约12%在远曲小管和集合管被重吸收，同时还有不等量的水被重吸收。远曲小管和集合管对Na^+、Cl^-和水的重吸收可根据机体的水、盐平衡状况而进行不断的调节。

在远曲小管始段，上皮细胞对水仍然不通透，但仍能主动重吸收NaCl，使小管液渗透

压继续下降。Na^+在远曲小管和集合管的重吸收是逆着电化学梯度进行的，属于主动转运。在远曲小管始段的管腔膜，小管液中的Na^+和Cl^-经Na^+-Cl^-同向转运体转运至细胞内，细胞内的Na^+由钠泵泵出。

远曲小管后段和集合管的上皮有两类不同的细胞，即主细胞和闰细胞。主细胞基底侧膜上的Na^+泵主要维持细胞内的低Na^+，并为小管液中Na^+进入细胞提供动力。而Na^+的重吸收又造成小管液呈负电位，可驱使小管液中的Cl^-经细胞旁途径而被动重吸收，也成为K^+从细胞内分泌入小管腔的动力。阿米洛利可抑制远曲小管和集合管上皮细胞顶端膜的Na^+通道，既减少Na^+的重吸收，又减少Cl^-细胞旁途径的被动转运。远曲小管和集合管上皮细胞的紧密连接对Na^+、K^+、Cl^-等离子的通透性较低，因此这些离子不易透过该部位返回小管液。

（二）HCO_3^-的重吸收与H^+的分泌

一般代谢的酸性产物多于碱性产物，机体产生的挥发性酸主要经呼吸道排出。肾通过重吸收HCO_3^-、分泌H^+和氨，回收HCO_3^-，对机体酸碱平衡起维持作用。

1. 近端小管　正常情况下，从肾小球滤过的HCO_3^-几乎全部被肾小管和集合管重吸收，高达80%的HCO_3^-是由近端小管重吸收的。近端小管上皮细胞通过Na^+-H^+交换使H^+进入小管液，进入小管液的H^+与HCO_3^-结合生成H_2CO_3，并迅速分解成CO_2和水，这一反应由上皮细胞顶端膜表面的碳酸酐酶催化。

2. 髓袢　髓袢对HCO_3^-的重吸收主要发生在升支粗段，其机制同近端小管。

3. 远端小管和集合管　远曲小管和集合管的闰细胞可主动分泌H^+。一般认为，远曲小管和集合管的管腔膜上存在两种质子泵，一种是H^+-ATP泵，另一种为H^+-K^+-ATP泵，均可将细胞内的H^+泵入小管液中。肾小管和集合管分泌H^+的量与小管液的酸碱度有关，小管液pH降低时，H^+的分泌减少。肾小管和集合管上皮细胞的碳酸酐酶活性受pH的影响，当pH降低时，其活性增加，生成更多的H^+，有利于肾排H^+保碱。

（三）NH_3的分泌与H^+、HCO_3^-的转运的关系

近端小管、髓袢升支粗段和远端小管上皮细胞内的谷氨酰胺在谷氨酰胺酶的作用下脱氨并生成谷氨酸根和NH_4^+；谷氨酸根又在谷氨酸脱氢酶作用下生成α-酮戊二酸和NH_4^+；α-酮戊二酸代谢用去2个H^+又生成两分子HCO_3^-。在集合管，NH_3的分泌机制有所不同。集合管细胞膜对NH_3的通透比NH_4^+的高，细胞内生成的NH_3以扩散方式进入小管液，与分泌的H^+结合形成NH_4^+，并随尿排出体外。

（四）K^+的重吸收和分泌

肾决定尿K^+排出量最重要的因素是K^+在远端小管和集合管的分泌量。

远端小管和皮质集合管既能重吸收K^+，也能分泌K^+，并可接受多种因素的调节，因而其重吸收和分泌的速率是变化的。

远端小管和集合管上皮细胞内的K^+浓度较高，管腔顶端膜对K^+有通透性，K^+可顺着电化学梯度通过K^+通道进入小管液中。远端小管后半段和集合管约90%的上皮细胞是主细胞。由于肾对K^+的排出量主要取决于远端小管和集合管主细胞K^+的分泌量，所以凡能影响主细胞基底侧膜上钠泵活性和顶端膜对Na^+、K^+通透性的因素，均可影响钾的分泌量。

刺激主细胞分泌K^+的因素包括细胞外液K^+浓度升高、醛固酮的分泌量增加和小管液

流速的增高；而 H^+ 浓度升高，细胞外液 K^+ 浓度降低，小管液流速降低时，则 K^+ 的分泌减少。细胞外液 K^+ 浓度升高可通过三方面的机制使 K^+ 分泌增加：①刺激钠泵，加速 K^+ 通过基底侧膜进入细胞内的过程，由于细胞内 K^+ 浓度升高，有利于 K^+ 通过顶端膜分泌进入小管液；②细胞外液 K^+ 的浓度升高，可增高小管顶端膜对 K^+ 的通透性，也有利于 K^+ 的分泌；③细胞外 K^+ 浓度升高可刺激肾上腺皮质分泌醛固酮，醛固酮则能进一步促进 K^+ 的分泌。给予利尿剂或当细胞外液量增加时，小管液流速增加，而小管液流速增加可促进 K^+ 的分泌。因为肾小管细胞将 K^+ 分泌入小管液后，小管液的 K^+ 浓度升高，可对抗小管细胞对 K^+ 的进一步分泌；而小管液流速增加时，可将分泌的 K^+ 加速带走，故小管液中 K^+ 的浓度不容易升高，从而有利于 K^+ 的分泌。

（五）钙的重吸收和排泄

约 50％的血浆 Ca^{2+} 呈游离状态，其余部分与血浆蛋白结合。经肾小球滤过的 Ca^{2+} 约 70％在近端小管重被吸收，与 Na^+ 的重吸收同时进行；20％在髓袢重吸收，9％在远端小管和集合管重吸收，少于 1％的 Ca^{2+} 随尿排出。

近端小管对 Ca^{2+} 的重吸收，其中约 80％由溶剂拖曳的方式经细胞旁途径进入细胞间隙，约 20％经跨细胞途径重吸收。上皮细胞内的 Ca^{2+} 浓度远低于小管液中的 Ca^{2+} 浓度，且细胞内电位相对小管液为负，此电化学梯度会驱使 Ca^{2+} 从小管液扩散进入上皮细胞内，细胞内的 Ca^{2+} 则经基底侧膜上的 Ca^{2+}-ATP 泵和 Na^+-Ca^{2+} 交换机制逆着电化学梯度转运出细胞。髓袢降支细段和升支细段对 Ca^{2+} 均不通透，仅髓袢升支粗段能重吸收 Ca^{2+}。升支粗段的小管液为正电位，该段膜对 Ca^{2+} 也有通透性，其可能存在被动重吸收，也存在主动重吸收。在远端小管和集合管中，小管液为负电位，故 Ca^{2+} 的重吸收是跨细胞途径的主动转运。

肾对 Ca^{2+} 的排泄受多种因素影响，最主要的因素是甲状旁腺激素（PTH）。细胞外液 Ca^{2+} 浓度升高一方面增加肾小球的滤过，使 Ca^{2+} 排泄增加，同时又抑制了 PTH 的分泌，使 Ca^{2+} 重吸收减少。血浆磷浓度升高可刺激 PTH 的分泌，使肾小管对 Ca^{2+} 的重吸收增加，减少 Ca^{2+} 的排泄。细胞外液量增加或动脉血压升高可降低近端小管对 Na^+ 和水的重吸收，也能减少 Ca^{2+} 的重吸收，这是因为 80％的 Ca^{2+} 是由溶剂拖曳而重吸收的。此外，血浆 pH 的改变也能影响远端小管对 Ca^{2+} 的重吸收，代谢性酸中毒时 Ca^{2+} 的重吸收增加，而代谢性碱中毒时 Ca^{2+} 的重吸收减少。

（六）葡萄糖和氨基酸的重吸收

肾小囊超滤液中的葡萄糖浓度与血浆中的基本相等，但在正常情况下，尿中几乎不含有葡萄糖，表明葡萄糖全部被重吸收。微穿刺实验证明，滤过的葡萄糖在近端小管的前半段被重吸收。

近端小管上皮细胞顶端膜上有 Na^+-葡萄糖同向转运机制，小管液中 Na^+ 和葡萄糖与转运体结合后，被转入到细胞内，属于继发性主动转运。

近端小管对葡萄糖的重吸收是有一定限度的。当血糖浓度达 180 mg/100 ml（血液）时，有一部分肾小管对葡萄糖的吸收已达极限，尿中开始出现葡萄糖，此时血浆中的葡萄糖浓度称为肾糖阈。每一肾单位的肾糖阈并不完全一样。当血糖浓度继续升高时，尿中葡萄糖浓度也随之升高；当血糖浓度升至 300 mg/100 ml 时，全部肾小管对葡萄糖的重吸收均已达到或超过近球小管对葡萄糖的最大转运率，此时每分钟葡萄糖的滤过量达两肾葡萄糖重吸收最大限度，尿糖排出率则随血糖浓度升高而平行增加。正常人两肾的葡萄糖重吸收的极限量，男性平均为 375 mg/min，女性平均为 300 mg/min。

第三节　尿液的浓缩和稀释

肾小球超滤液在流经肾小管各段时，其渗透压发生变化，在近端小管和髓袢中，渗透压的变化是固定的，但经过远端小管后段和集合管时，渗透压可随体内缺水或水过多等不同情况而出现大幅度的变动。近端小管为等渗重吸收，故在近端小管末端，小管液渗透压仍与血浆的相等。髓袢降支细段对水有高度的通透性，对 NaCl 和尿素则不易通透，在小管外组织液高渗透压作用下，水被重吸收，故小管液在流经髓袢降支细段时，渗透浓度会逐渐升高，直至与髓质组织液渗透浓度相近。髓袢升支细段对水不通透，对 NaCl 和尿素则能通透。由于小管液中 NaCl 的浓度高于同一平面髓质间液中的浓度，所以 NaCl 被重吸收；但尿素浓度则低于髓质间液，因此尿素由组织间隙扩散进入小管。在此过程中，小管液的渗透浓度会逐渐降低。髓袢升支粗段对水和尿素不通透，但能主动重吸收 NaCl，当小管液流经髓袢升支粗段时，由于 NaCl 不断被重吸收，渗透浓度会逐渐下降，至升支粗段末端，与血浆渗透浓度相比，小管液为低渗。终尿的渗透浓度高于血浆渗透浓度称为高渗尿，低于血浆渗透浓度的尿液则称为低渗尿。尿量的不同所对应的症状不同，如果每日尿量超过 2.5 L，称为多尿；24 h 内尿量少于 400 ml，称为少尿；24 h 内尿量少于 100 ml，则称为无尿。

一、尿液的稀释

尿液的稀释主要发生在远端小管和集合管。在髓袢升支粗段末端，小管液是低渗的。如果机体内水过多而造成血浆晶体渗透压下降，可使血管升压素的释放被抑制，远曲小管和集合管对水的通透性很低，水不能被重吸收，而小管液中的 NaCl 可继续被重吸收，特别是髓质部的集合管，因此小管液的渗透浓度进一步降低，从而形成了低渗尿。

二、尿液的浓缩

在失水、禁水等情况下，血浆晶体渗透压升高，可引起尿量减少，尿液浓缩，终尿的渗透浓度升高。尿液浓缩与远端小管和集合管有关，是由于小管液中的水被继续吸收而溶质仍留在小管液中所造成的。用冰点降低法测定鼠肾组织的渗透浓度，发现肾皮质部的渗透浓度与血浆是相等的，由髓质外层向乳头部逐渐升高，内髓部的渗透浓度为血浆渗透浓度的 4 倍。在不同动物中的观察可发现，动物肾髓质越厚，内髓部的渗透浓度也越高，尿的浓缩能力也越强。如沙鼠肾可产生的血浆渗透浓度的高渗尿可高达 20 倍。而人类肾最多能生成 4～5倍于血浆渗透浓度的高渗尿。可见，肾髓质的渗透浓度梯度的必备条件是尿浓缩。

髓袢的形态和功能的特性是形成肾髓质渗透浓度梯度的重要条件。有人用肾小管各段对水和溶质的通透性不同和逆流倍增现象来解释肾髓质高渗的形成。

由于髓袢各段对水和溶质的通透性和重吸收机制不同，髓袢的 U 形结构和小管液的流动方向，可通过逆流倍增的机制建立起从外髓部至内髓部的渗透浓度梯度。

髓袢和集合管的结构排列与上述逆流倍增模型很相似。直小血管也符合逆流系统的条件。超滤液从近端小管经髓袢降支向下流动，折返后经髓袢升支向相反方向流动，再经集合管向下流动，最后进入肾小盏内。以下详细讨论了肾髓质渗透梯度形成的过程和机制。

1. 髓袢升支粗段　小管液经髓袢升支粗段向皮质方向流动时，由于此处上皮细胞主动重吸收 NaCl，而对水不通透，导致小管液在向皮质方向流动时渗透浓度逐渐降低，小管周围组织中由于 NaCl 的堆积，渗透浓度逐渐升高，形成髓质的高渗。NaCl 主动重吸收而形成使外髓部组织间隙液高渗，对水不通透即是形成外髓质高渗的重要条件。呋塞米可抑制髓袢升支粗段的 $Na^{+}-K^{+}-2Cl^{-}$ 同向转运，故可降低外髓组织的高渗程度，从而降低管内、外渗透浓度梯度，使水的重吸收减少，产生利尿效应。

2. 髓袢降支细段　髓袢降支细段对水通透，而对 NaCl 和尿素相对不通透。

3. 髓袢升支细段　髓袢升支细段对水不通透，而对 NaCl 能通透，对尿素为中等度通透。

4. 髓质集合管　从肾小球滤过的尿素除在近端小管被吸收外，髓袢升支对尿素中等度通透，内髓部集合管对尿素高度通透，其他部位对尿素不通透或通透性很低。当小管液流经远端小管时，水被重吸收，使小管液内尿素的浓度会逐渐升高，到达内髓部集合管时，由于上皮细胞对尿素通透性增高，尿素从小管液向内髓部组织液扩散，使组织间液的尿素浓度不断升高，同时使内髓部的渗透浓度进一步增加。所以内髓部组织高渗是由 NaCl 和尿素共同维持的。血管升压素可增加内髓部集合管对尿素的通透性，从而增高内髓部的渗透浓度。

三、直小血管在维持肾髓质高渗中的作用

由于 NaCl 和尿素在小管外组织间液中积聚建立了肾髓质高渗。这些物质能持续滞留在该部位而不被血液循环带走，从而维持肾髓质的高渗环境，这与直小血管所起的逆流交换器的作用密切相关。直小血管的作用与血流量有关。直小管的血流量增加时，可使带走的肾髓质的溶质增加，因而髓质部的渗透梯度将变小；当直小血管血流量减少时，肾髓质供氧量降低，肾小管特别是髓袢升支粗段主动重吸收 NaCl 的功能减弱，髓质部的高渗梯度也就不能维持。

如前所述，小管液在流经近端小管、髓袢直至远曲小管前段时，其渗透压的变化基本是固定的，而终尿的渗透压则可随机体内水和溶质的情况发生较大幅度的变化。这一渗透压变化是小管液中水与溶质重吸收的比例所决定的，主要由远曲小管后半段和集合管所控制。髓质高渗是对小管液中水重吸收的动力，但重吸收的量又取决于远曲小管和集合管对水的通透性。集合管上皮细胞对水的通透性增加时，水的重吸收量就会增加，小管液的渗透浓度就会升高，尿液即被浓缩。当远曲小管和集合管对水的通透性降低时，水的重吸收就会减少，远曲小管近端的低渗的小管液得不到浓缩，尿液则为低渗。同时，集合管还主动重吸收 NaCl，使尿液的渗透浓度进一步降低。血管升压素是决定远曲小管和集合管上皮细胞对水通透性最重要的激素。任何能影响肾髓质高渗的形成与维持和影响集合管对水通透性的因素，都将会影响肾对尿液的浓缩过程，使尿量和渗透浓度发生不同程度的改变。

第五章　生殖系统

生物个体由产生、生长发育至最后衰老、死亡是生命现象发展的自然规律，因此，产生新个体的生殖活动具有延续种系的重要意义。随着生长发育的成熟，到青春期后，生物体具有产生与自己相似子代个体的能力，这种功能称为生殖（reproduction），在高等动物中，生殖是通过两性生殖器官的活动来实现的。本章主要阐述男、女两性的生殖功能。

第一节　男性生殖功能

男性的主性器官是睾丸（testis），附属性器官包括附睾、输精管、精囊、前列腺、尿道球腺和阴茎等。睾丸是微扁的椭圆体，表面光滑，位于阴囊内，左右各一，实质主要由100～200个睾丸小叶组成，睾丸小叶内有曲细精管与间质细胞（interstitial cell，Leyding cell），前者是生成精子的部位，后者则具有内分泌功能，可分泌雄激素（androgen）。睾丸的功能受下丘脑-腺垂体-睾丸轴活动的调节。

睾丸的功能

（一）睾丸的生精作用

精子（spermatozoa，sperm）是在睾丸小叶的曲细精管生成的。生精细胞和支持细胞构成曲细精管上皮。在青春期，紧贴在曲细精管基膜上的原始生精细胞（精原细胞）依次经历初级精母细胞、次级精母细胞、精子细胞各个不同发育阶段，最终发育为成熟精子，这一过程称为睾丸的生精作用。精原细胞发育成为精子需两个半月左右。一个精原细胞经过大约7次分裂可产生近百个精子，每天1 g成人睾丸组织可生成上千万个精子。

精子的生成是一个连续的过程。首先，位于曲细精管基底部的精原细胞进入增殖期，通过多次有丝分裂变成初级精母细胞。然后，初级精母细胞经第一次减数分裂（成熟分裂）形成次级精母细胞，染色体数目减少一半，为22条常染色体和1条X或Y性染色体。此后随即进行第二次成熟分裂形成精子细胞，此时染色体数目不再减半。最后，靠近管腔的精子细胞经过复杂的形态变化形成精子，精子发育成熟后脱离支持细胞进入管腔中。

精子形成时，丢失了大部分细胞器，没有高尔基复合体、粗面内质网及核糖体，而核高度浓缩变长。在显微镜下精子形如蝌蚪，全长60 μm，分头、尾两部分，头部主要由核、顶体及后顶体鞘组成，尾部又称鞭毛。新生成的精子自身没有运动能力，需被输送至附睾进一步成熟，停留18～24 h后，获得运动能力。

从青春期到老年期，睾丸都有生精能力，但在45岁以后，由于曲细精管的萎缩，生精能力将逐渐减弱。精子的生成需要适宜的温度，阴囊内温度较腹腔内低2 ℃左右，适合精子的生成。在胚胎发育期间由于某种原因，睾丸未能下降到阴囊内，称为隐睾症，是男性不育的原因之一。正常男子每次射出精液3～6 ml，每毫升精液含（0.2～4）$\times 10^8$个精子。如精

子数量少于每毫升 0.2×10^8 个，则不易使卵子受精。酗酒、吸烟也可导致精子活力降低、畸形率增加，甚至少精或无精。

（二）睾丸的内分泌功能

1. 雄激素　雄激素（androgen）由睾丸的间质细胞（Leydig 细胞）分泌，主要包括睾酮（testosterone，T）、脱氢表雄酮（dehydroiepiandrosterone，DHEA）、雄烯二酮（androstenedione）和雄酮（androsterone）等几种。在以上这些雄激素中，睾酮的生物活性最强，其余几种雄激素的生物活性不及睾酮的 1/5；但睾酮在进入靶组织后可转变为活性更强的双氢睾酮（dihydrotestosterone，DHT）。

（1）睾酮的合成、运输与代谢：睾酮是间质细胞线粒体内的胆固醇经羟化、侧链裂解，先形成孕烯醇酮，再经 17-羟化脱去侧链而形成的。血浆中仅约 2%的睾酮以游离的形式存在，且具有生物活性。其余绝大部分的睾酮与血浆蛋白结合，其中，约 65%的睾酮与血浆中的性激素结合球蛋白（sex hormone-binding globulin，SHBG）结合，SHBG 是存在于血浆中与睾酮亲和力很高的一种蛋白质，而余下的 33%左右则与血浆白蛋白或其他血浆蛋白质结合。结合与游离形式的睾酮处于动态平衡状态，结合形式的睾酮可作为血浆中的储存库。睾酮主要在靶器官组织中降解，在肝内经还原、氧化及侧链裂解转变为 17-酮类固酮，包括雄酮、异雄酮及胆烷醇酮等代谢产物随尿液排出，少数经粪便排出。

20～50 岁正常男子血中睾酮含量最高，为 19～24 nmol/L，50 岁以上则随年龄增长而逐渐减少。此外，成年男子血中睾酮水平还表现有年节律、日节律及脉冲式分泌的现象，且个体差异较大。

（2）睾酮的生理作用：睾酮的作用比较广泛，主要有以下几个方面。

1）影响胚胎分化：雄激素可诱导含 Y 染色体的胚胎向男性分化，促进内生殖器的发育。

2）维持生精作用：间质细胞分泌的睾酮，进入支持细胞并转变为双氢睾酮，随后进入曲细精管，促进生精细胞的分化和精子的生成过程。在患有间质细胞瘤的病儿，可见到肿瘤附近曲细精管早发的生精过程，说明提高与维持雄激素在曲细精管的局部浓度，有利于生精过程。

3）刺激附性器官的生长和维持性欲：睾酮能刺激附性器官的生长发育，促进男性副性征的出现并维持在正常状态。在人类，若于青春期前切除睾丸，成年时生殖器呈幼稚状态，体貌、体态近似女性，且性欲极低，如成年后切除睾丸，其附属性器官和第二性征也会逐渐退化，性欲显著降低。

4）对代谢的影响：睾酮能促进蛋白质的合成，特别是促进肌肉和生殖器官的蛋白质合成，同时具有促进骨骼生长与钙、磷沉积以及红细胞生成等作用。

2. 抑制素　抑制素（inhibin）是由睾丸支持细胞分泌的一种分子量约 32000 的糖蛋白激素，由 α 和 β 两个亚单位组成，由于 β 亚单位的差异，可分为抑制素 A（$\alpha\beta_A$）和抑制素 B（$\alpha\beta_B$）两种形式。抑制素可选择性作用于腺垂体，对 FSH 的合成和分泌具有很强的抑制作用，而生理剂量的抑制素对 LH 的分泌却无明显影响。此外，在性腺还存在与抑制素结构相似但作用相反的物质，它是由抑制素的两种 β 亚单位组成的同二聚体或异二聚体，称为激活素（activin），激活素可促进腺垂体 FSH 的分泌。

第二节　女性生殖功能

女性生殖包括卵巢的功能及妊娠、分娩等生理过程。卵巢是女性的主性器官，此外还有输卵管、子宫、阴道及外阴等附性器官。下丘脑-腺垂体系统可调节卵巢的活动，使之发生周期性变化，称为卵巢周期（ovarian cycle）。而卵巢分泌的类固醇激素，除可使子宫内膜发生周期性变化而产生月经周期外，还可对下丘脑-腺垂体激素的分泌进行反馈性调节。

卵巢的功能

卵巢是位于盆腔内成对的实质性器官，呈扁卵圆形，略呈灰红色，是女性生殖系统的中心，具有产生成熟卵子的生卵作用和分泌类固醇激素的内分泌功能。

（一）卵巢的生卵作用

卵巢的生卵作用是成熟女性最基本的生殖功能。在卵巢内有许多发育不同阶段的卵泡（ovarian follicle）。青春期开始后，卵巢在腺垂体促性腺激素的作用下，生卵功能出现月周期性变化，一般分为三个阶段，即卵泡期（排卵前期）、排卵期和黄体期（排卵后期）。

1. 卵泡期　卵泡期（follicular phase）是卵泡发育并成熟的阶段。原始卵泡历经初级卵泡、次级卵泡的不同发育阶段，最终成为成熟卵泡。在此过程中，卵泡发生一系列的形态变化。原始卵泡由一个初级卵母细胞和周围的单层卵泡细胞组成。随着卵泡的发育，初级卵母细胞逐渐增大，卵泡细胞也不断增殖，由梭形或扁平的单层细胞变成单层的颗粒细胞层，并分泌糖蛋白包绕卵母细胞形成透明带。同时卵泡周围的间质细胞环绕在颗粒细胞外，分化增殖为内膜细胞和外膜细胞，颗粒细胞也由单层变为多层，形成次级卵泡。继而，颗粒细胞合成分泌的粘多糖及血浆成分进入卵泡形成卵泡液和卵泡腔，将覆盖有多层颗粒细胞的卵细胞推向一侧而形成卵丘，最后转变为成熟卵泡。需要注意的是，在卵泡发育过程中，细胞膜上相继生成 FSH、T、PRL、E_2及 PG 等激素的受体，内膜细胞和颗粒细胞也逐渐具备内分泌功能，这对卵子和卵泡的发育及卵巢的功能有重要意义。从青春期开始，每个月有 15～20 个卵泡继续生长发育，使卵巢内同时存在多个处于不同发育阶段的卵泡，但通常每个月只有 1 个可发育成优势卵泡，并排出其中的卵细胞。

原始生殖细胞在胚胎期 6 周开始形成，在妊娠 20 周时，原始卵泡数量可达 600 万～700 万个。从妊娠中期开始，原始卵泡数量迅速减少，至新生儿期卵巢内约有 200 万个未发育的原始卵泡，到青春期进一步减少到 30 万～40 万个，更年期时仅存几百个。正常女性一生中平均约排出 400～500 个成熟卵细胞，绝大部分的卵泡在发育的各个阶段退化闭锁。

在卵泡发育的同时，原始卵泡中的卵母细胞也发生一系列成熟分裂过程。第一次成熟分裂在胚胎 3 个月即开始进行，成为初级卵母细胞，并停止于双线期，直至青春期前，初级卵母细胞不再生长；青春期后，在每个月经周期排卵前 LH 峰的刺激下，部分初级卵母细胞进一步发育，完成第一次成熟分裂，形成较大的次级卵母细胞和较小的第一极体，细胞内染色体减半。次级卵母细胞随即开始第二次成熟分裂并停止于分裂中期（M_2），直到排卵后受精时，精子激活使第二次成熟分裂完成，并排出第二极体，形成含有 23 条染色体的成熟卵子。如受精成功，精卵原核融合，则形成具有 23 对染色体的新个体。卵泡的发育是一个连续、漫长的过程，一个初级卵母细胞的发育成熟需要跨几个月经周期才能完成，仅从次级卵泡发育至成熟卵泡排卵就需 85 天左右。

2. 排卵　成熟卵泡在 LH 分泌高峰的作用下，向卵巢表面移动，卵泡壁破裂，出现排卵孔，卵细胞与透明带、放射冠及卵泡液一同排出，此过程称为排卵（ovulation）。排出的卵细胞被输卵管伞捕捉送入输卵管中。

3. 黄体期　排卵后便进入黄体期（luteal phase），残余的卵泡壁内陷，血液进入卵泡腔、凝固，形成血体。随着血液被吸收，颗粒细胞与内膜细胞增殖、黄体化，形成外观为黄色的黄体（corpus luteum）。若卵子受精成功，胚胎分泌人绒毛膜促性腺激素（human chorionic gonadotropin，hCG）使黄体继续发育为妊娠黄体，一直持续到妊娠 3～4 个月后，自动退化为白体。若排出的卵子未能受精，则黄体在排卵后第 9～10 天便开始变性，并逐渐被结缔组织所取代，成为白体而萎缩、溶解。

（二）卵巢的内分泌功能

卵巢主要分泌孕激素和雌激素，此外还分泌抑制素、少量的雄激素及多种肽类激素。卵泡期主要由内膜细胞和颗粒细胞分泌雌激素，而黄体期则由黄体细胞分泌孕激素和雌激素。

1. 雌激素　人类的雌激素（estrogen）包括雌二醇（estradiol，E2）、雌酮（estrone）和雌三醇（estriol，E3），三者中以雌二醇活性最强，雌酮的活性仅为雌二醇的 10%，雌三醇活性最低。雌三醇是雌二醇在肝内降解的主要代谢产物，以硫酸盐或葡萄糖醛酸盐的形式随尿排出体外，因此，肝功能障碍可导致体内雌激素过多。

卵泡的颗粒细胞和内膜细胞共同参与雌激素的合成，卵泡内膜细胞在 LH 作用下产生的雄烯二酮和睾酮，通过扩散进入颗粒细胞，在 FSH 的作用下使芳香化酶活性增强，进而使雄烯二酮转变为雌酮，睾酮转变为雌二醇。对这一过程的阐述，即由内膜细胞生成雄激素，再由颗粒细胞生成雌激素，称为雌激素合成的双重细胞学说。

雌激素的生理作用主要有以下几个方面。

（1）促进女性生殖器官的发育：雌激素可协同 FSH 促进卵泡发育，诱导排卵前期 LH 峰的出现而诱发排卵，是卵泡发育、成熟、排卵不可缺少的调节因素。雌激素也能促进子宫发育，使子宫内膜发生增生期变化，增加子宫颈黏液的分泌，促进输卵管上皮增生、分泌及输卵管运动，有利于精子与卵子的运行。此外，雌激素还可使阴道黏膜上皮细胞增生、角化，糖原含量增加，使阴道分泌物呈酸性而增强阴道的抗菌能力。

（2）促进女性第二性征和性欲的产生：雌激素可促进乳房的发育，刺激乳腺导管和结缔组织的增生，产生乳晕；也可促使脂肪沉积于乳房、臀部等部位，毛发呈女性分布，音调较高，出现并维持女性第二性征。

（3）对代谢的影响：雌激素可广泛影响代谢过程，对蛋白质、脂肪、骨和水盐代谢都能产生影响。还可促进生殖器官的细胞增殖分化，加速蛋白质合成，促进生长发育，降低血浆低密度脂蛋白而增加高密度脂蛋白含量，有一定的抗动脉硬化作用。增强成骨细胞活动和钙磷沉积，促进骨的成熟及骨骺愈合。高浓度的雌激素可使醛固酮分泌增多从而导致水、钠潴留等。

2. 孕激素　孕激素主要有孕酮（progesterone，P）、20α-羟孕酮和 17α-羟孕酮，其中以孕酮的生物活性为最强。排卵前，颗粒细胞和卵泡膜即可分泌少量孕酮，排卵后黄体细胞在分泌雌激素的同时，还大量分泌孕酮，并在排卵后5～10天达到高峰，以后分泌量逐渐降低。妊娠两个月左右，胎盘开始合成大量孕酮。孕酮主要在肝内降解，然后随尿、粪排出体外。

孕激素的生理作用主要是使子宫内膜和子宫肌为受精卵着床作准备，并维持妊娠。由于雌激素可调节孕酮受体的数量，因此，孕酮绝大部分作用是以雌激素的作用为基础的。归纳起来孕酮的生理作用主要包括以下几个方面。

（1）调节腺垂体激素的分泌：排卵前，孕酮可协同雌激素诱发LH分泌出现高峰，而排卵后则对腺垂体促性腺激素的分泌起负反馈抑制作用。

（2）影响生殖器官的生长发育和功能活动：孕酮可使处于增生期的子宫内膜进一步增厚，并进入分泌期，从而为受精卵的生存和着床提供适宜的环境。此外，孕酮还具有降低子宫肌细胞膜的兴奋性、抑制母体对胎儿的排斥反应，以及降低子宫肌对缩宫素的敏感性等作用，有利于安宫保胎。

（3）促进乳腺腺泡的发育：在雌激素作用的基础上，孕酮可促进乳腺腺泡的发育和成熟，并与缩宫素等激素一起，为分娩后泌乳作准备。

（4）升高女性基础体温：女性的基础体温在卵泡期较低，排卵日最低，排卵后可升高0.5℃左右，直至下次月经来临。临床上常将基础体温的变化作为判断排卵的标志之一。在女性绝经期后或卵巢摘除后，基础体温的特征性变化消失。排卵影响基础体温的机制可能与孕酮和去甲肾上腺素对体温中枢的协同作用有关。

3. 雄激素　女性体内有少量雄激素，主要由卵泡内膜细胞和肾上腺皮质网状带细胞所产生，适量的雄激素可刺激女性阴毛与腋毛的生长。雄激素过早出现会造成女性生殖器官的发育异常。女性体内雄激素分泌过多时，可出现阴蒂肥大、多毛症等男性化特征。

4. 抑制素　抑制素是最早发现的一种卵巢糖蛋白激素。抑制素可抑制FSH的合成与释放，但在卵泡期雌二醇对FSH合成和释放的抑制作用比抑制素强。在黄体期，抑制素的浓度增高，可明显抑制FSH的合成。在妊娠期，抑制素主要来源于胎盘。抑制素可通过诱导FSH受体的表达，促进卵泡内膜细胞分泌雄激素，抑制颗粒细胞分泌孕激素等多种方式，调控卵泡的生长发育。

第三节　妊娠与分娩

妊娠（pregnancy）是指子代新个体的产生和孕育的过程，包括受精、着床、妊娠的维持及胎儿的生长。分娩（parturition）是成熟胎儿及其附属物从母体子宫产出体外的过程。

一、妊娠

（一）受精

受精（fertilization）是指精子穿入卵子并与卵子相互融合的过程。首先，精子经过子宫颈、子宫腔、输卵管到达输卵管壶腹部，并与卵子相遇，然后精子头部钻入卵细胞，使各带23条染色体的雄性原核与雌性原核相结合，组成含有23对染色体、携带双亲遗传特征的受精卵。

1. 精子的运行　精子的运行除依靠其自身的运动外，还需要子宫颈、子宫体及输卵管等几道生理屏障的配合，其过程较为复杂。虽然射精时进入阴道的精子可达（2～5）$\times 10^8$个，但在经过女性生殖道的几个屏障后，只有极少数活动力强的精子（不足200个）能到达受精部位，而其中一般只有一个精子可使卵子受精。精子的运行也受到激素的调节，排卵前期的雌激素、精液中的前列腺素均有利于精子的运行，而黄体期的孕酮则可阻止精子运行。

2. 精子获能　人类和大多数哺乳动物的精子必须在子宫或输卵管中停留几个小时，才能获得使卵子受精的能力，称为精子获能（capacitation of spermatozoa）。精子在附睾中的移行过程中，已具备了使卵子受精的能力，但由于在附睾和精液中存在一种称为去获能因子的抑制性物质（可能是一种糖蛋白），后者在与精子结合后，可使精子失去使卵子受精的能力。精子进入女性生殖道后，子宫腔和输卵管的β淀粉酶、β葡萄糖苷酸酶、胰蛋白酶及唾液酸酶均可消除由糖蛋白组成的去获能因子，从而暴露出精子表面识别卵子的位点，增加膜对Ca^{2+}的通透性，增强精子活力，有利于顶体反应与受精。

3. 顶体反应　精子与卵子接触后，精子顶体外膜与精子头部细胞膜融合、破裂，形成许多小孔，释放出顶体酶，使卵子外围的放射冠及透明带溶解，这一过程称为顶体反应。同时，进入卵细胞的精子尾部退化；细胞核膨大，形成雄性原核，并与雌性原核融合，形成一个具有23对染色体的受精卵。

受精卵在输卵管的蠕动和纤毛的作用下，边移动边分裂，在受精后第4～5天，桑椹胚或早期胚泡进入子宫腔，并继续分裂而变为胚泡。胚泡在子宫腔内停留2～3天，胚泡外面的透明带变薄、直至消失，使胚泡可直接从子宫内膜分泌的液体中吸收营养。

（二）着床

着床（implantation）是指胚泡植入子宫内膜的过程，包括定位、黏着和穿透三个阶段。成功的着床有赖于胚泡与母体相互识别、胚泡发育与母体子宫内膜变化的同步、母体排斥反应的抑制和母体接受性等条件的完善，并受到母体和胚泡激素的调控。子宫仅在一个极短的关键时期才允许胚泡着床，这个时期称为子宫的敏感期或接受期。在子宫处于接受期时，子宫内膜发生多种变化，母体的雌激素和孕激素及绒毛膜促性腺激素、蛋白水解酶等均参与着床反应。近年来发现，受精后24h的受精卵可产生早孕因子，其与着床后的子宫内膜所产生的多种肽类或蛋白质类活性物质均可抑制母体对胚泡的排斥反应，维持胚胎的生长发育。但对着床的机制与调控，目前仍有许多问题尚不十分清楚。

（三）妊娠的维持及激素调节

正常妊娠的维持主要依赖于垂体、卵巢及胎盘分泌的各种激素的相互配合。受精与着床之前，在腺垂体促性腺激素的作用下，卵巢黄体分泌大量雌激素和孕激素，使子宫内膜进入分泌期，为妊娠做好准备。如果受孕，则在受精后第6天左右，胚泡滋养层细胞开始分泌人绒毛膜促性腺激素，并刺激卵巢黄体转化为妊娠黄体，继续分泌孕激素和雌激素，以适应妊娠的需要。胎盘形成后，不仅在母体和胎儿之间可有效进行选择性的物质交换，而且，胎盘是妊娠期间重要的内分泌器官，可分泌大量的蛋白质激素、肽类激素和类固醇激素，调节母体与胎儿的代谢活动。

1. 人绒毛膜促性腺激素（hCG）是由胎盘绒毛组织的合体滋养层细胞分泌的一种糖蛋白激素，分子量为45 000～50 000，由α亚单位与β亚单位组成。hCG的α亚单位氨基酸残基数量和序列几乎与 TSH、FSH 和 LH 的 α 亚单位相同，其 β 亚单位的组成也有很大部分与 LH 相同，仅在其羧基端有 30 个氨基酸残基是独特的，因此 hCG 与 LH 有高度的同源性，免疫学特性及生物学效应也基本相似。

妊娠早期绒毛组织形成后，合体滋养层细胞即大量分泌 hCG，到妊娠 8～10 周时达到高峰；随后分泌逐渐减少，到妊娠 20 周左右降至较低水平，并一直维持到妊娠末期。因为 hCG 在妊娠早期即出现，且已制备出特异性的 hCG-β 亚基抗体，所以用放射免疫分析法测定母体血中或尿中 hCG 浓度是诊断早期妊娠的一个指标。

2. 其他蛋白质激素和肽类激素　胎盘还可以分泌人绒毛膜生长激素、绒毛膜促甲状腺激素、ACTH、TRH、GnRH 及内啡肽等。人绒毛膜生长素（human chorionic somatomammotropin，hCS）是合体滋养层细胞分泌的单链多肽，含有 191 个氨基酸残基，其中 96%氨基酸残基序列与人生长激素相同，故具有生长激素的作用，可调节母体与胎儿的糖、脂肪和蛋白质代谢，促进胎儿生长。

3. 类固醇激素　胎盘能分泌大量孕激素和雌激素。

（1）孕激素：孕激素由胎盘的合体滋养层细胞分泌。胎盘内有活性很强的 3β-羟脱氢酶，可将母体和胎儿提供的孕烯醇酮转变成孕酮。在妊娠期间，母体血中孕酮浓度逐渐升高，妊娠第 6 周，胎盘开始分泌孕酮，12 周以后孕酮含量迅速增加，至妊娠末期达到高峰。

（2）雌激素：胎盘分泌的雌激素中，90%是雌三醇，而雌酮和雌二醇则很少。雌三醇的合成过程，首先是胎儿肾上腺形成的脱氢表雄酮硫酸盐在肝内羟化为 16α-羟脱氢表雄酮硫酸盐，然后随血液进入胎盘并脱去硫酸基，经芳香化酶的作用转变为雌三醇。可见，雌三醇是胎儿与胎盘共同参与合成的。因此，检测孕妇尿中雌三醇的含量，可反映胎儿在子宫内的情况，如雌三醇突然降低，则预示胎儿危险或发生宫内死亡。

二、分娩

自然分娩的过程分为三个阶段：首先由子宫底部向子宫颈的收缩波频繁发生，推动胎儿头部紧抵子宫颈。此阶段可长达数小时。然后子宫颈变软和开放完全，胎儿由宫腔经子宫颈和阴道排出体外，一般需要 1～2 h。最后，在胎儿娩出后 10 min 左右，胎盘与子宫分离并排出母体，同时子宫肌强烈收缩，压迫血管以防止过量失血。在分娩过程中存在正反馈调节，胎儿对子宫颈部的刺激可引起缩宫素（OT）的释放和子宫底部肌肉收缩增强，迫使胎儿对子宫颈的刺激更强，从而引起更多的 OT 释放及子宫的进一步收缩，直至胎儿完全娩出为止。

分娩是一个极其复杂的生理过程，子宫节律性收缩是分娩的主要动力。但临产发动的原因及确切机制尚不明确。实验表明，糖皮质激素、雌激素、孕激素、缩宫素、松弛素、前列腺素及儿茶酚胺等多种激素均参与分娩的启动和过程。

第六章　内分泌系统

内分泌系统是除神经系统外机体内又一大调节系统，它以分泌各种激素的体液性调节方式发布调节信息，全面调控与个体生存密切相关的基础功能，如维持组织细胞的新陈代谢，调节生长、发育、生殖等过程。内分泌系统与神经系统功能活动相辅相成，共同调节和维持机体的内环境稳态。

第一节　下丘脑-垂体和松果体内分泌

一、生长激素

GH 可促进生长发育和物质代谢，可对机体各器官组织产生广泛影响，尤其对骨骼、肌肉和内脏器官的作用更为显著，故 GH 也称为躯体刺激素（somatotropin）。此外，GH 还是机体重要的应激激素之一，参与机体的应激反应。

1. 促进生长：机体的生长发育同时受多种激素的调节，GH 的调节十分关键。实验证明，幼年动物在摘除垂体后，生长即停滞；但若及时补充 GH，则可使之恢复生长发育。临床可见，若幼年时期 GH 分泌不足，则患儿生长停滞，身材矮小，称为侏儒症（dwarfism）；如果幼年时期 GH 分泌过多，则引起巨人症（gigantism）。成年人如果 GH 分泌过多，由于骨骺已闭合，长骨不再生长，但肢端的短骨、颅骨和软组织可出现异常生长，表现为手足粗大，鼻大唇厚，下颌突出和内脏器官增大等现象，称为肢端肥大症（acromegaly）。GH 主要促进骨、软骨、肌肉和其他组织细胞的分裂增殖和蛋白质合成，从而加速骨骼和肌肉的生长发育。GH 直接刺激骨骼生长板前软骨细胞或生发层分化为软骨细胞，并使其对 IGF－1 的反应性增强。IGF－1 使软骨细胞增殖成为骨细胞，从而促进骨的生长发育。

2. 调节代谢：GH 对物质代谢具有广泛作用。GH 促进蛋白质代谢，总效应是合成大于分解，特别是促进肝外组织的蛋白质合成；GH 可促进氨基酸进入细胞，增强 DNA、RNA 的合成，减少尿氮，呈氮的正平衡。同时，GH 可使机体的能量来源由糖代谢向脂肪代谢转移，有助于促进生长发育和组织修复。GH 可激活对激素敏感的脂肪酶，促进脂肪分解，增强脂肪酸的氧化分解，提供能量，并使组织特别是肢体的脂肪量减少。GH 还可抑制外周组织摄取和利用葡萄糖，减少葡萄糖的消耗，升高血糖水平。当 GH 分泌过多时，可因血糖升高而引起糖尿，造成垂体性糖尿。

二、催乳素

PRL 除对乳腺、性腺发育和分泌起重要作用外，还参与对应激反应和免疫的调节，作用十分广泛。

1. 调节乳腺活动：PRL 可促进乳腺发育，发动并维持乳腺泌乳。但在女性一生的不同时期，其作用有所不同。在女性青春期乳腺发育中，生长激素、雌激素、孕激素、糖皮质激素、甲状腺激素和 PRL 协同作用。在妊娠期，随着 PRL、雌激素和孕激素分泌增多，使乳腺组织进一步发育，但此时血中雌激素和孕激素水平很高，可抑制 PRL 的泌乳作用，故乳腺虽已具备泌乳能力却不泌乳。分娩时，乳腺 PRL 受体可达 20 倍左右。分娩后，血中雌激素和孕激素水平明显降低，PRL 才发挥其始动和维持泌乳的作用。PRL 还可促进乳汁成分中酪蛋白、乳糖和脂肪等重要成分的合成。

2. 调节性腺功能：PRL 对性腺的作用比较复杂。实验表明，在女性，小剂量应用 PRL 对卵巢雌激素和孕激素的合成有促进作用，但大剂量则有抑制作用。PRL 对卵巢黄体功能的影响主要是刺激 LH 受体的生成，调控卵巢内 LH 受体的数量，同时还可促进脂蛋白与膜上受体形成脂蛋白受体复合物，为孕酮生成提供底物，促进孕酮生成，减少孕酮分解。患闭经溢乳综合征的妇女表现为闭经、溢乳与不孕。这些症状因高催乳素血症所致，而高浓度的 PRL 可通过负反馈方式抑制下丘脑 GnRH 的分泌，减少腺垂体 FSH 和 LH 的分泌，致使患者出现无排卵和雌激素水平低下的情况。用溴隐亭治疗后即可恢复。在男性，PRL 可维持和增加睾丸间质细胞 LH 受体的数量，提高睾丸间质细胞对 LH 的敏感性，促进雄性性成熟。

3. 参与应激反应：在应激状态下，血中 PRL 浓度升高，并常与 ACTH 和 GH 浓度的升高同时出现，于刺激停止后数小时恢复正常，是应激反应中腺垂体分泌的三种主要激素之一。

4. 调节免疫功能：许多免疫细胞都有 PRL 受体分布。PRL 可协同一些细胞因子共同促进淋巴细胞的增殖，直接或间接促进 B 淋巴细胞分泌 IgM 和 IgG。同时，T 淋巴细胞和胸腺淋巴细胞等又可产生 PRL，以旁分泌或自分泌方式发挥作用。

此外，PRL 也参与生长发育和物质代谢的调节。

三、促黑（素细胞）激素

MSH 的主要生理作用是刺激黑色素细胞，使细胞内的酪氨酸转化为黑色素，同时使黑色素颗粒在细胞内散开，导致皮肤和毛发颜色加深。由于因病切除垂体的黑人，其皮肤颜色并不发生改变，可见，MSH 对于正常人皮肤的色素沉着并不是必需的。此外，MSH 还可能参与生长激素、醛固酮、CRH、胰岛素和 LH 等激素分泌的调节，以及抑制摄食行为等。

四、血管升压素

血管升压素（VP）也称抗利尿激素（ADH）。在正常饮水的情况下，血浆中 VP 的浓度很低，仅 1～4ng/L。生理水平的 VP 可促进肾对水的重吸收，产生抗利尿作用。在机体脱水和失血等情况下，VP 的释放量明显增加，可使血管广泛收缩，特别是内脏血管。VP 通过受体—G 蛋白—第二信使途径转导其调节信号。VP 受体有 V_1R 和 V_2R 两型，V_1R 主要分布在血管平滑肌和肝细胞，经 IP_3 和 Ca^{2+} 介导后使血管平滑肌收缩，升高血压；V_2R 主要分布于肾远曲小管和集合管上皮细胞，经 cAMP 介导使水孔蛋白镶嵌到上皮细胞管腔膜上，形成水通道，有助于增强水的重吸收能力，保留细胞外液，而使尿液浓缩，产生抗利尿效应。VP 的分泌主要受血浆晶体渗透压、血容量和血压变化的调节。VP 在调节肾功能时的意义在于维持体液和血压的稳态，保证循环功能的正常进行。此外，VP 还有增强记忆、调制疼痛等作用。

五、缩宫素

1. 促进乳腺排乳：OT 是促进乳汁排出的关键激素哺乳期乳腺可不断分泌乳汁，储存于腺泡中。当婴儿吸吮乳头时，可引起典型的神经—内分泌反射，称为射乳反射（milk ejection reflex）。婴儿吸吮乳头的感觉信息经传入神经到达下丘脑，兴奋 OT 神经元，神经冲动沿下丘脑—垂体束至神经垂体，使 OT 释放入血；OT 使乳腺腺泡周围的肌上皮细胞收缩，腺泡内压力增高，乳汁经输乳管从乳头射出。同时，OT 也有营养乳腺的作用。

2. 刺激子宫收缩：OT 可促进子宫收缩，但其作用与子宫的功能状态有关。OT 对非孕子宫的作用较弱，而对妊娠子宫的作用较强。孕激素能降低子宫肌对 OT 的敏感性，而雌激素则可发挥其允许作用，促进 OT 与相应受体结合，增加子宫肌对 OT 的敏感性。OT 促进子宫收缩主要是使细胞外的 Ca^{2+} 进入平滑肌细胞，提高胞质内 Ca^{2+} 浓度，经钙调蛋白与蛋白激酶的参与，引起肌细胞收缩。实验中应用低剂量 OT 引起子宫肌发生节律性收缩，大剂量 OT 则可导致强直性收缩。但 OT 并不是分娩时发动子宫收缩的决定因素。在分娩过程中，胎儿刺激子宫颈可反射性地引起 OT 释放，形成正反馈调节机制，使子宫收缩进一步增强，起到“催产”的作用。

此外，OT 对神经内分泌、学习记忆、痛觉调制、体温调节等生理功能也有不同程度的影响。

六、褪黑素

MLT 具有广泛的生理作用。对 MLT 作用的认识最初来源于松果体破坏性肿瘤所致的性早熟。

MLT 对神经系统影响很广泛，主要有镇静、催眠、镇痛、抗惊厥、抗抑郁等作用。而且 MLT 能抑制下丘脑-垂体-靶腺轴的活动，特别是对性腺轴作用更明显，因而 MLT 作用与性激素呈负相关，在性腺发育、性腺激素分泌和生殖周期活动调节中可能起抗衡作用。MLT 还参与机体的免疫调节、生物节律的调整（如生物钟扰乱后的重建和“时差”的恢复）等。此外，也可影响心血管、肾、肺、胃肠等功能。

第二节　甲状腺内分泌激素的作用

甲状腺激素几乎作用于机体的所有组织，调节新陈代谢与生长发育都是必不可少的，这些效应绝大多数通过与核受体结合，调节基因转录和蛋白质表达而实现。因此 TH 是维持机体功能活动的基础性激素，其作用影响极为广泛。

1. 促进生长发育

1874 年，Gull 就已观察并认识到，智力迟钝、身材矮小为特征的克汀病（cretinism）与先天性甲状腺功能减退（甲低）有关。克汀病也称呆小症，表现为多发性先天性缺陷和严重的不可逆转的智力低下。Gudernatsch 在 1912 年的实验发现，给幼龄蝌蚪喂以少量马甲状腺组织碎片后可提前变态并发育成“微型蛙”。可见，TH是促进机体正常生长发育必不可少的因素。

TH是胎儿和新生儿脑发育的关键激素。在胚胎期，TH促进神经元增殖、分化、突起和突触的形成，促进胶质细胞生长和髓鞘形成，诱导神经生长因子和某些酶的合成，促进神经元骨架的发育等。

TH与GH具有协同作用，调控幼年期生长发育。TH刺激骨化中心的发育成熟，使软骨骨化，促进长骨和牙齿生长。TH缺乏将影响GH正常发挥作用，导致长骨生长缓慢和骨骺愈合延迟。但TH对胚胎期骨生长并非必需，先天性甲状腺发育不全患儿出生时的身长可基本正常，但脑的发育已受累。一般在出生后数周至3～4个月后这些患儿才表现出明显的智力迟钝和长骨生长迟滞。T_3和糖皮质激素能增强GH基因转录，使GH生成增加。所以缺乏T_3的动物，其GH和IGF分泌均减少。此外，TH还能提高机体对IGF-1的反应性。

人类胎儿生长发育11周之前的甲状腺不具备浓集碘和合成TH的能力，因此这一阶段胎儿生长发育所需要的TH必须由母体提供。11周后，随胎儿下丘脑与垂体结构的发育，甲状腺开始捕获碘，并不断分泌TH，以供机体利用。所以，缺碘地区的孕妇适时补充碘是必需的，来保证足够的TH合成，以减少呆小症的发病率。

2. 调节新陈代谢

（1）增强能量代谢：早年研究发现，基础代谢率（BMR）在甲状腺功能减退时显著降低；而在甲状腺功能亢进时可提高达60%～80%，除脑、脾和性腺（睾丸）等少数器官组织外，TH可使全身绝大多数组织的基础耗氧量增加，产热量增大，体温也因此而发生相应波动。TH对不同组织代谢率效应的差别可能与TH受体的分布量有关，成年人的脑、脾和睾丸等组织的线粒体缺乏可能与TH-R有关。就整体而言，给予1 mg T_4可使机体产热增加4200 KJ，BMR提高28%，耗氧量也相应增加。皮下注射1 mg T_3，在一天内即可使黏液性水肿（甲状腺功能减退症）患者的BMR从－20%升至＋10%，第4天时可升至＋20%。

TH的产热效应（calorigenesis）是多种作用的综合结果。TH促使线粒体增大和数量增加，加速线粒体呼吸过程，氧化磷酸化加强，从而使机体产热增加。已在人体一些细胞线粒体内发现解耦联蛋白，在被T_3激活后可使化学能不能转化生成ATP储存，只能以热的形式释放。T_3还提高膜Na^+，K^+-ATP酶的浓度和活性，增加细胞能量消耗。实验中应用毒毛花苷能消除TH的产热效应，给实验性甲状腺功能低下的大鼠应用T_4，则可使其肾组织细胞膜活性减弱的Na^+，K^+-ATP酶活性恢复。此外，TH增多时，还可同时增强同一代谢途径中的合成酶与分解酶活性，从而导致无益的能量消耗。

TH对许多器官系统的作用常继发于其产热、耗氧效应。如，体温升高转而启动体温调节机制，使皮肤等外周血管舒张，增加皮肤血流量，加强体表散失热量，维持正常体温，但同时又导致体循环系统的外周阻力降低。

（2）调节物质代谢：TH对物质代谢的影响广泛，包括合成代谢和分解代谢，因此十分复杂。生理水平的TH对蛋白质、糖、脂肪的合成和分解代谢均有促进作用，而大量的TH则对分解代谢的促进作用更为明显。

1）糖代谢：TH 能加速肠黏膜吸收葡萄糖，增加外周组织利用糖以及糖原的合成与分解，提高糖代谢速率。TH 还能增强肝糖异生，也能增强肾上腺素、胰高血糖素、皮质醇和生长激素的生糖作用。但 T_4 与 T_3 可同时加强外周组织对糖的利用，也能降低血糖。TH 水平升高还能对抗胰岛素，使血糖升高。因此，甲亢患者餐后血糖升高，甚至出现糖尿，但随后血糖又能很快降低。

2）脂类代谢：TH 能刺激脂肪合成与分解，加速脂肪代谢速率。TH 增强激素（如儿茶酚胺与胰高血糖素等）敏感酯酶的活性。在甲低患者，脂肪合成与分解均降低，体脂比例升高；甲亢患者则脂肪代谢增强，总体脂减少。正常时，TH 可加强胆固醇合成，但同时也增加低密度脂蛋白受体的可利用性，使更多的胆固醇从血中清除，从而降低血清胆固醇水平。甲亢患者血中胆固醇含量低于正常，甲低者则升高。

3）蛋白质代谢：TH 可无特异性地加强基础蛋白质合成，表现为氮的正平衡。在生理情况下，TH 可促进：DNA 转录过程和 mRNA 形成，促使结构蛋白质和功能蛋白质合成，有利于机体的生长发育和各种功能活动。同时，TH 也能刺激蛋白质降解，实际效应取决于 TH 的分泌量。高浓度 T_3 可抑制蛋白质合成，引起氮的负平衡。TH 分泌过多时，以骨骼肌为主的外周组织蛋白质分解加速，导致尿酸含量增加，尿氮排泄增加，肌肉收缩无力；骨骼蛋白质分解，血钙升高，骨质疏松。TH 分泌过少时，蛋白质合成障碍，组织间黏蛋白沉积，使水分子滞留皮下，引起黏液性水肿。应用 TH 制剂，可消除黏液性水肿，尿氮排泄减少。

3. 影响器官系统功能

TH 是维持机体基础性功能活动的激素，所以对机体几乎所有器官系统都有不同程度的影响，但多数作用是继发于 TH 促进机体代谢和耗氧过程的。

第三节　甲状旁腺、甲状腺 C 细胞内分泌与维生素 D_3

一、甲状旁腺激素

甲状旁腺激素作用的效应主要是升血钙和降血磷，调节血钙和血磷水平的稳态。实验中将动物的甲状旁腺切除后，其血钙水平逐渐下降，出现低钙抽搐现象，甚至严重时可致死亡；而血磷则逐渐升高。临床上进行甲状腺手术时，若误将甲状旁腺摘除，可造成严重后果。PTH 的靶器官主要是肾和骨。

1. 对肾的作用　PTH 作用于近端肾小管上皮细胞，可通过增加 cAMP 而促进近端小管对钙的重吸收，减少尿钙排泄，升高血钙；同时可抑制近端小管对磷的重吸收，促进磷的排出，使血磷降低。PTH 对肾的另一作用是激活。肾内 1α-羟化酶，后者可催化 $25(OH)D_3$，转变为有高度活性的 $1,25(OH)_2D_3$。$1,25(OH)_2D_3$ 可促进小肠和肾小管上皮细胞对钙和磷的吸收。

2. 对骨的作用　PTH 可促进骨钙入血，其作用包括快速效应与延迟效应两个时相。PTH 的快速效应在数分钟内即可产生，其产生机制是骨细胞膜对 Ca^{2+} 的通透性迅速增高，骨液中的 Ca^{2+} 进入细胞，然后由钙泵将 Ca^{2+} 转运至细胞外液中，引起血钙升高。PTH 的延迟效应在激素作用 12～14 h 后出现，一般在几天或几周后才达高峰，其作用机制是刺激破骨细胞的活动，加速骨基质的溶解，使钙、磷释放进入血液。因此，PTH 分泌过多可增强溶骨过程，导致骨质疏松。

二、降钙素

降钙素的主要作用是降低血钙和血磷，其受体主要分布在骨和肾。CT 与其受体结合后，经 cAMP－PKA 途径和 IP_3/DG－PKC 途径抑制破骨细胞的活动，前一途径反应出现较早，而后一途径则反应出现较迟。

1. 对骨的作用　CT 能抑制破骨细胞的活动，减弱溶骨过程，同时还能增强成骨过程，使骨组织中钙、磷沉积增加，而血中钙、磷水平降低。CT 抑制溶骨作用的反应出现较快，在应用大剂量 CT 后的 15 min 内，破骨细胞的活动便可减弱 70%。在给 CT 后 1 h 左右，成骨细胞的活动加强，骨组织释放的钙、磷减少。反应可持续数天。此外，CT 还可提高碱性磷酸酶的活性，促进骨的形成和钙化过程。

在成年人，CT 对血钙浓度的调节作用较小。因为 CT 引起血钙浓度下降，在数小时内即可刺激 PTH 分泌，抵消 CT 的降血钙效应。另外，成人的破骨细胞向细胞外液释放钙的量也十分有限，每天只能提供 0.8 g 钙。因此，抑制成人破骨细胞的活动对血钙水平的影响不大。但在儿童，由于骨的更新速度快，通过破骨细胞的活动每天可向细胞外液提供 5 g 以上的钙，相当于细胞外液总钙量的 5～10 倍。因此 CT 对儿童血钙的调节作用更为重要。

2. 对肾的作用　CT 能减少肾小管对钙、磷、钠和氯等离子的重吸收，因此可增加这些离子在尿中的排出量。

三、1，25－二羟维生素 D_3

1,25－二羟维生素 D_3 与靶细胞内的核受体结合后，通过调节基因表达产生效应。1,25－二羟维生素 D_3 受体分布也十分广泛，除存在于小肠、肾和骨细胞外，也分布于皮肤、骨骼肌、心肌、乳腺、淋巴细胞、单核细胞和腺垂体等部位。

1. 对小肠的作用　1,25－二羟维生素 D_3 可促进小肠黏膜上皮细胞对钙的吸收。1,25－二羟维生素 D_3 进入小肠黏膜细胞内，通过其特异性受体促进 DNA 转录与生成钙有很高亲和力的钙结合蛋白，直接参与小肠黏膜上皮细胞吸收钙的转运过程。同时，1,25－二羟维生素 D_3 也能促进小肠黏膜细胞对磷的吸收。因此，它既能升高血钙，也能升高血磷。

2. 对骨的作用　1,25$(OH)_2D_3$，对动员骨钙入血和钙在骨的沉积都有作用。一方面，1,25$(OH)_2D_3$ 可通过增加破骨细胞的数量，增强骨的溶解，使骨钙、骨磷释放入血，从而升高血钙和血磷；另一方面，1,25$(OH)_2D_3$ 又能刺激成骨细胞的活动，促进骨钙沉积和骨的形成。但总的效应是升高血钙。此外，1,25$(OH)_2D_3$ 还可协同 PTH 的作用，如缺乏 1,25$(OH)_2D_3$，则 PTH 对骨的作用明显减弱。

在骨质中还存在一种可与钙结合的 49 肽，称骨钙素（osteocalcin）。骨钙素由成骨细胞合成并分泌至骨基质中，是骨基质中含量最丰富的非胶原蛋白，占骨蛋白含量的 1%～2%。骨钙素在调节和维持骨钙中起重要的作用。骨钙素的分泌也受 1,25$(OH)_2D_3$ 的调节。

3. 对肾的作用　1,25$(OH)_2D_3$ 可促进肾小管对钙和磷的重吸收。缺乏维生素 D_3 的患者或动物，在给予 $1,25(OH)_2D_3$ 后，肾小管对钙、磷的重吸收增加，尿中钙、磷的排出量减少。

第四节　胰岛内分泌激素的作用

一、胰岛素

胰岛素是全面促进物质合成代谢的关键激素，与其他激素共同作用，维持物质代谢水平的相对稳定。胰岛素与生长激素共同作用时，能产生明显的促生长协同效应。但胰岛素单独作用时，促生长作用并不显著；此外，胰岛素还可促进 K^+、Mg^{2+} 矿和磷酸根离子进入细胞，参与细胞代谢过程。

1. 调节物质代谢

当机体营养物质（糖、脂肪和蛋白质）供应充足时，胰岛素反应性分泌，可有效促进组织细胞利用这些营养物质，增强合成代谢，并抑制机体自身的同类成分在其他激素的作用下被动员。相反，当机体在饥饿或营养缺乏时，胰岛素分泌减少，使其抗衡体内其他激素的作用削弱，内源性成分则被动员、利用。胰岛素的靶器官主要是肌肉、肝和脂肪组织，主要通过调节代谢过程中多种酶的生物活性来影响物质代谢。

（1）糖代谢：胰岛素能促进全身组织，特别是肝、肌肉和脂肪组织摄取和氧化葡萄糖。同时促进肝糖原和肌糖原的合成与储存；抑制糖异生，减少肝糖释放；促进葡萄糖转变为脂肪酸，并储存于脂肪组织中。可见，胰岛素可减少血糖来源，增加血糖去路，因而能降低血糖水平。一旦胰岛素缺乏，血糖水平将升高，若超过肾糖阈，即可出现糖尿。

（2）脂肪代谢：胰岛素可促进肝合成脂肪酸，并转运到脂肪细胞储存；促进葡萄糖进入脂肪细胞，合成 α-磷酸甘油和三酰甘油等；还可抑制脂肪酶的活性，阻止脂肪动员和分解。胰岛素缺乏时，糖的氧化利用受阻，脂肪分解增强，产生的大量脂肪酸在肝内氧化成过量酮体，可引起酮血症和酸中毒。

（3）蛋白质代谢：胰岛素可促进蛋白质合成，并抑制蛋白质分解。胰岛素可在蛋白质合成的各个环节发挥作用，如加速氨基酸跨膜转运进入细胞；促进 DNA 和 RNA 的复制和转录；加速核糖体的翻译，使蛋白质合成增加。此外，胰岛素还可抑制蛋白质分解。

2. 调节能量平衡

胰岛素不仅在细胞水平发挥代谢调节作用，也于整体水平上参与机体摄食平衡的调节。胰岛素的某些作用类似于瘦素，能增强后者的作用。因此，当脂肪组织增加时，血中胰岛素水平升高。进入中枢神经系统的胰岛素除能引起饱感外，还通过提高交感神经系统的活动水平，增加能量消耗，提高代谢率。同时，胰岛素与瘦素可抑制下丘脑弓状核的神经肽 Y 神经元表达神经肽 Y（NPY）等，使能刺激摄食活动的 NPY 生成减少；相反，却促进弓状核的 POMC 神经元活动，通过增加 α－MSH 的生成和释放，抑制摄食活动。

二、胰高血糖素

胰高血糖素可促进肝糖原分解而升高血糖；还可促使氨基酸转化为葡萄糖，抑制蛋白质合成和促进脂肪分解，因此被认为是促进分解代谢的激素。

胰高血糖素与肝细胞膜上相应的受体结合后，通过 cAMP－PKA 途径或 IP_3/DG－PKC 途径，激活肝细胞内的磷酸化酶、脂肪酶和与糖异生有关的酶系，加速糖原分解，脂肪分解和糖异生。胰高血糖素促进肝糖原分解的作用十分明显，1 mol/L 胰高血糖素可引起 3×10^6 mol/l 的葡萄糖释放，但对肌糖原分解的影响不明显。

第五节 肾上腺内分泌激素

一、糖皮质激素

GC 作用广泛而又复杂，在维持代谢平衡和对机体功能的全面调节方面都极其重要。GC 常被认为是“允许作用”激素，因为其并不总是直接引起某些反应，而是通过酶的激活、诱导或者对其他激素作用环节的增强或抑制起作用。

1. 调节物质代谢

GC 因能显著升高血糖效应而得名。对于糖代谢，GC 能对抗胰岛素的作用，通过抑制 GLUT4 而减少外周组织摄取葡萄糖，并能减少细胞对糖的利用。GC 可增强肝糖异生和糖原合成过程中所需酶的活性，利用肌肉等外周组织动员出的氨基酸，加速糖异生，增加肝糖的生成和输出速度。

GC 能促进脂肪分解和脂肪酸在肝内的氧化。但 GC 引起的高血糖可继发引起胰岛素分泌增加，反而加强成脂作用，增加脂肪沉积。GC 对不同部位脂肪细胞代谢的影响存在差异，因此，分泌过多时可引起躯体脂肪的异常分布，如向背分布增加，而四肢减少，呈现特殊的“水牛背”（buffalo hump）和“圆月脸”（moon faces）等现象。

GC 对肝内和肝外组织的蛋白质代谢有所不同。一般而言，GC 能抑制肝外组织的 DNA 合成，使肝外多数组织 RNA 与蛋白质合成均受到抑制，同时蛋白质分解加速，如肌肉、骨骼、结缔组织以及淋巴等组织。动员氨基酸转运至肝，为糖异生提供原料；而在肝内 GC 却可加速 RNA 和蛋白质合成。

2. 影响水盐代谢

因结构的相似性，GC 也有一定的醛固酮作用，但其对肾的保钠排钾作用远弱于醛固酮。此外，皮质醇还可减小肾小球入球小动脉对血流的阻力，增加肾血浆流量，使肾小球滤过率增加；抑制抗利尿激素分泌，总效应是有利于水的排出。因此，肾上腺皮质功能严重缺陷时，患者排水能力明显下降，可出现“水中毒”，应用 GC 治疗后即能纠正。

3. 影响器官系统功能

GC 对机体整体和组织器官活动的影响广泛而又复杂，在此就不介绍了。

4. 参与应激反应

一般指机体遭受来自内、外环境和社会、心理等因素一定程度的伤害性刺激时，除引起机体与刺激直接相关的特异性变化外，还引起一系列与刺激性质无直接关系的非特异性适应反应，这种非特异性反应称为应激反应（stress response）。引起应激反应的刺激因子统称为应激原（stressor）。可认为应激反应是机体遭受伤害刺激时所发生的适应性和抵抗性变化的总称，也称全身适应综合征（general adaptation syndrome）。

应激发生时血液中的 ACTH 与 GC 迅速增加，可达基础分泌量的 10 倍。在应激刺激作用下，首先引起肾上腺素、去甲肾上腺素和皮质醇的分泌，皮质醇在儿茶酚胺激素的警觉反应中发挥允许作用，随后皮质醇分泌变慢，但作用更持续，机体的反应更耐久，同时抵消某些激素作用，动员储备的能量，以维持反应过程中的能量需求。可见，肾上腺皮质激素与髓质激素共同参与机体的应激反应过程，皮质激素在于增强机体对伤害性刺激的基础“耐受性”和“抵抗力”，而髓质激素则提高机体的“警觉性”和“应变力”，并与应激过程中特殊的情绪反应和行为活动有关。因此，以往将机体遭遇紧急情况时交感—肾上腺髓质系统活动的紧急动员过程称为“应急反应”，而将下丘脑—腺垂体—肾上腺皮质轴活动的改变称为“应激反应”。实际上，引起应激反应的各种刺激也同时引起应激反应。应激发生时，血液中生长激素、催乳素、血管升压素、β-内啡肽、胰高血糖素和醛固酮等激素水平也同时升高。

二、盐皮质激素

醛固酮可促进肾远端小管和集合管对 Na^+ 及水的重吸收和对 K^+ 的排泄，即有保 Na^+、保水和排 K^+ 作用，这对维持细胞外液量和循环血量的稳态具有重要意义。醛固酮还可以促进汗腺和唾液腺导管对汗液和唾液中 NaCl 的重吸收，并排出 K^+ 和 HCO_{3-}^-；促进大肠对 Na^+ 的吸收，减少粪便中 Na^+ 的排出量。

当醛固酮分泌异常过多时可导致机体 Na^+、水潴留，引起高血钠、低血钾和碱中毒，以及顽固的高血压；相反，醛固酮缺乏则 Na^+、水排出过多，可出现低血钠、高血钾和酸中毒和低血压。此外，醛固酮也能增强血管平滑肌对儿茶酚胺的敏感性，其作用甚至强于 GC。

三、肾上腺雄激素

肾上腺雄激素（adrenal androgens）主要有脱氢表雄酮、雄烯二酮和硫酸脱氢表雄酮。与性腺不同，不仅仅在性腺发育以后，肾上腺皮质可终生合成雄激素。肾上腺雄激素生物学活性很弱，主要在外周组织转化为活性更强的形式而产生效应。

肾上腺雄激素对两性不同。对于性腺功能正常男性，其作用甚微，即使分泌过多也不表现出临床体征，但对男童却能引起性早熟性阴茎增大和第二性征过早出现。对于女性，肾上腺雄激素是体内雄激素来源的基础，在女性的一生中都发挥作用。其中 40%～65%在外周组织进一步活化的激素可促进女性腋毛和阴毛生长等，维持性欲和性行为。肾上腺皮质雄激素分泌过量（如 Cushing 征等）的女性患者可表现痤疮、多毛和一些男性化变化。

成年人肾上腺雄激素的分泌主要受腺垂体 ACTH 的调节。此外，垂体提取物中也已发现除 ACTH 以外调节肾上腺雄激素分泌的因子。

四、肾上腺髓质激素

1. 调节物质代谢

各型肾上腺素能受体对新陈代谢的调节各具特征。α_1受体可增强肝糖异生；α_2受体能抑制胰岛素分泌；β_1受体具有促进脂肪分解，酮体生成的作用；β_2受体可促进糖原分解，并减少葡萄糖利用等，都能导致血糖升高；β_3受体则通过动员脂肪增加机体的耗氧量和产热量，提高基础代谢率。总之，肾上腺髓质激素基本属于促分解代谢的激素。

2. 参与应激整合

肾上腺髓质的内分泌活动与交感神经系统关系密切，不同的是，肾上腺髓质主要在机体处于某些特殊紧急状态下或内环境稳态显著失衡时发挥作用，而交感神经系统随时对机体器官系统的功能活动进行微细的调节。在整体功能调节方面，交感神经与肾上腺髓质共同构成交感—肾上腺髓质系统（sympathetic adrenomedullary system），协同下丘脑—垂体—肾上腺轴系统，与迷走—胰岛系统作用相抗衡。

早年Cannon曾对交感—肾上腺髓质系统进行过全面研究，并提出应急学说（emergency reaction hypothesis）。他认为当机体遭遇特殊紧急情况时，如剧烈运动、缺氧、剧痛、畏惧、焦虑、失血、脱水、暴冷、暴热等，交感—肾上腺髓质系统即刻调动，儿茶酚胺类物质大量分泌并作用于中枢神经系统，使机体处于反应机敏、高度警觉的状态。在这种状态下，肾上腺髓质激素水平急剧升高，甚至是基础状态的上千倍。E大量释放可引起一系列爆发性典型体征，如心跳加快，呼吸加深，皮肤出汗并变白，立毛肌收缩等，机体各器官系统的功能活动和代谢也随之明显加强以应对紧急情况，有利于整体功能活动全面“动员”，直接与“不良刺激”“格斗”，即时调整机体的各种能力、争取时间“脱险”。现在许多学者都认为，Cannon提出的“应急”与Seyle的“应激”实际上都是机体在受到伤害刺激状态下，通过中枢神经系统整合，同时出现的保护性反应，以应对并适应环境突变而确保生存。前者提高机体的应变力，而后者则重在增强机体的耐受力。

肾上腺皮质和髓质在结构上是密切的毗邻关系，为交感—肾上腺髓质系统和下丘脑—垂体—肾上腺皮质轴提供了结构和功能活动协同作用的基础。

第六节　组织内分泌

一、前列腺素

PG的分布广泛，作用复杂，代谢快，半衰期仅1～2min，是典型的组织激素。例如，血管内皮产生的前列环素（prostacyclin，PGI_2）能抑制血小板聚集，同时有舒血管作用；而由血小板产生的血栓烷A_2（thromboxane A_2，TXA_2）却能使血小板聚集，并有缩血管作用。PGE_2可使支气管平滑肌舒张，降低肺通气阻力；而$PGF_{2\alpha}$却使支气管平滑肌收缩。PGE_2有明显的抑制胃酸分泌的作用，可能是胃液分泌的负反馈抑制物。PGE_2可增加肾血流量，促进排钠利尿。

二、瘦素

瘦素的作用主要在于调节体内的脂肪储存量并维持机体的能量平衡。实验中，若给正常小鼠注射瘦素，一个月后小鼠的体重可下降12％。每天给缺少瘦素而有遗传性肥胖的ob/ob小鼠经腹腔注射瘦素，4天后小鼠的进食量较对照组减少60％；一个月后小鼠的体重下降40％。瘦素直接作用于脂肪细胞，抑制脂肪的合成，降低体内脂肪的储存量，并动员脂肪，使脂肪储存的能量转化、释放，避免发生肥胖。瘦素主要作用于下丘脑弓状核，通过抑制神经肽 Y 神经元的活动，减少摄食量，与参与摄食平衡调节的兴奋性因素相抗衡。此外，瘦素还具有其他较广泛的生物效应，不但可影响下丘脑—垂体—性腺轴的活动，对 GnRH、LH 和 FSH 的释放有双相调节作用，也影响下丘脑—垂体—甲状腺轴和下丘脑—垂体—肾上腺轴的活动。

第七节　功能器官内分泌

功能器官主要指直接维护内环境稳态的循环、呼吸、消化和泌尿等系统的器官及其组织。已发现这些器官在人们已认识的特有功能之外，多兼有内分泌功能，因而也在机体宏观整合中发挥调节作用。例如，心脏是血液循环的动力器官，而普通心房肌细胞还能分泌心房钠尿肽（atrial natriuretic peptide，ANP）；与 ADH 和醛固酮等的作用相抗衡，参与机体水平衡调节。肝在机体新陈代谢中具有重要作用，同时也能产生胰岛素样生长因子，与胰岛素、生长激素、甲状腺激素等共同促进全身组织细胞的生长；而广泛存在的生长抑素则常伴随这些激素的作用出现，产生抑制性抗衡效应。胃肠黏膜分泌的各种胃肠激素，脂肪组织产生的瘦素等参与机体营养和能量平衡的调节。肾是排泄器官，但在肾内活化的维生素 D，可参与调节钙、磷代谢和骨代谢；肾生成的促红细胞生成素可调节骨髓的红系细胞造血功能；肾素激活的血管紧张素参与血容量的调节。松果体不仅参与整体生物节律调控，还分泌激素参与内分泌活动的平衡。性腺能产生成熟的生殖细胞，其分泌的各种性激素还调节机体的成熟发育等过程；妊娠过程中的胎盘分泌激素维持胎儿的生长发育。作为免疫系统器官的胸腺，不仅分泌多种肽类激素参与免疫调节，还与其他内分泌腺或系统之间保持功能联系。

第七章　神经系统

神经系统（nervous system）是人体内最重要的调节系统。体内各系统和器官的功能活动都是在神经系统的直接或间接调控下完成的；通过神经调节，各系统和器官还能对内、外环境变化做出迅速而完善的适应性反应，调整其功能状态，满足当时生理活动的需要，以维持整个机体的正常生命活动。神经系统一般分为中枢神经系统（central nervous system）和周围神经系统（peripheral nervous system）两大部分，前者是指脑和脊髓部分，后者则为脑和脊髓以外的部分。本章主要介绍中枢神经系统的生理功能。

第一节　神经系统功能活动的基本原理

一、神经元和神经胶质细胞

神经系统内主要含神经细胞和神经胶质细胞两类细胞。神经细胞（neurocyte）又称神经元（neuron），是一种高度分化的细胞，它们通过突触联系形成复杂的神经网络，完成神经系统的各种功能性活动，因而是构成神经系统的结构和功能的基本单位。神经胶质细胞（neuroglia）简称胶质细胞（glia），具有支持、保护和营养神经元的功能。

（一）神经元

1. 神经元的基本结构与功能

神经元（neuron）即神经细胞，是构成神经系统的结构和功能的基本单位。

（1）基本结构：神经元由胞体和突起两部分组成。突起分为树突和轴突。一个神经元可有一个或多个树突，但一般只有一个轴突。胞体发出轴突的部位常呈圆锥状，称为轴丘。轴突起始的部分称为始段；轴突和感觉神经元的长树突二者统称为轴索，轴索外面包有髓鞘或神经膜，成为神经纤维（nerve fiber）。

神经纤维分为有髓神经纤维和无髓神经纤维。神经纤维的末端称为神经末梢。

（2）主要功能：接受刺激和传递信息。有些神经元除能接受传入信息外，还能分泌激素，将神经信号转变为体液信号。

2. 神经纤维的功能与分类

神经纤维的主要功能是传导兴奋。在神经纤维上传导着的兴奋或动作电位称为神经冲动（nerve impulse）。

（1）神经纤维传导兴奋的速度不同类型的神经纤维传导兴奋的速度差别很大，这与以下几方面有密切关系：

1）神经纤维的直径：传导速度与神经纤维直径成正比，二者之间的关系大致为：传导速度 m/s≈6×直径（μm）。神经纤维的直径指包括轴索和髓鞘在一起的总直径。

2）有无髓鞘及髓鞘的厚度：有髓纤维的兴奋以跳跃式传导，故比无髓纤维传导快。在一定范围内，有髓纤维的髓鞘越厚，传导速度越快；轴索直径与总直径之比例为0.6时，传导速度最快。

3）温度：在一定范围内，温度升高传导速度加快。

（2）神经纤维传导兴奋的特征

1）完整性：神经纤维只有在其结构和功能都完整时才能传导兴奋。如果神经纤维被切断或被麻醉药作用，均可使兴奋传导受阻。

2）绝缘性：一根神经干内含有许多条神经纤维，但每条纤维传导兴奋一般互不干扰，表现为传导的绝缘性。这是因为细胞外液对电流的短路作用，使局部电流主要在一条神经纤维上构成回路。

3）双向性：人为刺激神经纤维上任何一点，只要刺激强度足够大，引起的兴奋可沿纤维同时向两端传播，表现为传导的双向性。这是由于局部电流可在刺激点的两侧发生，并继续传向远端。但在整体情况下，由突触的极性所决定，而表现为传导的单向性。

4）相对不疲劳性：连续电刺激神经数小时至十几小时，神经纤维仍能保持其传导兴奋的能力，表现为不容易发生疲劳。神经纤维传导的相对不疲劳性是与突触传递比较而言的。突触传递容易发生疲劳。

（3）神经纤维的类型

1）根据兴奋传导速度将哺乳类动物的周围神经纤维分为A、B、C三类。其中A类纤维又分为α、β、γ、δ四个亚类。

2）根据纤维直径和来源将神经纤维分为Ⅰ、Ⅱ、Ⅲ、Ⅳ四类。Ⅰ类纤维又包括Ⅰa和Ⅰb两个亚类。

两种分类间存在交叉重叠，但又不完全等同。前者主要是对传出纤维的分类，后者主要是对传入纤维的分类。

3. 神经纤维的轴浆运输

（1）概念：轴突内借助轴浆（神经元轴突内的胞浆）流动运输物质的现象，称为轴浆运输（axoplasmic transport）。

（2）轴浆运输的特点：

1）双向性：从胞体流向轴突末梢为顺向运输，从轴突末梢流向胞体为逆向运输。

2）耗能。

3）速度不同：顺向轴浆运输又分快速轴浆运输（线粒体、递质囊泡和分泌颗粒等囊泡结构的运输，运输速度约为410 mm/d）和慢速轴浆运输（微丝、微管等结构的运输，运输速度约为1～2 mm/d）两类。

4. 神经的营养性作用　神经能使所支配的组织在功能上发生变化，例如，引起肌肉收缩、腺体分泌等，这一作用称为神经的功能性作用（functional action）。除此之外，神经末梢还经常释放某些营养性因子，持续地调整所支配组织的内在代谢活动，影响其持久性的结构、生化和生理的变化，这一作用称为神经的营养性作用（trophic action）。

（二）神经胶质细胞

1. 神经胶质细胞的特征

（1）数量大，分布广：人类神经胶质细胞（neuroglia）约为神经元数量的10～50倍，广泛分布于中枢和周围神经系统。

（2）有突起，但无树突和轴突之分。

（3）细胞之间不形成化学性突触，但普遍存在缝隙连接。

（4）有随细胞外 K^+ 浓度而改变的膜电位，但不能产生动作电位。

2. 神经胶质细胞的功能

（1）支持作用：星形胶质细胞以其长突起在脑和脊髓内交织成网构成支持神经元的支架。

（2）修复和再生作用：当神经元变性时，小胶质细胞能够转变为巨噬细胞，清除变性的神经组织碎片，再由星形胶质细胞的增生来填充缺损，从而起到修复和再生的作用。

（3）免疫应答作用：星形胶质细胞可作为中枢的抗原呈递细胞，将外来抗原呈递给 T 淋巴细胞。

（4）物质代谢和营养作用：星形胶质细胞的血管周足终止于毛细血管壁上，其余突起贴附于神经元的胞体与树突上，可对神经元起到运输营养物质和排除代谢产物的作用。此外，星形胶质细胞还能产生神经营养性因子，来维持神经元的生长、发育和生存，并保持其功能的完整性。

（5）绝缘和屏蔽作用：少突胶质细胞可构成神经纤维的髓鞘，防止神经冲动传导时的电流扩散，起一定的绝缘作用。星形神经胶质细胞的血管周足是构成血—脑屏障的重要组成部分。

（6）稳定细胞外的 K^+ 浓度：星形胶质细胞通过钠泵的泵 K^+ 活动，以维持细胞外合适的 K^+ 浓度，有助于神经元活动的正常进行。

（7）参与某些递质及生物活性物质的代谢：摄取和分泌神经递质，有助于维持合适的神经递质浓度。

二、突触传递

突触的概念：突触（synapse）是一个神经元与其他神经元相接触，所形成的特殊结构。起信息传递的作用。

（一）几类重要的突触传递

根据突触传递媒介物性质的不同，可将突触分为化学性突触（chemical synapse）和电突触（electrical synapse）两大类，前者的信息传递媒介物是神经递质，而后者的信息传递媒介物则为局部电流。化学性突触一般由突触前成分、突触间隙和突触后成分三部分组成，根据突触前、后成分之间有无紧密的解剖学关系，可分为定向突触（directed synapse）和非定向突触（non-directed synapse）两种模式，前者末梢释放的递质仅作用于范围极为局限的突触后成分，如经典的突触和神经—骨骼肌接头；后者末梢释放的递质则可扩散至距离较远和范围较广的突触后成分，如神经—心肌接头和神经—平滑肌接头。

突触前膜和突触后膜较一般神经元膜稍增厚。在突触前膜内侧的轴浆内，含有线粒体和囊泡，后者称为突触小泡，内含神经递质。不同的突触内所含的小泡不同，突触小泡一般分三种：

①小而清亮的小泡，含 ACh 或氨基酸类递质；②小而具有致密中心的小泡，含儿茶酚胺类递质；③大而具有致密中心的小泡，含神经肽类递质。前两种突触小泡靠近突触前膜的部位，可在突触前膜释放，突触后膜上存在相应的特异性受体或化学门控式通道。第三种突

触小泡则均匀分布于突触前末梢内，可从末梢膜的所有部位释放。

（二）神经递质和受体

1. 神经递质（neurotransmitter）

指由突触前神经元合成并在末梢处释放，能特异性作用于突触后神经元或效应器细胞上的受体，并使突触后神经元或效应器细胞产生一定效应的信息传递物质。

（1）递质的鉴定

1）突触前神经元有合成递质的前体和酶系统，并能合成该递质；

2）递质储存于突触小泡内，受到适宜刺激时，能从突触前神经元释放出来；

3）能与突触后膜上的特异性受体结合并产生一定的生理效应；

4）存在使该递质失活的机制；

5）有特异的受体激动剂和拮抗剂，能分别模拟或阻断该递质的突触传递效应。

2. 受体

（1）受体的概念受体（receptor）是指细胞膜或细胞内能与某些化学物质（如递质、调质、激素等）发生特异性结合并诱发生物效应的特殊生物分子。

受体的激动剂（agonist）：能与受体发生特异性结合并产生生物效应的化学物质。

受体的拮抗剂（antagonist）：只发生特异性结合，但不产生生物效应的化学物质。

二者都称为配体。

（2）主要的递质和受体系统

1）乙酰胆碱及其受体

胆碱能神经元：以 ACh 为递质的神经元称为胆碱能神经元。包括：脊髓前角运动神经元、丘脑后部腹侧的特异性感觉投射神经元等，还分布于脑干网状结构上行激动系统的各个环节、纹状体等处。

胆碱能纤维：以 ACh 为递质的神经纤维称为胆碱能纤维（cholinergic fiber）。包括：

①支配骨骼肌的运动神经纤维

②所有自主神经节前纤维；

③大多数副交感节后纤维（除少数肽能纤维外）；

④少数交感节后纤维，即支配小汗腺引起温热性发汗和支配骨骼肌血管引起防御反应性舒血管效应的纤维。

胆碱能受体：指能与 ACh 特异性结合的受体。

分类	毒蕈碱受体（M 受体）	烟碱受体（N 受体）
分布	大多数副交感节后纤维和少数交感节后纤维支配的效应器细胞膜上	所有自主神经元的突触后膜和神经—肌接头的终板膜上
作用	自主神经节后胆碱纤维兴奋的效应	自主神经节后神经元兴奋、骨骼肌收缩
亚型	M1、M2、M3、M4、M5	肌肉型（N2）、神经元型（N1）
机制	G-蛋白-第二信使	ACh 门控通道
阻断剂	阿托品	筒箭毒碱

胆碱能受体广泛分布于中枢和周围神经系统。分布有胆碱能受体的神经元称为胆碱能敏感神经元（cholinoceptive nellron）。中枢胆碱能系统参与神经系统几乎所有功能，包括学习和记忆、觉醒与睡眠、感觉与运动、内脏活动以及情绪等多方面的调节活动。在外周，M受体分布于大多数副交感节后纤维（除少数释放肽类或嘌呤类递质的纤维外）支配的效应器细胞、交感节后纤维支配的汗腺和骨骼肌血管的平滑肌。M受体激活后可产生一系列自主神经效应，包括心脏活动抑制，支气管和胃肠平滑肌、膀胱逼尿肌、虹膜环行肌收缩，消化腺、汗腺分泌增加和骨骼肌血管舒张等。这些作用统称为毒蕈碱样作用（milscarine-like action），简称M样作用。M样作用可被M受体拮抗剂阿托品（atropine）阻断。小剂量ACh作用于N受体后，能兴奋自主神经节后神经元，也能收缩骨骼肌；而大剂量ACh作用于N受体后，则可阻断自主神经节的突触传递，这些作用统称为烟碱样作用（nicotine-like action），简称N样作用。N样作用不能被阿托品阻断，但能被筒箭毒碱（tubocurarine）阻断。由于N1受体分布于自主神经节突触后膜和中枢神经系统，故又称神经元型烟碱受体（neuron-type nicotinic receptor）。而N2受体位于神经—骨骼肌接头的终板膜上，故也称肌肉型烟碱受体（muscle-type nicotinic receptor）。神经元型烟碱受体可被六烃季铵（hexamethonium）特异阻断；而肌肉型烟碱受体则能被十烃季铵（decamethonium）特异阻断。

2）去甲肾上腺素和肾上腺素及其受体：去甲肾上腺素（norepinephrine，NE或noradrenaline，NA）和肾上腺素（epinephrine，E或adrenaline）均属儿茶酚胺（catecholamine）类物质，即含邻苯二酚结构的胺类。

在中枢，以NE为递质的神经元称为去甲肾上腺素能神经元（noradrenergic neliron）。其胞体绝大多数位于低位脑干，尤其是中脑网状结构、脑桥的蓝斑以及延髓网状结构的腹外侧部分。其纤维投射分上行部分、下行部分和支配低位脑干部分。上行部分投射到大脑皮层、边缘前脑和下丘脑；下行部分投射至脊髓后角的胶质区、侧角和前角；而支配低位脑干部分的纤维则分布于低位脑干内部。以E为递质的神经元称为肾上腺素能神经元（adrenergic neuron），其胞体主要分布在延髓，其纤维投射也有上行和下行部分。在外周，多数交感节后纤维（除支配汗腺和骨骼肌血管的交感胆碱能纤维外）释放的递质是NE，尚未发现以E为递质的神经纤维，以NE为递质的神经纤维称为肾上腺素能纤维（adrenergic fiber）。

肾上腺素能受体：能与肾上腺素和去甲肾上腺素结合的受体。

分类	α受体（亚型：α1、α2）、β受体（亚型：β1、β2、β3）
分布：	多数交感节后纤维支配的效应器细胞膜上（α、β受体可同时或单独存在）
作用	兴奋性效应（小肠平滑肌除外）β1受体：兴奋性效应；β2受体：抑制性效应（糖、脂肪代谢↑）
机制	G-蛋白-第二信使系统活动 G-蛋白-第二信使系统活动
阻断剂	酚妥拉明（主要是α1受体）；β受体-普萘洛尔；育亨宾（α2受体）β1受体-阿提洛尔；β2受体-丁氧胺；

肾上腺素能受体兴奋后的效应与以下因素有关：a. 受体的特性。b. 配体的特性：NA对α受体的作用较强；肾上腺素对α和β受体的作用都强；异丙肾上腺素主要对β受体有强

烈作用。c. 器官上两种受体的分布情况。

三、反射活动的基本规律

反射是神经活动的基本方式，反射的基本过程是信息经感受器、传入神经、中枢、传出神经和效应器五个反射弧环节顺序传递的过程。

1. 反射的分类　人和高等动物的反射分为非条件反射和条件反射两类。

2. 中枢神经元的联系方式　简单分为：①单线式联系；②辐散和聚合式联系；③链锁式和环式联系。

3. 中枢兴奋传播的特征　①单向传播；②中枢延搁；③兴奋的总和；④兴奋节律的改变；⑤后发放；⑥对内环境变化敏感和易疲劳。

4. 中枢抑制和中枢易化　①突触后抑制　突触后抑制（postsynaptic inhibition）都由抑制性中间神经元释放抑制性递质，使突触后神经元产生 IPSP 而引起。突触后抑制有传入侧支性抑制和回返性抑制两种形式。②突触前抑制；③突触后易化；④突触前易化。

第二节　神经系统的感觉分析功能

一、中枢对躯体感觉的分析

躯体感觉包括浅感觉和深感觉两大类。浅感觉又包括触—压觉、温度觉和痛觉；深感觉即为本体感觉，主要包括位置觉和运动觉。

（一）传入通路

1. 丘脑前的传入系统

①深感觉传导路径：后索（脊髓部分）——内侧丘系（脑干部分）传入系统——传导本体感觉和精细触压觉。

②浅感觉传导路径：前外侧传入系统。包括：

脊髓丘脑侧束——传导痛温觉　脊髓丘脑前束——传导粗略触—压觉

传导浅感觉的传入纤维先交叉后上行，而传导深感觉的纤维则先上行后交叉。在脊髓半离断的情况下，出现离断水平以下对侧躯体浅感觉障碍，同侧深感觉障碍。由于痛温觉传入纤维在进入水平的 1～2 个脊髓阶段内换元，并经前联合交叉到对侧，而粗略触-压觉传入纤维，进入脊髓后分成上行和下行纤维，分别在多个节段内换元再交叉到对侧。所以在脊髓空洞症患者，如果病变较局限，就会出现痛温觉和粗略触-压觉分离的现象。

2. 丘脑的核团

丘脑是除嗅觉以外的各种感觉传入通路的重要中继站，并能对感觉传入进行初步的分析综合。丘脑的核团分为三大类。

①第一类细胞群：接受第二级感觉投射纤维，换元后投射到大脑皮层感觉区，称特异感觉接替核。包括：

后腹核：是躯体感觉的中继站，来自躯体不同部位的投射纤维空间分布有一定的规律，躯干四肢的传入纤维在后外侧腹核，下肢的在最外侧部，头面部的在后内侧腹核。

内侧膝状体：是听觉传导通路的换元站。

外侧膝状体：是视觉传导通路的换元站。

②第二类细胞群：接受来自特异感觉接替核和其他皮层下中枢的纤维，换元后投射到大脑皮层的特定区域，在功能上与各种感觉在丘脑和大脑皮层水平的联系协调有关，也称联络核。

③第三类细胞群：靠近中线髓板内各种结构，主要是髓板内核群，包括中央中核、束旁核、中央外侧核等。这些细胞经过多突触换元接替，弥散地投射到整个大脑皮层。又称非特异投射核。

3. 感觉投射系统

①特异投射系统（specific projection system）

概念：丘脑特异感觉接替核及其投射至大脑皮层的神经通路称为特异投射系统。

特点：呈点对点的投射，投射纤维主要终止于皮层的第四层。

功能：引起特定感觉，并激发大脑皮层发出传出冲动。

②非特异投射系统（non-specific projection system）

概念：丘脑非特异投射核及其投射至大脑皮层的神经通路称为非特异投射系统。

特点：多次换元，弥散性投射，与大脑皮层无点对点的关系，冲动无特异性。

功能：维持和改变大脑皮质的兴奋状态。

（二）大脑皮层的感觉代表区

从丘脑后腹核携带的躯体感觉信息经特异投射系统投射到大脑皮层的特定区域，该区域称为躯体感觉代表区（somatic sensory area），主要包括体表感觉区和本体感觉区。

1. 体表感觉代表区

第一感觉区（somatic sensory area Ⅰ）：位于中央后回。投射规律：

①交叉投射（头面部为双侧）；

②呈倒置安排（头面部是正立的）；

③投射区域大小与感觉分辨精细程度有关。

感觉柱：中央后回皮层的细胞呈纵向柱状排列，从而构成感觉皮层最基本的功能单位，称为感觉柱。同一柱内的神经元对同一感受野的同一类感觉刺激起反应，是一个传入—传出信息整合处理单位。

第二感觉区：在中央前回与脑岛之间。投射特点：双侧、正立、定位性差。切除人脑第二感觉区并不产生显著的感觉障碍。

2. 本体感觉代表区　中央前回（4 区）是运动区，也是本体感觉代表区。在猫、兔等较低等的哺乳动物，体表感觉区与运动区基本重合在一起，称为感觉运动区（sensorimotor area）。在猴、猩猩等灵长类动物，体表感觉区和运动区逐渐分离，前者位于中央后回，后者位于中央前回，但这种分化也是相对的。应该指出，运动区主要接受从小脑和基底神经节传来的反馈投射，这可能与随意运动的形成有关。

（三）躯体感觉

感觉的强度取决于：①感觉神经纤维上动作电位的频率；②参与反应的感受器数目。皮肤感觉与感受器的点状分布密切相关。

1. 触-压觉：感受器呈点状分布，四肢、尤其是手指尖较敏感，经内侧丘系与脊丘系两条通路传导，前者为精细感觉，后者为粗略定位。

2. 本体感觉：本体感觉包括位置觉和运动觉。感受器为肌梭（主要）、关节及其周围组织结构，经后索上行，主要进入小脑，有些冲动经内侧丘系和丘脑投射到大脑皮层，对躯体的空间位置、姿势、运动状态和方向进行感觉。

3. 温度觉：

①冷感受器：主要感受低于体温（10～38 ℃）的温度刺激，传入纤维为 Ad 和 C 类纤维，适宜刺激是温度差；

②热感受器：主要感受高于体温（30～45 ℃）的温度刺激，其传入纤维属于 C 类纤维。

温度感受器也呈点状分布，冷点多于热点，躯干对冷的敏感性高于四肢。感受器对 20～40 ℃的温度可产生适应，高于 45 ℃时，热感觉消失，而出现痛觉。

4. 痛觉

①体表痛：指发生在体表某处的痛感。当伤害性刺激作用于皮肤时，可先后出现两种性质不同的痛觉，即快痛（fast pain）和慢痛（slow pain）

	快痛	慢痛
时相	受刺激时迅速发生 撤除刺激后立即消失	发生较慢 0.5～1 s 持续几秒钟
性质	尖锐而定位清楚的“刺痛”	定位不明确的“烧灼痛”，强烈
传入纤维	Ad 类纤维	C 类纤维
投射部位	第一、二感觉区	扣带回

②深部痛：指发生在躯体深部，如关节、骨膜、肌腱、韧带和肌肉等处的痛感。一般表现为慢痛。

特点：定位不明确，可伴有恶心、出汗和血压的改变等自主神经反应

二、中枢对内脏感觉的分析

1. 传入通路与皮层代表区

(1) 传入通路：内脏感觉的传入纤维走行于自主神经干内，包括交感神经和副交感神经，沿脊髓丘脑束和感觉投射系统到达大脑皮层。

(2) 皮层代表区：混杂于体表感觉代表区、运动辅助区及边缘系统皮层等。

2. 内脏感觉

(1) 内脏痛的特点：

①定位不明确；

②发生缓慢，持续时间长；

③对扩张刺激或牵拉刺激敏感，而对切割、烧灼刺激不敏感，有痛觉过敏现象；

④特别能引起不愉快的情绪活动，并伴有恶心、呕吐和心血管及呼吸活动改变。

(2) 体腔壁痛：由于体腔壁浆膜受到刺激而产生的疼痛与躯体痛相类似，也经躯体神经传入。

（3）牵涉痛：某些内脏疾病往往引起远隔的体表部位感觉疼痛或痛觉过敏，这种现象称为牵涉痛（referred pain）。

牵涉痛的机制：

①会聚学说：来自牵涉痛的躯体组织与患病内脏的传入纤维会聚到脊髓同一水平的同一后角神经元，即两者通过共同的通路上传，由于平时疼痛刺激多来源于体表部位，因而大脑皮层将内脏传入误认为体表传入，于是发生牵涉痛。

②易化学说：可能患病内脏的传入冲动提高了临近的躯体感觉神经元的兴奋性，从而对体表传入冲动产生易化作用，使平常不至于引起疼痛的刺激信号变为致痛信号，从而产生痛觉过敏。

三、中枢对特殊感觉的分析

1. 视觉　来自双眼鼻侧视网膜的视神经纤维交叉而形成视交叉，颞侧的传入纤维不交叉。皮层代表区在枕叶皮层的距状裂上、下缘。

视网膜神经节细胞轴突和外侧膝状体以及视皮层之间具有点对点的投射关系，不同视皮层细胞可产生不同性质的视觉。

2. 听觉　听神经传入纤维→脑干的耳蜗神经核换元→对侧上橄榄核（小部分不交叉）→外侧丘系→内侧膝状体→听放射→颞上回、颞横回。低音调组分分布于听皮层的前外侧，高音调组分分布在后内侧。

3. 平衡感觉　人体的平衡感觉主要与头部的空间方位有关。这取决于四种传入信息：①前庭感受器的传入信息；②视觉的提示；③关节囊本体感受器的传入冲动；④皮肤的外感受器的传入冲动。

4. 嗅觉和味觉　嗅觉皮层在边缘叶的前底部，两侧嗅皮层不对称；味觉皮层在中央后回底部。

第三节　神经系统对姿势和运动的调节

运动是人和动物最基本的功能性活动之一，姿势则为运动时的背景或基础。躯体的各种姿势和运动都是在神经系统的控制下进行的。神经系统对姿势和运动的调节是复杂的反射活动。骨骼肌一旦失去神经系统的支配，就会发生麻痹。

一、运动传出的最后公路

1. 脊髓和脑干的运动神经元

脊髓前角存在 α、γ 和 β 运动神经元，脑干的脑神经核（Ⅰ、Ⅱ、Ⅷ对脑神经核除外）内存在脑运动神经元。

（1）α 运动神经元和脑运动神经元：接受来自四肢、头面部皮肤、肌肉和关节等处的外周传入信息，也接受从脑干到大脑皮层各级高位中枢的下传信息，产生一定的反射传出冲动，直达所支配的骨骼肌，因此它们是躯体运动反射的最后公路。

会聚到运动神经元的各种冲动的作用：①引发随意运动；②调节姿势，为运动提供合适而又稳定的基础；③协调肌群间的活动，使运动得以平稳和精确地进行。

（2）γ运动神经元：支配梭内肌，调节肌梭对牵张刺激的敏感性。其兴奋性较高，常持续高频放电。

（3）β运动神经元：对梭内肌、梭外肌都有支配。

脊髓运动神经元释放的神经递质都是乙酰胆碱。

2. 运动单位　一个脊髓α运动神经元或脑干运动神经元及其所支配的全部肌纤维所构成的一个功能单位，称为运动单位。运动单位的大小有很大差别。

小运动单位：利于做精细运动，如眼外肌运动神经元，只支配6～12根肌纤维。

大运动单位：利于产生巨大的肌张力，如四肢肌肉的运动神经元，支配数目可达2000根肌纤维。

不同运动单位的肌纤维是交叉分布的，有利于产生均匀的肌张力。

二、中枢对姿势的调节

神经系统对姿势的调节不仅可保持人体的直立姿势和躯体平衡，而且对躯体运动的平稳进行提供了必要的背景或基础。中枢神经系统内存在一个姿势调节系统，分散于从脊髓到大脑皮层的各级水平。以下从脊髓、脑干和大脑皮层三个水平加以叙述；基底神经节和小脑也参与对姿势的调节，但由于这两个皮层下结构还参与随意运动的形成和协调，所以将它们的功能放在运动的调节部分加以叙述。

1. 脊髓的调节功能

（1）脊休克

①概念：指人和动物在脊髓与高位中枢之间离断后反射活动能力暂时丧失而进入无反应状态的现象称为脊休克（spinal shock）。

②主要表现：横断面以下脊髓所支配的躯体和内脏的反射活动均减退以至消失，如骨骼肌的紧张性降低甚至消失，外周血管扩张，血压下降，发汗反射消失，粪、尿潴留。特点：以脊髓为基本中枢的反射活动暂时丧失，知觉和随意运动永久丧失。

③产生原因：脊休克的产生是由于离断的脊髓突然失去了高位中枢的调节，主要是失去从大脑皮层到低位脑干的下行纤维对脊髓的控制作用，不是由于损伤刺激引起的。

④恢复：简单、原始的反射先恢复，如屈肌反射、腱反射；复杂的反射后恢复，如对侧伸肌反射、搔爬反射。内脏反射活动部分恢复。

（2）脊髓对姿势的调节：中枢神经系统通过调节骨骼肌的紧张度或产生相应的运动，以保持或改正身体在空间的姿势，这种反射活动称为姿势反射（postural reflex）。在脊髓水平完成的姿势反射有对侧伸肌反射、牵张反射、节间反射等。

①对侧伸肌反射：脊动物肢体的皮肤受到伤害性刺激时，受刺激一侧的肢体伸肌弛缓、屈肌收缩，肢体屈曲，称为屈肌反射（flexor reflex）。屈肌反射具有保护性意义，但不属于姿势反射。当肢体皮肤受到较强的伤害性刺激时，在同侧肢体屈曲的同时，对侧肢体出现伸直的反射活动，称为对侧伸肌反射。其意义在于支持体重，保持身体平衡。

②牵张反射（stretch reflex）

概念：是指骨骼肌受到外力牵拉时引起受牵拉的同一肌肉收缩的反射活动。

2. 脑干对肌紧张和姿势的调节

(1) 脑干对肌紧张的调节

①抑制区：抑制肌紧张和肌运动的区域，位于延髓网状结构腹内侧部分。

②易化区：加强肌紧张和肌运动的区域，位于延髓网状结构背外侧部分、脑桥被盖、中脑中央灰质及被盖，还有下丘脑和丘脑中线核群等部位。

抑制区和易化区是通过调节脊髓 α、γ 运动神经元的活动，实现对肌紧张的调节。在肌紧张平衡调节中，易化区略占优势。

在动物中脑上、下丘之间切断脑干后，动物出现抗重力肌（伸肌）的肌肉紧张亢进，表现为四肢伸直，坚硬如柱，头尾昂起，脊柱挺硬，这一现象称为去大脑僵直（decerebrate rigidity）。如果此时于某一肌肉内注入局麻药或切断相应的脊髓后根以消除肌梭传人冲动，该肌的僵直现象即消失。可见，去大脑僵直是一种增强的牵张反射。

(2) 脑干对姿势的调节

由脑干整合而完成的姿势反射有状态反射、翻正反射、直线和旋转加速度反射等。

①状态反射：头部在空间的位置发生改变以及头部与躯干的相对位置改变时，都可反射性地改变躯体肌肉的紧张性，这一反射称状态反射（attitudinal reflex）。包括：

迷路紧张反射：内耳迷路的椭圆囊和球囊的传入冲动对躯体伸肌紧张性的调节反射。反射中枢是前庭核。

颈紧张反射：颈部扭曲时颈部脊椎关节韧带和肌肉本体感受器的传入冲动引起的四肢肌肉紧张性反射，反射中枢在颈部脊髓。当头向一侧扭转时，下颏所指一侧的伸肌紧张性加强；头后仰时，则前肢伸肌紧张性加强，后肢伸肌紧张性降低；头前俯时，结果相反。

②翻正反射：动物被推倒后可翻正过来，恢复正常姿势的反射。

三、中枢对躯体运动的调节

随意运动的发动是一个十分复杂的过程，至今仍不十分清楚。目前认为，随意运动的设想起源于皮层联络区（cortical association area）。运动的设计在大脑皮层与皮层下的两个重要运动脑区，即基底神经节和皮层小脑中进行，设计好的运动信息被传送到皮层运动区，即中央前回和运动前区，一再由此处发出指令经运动传出通路到达脊髓和脑干运动神经元。在这过程中，运动的设计需在大脑皮层与基底神经节、皮层小脑之间不断进行信息交流；而运动的执行则需要脊髓小脑的参与，后者利用其与脊髓、脑干和大脑皮层之间的纤维联系，将来自肌肉、关节等处的感觉传入信息与皮层运动区发出的运动指令反复进行比较，并修正皮层运动区的活动。外周感觉反馈信息也可直接传人皮层运动区，经过对运动偏差的不断纠正，使动作变得平稳而精确。

1. 大脑皮层的运动调节功能

(1) 大脑皮层运动区

主要运动区：中央前回（4 区）和运动前区（6 区）。功能特征：①交叉支配；②功能定位精细，功能代表区大小与运动精细复杂程度有关；③呈倒置安排。

其他运动区：包括运动辅助区、第一、第二感觉区等。

(2) 运动传导系统及其功能

①皮层脊髓束：是由皮层发出，经内囊、脑干下行到脊髓前角运动神经元的传导束。包括皮层脊髓侧束和皮层脊髓前束。皮层脊髓侧束：种系发生较新。约占皮层脊髓束纤维的80%。纤维经延髓锥体交叉，在脊髓外侧索下行，纵贯脊髓全长。其纤维终止于脊髓前角外侧的运动神经元，控制四肢远端的肌肉与精细的、技巧的运动有关。损伤后可出现巴宾斯基征阳性。皮层脊髓前束：种系发生古老。约占皮层脊髓束纤维的20%。一般只到胸部。经白质前联合交叉，在脊髓同侧前索下行，终止于对侧脊髓前角外侧的运动神经元控制躯干和四肢近端的肌肉，主要是屈肌。与姿势的维持和粗大的运动动作有关。

②皮层脑干束：由皮层发出，经内囊到达脑干内各脑神经运动神经元的传导束。

③其他下行通路：包括顶盖脊髓束、网状脊髓束和前庭脊髓束等，参与近端肌肉有关的粗大运动和姿势的调节；红核脊髓束参与四肢远端肌肉有关的精细运动的调节。

2. 基底神经节的运动调节功能

基底神经节是皮层下一些核团的总称。包括纹状体、丘脑底核和黑质。纹状体又包括尾核、壳核和苍白球。尾核、壳核称为新纹状体，苍白球称为旧纹状体。黑质可分为致密部和网状部两部分。

(1) 新纹状体的功能结构和细胞

中型多棘神经元（medium spiny neuron，MSN）是纹状体内主要的信息整合和传出神经元。外源性传入纤维（来自大脑皮层的谷氨酸能纤维和来自黑质致密部的多巴胺能纤维）主要终止于其树突远端；内源性传入纤维（来自新纹状体内 GABA 和 ACh 中间神经元的纤维）主要终止于其胞体和树突的近端。MSN 的轴突构成新纹状体的传出投射，以 GABA 为神经递质。MSN 的作用是整合来自皮肤和黑质的传入信息，并将传出信息输送到苍白球和黑质。

(2) 直接通路和间接通路

直接通路：大脑皮层→新纹状体→苍白球内侧部→丘脑前腹核和外侧腹核→大脑皮层运动前区和前额叶。大脑皮层对新纹状体起兴奋作用，新纹状体可抑制苍白球内侧部，而苍白球内侧部又抑制丘脑。因此当新纹状体活动增加时，丘脑和大脑皮层的活动增加，这种现象称为去抑制。

间接通路：在直接通路中的新纹状体与苍白球内侧部之间插入苍白球外侧部和丘脑底核两个中间接替过程的通路。该通路可部分抵消直接通路对大脑皮质的兴奋作用。

(3) 与基底神经节损害有关的疾病基底神经节的损害主要表现为肌紧张异常和动作过分增减，临床上主要有两类疾病。

①肌紧张过强而运动过少性疾病：典型代表是帕金森病。又称震颤麻痹（paralysis agitans）。

主要表现：肌紧张增高，肌肉僵直，随意运动减少，常伴有静止性震颤。

发病原因：双侧中脑黑质病变，多巴胺能神经元变性受损，引起直接通路活动减弱而间接通路活动增强，于是运动皮层活动减少。

②肌紧张过强而运动过少性疾病：代表病是亨廷顿病（舞蹈病）和手足徐动症。

主要表现：不自主的上肢和头部的舞蹈样动作、伴肌紧张低下。

发病原因：双侧新纹状体病变，新纹状体内 GABA 能神经元变性或遗传性缺损，引起间接通路活动减弱而直接通路活动增强，于是运动皮层活动增强，导致运动过多症状的出现。

（4）基底神经节的功能：可能参与运动的设计和程序编制，将抽象的设计转换为随意运动。

3. 小脑的运动调节功能

根据小脑的传入、传出纤维联系，可将小脑分为前庭小脑、脊髓小脑和皮层小脑三个功能部分。

（1）前庭小脑（vestibulocerebellum）：主要由绒球小结叶构成。

功能：控制躯体的平衡和眼球的运动。切除猫的绒球小结叶后，可出现位置性眼震颤。

反射途径；前庭器官（直接或经前庭核）→绒球小结叶→前庭核→脊髓前角运动神经元→肌肉。

（2）脊髓小脑（spinocerebellum）：由小脑蚓部和半球中间部组成。

功能：调节正在进行过程中的运动，协助大脑皮层对随意运动进行适时的控制。脊髓小脑受损时，出现意向性震颤。

此外，小脑还有调节肌紧张的功能。小脑前叶蚓部起抑制肌紧张作用；小脑前叶两侧部和半球中间部则起易化肌紧张作用。在进化过程中，小脑易化肌紧张的作用逐渐增强。

小脑性共济失调：小脑损伤后出现的动作性协调障碍。

（3）皮层小脑（corticocerebellum）：是指半球外侧部，不直接接受外周感觉的传入，主要与大脑皮层感觉区、运动区和联络区构成回路。

功能：在精巧运动学习中，参与随意运动的设计和程序的编制。

第八章　血液系统

第一节　红细胞的生理特征与功能

1. 红细胞的生理特征　红细胞具有可塑变形性、悬浮稳定性和渗透脆性等生理特征，这些特征都和红细胞的双凹圆碟形有关。

（1）可塑变形性：正常红细胞在外力作用下具有变形的能力。外力撤销后，变形的红细胞又可恢复其正常的双凹圆碟形。红细胞在全身血管中循环运行时，得通过变形才能通过口径比它小的毛细血管和血窦孔隙。可塑变形性是红细胞最重要的特性。红细胞的变形性取决于红细胞的几何形状、红细胞膜的弹性和红细胞内的黏度，其中红细胞的双凹圆碟形的几何形状最为重要。正常成人红细胞的体积约为 90 μm^3，表面积约为 140 μm^2。若红细胞为等体积的球形，则其表面积仅 100 μm^2。因此，正常的双凹圆碟形使红细胞具有较大的表面积与体积之比，这使得红细胞在受到外力时容易发生变形。当红细胞膜的弹性降低或红细胞内的黏度增大时，也会使红细胞的变形能力降低。血红蛋白发生变性或细胞内血红蛋白浓度过高时，可因红细胞内黏度增高而使红细胞的变形性降低。

（2）悬浮稳定性：将盛有抗凝血的血沉管垂直静置，尽管红细胞的比重大于血浆，但正常时红细胞下沉缓慢，表明红细胞能相对稳定地悬浮于血浆中，红细胞的这一特性称为悬浮稳定性。通常以红细胞在第一小时末下沉的距离来表示红细胞的沉降速度，称红细胞沉降率。正常成年男性红细胞沉降率为 0～15 mm/h，成年女性为 0～20 mm/h。沉降率愈快，表明红细胞的悬浮稳定性愈小。

红细胞能相对稳定地悬浮于血浆中，是因为双凹圆碟形的红细胞具有较大的表面积与体积之比，所产生的摩擦较大，故红细胞下沉缓慢。在某些疾病（如活动性肺结核、风湿热等），红细胞彼此能较快地以凹面相贴，称为红细胞叠连。发生叠连后，红细胞团块的总表面积与总体积之比减小，摩擦力相对减小使红细胞沉降率加快。决定红细胞叠连快慢的因素不在于红细胞本身，而在于血浆成分的变化。若将正常人的红细胞置于红细胞沉降率快者的血浆中，红细胞也会发生较快叠连而沉降率加速，而将红细胞沉降率快者的红细胞置于正常人的血浆中，则沉降率正常。

（3）渗透脆性：红细胞在低渗盐溶液中发生膨胀破裂的特性称为红细胞渗透脆性。红细胞在等渗的 0.85%NaCl 溶液中可保持其正常大小和形态。若将红细胞悬浮于一系列浓度递减的低渗 NaCl 溶液中，水将在渗透压差的作用下渗透入细胞，红细胞由正常双凹圆碟形逐渐胀大，变为球形；当 NaCl 浓度降至 0.42%时，部分红细胞开始破裂而发生溶血；当 NaCl 浓度降至 0.35%时，全部红细胞发生溶血。这一现象表明红细胞对低渗盐溶液具有一定的抵抗力，并且同一个体的红细胞对低渗盐溶液的抵抗力并不相同。生理情况下，衰老红细胞对低渗盐溶液的抵抗力低，即脆性高；而初成熟的红细胞的抵抗力高，即脆性低。

2. 红细胞的功能　红细胞的主要功能是运输氧和 CO_2。血液中 98.5%的氧是与血红蛋白结合成氧合血红蛋白的形式存在的。红细胞运输的氧约为溶解于血浆中氧的 65 倍。血液中的 CO_2 主要以碳酸氢盐和氨基甲酰血红蛋白的形式存在，分别占 CO_2 运输总量的 88%和 7%。红细胞内含有丰富的碳酸酐酶，在它的催化下，CO_2 迅速和 H_2O 反应生成碳酸，后者再解离成 HCO_3^- 和 H^+。双凹圆碟形使红细胞具有较大的气体交换面积，由细胞中心到大部分表面的距离都很短，所以有利于细胞内、外氧和 CO_2 的交换。红细胞运输氧的功能是靠细胞内的血红蛋白来实现的，红细胞一旦破裂，血红蛋白逸出到血浆中，即丧失其运输氧的功能。此外，红细胞内含有多种缓冲对，对血液中的酸、碱物质有一定的缓冲作用。红细胞表面还具有Ⅰ型补体的受体，可与抗原-抗体-补体免疫复合物结合，促进巨噬细胞吞噬抗原-抗体-补体免疫复合物，防止抗原-抗体-补体免疫复合物沉积于组织内而引起免疫性疾病，所以具有免疫功能。

第二节　白细胞的生理特性和功能

各类白细胞都参与机体的防御功能。白细胞所具有的变形、游走、趋化、吞噬和分泌等特性是执行防御功能的生理基础。

除淋巴细胞外，所有的白细胞都能伸出伪足做变形运动。凭借这种运动，白细胞得以穿过毛细血管壁，这一过程称为白细胞渗出。白细胞的渗出依赖于白细胞与内皮细胞间的相互作用和黏附分子的介导。渗出到血管外的白细胞也可借助变形运动在组织内游走，在某些化学物质的吸引下，可迁移到炎症区发挥其生理作用。白细胞朝向某些化学物质运动的特性，称为趋化性。能吸引白细胞定向运动的化学物质，称为趋化因子。人体细胞的降解产物、抗原-抗体复合物、细菌毒素及细菌等都具有趋化活性。白细胞沿这些物质的浓度梯度游走到炎症部位，吞噬细菌等异物，进而将其消化、杀灭。白细胞还可分泌白细胞介素、肿瘤坏死因子、干扰素、集落刺激因子等多种细胞因子，通过自分泌、旁分泌作用参与炎症和免疫反应的调控。白细胞通过血液的运输，从它们生成的器官到达发挥作用的部位。

白细胞的吞噬具有选择性。正常细胞表面光滑，其表面存在可以排斥吞噬的保护性蛋白，所以不易被吞噬。坏死的组织和外源性颗粒，因缺乏相应的保护机制而易被吞噬。另外，在特异性抗体和某些补体激活产物的作用下，白细胞对外源性异物的识别及吞噬作用加强。

1. 中性粒细胞　中性粒细胞的胞核呈分叶状，故又称多形核白细胞。血管中的中性粒细胞约有一半随血液循环，称为循环池；另一半则滚动在小血管的内皮细胞上，称为边缘池。这两部分细胞可以相互交换，保持动态平衡。肾上腺素可促进中性粒细胞自边缘池进入循环池，在 5～10min 可使外周血中的中性粒细胞增高 50%。此外，在骨髓中还储备有约 2.5×10^{12} 个成熟的中性粒细胞，约为外周血液中性粒细胞总数的 15～20 倍。在机体需要时，储存的中性粒细胞可在数小时内大量进入循环血液。

中性粒细胞是血液中主要的吞噬细胞，其变形游走能力和吞噬活性都很强。当细菌入侵时，中性粒细胞在炎症区域产生的趋化性物质作用下，自毛细血管渗出而被吸引到病变部位吞噬细菌。当中性粒细胞吞噬数十个细菌后，其本身即解体，释放的各种溶酶体酶又可溶解周围组织而形成脓液。炎症时，由于炎症产物的作用，可使骨髓内储存的中性粒细胞大量释放使外周血液的中性粒细胞数目明显增高，便于更多的中性粒细胞进入炎症区域。当血液中的中性粒细胞数减少到 1×10^9/L 时，机体的抵抗力就会明显降低，容易发生感染。此外，中性粒细胞还可吞噬和清除衰老的红细胞及抗原-抗体复合物等。

2. 单核细胞　从骨髓进入血液的单核细胞仍是尚未成熟的细胞。单核细胞在血液中停留 2～3 天后迁移入组织中，继续发育成巨噬细胞，细胞的体积增大，细胞内溶酶体颗粒和线粒体的数目增多，具有比中性粒细胞更强的吞噬能力，可吞噬更多的细菌、更大的细菌和颗粒。此外，巨噬细胞的溶酶体还含有大量的酯酶，可消化某些细菌的脂膜。当有细菌入侵时，组织中已存在的巨噬细胞可立即发挥抗感染作用。由于单核细胞的趋化迁移速度比中性粒细胞慢，外周血和骨髓中储存的单核细胞数目较少，需要数天甚至数周时间巨噬细胞才能成为炎症局部的主要吞噬细胞。激活了的单核-巨噬细胞也能合成、释放多种细胞因子，参与其他细胞活动的调控；激活的单核-巨噬细胞对肿瘤和病毒感染细胞具有强大的杀伤能力；单核-巨噬细胞还可有效地加工处理并呈递抗原，在特异性免疫应答的诱导和调节中起关键作用。另外，单核细胞还可在组织中发育成树突状细胞。树突状细胞仅有微弱的吞噬活性，不直接参与宿主的防御功能，但它的抗原呈递能力远强于巨噬细胞，是目前所知的功能最强的抗原提呈细胞，是机体特异免疫应答的始动者。

3. 嗜酸性粒细胞　体内嗜酸性粒细胞主要存在于组织中，为血液中嗜酸性粒细胞的 100 倍。嗜酸性粒细胞的胞质中含有较大的椭圆形嗜酸性颗粒，因其含有过氧化物酶和主要碱性蛋白、嗜酸性粒细胞阳离子蛋白等带大量正电荷的蛋白质而嗜酸性。它虽有较弱的吞噬能力，可选择性地吞噬抗原-抗体复合物，但吞噬缓慢，基本上无杀菌作用。嗜酸性粒细胞的主要作用是：①限制嗜碱性粒细胞和肥大细胞在Ⅰ型超敏反应中的作用。②参与对蠕虫的免疫反应。当机体发生过敏反应和寄生虫感染时，常伴有嗜酸性粒细胞增多。此外，在某些情况下，嗜酸性粒细胞也可导致组织损伤。嗜酸性粒细胞可释放多种促炎介质，释放的主要碱性蛋白对支气管上皮具有毒性作用，并可诱发支气管痉挛，目前认为嗜酸性粒细胞是在哮喘发生发展中组织损伤的主要效应细胞。

4. 嗜碱性粒细胞　成熟的嗜碱性粒细胞存在于血液中，只有在发生炎症时受趋化因子的诱导才迁移到组织中。嗜碱性粒细胞的胞质中存在较大的碱性染色颗粒，颗粒内含有肝素、组胺、嗜酸性粒细胞趋化因子 A 等。当嗜碱性粒细胞被活化时，不仅能释放颗粒中的介质，还可合成释放白三烯和 IL-4 等细胞因子。嗜碱性粒细胞释放的肝素具有抗凝血作用，有利于保持血管的通畅，使吞噬细胞能够到达抗原入侵部位而将其破坏。组胺和过敏性慢反应物质可使毛细血管壁通透性增加，可引起局部充血水肿，并可使支气管平滑肌收缩，从而引起哮喘、荨麻疹等Ⅰ型超敏反应症状。此外，嗜碱性粒细胞还在机体抗寄生虫免疫应答中起重要作用。

5. 淋巴细胞　淋巴细胞在免疫应答反应过程中起核心作用。根据细胞生长发育的过程、细胞表面标志和功能的不同，可将淋巴细胞分成 B 淋巴细胞、T 淋巴细胞和自然杀伤细胞（NK 细胞）三大类。B 细胞主要与体液免疫有关，T 细胞主要与细胞免疫有关，而 NK 细胞则是机体天然免疫的重要执行者。

第三节 血小板的生理特性和功能

一、血小板的数量和功能

血小板的体积小，无细胞核，呈双面微凸的圆盘状，直径为2～3 μm。电镜下可见血小板内存在α-颗粒、致密体等血小板储存颗粒。

正常成年人血液中的血小板数量为（100～300）×10^9/L。正常人血小板计数可有6%～10%的变动范围，通常冬季较春季高，午后较清晨高，剧烈运动后和妊娠中、晚期升高，静脉血的血小板数量较毛细血管血的高。

血小板有助于维持血管壁的完整性。临床实践中早已观察到，当血小板数降至50×10^9/L时，患者的毛细血管脆性增高，微小的创伤或仅血压升高即可使之破裂而出现小的出血点。此外，血小板还可释放血管内皮生长因子和血小板源生长因子，促进血管内皮细胞、成纤维细胞和平滑肌细胞的增殖，也有利于受损血管的修复。循环中的血小板一般处于“静止”状态，当血管损伤时，血小板可被激活而在生理止血过程中发挥重要作用。

二、血小板的生理特性

1. 黏附　血小板与非血小板表面的黏着称为血小板黏附。血小板不能黏附于正常内皮细胞的表面。当血管内皮细胞受损时，血小板才可黏附于内皮下组织。血小板的黏附需要血小板膜上的糖蛋白、内皮下成分和血浆 von Willebrand 因子（简称 vWF）的参与。血管受损后，内皮下胶原暴露，vWF 首先与胶原纤维结合，引起 vwF 变构，然后血小板膜上的 GPⅠb 与变构的 vWF 结合。从而使血小板黏附于胶原纤维上。因此，vWF 是血小板黏附于胶原纤维的桥梁。正常情况下，vWF 未与胶原纤维结合，也就不能与血小板上的 GPⅠb 结合。在 GPⅠb 缺损、vWF 缺乏或胶原纤维变性等情况下，血小板的黏附功能就受损，可能引发出血倾向。

2. 释放　血小板受刺激后将储存在致密体、α-颗粒或溶酶体内的物质排出的现象，称为血小板分泌或血小板释放。从致密体释放的物质主要有 ADP、ATP、5-羟色胺、Ca^{2+}；从α-颗粒释放的物质主要有β-血小板球蛋白、血小板因子4、vWF、纤维蛋白原、血小板因子Ⅴ、凝血酶敏感蛋白、PDGF 等。能引起血小板聚集的因素，多数能引起血小板释放反应，而且血小板的黏附、聚集与释放几乎同时发生。许多由血小板释放的物质可进一步促进血小板的活化、聚集，加速止血过程。

3. 聚集　血小板与血小板之间的相互黏着，称为血小板聚集。这一过程需要纤维蛋白原、Ca^{2+}和血小板膜上 GPⅡb/Ⅲa 的参与。在未受刺激的静息血小板膜上的 GPⅡb/Ⅲa 并不能和纤维蛋白原结合。在致聚剂的激活下，GPⅡb/Ⅲa 分子上的纤维蛋白原受体暴露，在Ca^{2+}的作用下纤维蛋白原可与之结合，从而使相邻的血小板被其连接，充当聚集的桥梁，使血小板聚集成团。

4. 收缩　血小板具有收缩能力。血小板的收缩与血小板的收缩蛋白有关。在血小板中存在着类似肌肉的收缩蛋白系统，包括肌球蛋白、肌动蛋白、微管和各种相关蛋白。血小板活化后，胞质内 Ca^{2+} 浓度增高可引起血小板的收缩反应。当血凝块中的血小板发生收缩时，可使血块回缩。如果血小板数量减少或功能减退，可使血块回缩不良。

5. 吸附　血小板表面可吸附血浆中多种凝血因子。如果血管内皮破损，随着血小板黏附和聚集在破损的局部，可使局部凝血因子浓度升高，便于血液凝固和生理止血。

第四节　生理性止血

正常情况下，小血管受损后引起的出血，在几分钟内就会自行停止，这种现象称为生理性止血。生理性止血是机体重要的保护机制之一。当血管受损，一方面要求迅速形成止血栓以避免血液的流失；另一方面要使止血反应限制在损伤局部，维持全身血管内血液的流体状态。

一、生理性止血的基本过程

生理性止血过程主要包括血管收缩、血小板血栓形成和血液凝固三个过程。

1. 血管收缩　生理性止血首先表现为受损血管局部和附近的小血管收缩，使局部血流减少。若血管破损不大，可封闭血管破口，从而制止出血。引起血管收缩的原因有以下三个方面：①血管壁的损伤引起局部血管肌源性收缩；②损伤性刺激反射性使血管收缩；③黏附于损伤处的血小板释放 5-HT、TXA_2 等缩血管物质，引起血管收缩。

2. 血小板止血栓的形成　血管损伤后，由于内皮下胶原的暴露，1～2s 内即有少量的血小板黏附于内皮下的胶原上。通过血小板的黏附，可“识别”损伤部位，使止血栓能正确定位。局部受损红细胞释放的 ADP 和局部凝血过程中生成的凝血酶均可使血小板活化而释放内源性 ADP 和 TXA_2，进而促使血小板发生不可逆聚集，使血流中的血小板不断地聚集、黏着在已固定于内皮下胶原的血小板上，形成血小板止血栓，从而堵塞伤口，达到初步的止血作用。此外，受损血管内皮的 PGI_2 生成减少，也对血小板的聚集有利。

3. 血液凝固　血管受损也可启动凝血系统，在局部迅速发生血液凝固，使血浆中可溶性的纤维蛋白原转变成不溶性的纤维蛋白，并交织成网，以加固止血栓，称为二期止血。最后，局部纤维组织增生，并长入血凝块，从而达到永久性止血。

生理性止血虽然分为血管收缩、血小板血栓形成和血液凝固三个过程，但这三个过程相继发生并相互重叠，彼此密切相关。只有在血管收缩使血流减慢时，血小板黏附才容易实现；血小板激活后释放的 5-HT、TXA_2 又可促进血管收缩。活化的血小板可为血液凝固过程中凝血因子的激活提供磷脂表面，血小板可释放纤维蛋白原等凝血因子，从而大大加速凝血过程；而血液凝固过程中产生的凝血酶又可使血小板的活化加强。此外，血凝块中血小板的收缩，可引起血块回缩，挤出其中的血清，而使血凝块变得更为坚实，牢固地封住血管的破口。血小板在生理性止血过程中居于中心地位。若血小板减少或功能降低，出血时间就会延长。

二、体内生理性凝血机制

在体内，当组织和器官损伤时，暴露出的组织因子和胶原虽可分别启动外源性凝血途径和内源性凝血途径。目前认为，外源性凝血途径在体内生理性凝血反应的启动中起关键性作用，组织因子是生理性凝血反应过程的启动物。因为组织因子镶嵌在细胞膜上，可起“锚定”作用，利于把生理性凝血过程局限于受损血管的部位。

目前认为，体内凝血过程分为启动和放大两个阶段。当组织因子与FⅦa结合成复合物后，可激活FⅩ，生成FⅩa，从而启动凝血反应。由于组织因子途径抑制物的存在，对FⅩa与FⅦa-组织因子复合物的灭活作用，在启动阶段由外源性凝血途径仅能产生少量凝血酶，尚不足以维持正常止血功能。但这些少量的凝血酶通过对FⅤ、FⅧ、FⅪ和血小板的激活作用而产生放大效应，通过“截短的”内源性途径形成大量因子Ⅹ酶复合物，从而激活足量的FⅩa和凝血酶，从而完成纤维蛋白的形成过程。因此，组织因子是生理性凝血反应的启动物，而“截短的”内源性途径在放大阶段对凝血反应开始后的维持和巩固起非常重要的作用。

三、ABO血型系统

1. ABO血型的分型　根据红细胞膜上是否存在A抗原和B抗原可将血液分为四种ABO血型：红细胞膜上只含A抗原者为A型；只含B抗原者为B型；含有A与B两种抗原者为AB型；A和B两种抗原均无者为O型。不同血型的人的血清中含有不同的抗体，但不会含有与自身红细胞抗原相对应的抗体。在A型血者的血清中，只含有抗B抗体；B型血者的血清中只含有抗A抗体；AB型血的血清中没有抗A和抗B抗体；而O型血的血清中则含有抗A和抗B两种抗体。

2. ABO血型系统的抗原 ABO血型系统各种抗原的特异性决定于红细胞膜上的糖脂或糖蛋白上所含的糖链。这些糖链都是由暴露在红细胞表面的少数糖基所组成的寡糖链。A和B抗原的特异性就取决于这些寡糖链的组成和连接顺序。A、B抗原都是在H抗原的基础上形成的。O型红细胞虽然不含A、B抗原，但有H抗原。实际上，H抗原又由另一个含四个糖基的前驱物质形成的。在H基因编码的岩藻糖基转移酶的作用下，在前驱物质半乳糖末端上连接岩藻糖而形成H抗原。若H基因缺损，将缺乏岩藻糖基转移酶，则不能生成H抗原以及A、B抗原。

因此，基因通过决定生成的糖基转移酶的种类而决定催化何种糖基连接在前驱物质的哪个位置上，进而间接决定血型抗原特异性的寡糖链的组成，并决定了血型的表现型。

在5～6周龄的人胚胎红细胞膜上已可检测到A和B抗原。婴儿红细胞膜上A、B抗原的位点数仅为成人的1/3，到2～4岁时才完全发育。正常人A、B抗原的抗原性终生不变。血型抗原在人群中的分布按地域和民族的不同而不同。在中欧地区的人群中，40%以上为A型，近40%为O型，10%左右为B型，6%左右为AB型；而在美洲土著民族中，则90%为O型。

A、B、H抗原不仅存在于红细胞膜上，也广泛存在于淋巴细胞、血小板以及大多数上皮细胞和内皮细胞的膜上。组织细胞还能分泌可溶性A、B、H抗原进入唾液、泪液、血浆、胃液、胆汁、尿液和羊水等多种体液中，其中以唾液中含量最为丰富。体液中含有这种血型物质者称分泌型。体液中不含该血型物质者为非分泌型。

3. ABO血型系统的抗体　血型抗体有天然抗体和免疫性抗体两类。ABO血型系统存在天然抗体。新生儿的血液尚无ABO血型系统的抗体，出生后2～8个月开始产生，8～10岁时达到高峰。天然抗体多属IgM，分子量大，不能通过胎盘。因此，血型与胎儿血型不合的孕妇，体内的天然ABO血型抗体一般不能通过胎盘到达胎儿体内，不会使胎儿的红细胞发生凝集破坏。免疫抗体是机体接受自身所不存在的红细胞抗原刺激而产生的。免疫性抗体属于IgG抗体，分子量小，能通过胎盘进入胎儿体内。因此，如果母体过去因外源性A或B抗原进入体内而产生免疫性抗体时，在血型与胎儿血型不合的孕妇，可因母体内免疫性抗体进入胎儿体内而使胎儿红细胞破裂，引发新生儿溶血病。

4. ABO血型的鉴定　正确鉴定血型是保证输血安全的基础。常规ABO血型的定型包括正向定型和反向定型。正向定型是用抗A与抗B抗体检测来检查红细胞上有无A或B抗体；反向定型是用已知血型的红细胞检测血清中有无抗A或抗B抗体。

四、Rh血型系统

Rh血型系统是红细胞血型中最复杂的一个系统。已发现40多种Rh抗原，与临床关系密切的是D、E、C、c、e五种。从理论上推断，有3对等位基因，即C与c、D与d和E与e，控制着6种抗原。但实际上在血清中尚未发现单一的抗d抗体，所以认为d是“静止基因”，在红细胞表面不表达d抗原。Rh血型的抗原性强度仅次于ABO血型系统的A、B抗原。在5种Rh血型的抗原中，其抗原性的强弱依次为D，E，C，c，e。因D抗原的抗原性最强，所以临床意义最为重要。医学上通常将红细胞上含有D抗原者称为Rh阳性；红细胞上缺乏D抗原者称为Rh阴性。

控制Rh血型抗原的等位基因位于1号染色体，其表达产物是分子量30000～32000的蛋白质，抗原的特异性取决于蛋白质的氨基酸序列。Rh抗原只存在于红细胞上，出生时已发育成熟。

常见疾病篇

第一章　呼吸系统

第一节　肺　癌

一、病因病理

（一）病因

肺癌的病因至今不完全明确。大量资料表明，长期大量吸烟是肺癌的一个重要致病因素。

某些工业部门和矿区职工，肺癌的发病率较高，这可能与长期接触石棉、镍、铬、铜、砷、锡、放射性物质等致癌物质有关。城市居民肺癌的发病率比农村高，这可能与大气污染和烟尘中致癌物质含量较高有关。因此，应该提倡不吸烟，并加强工矿和城市环境的三废处理工作。

人体内在因素如免疫状态、遗传因素、代谢活动、肺部慢性感染等，也可能对肺癌的发病有影响。近来，在肺癌分子生物学方面的研究表明，nm23－H_1基因、P53 基因等表达的变化与基因突变与肺癌的发病有密切的关系。

（二）病理

肺癌起源于支气管黏膜上皮。癌肿可向支气管腔内或（和）邻近的肺组织生长，并可通过淋巴、血行或经支气管转移扩散。

肺癌的分布情况：右肺多于左肺，上叶多于下叶。起源于主支气管或肺叶支气管，位置靠近肺门的肺癌称为中心型肺癌；起源于肺段支气管以下，位置在肺的周围部分的肺癌称为周围型肺癌。

1. 分类

临床上最常见的为下列 4 种：

（1）鳞状细胞癌（鳞癌）：在肺癌中发病率最高，约占 50%。患者年龄大多在 50 岁以上，多见于男性。大多起源于较大的支气管，常为中心型肺癌。虽然鳞癌的分化程度不一，但生长速度尚较缓慢，病程较长，对放射和化学疗法较敏感。通常先经淋巴转移，血行转移发生较晚。

（2）小细胞癌（未分化小细胞癌）：发病率比鳞癌低，发病年龄较轻，男性占多数。一般起源于较大支气管，大多为中心型肺癌。小细胞癌恶性程度高，生长快，较早出现血行和淋巴广泛转移。对化学和放射疗法较敏感，但在各型肺癌中预后较差。

（3）腺癌：发病年龄较小，女性相对多见。多数起源于较小的支气管上皮，多为周围型肺癌。早期一般没有明显临床症状，往往在胸部 X 线检查时被发现，表现为圆形或椭圆形分叶状肿块。一般生长较慢，但有时在早期即发生血行转移，淋巴转移则较晚发生。

（4）大细胞癌：此型肺癌甚为少见，约半数起源于大支气管。细胞大，胞浆丰富，胞核形态多样，排列不规则。大细胞癌分化程度低，不易发现，常在发生脑转移后才被发现。预后很差。

此外，少数肺癌病例同时存在不同类型的癌肿组织，这一类癌肿称为混合型肺癌。

2. 转移

肺癌的扩散和转移，有下列几种主要途径：（1）直接扩散；（2）淋巴转移；（3）血行转移。

二、临床表现

肺癌的临床表现与癌肿的部位、大小、是否压迫、侵犯邻近器官及有无转移等情况有着密切关系。早期肺癌往往无任何症状，大多在胸部X线检查时发现。癌肿在较大的支气管内长大后，常出现刺激性咳嗽，极易误认为伤风感冒。当癌肿继续长大影响引流，继发肺部感染时，可有脓性痰液。另一常见症状是血痰，通常带有少量血；大量咯血则很少见。有的肺癌病人，由于肿瘤造成较大的支气管不同程度的阻塞，可以在临床上出现胸闷、哮鸣、气促、发热和胸痛等症状。

晚期肺癌常见征象：①同侧膈肌麻痹；②声带麻痹，声音嘶哑；③面部、颈部、上肢和上胸部静脉怒张，皮下组织水肿，上肢静脉压升高；④胸腔积液，气促，持续性剧烈胸痛；⑤吞咽困难；⑥上叶顶部肺癌，可以产生剧烈胸肩痛、上肢静脉怒张、水肿、臂痛和上肢运动障碍，同侧上眼睑下垂、瞳孔缩小、眼球内陷、面部无汗等颈交感神经综合征。肺癌血行转移后，按侵入的器官而产生不同症状。

三、诊断

目前，80%的肺癌病例在明确诊断时已失去外科手术的治疗机会，因此，如何提高早期诊断率是一个十分迫切的问题。诊断肺癌的主要方法有：

1. X线检查

这是诊断肺癌的一个重要手段。大多数肺癌可以经胸部X线摄片和CT检查获得临床诊断。

中心型肺癌早期X线胸片可无异常征象。当癌肿阻塞支气管，痰的排运不畅，远端肺组织发生感染，受累的肺段或肺叶则出现肺炎征象。若支气管管腔被癌肿完全阻塞，可产生相应的肺叶或一侧全肺不张。当癌肿发展到一定大小，可出现肺门阴影，由于肿块阴影常被纵隔组织影所掩盖，需作胸部CT检查才能显示清楚。

中心型肺癌常见的X线表现：肿瘤侵犯邻近的肺组织和转移到肺门及纵隔淋巴结时，可见肺门区肿块，或纵隔阴影增宽，轮廓呈波浪形，肿块形态不规则，边缘不整齐，有时呈分叶状。纵隔转移淋巴结压迫膈神经时，可见膈肌抬高，透视可见膈肌反常运动。气管隆凸下肿大的转移淋巴结，可使气管的分叉角度增大，相邻的食管前壁，也可受到压迫。晚期病例还可看到胸腔积液或肋骨破坏。

电子计算机体层扫描（CT）可显示薄层横断面结构图像，密度分辨率很高，可发现一般X线检查隐藏区的早期肺癌病变，对中心型肺癌的诊断有重要意义。CT可显示位于纵隔内的肿块阴影、支气管受侵的范围、癌肿的淋巴结转移状况以及对肺血管和纵隔内器官组织侵犯的程度，同时可作为制订中心型肺癌的手术或非手术治疗方案的重要依据。

周围型肺癌最常见的X线表现：肺野周围孤立性圆形或椭圆形块影，直径从1～2 cm到5～6 cm或更大。块影轮廓不规则，常呈现小的分叶或切迹，边缘模糊毛糙，常显示细短的毛刺影。周围型肺癌长大阻塞支气管管腔后，可出现节段性肺炎或肺不张。癌肿中心部分坏死液化，可显示厚壁偏心性空洞，内壁凹凸不平，很少有明显的液平面。

结节型细支气管肺泡癌的X线表现，为轮廓清楚的孤立球形阴影，与周围型肺癌的X线表现相似。

2. 痰细胞学检查

肺癌表面脱落的癌细胞可随痰液咳出。痰细胞学检查，找到癌细胞，可以明确诊断，多数病例还可判别肺癌的病理类型。痰检查的准确率为80%以上。临床上对肺癌可能性较大者，应连续数日重复送痰液进行检查。

3. 支气管镜检查

对中心型肺癌诊断的阳性率较高，可在支气管腔内直接看到肿瘤，也可采取小块组织（或穿刺病变组织）作病理切片检查，也可经支气管刷取肿瘤表面组织或吸取支气管内分泌物进行细胞学检查。

4. 正电子发射断层扫描（PET）

利用氟—脱氧葡萄糖（FDG）作为示踪剂进行扫描显像。由于恶性肿瘤的糖酵解代谢高于正常细胞，FDG在肿瘤内聚积程序大大高于正常组织，肺癌PET显像时表现为局部异常浓聚。可用于肺内结节和肿块的定性诊断，并能显示纵隔淋巴结有无转移。目前，PET是肺癌定性诊断和分期的最好、最准确的无创检查。

5. 纵隔镜检查

可直接观察气管前隆凸下及两侧支气管区淋巴结情况，并可采取组织作病理切片检查，明确肺癌是否已转移到肺门和纵隔淋巴结。中央型肺癌，纵隔镜检查的阳性率较高。检查阳性者，一般说明病变范围广，不适宜手术治疗。

6. 经胸壁穿刺活组织检查

这个方法对周围型肺癌阳性率较高，但可能产生气胸、胸腔出血或感染，以及癌细胞沿针道播散等并发症，故应严格掌握检查适应证。

7. 胸腔积液检查

抽取胸腔积液经离心处理后，取其沉淀作涂片检查，寻找癌细胞。

8. 剖胸检查

肺部肿块经多种方法检查，仍未能明确病变的性质，而肺癌的可能性又不能排除时，如病人全身情况许可，应作剖胸探查术。术时可根据病变情况或活检结果，给予相应治疗，以免延误病情。

9. 转移病灶活组织检查

晚期肺癌病例，已有锁骨上、颈部、腋下等处淋巴结转移或出现皮下转移结节者，可切取转移病灶组织作病理切片检查，或穿刺抽取组织作涂片检查，以明确诊断。

四、治疗

肺癌的治疗方法主要有外科手术治疗、放射治疗、化学药物治疗、中医中药治疗以及免疫治疗等。然而，适当地联合应用，进行综合治疗可以提高肺癌的治疗效果。

1. 非小细胞肺癌：

（1）病灶较小，局限在支气管和肺内，尚未发现远处转移，病人的全身情况较好，心肺功能可以耐受者，均应采用手术治疗。

（2）并根据手术时发现的情况、病理类型、细胞分化程度、淋巴结转移情况，决定综合应用化疗、放疗及其他治疗。

（3）对于癌肿已侵犯胸膜、胸壁、心包等情况以及纵隔淋巴结已有转移者，可根据情况（如能切除者）考虑进行扩大的切除术，手术前后辅助放疗或化疗。

2. 小细胞肺癌：

常在较早阶段就已发生远处转移，手术很难治愈，以化疗和放疗为主。可采用化疗→手术→化疗，化疗→放疗→化疗，或化疗→放疗→手术→化疗，以及附加预防性全脑照射等积极的综合治疗，已使疗效比过去有明显提高。

（1）手术治疗　手术疗法的目的，是尽可能彻底切除肺部原发癌肿病灶和局部及纵隔淋巴结，并尽可能保留健康的肺组织。

肺切除术的范围，决定于病变的部位和大小。对周围型肺癌，一般施行解剖性肺叶切除术；对中心型肺癌，一般施行肺叶或一侧全肺切除术。

手术治疗结果：非小细胞肺癌，T_1或$T_2N_0M_0$病例经手术治疗后，约有半数的人能获得长期生存，有的报告其5年生存率可达70%以上。Ⅱ期及Ⅲ期病例生存率则较低。据统计，我国目前肺癌手术的切除率为85%～97%，术后30天死亡率在2%以下，总的5年生存率为30%～40%左右。

（2）化学治疗　化学治疗有些分化程度低的肺癌，特别是小细胞癌，疗效较好。化学疗法作用遍及全身，临床上可以单独用于晚期肺癌病例，以缓解症状，或与手术、放射等疗法综合应用，以防止癌肿转移复发，提高治愈率。需要注意的是，目前化学药物对肺癌疗效仍然较低，症状缓解期较短，副作用较多。

常用于治疗肺癌的化学药物有：环磷酰胺、丝裂霉素、氟尿嘧啶、阿霉素、表柔比星，丙卡巴肼、长春碱，甲氨蝶呤、洛莫司汀（环己亚硝脲）、卡铂、顺铂、紫杉醇吉西他滨等。

（3）放射治疗　放射治疗是局部消灭肺癌病灶的一种手段。临床上使用的主要放射疗法设备有^{60}钴治疗机和加速器等。

在各种类型的肺癌中，小细胞癌对放射疗法敏感性较高，鳞癌次之，腺癌和细支气管肺泡癌最低。据统计单独应用放射疗法，3年生存率约为10%。通常是将放射疗法、手术与药物疗法综合应用，以提高治愈率。临床上通常采用的是手术后放射疗法。对癌肿或肺门转移病灶未能彻底切除的病例，于手术中在残留癌灶区放置小的金属环或金属夹作标记，便于术后放射疗法时准确定位。一般在术后1个月左右病人健康情况改善后进行放射疗法，剂量为40～60 Gy，疗程约6周。为了提高肺癌病灶的切除率，有的病例可手术前进行放射治疗。

（4）中医中药治疗　按病人临床症状、舌苔、脉象等表现，应用辨证论治法则治疗肺癌，一部分病人的症状得到改善，寿命延长。

（5）免疫治疗 近年来，通过实验研究和临床观察，发现癌肿的生长发展与人体的免疫功能状态有一定关系，从而促使免疫治疗的应用。

3. 免疫治疗的具体措施有：

（1）特异性免疫疗法：用经过处理的自体肿瘤细胞或加用佐剂后，作皮下接种进行治疗。此外尚可应用各种白介素、肿瘤核糖核酸、肿瘤坏死因子等生物制品。

（2）非特异性免疫疗法：用卡介苗、短小棒状杆菌、干扰素、转移因子、胸腺肽等生物制品，或左旋咪唑等药物以激发和增强人体免疫功能。

第二节 支气管哮喘

一、病因病理

（一）病因

哮喘的病因尚不十分清楚，患者个体过敏体质及外界环境的影响是发病的主要因素。哮喘与多基因遗传有关，并且还受到环境因素的影响。

许多调查资料表明，哮喘患者亲属患病率明显高于群体患病率，并且与患者的亲缘关系越近，患病率越高；若患者病情越严重，则其亲属患病率也越高。目前，与哮喘发作的相关基因尚未完全明确，但有研究表明存在有与气道高反应性、IgE 调节和特应性反应相关的基因，这些基因与哮喘的发病紧密相连。

环境因素中主要包括以下激发因素，如尘螨、真菌、花粉、动物毛屑、二氧化硫、氨气等各种特异性和非特异性吸入物；感染，如细菌、病毒、寄生虫等；食物，如鱼、虾、蟹、蛋类、牛奶等；药物，如普萘洛尔、阿司匹林等；气候变化、运动、妊娠等都可能是哮喘的激发因素，如运动性哮喘。

（二）病理

疾病早期，因病理的可逆性，用肉眼很少能观察到解剖学上的器质性改变。但是随着疾病的发展，病理学变化逐渐明显。肉眼可见肺膨胀及肺气肿，肺柔软疏松有弹性，支气管及细支气管内含有黏液栓塞及黏稠痰液。支气管壁增厚、黏膜肿胀充血形成皱襞，黏液栓塞局部可出现肺不张。显微镜下可见气道上皮下有肥大细胞、嗜酸性粒细胞、肺泡巨噬细胞、淋巴细胞及中性粒细胞浸润。气道黏膜下组织水肿，微血管通透性增加，支气管内分泌物潴留，支气管平滑肌痉挛，纤毛上皮细胞脱落，杯状细胞增殖及支气管分泌物增多等病理改变。若哮喘长期反复发作，则表现为支气管平滑肌肌层肥厚，气道上皮细胞下纤维化、基底膜增厚等，甚至引起周围肺组织对气道的支持作用消失和敛气道重构。

二、临床表现

1. 症状

为发作性伴有哮鸣音的呼气性呼吸困难或发作性胸闷和咳嗽。严重者被迫采取坐位或呈端坐呼吸，干咳或咳大量白色泡沫痰，甚至出现发绀等，有时咳嗽可为唯一的症状。哮喘症状可在数分钟内发作，经数小时甚至数天，用支气管舒张药或自行缓解。某些患者在缓解数小时后可再次发作。在夜间及凌晨发作和加重常是哮喘的重要特征。有些青少年，其哮喘症状表现为运动时出现胸闷、呼吸困难和咳嗽。

2. 体征

发作时胸部呈过度充气状态，有广泛的哮鸣音，呼气音延长。但在轻度哮喘或非常严重哮喘发作时，哮鸣音可不出现。严重哮喘者则常出现心率增快、奇脉、胸腹反常运动和发绀等症状，哮喘患者在非发作期进行体检，可能表现正常。

三、诊断

(一) 实验室和其他检查

1. 痰液检查　如患者无痰咳出时可通过诱导痰方法诱导其咳出痰再进行检查。涂片在显微镜下可见较多嗜酸性粒细胞。

2. 呼吸功能检查

(1) 通气功能检测在哮喘发作时通气功能呈阻塞性改变，呼气流速指标也显著下降，1秒钟用力呼气容积（FEV_1）、1秒钟用力呼气量占用力肺活量比值（FEV_1/FVC%）以及最高呼气流量（PEF）均减少。肺容量指标可表现为用力肺活量减少，而残气量、功能残气量和肺总量增加，残气量占肺总量百分比增高。哮喘患者处于缓解期时上述通气功能指标可逐渐恢复。而病变迁延、反复发作者，其通气功能可逐渐下降。

(2) 支气管激发试验用以测定气道反应性。常用吸入激发剂为乙酰甲胆碱、甘露糖醇、组胺等。吸入激发剂后其通气功能下降、气道阻力增加。运动亦可诱发气道痉挛，使通气功能下降。通常适用于通气功能在正常预计值的70%以上的患者。如 FEV_1 下降≥20%，可诊断为激发试验阳性。通过剂量反应曲线计算使 FEV_1 下降 20%的吸入药物累积剂量 PD_{20}—FEV_1）或累积浓度（PC_{20}—FEV_1），可对气道反应性增高的程度作出定量判断。

(3) 支气管舒张试验用以测定气道可逆性。有效的支气管舒张药可使发作时的气道痉挛得到改善，肺功能指标恢复正常。常用吸入型的支气管舒张剂如沙丁胺醇、异丙托溴铵及特布他林等。舒张试验阳性诊断标准：①FEV_1 较用药前增加 12%或以上，且其绝对值增加200 ml 或更高；②PEF 较治疗前增加 60 L/min 或增加≥20%。

(4) 呼气峰流速（PEF）及其变异率测定可反映气道通气功能的变化。哮喘发作时：PEF 下降。此外，由于哮喘有通气功能时间节律变化的特点，常于夜间发作或加重，使其通气功能下降。若 24 小时内 PEF 或昼夜 PEF 波动率≥20%，即符合气道可逆性改变的特点。

3. 动脉血气分析　哮喘发作时气道阻塞且通气分布不均，通气/血流比值失衡，可致肺泡一动脉血氧分压差增大；严重时可有缺氧，PaO_2 降低，由于过度通气可使 $PaCO_2$ 下降，pH 上升，表现呼吸性碱中毒。若重症哮喘，病情会进一步发展，气道阻塞严重，可有缺氧及 CO_2 滞留，$PaCO_2$ 上升，表现呼吸性酸中毒。若缺氧明显，可表现为合并代谢性酸中毒。

4. 胸部 X 线检查　早期在哮喘发作时可见两肺透亮度增加，呈过度通气状态；在缓解期多无明显异常。如并发呼吸道感染，可见肺纹理增加及出现炎性浸润阴影。同时要格外注意是否有肺不张、气胸或纵隔气肿等并发症的存在。

5. 特异性变应原的检测 哮喘患者大多数伴有过敏体质，对众多的变应原和刺激物敏感。测定变应性指标结合病史对患者的病因诊断和脱离致敏因素的接触有一定的作用。

（1）体外检测可检测患者的特异性 IgE，过敏性哮喘患者血清特异性 IgE 较正常人明显增高。

（2）在体试验：可分为皮肤过敏原测试和吸入过敏原测试两种方式。前者是用于指导避免过敏原接触和脱敏治疗，临床较为常用。需根据病史和当地生活环境选择可疑的过敏原进行检查，可通过皮肤点刺等方法进行，皮试阳性表示患者对该过敏源过敏；后者是验证过敏原吸入引起的哮喘发作，因过敏原制作较为困难，且该检验有一定的危险性，目前临床应用较少。在体试验应尽可能在保证患者不发生过敏反应的条件下进行。

（二）诊断标准

1. 反复发作喘息、气急、胸闷或咳嗽，多与接触变应原、物理和化学性刺激、病毒性上呼吸道感染、运动等有关。

2. 发作时在双肺可闻及散在或弥漫性，以呼气相为主的哮鸣音，呼气相延长。

3. 上述症状可经治疗缓解或自行缓解。

4. 除外其他疾病所引起的喘息、气急、胸闷和咳嗽。

5. 临床表现不典型者应有下列三项中至少一项阳性：①支气管激发试验或运动试验阳性；②支气管舒张试验阳性；③在 24 小时内或昼夜 PEF 变异率≥20%。

符合 1～4 条或 4、5 条者，可以诊断为支气管哮喘。

四、治疗

（一）脱离变应原

部分患者能找到引起哮喘发作的变应原或其他非特异性刺激因素，当发现这些刺激因素时，立即使患者脱离变应原的接触是防治哮喘最有效的方法。

（二）药物治疗

1. 治疗哮喘药物主要分为两类：

（1）缓解哮喘发作的药物 此类药物主要作用为舒张支气管，故也称支气管舒张药。而松弛支气管平滑肌，是控制哮喘急性发作的首选药物。常用的短效 β_2受体激动剂有特布他林、沙丁胺醇和非诺特罗，作用时间约为 4～6 小时。长效 β_2受体激动剂有沙美特罗、福莫特罗及丙卡特罗，作用时间为 10～12 小时。长效 β_2激动剂尚具有一定的抗气道炎症，增强黏液－纤毛运输功能的作用。不主张单独使用长效 β_2受体激动剂，须与吸入激素联合应用。但福莫特罗可作为应急缓解气道痉挛的药物。肾上腺素、麻黄碱和异丙肾上腺素，因其心血管副作用多而已被高选择性的 β_2激动剂所代替。

用药方法可采用吸入，包括定量气雾剂（MDI）吸入、干粉吸入、持续雾化吸入等，也可采用口服或静脉注射。首选吸入法，因药物吸入气道直接作用于呼吸道，局部浓度高且作用迅速，所用剂量较小。常用剂量为特布他林 MDI 或沙丁胺醇，每喷 100 μg，每天 3～4 次，每次 1～2 喷。通常 5～10 分钟即可见效，可维持 4～6 小时。长效 β_2受体激动剂如福莫特罗 4.5 μg，每天 2 次，每次一喷，可维持 12 小时。应教会患者正确掌握 MDI 吸入方法。重症患者或儿童可在 MDI 上加贮雾瓶，雾化释出的药物在瓶中停留数秒，患者可从容吸入，并可减少雾滴在口咽部沉积引起刺激。干粉吸入方胺醇 5 mg 稀释在 5～20 ml 溶液中雾化吸入。沙丁胺醇或特布他林一般口服用法为 2.4～2.5 mg，每日 3 次，15～30 分钟起效，但心悸、骨骼肌震颤等不良反应较多。β_2激动剂的药，用于严重哮喘；易引起心悸，只在其他疗法无效时使用，一般每次用量为沙丁胺醇 0.5 mg，滴速 2～4 μg/min。

（2）抗胆碱药：吸入抗胆碱药如异丙托溴胺，为胆碱能受体拮抗剂，可以阻断节后迷走神经通路，降低迷走神经兴奋性从而起舒张支气管的作用，并有减少痰液分泌的作用。与β_2受体激动剂联合吸入有协同作用，尤其适用于夜间哮喘及多痰的患者。可用 MDI，每日 3 次，每次 25～75 μg 或用 100～150 μg/ml 的溶液持续雾化吸入。约 10 分钟起效，维持 4～6 小时。不良反应少，少数患者有口苦或口干感。近年发展的选择性 M_1、M_3受体拮抗剂如泰乌托品作用更强，持续时间更久（可达 24 小时）、不良反应更少。

（3）茶碱类：茶碱类除能抑制磷酸二酯酶，提高平滑肌细胞内的 cAMP 浓度外，还能拮抗腺苷受体；刺激肾上腺分泌肾上腺素，增强呼吸肌的收缩；增强气道纤毛抗炎作用和清除功能。是目前治疗哮喘的有效药物。茶碱与糖皮质激素合用具有协同作用。

口服给药：包括控（缓）释茶碱和氨茶碱，前者且因其昼夜血药浓度平稳，不良反应较少，且可维持较好的治疗浓度，平喘作用可维持 12～24 小时，可用于控制夜间哮喘。一般剂量每日 6～10 mg/kg，适用于轻、中度哮喘。静脉注射氨茶碱首次剂量为 4～6 mg/kg，注射速度不宜超过 0.25 mg/（kg·min），静脉滴注维持量为 0.6～0.8 mg/（kg·h）。日注射量一般不超过 1.0 g。静脉给药主要应用于重、危症哮喘。

茶碱的主要副作用为心血管症状（心动过速、心律失常），胃肠道症状（恶心、呕吐）及尿多，偶可兴奋呼吸中枢，严重者可引起抽搐而至死亡。最好在用药中监测血浆氨茶碱浓度，其安全有效浓度为 6～15 μg/ml。发热、妊娠、小儿或老年及患有肝、心、肾功能障碍及甲状腺功能亢进者尤须慎用。合用西咪替丁、喹诺酮类、大环内酯类药物等可影响茶碱代谢而使其排泄减慢，应减少用药量。

2. 控制或预防哮喘发作　此类药物主要治疗哮喘的气道炎症，亦称抗炎药。

（1）糖皮质激素：由于哮喘的病理基础是慢性非特异性炎症，糖皮质激素是当前控制哮喘发作最有效的药物。主要作用机制是抑制细胞因子的生成；抑制炎症细胞的迁移和活化；抑制炎症介质的释放；增强平滑肌细胞β_2受体的反应性。可分为吸入、口服和静脉用药。

吸入治疗是目前推荐长期抗感染治疗哮喘的最常用方法。常用吸入药物有倍氯米松（BDP）、布地奈德、莫米松、氟替卡松等，后二者生物活性更强，作用更持久。通常需规律吸入一周以上方能生效。根据哮喘病情，吸入剂量（BDP 或等效量其他皮质激素）在轻度持续者一般 200～500 μg/d，中度持续者一般 500～1000 μg/d，重度持续者一般＞1000 μg/d（不宜超过 2000 μg/d）（氟替卡松剂量减半）。吸入治疗药物全身性不良反应少，少数患者可引起口咽念珠菌感染、呼吸道不适或声音嘶哑，吸药后用清水漱口可减轻局部反应和胃肠吸收。长期使用较大剂量（＞1000 μg/d）者应注意预防全身性不良反应，如肾上腺皮质功能抑制、骨质疏松等。常与长效β_2受体激动剂、控释茶碱或白三烯受体拮抗剂联合使用，来减少吸入大剂量糖皮质激素的不良反应。

口服剂：有泼尼松、泼尼松龙。常用于吸入糖皮质激素无效或需要短期加强的患者。起始 30～60 mg/d，症状缓解后逐渐减量至≤10 mg/d。然后停用，或改用吸入剂。

静脉用药：重度或严重哮喘发作时应及早应用琥珀酸氢化可的松，注射后4～6小时起作用，常用量100～400 mg/d，或甲泼尼龙起效时间更短（2～4小时）。地塞米松因在体内不良反应较多、半衰期较长，宜慎用，一般10～30 mg/d。症状缓解后逐渐减量，然后改口服和吸入制剂维持。

（2）LT调节剂通过调节LT的生物活性而发挥抗炎作用，同时具有舒张支气管平滑肌的作用。可以作为轻度哮喘的一种控制药物的选择。常用半胱氨酰LT受体拮抗剂，如孟鲁司特10 mg、每天1次。或扎鲁司特20 mg、每日2次，不良反应通常较轻微，主要是胃肠道症状，少数有皮疹、转氨酶升高、血管性水肿，停药后可恢复正常。

（3）其他药物：酮替酚和新一代组胺受体拮抗剂阿司咪唑、曲尼斯特、氯雷他定对轻症哮喘和季节性哮喘有一定效果，也可与β_2受体激动剂联合用药。

（三）急性发作期的治疗

急性发作期的治疗目的是尽快缓解气道阻塞，纠正低氧血症，恢复肺功能，预防进一步恶化或再次发作，防止并发症。一般根据病情的分度进行综合性治疗。

1. 轻度　每日定时吸入糖皮质激素（200～500 μg）；出现症状时吸入短效β_2受体激动剂，可间断吸入。效果不佳时可加用口服β_2受体激动剂控释片或小量茶碱控释片（200 mg/d），或加用抗胆碱药如异丙托溴胺气雾剂。

2. 中度　吸入剂量一般为每日500～1000 μg BDP；规则吸入β_2激动剂或联合抗胆碱药吸入或口服长效β_2受体激动剂。也可加用口服LT拮抗剂，如果不能缓解，可持续雾化吸入β_2受体激动剂，或口服糖皮质激素（<60 mg/d）。必要时可用氨茶碱静脉注射。

3. 重度至危重度　持续雾化吸入β_2受体激动剂，或合并抗胆碱药，或静脉滴注氨茶碱或沙丁胺醇。加用口服LT拮抗剂。静脉滴注糖皮质激素如琥珀酸氢化可的松或甲泼尼龙或地塞米松。等到病情得到控制和缓解后（一般3～5天），改为口服给药。注意维持水、电解质平衡，纠正酸碱失衡，当pH值<7.20时，且合并代谢性酸中毒时，应适当补碱；可给予氧疗，如病情恶化缺氧不能纠正时，进行无创通气或插管机械通气。若并发气胸，在胸腔引流气体下仍可机械通气。此外还应预防下呼吸道感染等。

（四）非急性发作期的治疗

一般哮喘经过急性期治疗症状得到控制，但仍然存在哮喘的慢性炎症病理生理改变，因此，必须制订长期治疗哮喘的方案。

对哮喘患者进行哮喘知识教育和控制环境、避免诱发因素贯穿于整个治疗阶段。对于大多数未经治疗的持续性哮喘患者，初始治疗需使用速效β_2受体激动剂，如果初始评估提示哮喘处于严重未控制，治疗需使用速效β_2受体激动剂和低剂量ICS加白三烯调节剂。

另外，其他可供选择的缓解用药包括：吸入型抗胆碱能药物、短效或长效口服β_2激动剂、短效茶碱等。除非规律地联合使用吸入型糖皮质激素，否则不建议规律使用短效和长效β受体激动剂。

由于哮喘的复发性以及多变性，需不断评估哮喘的控制水平，治疗方法则依据控制水平进行调整。如果得到的治疗方案不能够使哮喘得到控制，治疗方案应该升级直至达到哮喘控制为止。对大多数控制剂来说，最大的治疗效果可能要在3～4个月后才能显现，当哮喘控制维持3个多月后，治疗方案可以降级。对所有达到控制的患者，必须通过常规跟踪及阶段性地减少剂量来寻求最小控制剂量。大多数患者可以达到并维持哮喘控制，但一部分难治性哮喘患者可能无法达成同样水平的控制。通常情况下，患者在初诊后1～3个月回访，以后每3个月随访一次。如出现哮喘发作时，应在2周至1个月内进行回访。如果在这种治疗策略维持3～4个月后，仍未控制哮喘，则应考虑增加剂量。

以上方案为基本原则，但必须个体化，联合应用，以最小量、最简单的联合，副作用最小，达到最佳控制症状为原则。

（五）免疫疗法

分为特异性和非特异性两种，前者又称脱敏疗法。因为有60%的哮喘发病与特异性变应原有关，采用特异性变应原作定期反复皮下注射，剂量由低至高，以产生免疫耐受性，使患者脱（减）敏。例如采用标化质量（SQ）单位的变应原疫苗，起始浓度为100SQ－U/ml，每周皮下注射一次，15周达到维持量，治疗1～2年，若治疗效果良好，可坚持3～5年。脱敏治疗的局部反应发生率约5%～30%，全身反应包括荨麻疹、结膜炎、支气管痉挛、喉头水肿以及过敏性休克等，有个别报道死亡者（死亡率1/10万以下），因而脱敏治疗需要在有抢救措施的医院进行。

除常规的脱敏疗法外，季节前免疫法，对于一些季节性发作的哮喘患者（大多为花粉致敏）可在发病季节前3～4个月开始治疗，除皮下注射以外，目前已发展了口服或舌下免疫疗法，但不成熟。

非特异性疗法，如注射卡介苗、疫苗等生物制品抑制变应原反应的过程，起到一定辅助的疗效。目前采用基因工程制备的人工重组抗IgE单克隆抗体治疗中、重度变应性哮喘，已取得较好的效果。

第三节　慢性支气管炎

一、病因病理

（一）病因

本病的病因尚不完全清楚，可能是多种因素长期相互作用的结果。

1. 有害气体和有害颗粒　如香烟、烟雾、粉尘、刺激性气体（二氧化硫、二氧化氮、臭氧、氯气等）。这些理化因素可导致气道上皮细胞受损，使纤毛运动减退，巨噬细胞吞噬能力降低，从而使气道净化功能降低。同时刺激黏膜下感受器，使副交感神经功能亢进，使支气管平滑肌收缩，腺体分泌亢进，杯状细胞增生，黏液分泌增加，气道阻力增加。

香烟烟雾可诱导中性粒细胞释放蛋白酶，从而抑制抗胰蛋白酶系统，破坏肺弹力纤维，引发肺气肿。

2. 感染因素　病毒、支原体、细菌等感染是慢性支气管炎发生、发展的重要原因之一。最常见的病毒感染有流感病毒、鼻病毒、腺病毒和呼吸道合胞病毒等。

3. 其他因素　慢性支气管炎的发生还与 免疫、年龄和气候等因素均有关。寒冷空气可以刺激腺体增加黏液分泌，纤毛运动减弱，黏膜血管收缩，局部血液循环障碍，将导致继发性感染。老年人因肾上腺皮质功能减退、细胞免疫功能下降、溶菌酶活性降低，从而使呼吸道的反复感染更易发生。

（二）病理

支气管上皮细胞变性、坏死、脱落，最后出现鳞状上皮化生，纤毛变短、粘连、倒伏、脱失。黏膜和黏膜下充血水肿，杯状细胞和黏液腺肥大和增生、分泌旺盛，大量黏液潴留。浆细胞、淋巴细胞浸润及轻度纤维增生。病情继续发展，炎症由支气管壁向其周围组织扩散，黏膜下层平滑肌束可断裂萎缩，黏膜下和支气管周围纤维组织增生，肺泡弹性纤维断裂，进而发展成阻塞性肺疾病。

二、临床表现

（一）症状

起病缓慢，病程长，反复急性发作而病情加重。主要症状为咳嗽、咳痰，或伴有喘息。急性加重系指咳嗽、喘息、咳痰等症状突然加重。急性加重的首要原因是呼吸道感染，病原体可以是病毒、支原体、细菌和衣原体等。

1. 咳嗽　一般晨间咳嗽为主，睡眠时有阵咳或排痰。

2. 咳痰　一般为白色黏液和浆液泡沫性，偶尔带有血丝。清晨排痰次数明显增多，起床后或体位变动后可引发排痰。

3. 喘息或气急　喘息明显者常称为喘息性支气管炎，部分可能合伴支气管哮喘。若同时患有肺气肿时可表现为劳动或活动后气急。

（二）体征

早期体征并无很多异常出现。急性发作期可在背部或双肺底听到干、湿啰音，咳嗽后可减少或消失。

三、诊断

根据是否有咳嗽、咳痰症状，或伴有喘息，且每年发病时限持续 3 个月，并连续 2 年或 2 年以上，并且在确诊前排除其他慢性气道疾病。

实验室检查

1. 在早期时 X 线检查可无异常出现。反复发作致使支气管壁增厚，细支气管或肺泡间质炎症细胞浸润或纤维化，表现为肺纹理增粗、紊乱，呈网状、斑点状或阴影条索状，以双下肺野表现最为突出。

2. 呼吸功能检查早期无异常。如有小气道阻塞时，最大呼气流速-容量曲线在 75％和 50％肺容量时，流量将明显降低。

3. 血液检查细菌感染时偶有白细胞总数和中性粒细胞增高。

4. 痰液检查可培养出致病菌。涂片可发现革兰阳性菌或大量破坏的白细胞或大量已破的杯状细胞。

四、治疗

1. 急性加重期的治疗

（1）控制感染：抗菌药物治疗可选用口服喹诺酮类、大环类酯类、磺胺类或 β-内酰胺类等药物，病情严重时静脉给药。如左氧氟沙星 0.4 g，每日 1 次；罗红霉素 0.3 g，每日 2 次；复方磺胺甲基异噁唑，每次 2 片，每日 2 次；阿莫西林 2～4 g/d，分 2～4 次口服；头孢呋辛 1.0 g/d，分 2 次口服。如果能培育出致病菌，可根据药敏试验选用相应的抗菌药。

（2）平喘：有气喘的患者可加用解痉平喘药，如氨茶碱 0.1 g，每日 3 次或用茶碱控释剂，或长效 β2 激动剂加糖皮质激素吸入。

（3）镇咳祛痰：可试用复方甘草合剂 10 ml，每日 3 次；或复方氯化铵合剂 10 ml，每日 3 次；盐酸氨溴索 30 mg，每日 3 次；也可加用祛痰药溴己新 8～16 mg，每日 3 次；桃金娘油 0.3 g，每天 3 次。以干咳为主的患者可用镇咳药物，如右美沙芬等。

2. 缓解期治疗

（1）戒烟，避免或尽量减少有害气体和其他有害颗粒的吸入。

（2）增强体质，预防感冒，这也是防治慢性支气管炎的最主要与最有效的方法途径。

（3）反复呼吸道感染患者，可选择试用适当免疫调节剂或中医中药，如细菌溶解产物、胸腺素、卡介菌多糖核酸等，此方法只针对部分患者可有疗效。

第四节　肺结核

一、病因病理

（一）病因

1. 结核分枝杆菌

结核分枝杆菌的生物学特性如下：

（1）多形性

典型的结核分枝杆菌是细长稍弯曲两端圆形的杆菌，痰标本中的结核分枝杆菌可呈现为 T、V、Y 字或丝状、球状、棒状等多种形态。

（2）抗酸性

结核分枝杆菌抗酸染色呈红色，可抵抗盐酸酒精的脱色作用，故叫抗酸杆菌。一般细菌无抗酸性，因此，抗酸染色可鉴别分枝杆菌和其他细菌。

（3）生长缓慢

结核分枝杆菌的增代时间为 14～20 小时，对营养有特殊的要求；结核分枝杆菌为需氧菌，5%～10%CO_2的环境下能刺激其生长；适宜生长温度为 37 ℃左右。培养时间一般为2～8周。

（4）抵抗力强

结核分枝杆菌对干燥、冷、酸、碱等环境的抵抗力强。在干燥的环境中可存活数月或数年。在室内阴暗潮湿处，结核分枝杆菌能数月不死。低温条件下如－40 ℃仍能存活数年。用氢氧化钠或硫酸对痰液处理时，一般杂菌很快被杀死，而结核分枝杆菌仍存活。

（5）菌体结构复杂

结核分枝杆菌菌体成分复杂，主要是类脂质、蛋白质和多糖类。类脂质占总量的 50%～60%，其中的蜡质约占 50%，其作用与结核病的组织坏死、干酪液化、空洞发生以及结核变态反应都有关。菌体蛋白质以结合形式存在，是结核菌素的主要成分，可诱发皮肤变态反应。

2. 原发感染

人们常常在不知不觉中受到结核分枝杆菌的感染。当首次吸入含结核分枝杆菌的微滴后，是否感染取决于结核分枝杆菌的毒力和肺泡内巨噬细胞固有的吞噬杀菌能力。结核分枝杆菌的类脂质等成分能抵抗溶酶体酶类的破坏作用，如果结核分枝杆菌能够存活下来，并在肺泡巨噬细胞内外进行生长繁殖，这部分肺组织即出现炎性病变，称为原发病灶。原发病灶中的结核分枝杆菌沿着肺内引流淋巴管到达肺门淋巴结，引起淋巴结肿大。原发病灶和肿大的气管、支气管和淋巴结合称为原发综合征。原发病灶继续扩大，可直接或经血流播散到邻近组织器官，发生结核病。

当结核分枝杆菌首次侵入人体并开始繁殖时，人体通过细胞介导的免疫系统对结核分枝杆菌产生特异性免疫，使原发病灶、肺门淋巴结和播散到全身各器官的结核分枝杆菌停止繁殖，原发病灶炎症迅速吸收或留下少量钙化灶，肿大的肺门淋巴结逐渐缩小、纤维化或钙化，播散到全身各器官的结核分枝杆菌会被消灭，这就是原发感染最常见的良性过程。但仍然有少量结核分枝杆菌没有被消灭，长期处于休眠期，成为继发性结核的潜在来源。

3. 结核病免疫和迟发性变态反应

结核病主要的免疫保护机制是细胞免疫，体液免疫对控制结核分枝杆菌感染的作用不重要。人体受结核分枝杆菌感染后，首先是巨噬细胞起作用，肺泡中的巨噬细胞大量分泌白细胞介素-1、白介素-6和肿瘤坏死因子（TNF-α）等细胞因子使淋巴细胞和单核细胞聚集到结核分枝杆菌入侵部位，逐渐形成结核肉芽肿，限制结核分枝杆菌扩散并杀灭结核分枝杆菌。T细胞与巨噬细胞相互作用和协调，对完善免疫保护作用非常重要。T淋巴细胞有识别特异性抗原的受体，$CD4^+$ T细胞促进免疫反应，在淋巴因子作用下分化为第一类和第二类辅助性T细胞（Th1和Th2）。细胞免疫保护作用以Th1为主，Th1促进巨噬细胞的功能和免疫保护力。白介素－12可诱导Th1的免疫作用，从而刺激T细胞分化为Th1，增加γ-干扰素的分泌，激活巨噬细胞抑制或杀灭结核分枝杆菌的能力。结核病免疫保护机制十分复杂，一些确切机制尚需进一步研究。

在1890年Koch通过观察，将结核分枝杆菌皮下注射到未感染的豚鼠，10～14日后局部皮肤红肿、溃烂，形成深的溃疡，不愈合，最后豚鼠因结核分枝杆菌播散到全身而导致死亡。而对3～6周前受少量结核分枝杆菌感染和结核菌素皮肤试验阳转的动物，给予同等剂量的结核分枝杆菌皮下注射，2～3日后局部出现红肿，形成表浅溃烂，继之较快愈合，无淋巴结肿大，无播散和死亡。这种机体对结核分枝杆菌再感染和初感染所表现出不同反应的现象称为Koch现象。较快的局部红肿或表浅溃烂，是由结核菌素诱导的迟发性变态反应的表现；结核分枝杆菌无播散。免疫力与迟发性变态反应之间关系相当复杂，尚不十分清楚，大致认为两者既有相似的方面，又有独立的一面，变态反应不等于免疫力。

4. 继发性结核

继发性结核病的发病，目前认为有两种方式：一种是原发性结核感染时期遗留下来的潜在病灶中的部分结核分枝杆菌重新活动而发生的结核病，此为内源性复发；据统计约10%的结核分枝杆菌感染者，在一生的某个时期发生继发性结核病。另一种是由于受到结核分枝杆菌的再感染而发病，称为外源性重染。两种不同发病方式主要取决于当地的结核病流行病学特点和严重程度。继发性结核病与原发性结核病有明显的差异。继发性结核病有明显的临床症状，容易出现空洞和排菌，有传染性，所以，继发性结核病具有重要临床和流行病学意义，是防治工作的重点。

（二）病理

1. 基本病理变化

结核病的基本病理变化是炎性渗出、增生和干酪样坏死。结核病的病理过程特点是破坏与修复常同时进行，所以上述三种病理变化多同时存在。这主要取决于结核分枝杆菌的感染量、毒力大小以及机体的抵抗力和变态反应状态。渗出为主的病变主要出现在结核性炎症初期阶段或病变恶化复发时，则表现为局部中性粒细胞浸润，继之由巨噬细胞及淋巴细胞取代。增生为主的病变表现为典型的结核结节，数个融合后肉眼能见到，由淋巴细胞、上皮样细胞、朗格汉斯巨细胞以及成纤维细胞组成。结核结节的中间可出现干酪样坏死。上皮样细胞呈多角形，由巨噬细胞吞噬结核分枝杆菌后体积变大而形成，染色成淡伊红色。

2. 病理变化转归

结核病的病理转归特点为吸收愈合十分缓慢、多反复恶化和播散。采用化学治疗后早期渗出性病变可完全吸收消失或仅留下少许纤维索条。一些增生病变或较小干酪样病变在化学治疗下也可吸收、缩小逐渐纤维化，或纤维组织增生将病变包围，形成散在的小硬结灶。而未经化学治疗的干酪样坏死病变常发生液化或形成空洞，含有大量结核分枝杆菌的液化物可经支气管播散到对侧肺或同侧肺其他部位引起新病灶。

二、临床表现

各型肺结核的临床表现不尽相同，但有共同之处。

（一）症状

1. 呼吸系统症状

（1）咳嗽、咳痰：是肺结核最常见症状。咳嗽较轻，干咳或少量黏液痰。有空洞形成时，痰量增多，若合并其他细菌感染，痰可呈脓性。

（2）咯血：约 1/3～1/2 的患者有咯血。咯血量多少不定，多数患者为少量咯血，少数为大咯血。

（3）胸痛：结核累及胸膜时可表现胸痛，为胸膜性胸痛。随呼吸运动和咳嗽加重。

（4）呼吸困难：多见于干酪样肺炎和大量胸腔积液患者。

2. 全身症状

发热为最常见症状，多为长期午后潮热，即下午或傍晚开始升高，翌晨降至正常。部分患者有倦怠乏力、盗汗、食欲减退和体重减轻等。

（二）体征

多寡不一，取决于病变性质和范围。病变范围较小时，可以没有任何体征；渗出性病变范围较大或干酪样坏死时，则可以有肺实变体征，如触觉语颤增强、叩诊浊音、听诊闻及支气管呼吸音和细湿啰音。较大的空洞性病变听诊也可以闻及支气管呼吸音。当有较大范围的纤维条索形成时，气管向患侧移位，患侧胸廓塌陷、叩诊浊音、听诊呼吸音减弱并可闻及湿啰音。结核性胸膜炎时有胸腔积液体征：气管向健侧移位，患侧胸廓望诊饱满、触觉语颤减弱、叩诊实音、听诊呼吸音消失。支气管结核可有局限性哮鸣音。少数患者可以有类似风湿热样表现，称为结核性风湿症。多见于青少年女性。常累及四肢大关节。

三、诊断

（一）诊断方法

1. 病史和症状体征

（1）症状体征情况：肺结核患者的症状一般没有特异性，但明确症状的发展过程对结核病诊断有重要参考意义。

（2）诊断治疗过程：确定患者是新发现还是已发现病例。不少肺结核患者首次就诊多在综合医院，且接受治疗，应记录首次诊断情况特别是痰排菌情况、用药品种、用药量和时间、坚持规律用药情况等，这对将来确定治疗方案有重要价值。

（3）肺结核接触史：主要是家庭内接触史，对邻居、同事、同宿舍者等有无肺结核患者也应了解。记录接触患者的病情、排菌情况、治疗方案和用药规律情况、接触时间、接触密切程度等。

2. 影像学诊断

胸部X线检查是诊断肺结核的重要方法，可以发现早期轻微的结核病变，确定病变范围、部位、形态、密度、与周围组织的关系、病变阴影的伴随影像；判断病变性质、有无活动性、有无空洞、空洞大小和洞壁的一些特征等。肺结核病影像特点是病变多发生在上叶的尖后段和下叶的背段，密度不均匀、边缘较清楚和变化较慢，易形成空洞和播散病灶。诊断最常用的摄影方法是正、侧位X线胸片，常能将心影、肺门、血管、纵隔等遮掩的病变以及中叶和舌叶的病变显示清晰。

CT能提供横断面的图像，减少重叠影像，易发现隐蔽的病变而减少微小病变的漏诊；比普通X线胸片更早期显示微小的粟粒结节；能清晰显示各型肺结核病变特点和性质、与支气管关系、有无空洞，以及进展恶化和吸收好转的变化；能准确显示纵隔淋巴结有无肿大。

3. 痰结核分枝杆菌检查　是确诊肺结核病的主要方法，也是制订化疗方案和考核治疗效果的主要依据。每一个有肺结核可疑症状或肺部有异常阴影的患者都必须查痰。

（1）痰标本的收集：

肺结核患者的排菌具有间断性和不均匀性的特点，传染性患者查一次痰也许查不出，所以要多次查痰。

（2）痰涂片检查：

是简单、快速、易行和可靠的方法，但欠敏感。每毫升痰中至少含5000～10000个细菌时才可呈阳性结果。常采用的是齐－尼染色法。痰涂片检查阳性只能说明痰中含有抗酸杆菌，不能区分是结核分枝杆菌还是非结核性分枝杆菌，由于非结核性分枝杆菌少，故痰中检出抗酸杆菌有极重要的意义。

4. 纤维支气管镜检查

纤维支气管镜检查常应用于支气管结核和淋巴结支气管瘘的诊断，支气管结核表现为黏膜充血、溃疡、糜烂、组织增生、形成瘢痕和支气管狭窄，可以在病灶部位钳取活体组织进行病理学检查、结核分枝杆菌培养。但对于肺内结核病灶，可以采集分泌物或冲洗液标本做病原体检查，也可以经支气管肺活检获取标本检查。

5. 结核菌素试验

结核菌素试验广泛应用于检出结核分枝杆菌的感染，而非检出结核病。结核菌素试验对儿童、少年和青年的结核病诊断有参考意义。

（二）肺结核的诊断程序

1. 可疑症状患者的筛选：大约86％活动性肺结核患者和95％痰涂片阳性肺结核患者有可疑症状。主要可疑症状包括：咳嗽持续2周以上、咯血、午后低热、乏力、盗汗、月经不调或闭经，有肺结核接触史或肺外结核。上述情况应考虑到肺结核病的可能性，要进行痰抗酸杆菌和胸部X线检查。

2. 是否肺结核：凡X线检查肺部发现有异常阴影者，必须通过系统检查，确定病变性质是结核性或其他性质。如果难以确定，可经2周短期观察后复查，大部分炎症病变会有所变化，肺结核则变化不大。

3. 有无活动性：如果诊断为肺结核，应进一步明确是有无活动性，因为结核活动性病变必须给予治疗。活动性病变在X线胸片上通常表现为边缘模糊不清的斑片状阴影，可有中心溶解和空洞，或出现播散病灶。X线胸片表现为钙化、硬结或纤维化，痰检查不排菌，无任何症状，为无活动性肺结核。

4. 是否排菌：确定活动性后还要明确是否排菌，是确定传染源的唯一方法。

（三）肺结核分类标准和诊断要点

1. 结核病分类和诊断要点

（1）原发型肺结核：多见于少年儿童，含原发综合征及胸内淋巴结结核。无症状或症状轻微，多有结核病家庭接触史，结核菌素试验多为强阳性，X线胸片表现为哑铃型阴影，即原发病灶、引流淋巴管炎和肿大的肺门淋巴结，形成典型的原发综合征。原发病灶一般吸收较快，而不留任何痕迹。若X线胸片只有肺门淋巴结肿大，则诊断为胸内淋巴结结核。

（2）血行播散型肺结核：含急性血行播散型肺结核（急性粟粒型肺结核）及亚急性、慢性血行播散型肺结核。急性粟粒型肺结核多见于婴幼儿和青少年，特别是营养不良、患传染病和长期应用免疫抑制剂导致抵抗力明显下降的小儿，多同时伴有原发型肺结核。成人也可发生急性粟粒型肺结核，可由病变中和淋巴结内的结核分枝杆菌侵入血管所致。起病急，持续高热，中毒症状严重，约一半以上的小儿和成人合并结核性脑膜炎。虽然病变侵及两肺，但极少有呼吸困难。

（3）继发型肺结核：在成人多发生，但病程长，易反复。肺内病变多为含有大量结核分枝杆菌的早期渗出性病变，易进展，多发生干酪样坏死、液化、空洞形成和支气管播散；同时又多出现病变周围纤维组织增生，使病变局限化和瘢痕形成。

临床特点如下：

①浸润性肺结核：浸润渗出性结核病变和纤维干酪增殖病变多发生在肺尖和锁骨下，影像学检查表现为小片状或斑点状阴影，可融合而形成空洞。渗出性病变易吸收，而纤维干酪增殖病变吸收很慢，可长期无改变。

②空洞性肺结核：空洞形态不一。多由干酪渗出病变溶解形成洞壁不明显的、多个空腔的虫蚀样空洞；伴有周围浸润病变的新鲜的薄壁空洞，当引流支气管壁出现炎症半堵塞时，

因活瓣形成，而出现壁薄的、可迅速扩大和缩小的张力性空洞以及肺结核球干酪样坏死物质排出后形成的干酪溶解性空洞。

③结核球：多由于酪样病变吸收和周边纤维膜包裹或干酪空洞阻塞性愈合而形成。结核球内有钙化灶或液化坏死形成空洞，同时80%以上结核球有卫星灶，可作为诊断和鉴别诊断的参考。

④干酪样肺炎：机体免疫力和体质衰弱多发生，又受到大量结核分枝杆菌感染的患者，或有淋巴结支气管瘘，淋巴结中的大量干酪样物质经支气管进人肺内而发生。

⑤纤维空洞性肺结核：纤维空洞性肺结核的特点是病程长，反复进展恶化，肺组织破坏重，肺功能严重受损，双侧或单侧出现纤维厚壁空洞和广泛的纤维增生，造成肺门抬高和肺纹理呈垂柳样，患侧肺组织收缩，纵隔向患侧移位，常见胸膜粘连和代偿性肺气肿。

（4）结核性胸膜炎：含结核性干性胸膜炎、结核性渗出性胸膜炎、结核性脓胸等。

（5）其他肺外结核：按部位和脏器命名，如骨关节结核、肾结核、肠结核等。

（6）菌阴肺结核：菌阴肺结核为三次痰涂片及一次培养阴性的肺结核，其诊断标准有：①典型肺结核临床症状和胸部X线表现；②抗结核治疗有效；③临床可排除其他非结核性肺部疾患；④血清抗结核抗体阳性；⑤痰结核分枝杆菌PCR和探针检测呈阳性；⑥肺外组织病理证实结核病变；⑦支气管肺泡灌洗（BAL）液中检出抗酸分枝杆菌；⑧支气管或肺部组织病理证实结核病变。具备①～⑥中3项或⑦～⑧中任何1项可确诊。

2. 痰菌检查记录格式

以涂（+），涂（−），培（+），培（−）表示。当患者无痰或未查痰时，则注明（无痰）或（未查）。

3. 治疗状况记录

（1）初治：有下列情况之一者谓初治：①尚未开始抗结核治疗的患者；②正进行标准化疗方案用药而未满疗程的患者；③不规则化疗未满1个月的患者。

（2）复治：有下列情况之一者为复治：①初治失败的患者；②规则用药满疗程后痰菌又复阳的患者；③不规律化疗超过1个月的患者；④慢性排菌患者。

四、治疗

结核病的化学治疗

（一）化学治疗的原则

肺结核化学治疗步骤有早期、规律、全程、适量、联合等五步。整个治疗方案分强化和巩固两个阶段。

1. 早期　对所有检出和确诊患者均应立即给予化学治疗。早期化学治疗有利于迅速发挥早期杀菌作用，促使病变吸收和减少传染性。

2. 规律　严格遵照医嘱要求规律用药，不漏服，不停药，以避免耐药性的产生。

3. 全程　保证完成规定的治疗期是提高治愈率和减少复发率的重要措施。

4. 适量　严格遵照适当的药物剂量用药，药物剂量过低不能达到有效的血浓度，影响疗效和易产生耐药性，剂量过大易发生药物毒副反应。

5. 联合　联合用药系指同时采用多种抗结核药物治疗，可提高疗效，同时通过交叉杀菌作用减少或防止耐药性的产生。

（二）化学治疗的主要作用

1. 杀菌作用　迅速地杀死病灶中大量繁殖的结核分枝杆菌从而使患者由传染性转为非传染性，减轻组织破坏，缩短治疗时间，可早日恢复工作，临床上表现为痰菌迅速阴转。

2. 防止耐药菌产生　防止获得性耐药变异菌的出现是保证治疗成功的重要措施，而耐药变异菌的发生不仅会造成治疗失败和复发，而且会造成耐药菌的传播。

3. 灭菌　彻底杀灭结核病变中半静止或代谢缓慢的结核分枝杆菌是化学治疗的最终目的。

（三）化学治疗的生物学机制

1. 药物对不同代谢状态和不同部位的结核分枝杆菌群的作用。结核分枝杆菌根据其代谢状态分为A、B、C、D 4群。A菌群：快速繁殖，大量的A菌群多位于巨噬细胞外和肺空洞干酪液化部分，占结核分枝杆菌群的绝大部分。由于细菌数量大，易产生耐药变异菌。B菌群：处于半静止状态，多位于巨噬细胞内酸性环境中和空洞壁坏死组织中。C菌群：处于半静止状态，可有突然间歇性短暂的生长繁殖。D菌群：处于休眠状态，不繁殖，数量很少。抗结核药物对不同菌群的作用各异。抗结核药物对A菌群作用强弱依次为异烟肼＞链霉素＞利福平＞乙胺丁醇；对B菌群依次为吡嗪酰胺＞利福平＞异烟肼；对C菌群依次为利福平＞异烟肼。随着药物治疗作用的发挥和病变变化，各菌群之间也互相变化。通常大多数结核药物可以作用于A菌群，异烟肼和利福平具有早期杀菌作用，即在治疗的48小时内迅速的杀菌作用，使菌群数量明显减少，传染性减少或消失，痰菌阴转。B和C菌群由于处于半静止状态，抗结核药物的作用相对较差，有“顽固菌”之称。杀灭B和C菌群可以防止复发。抗结核药物对D菌群无作用。

2. 耐药性是基因突变引起的药物对突变菌的效力降低。治疗过程中如单用一种敏感药，菌群中大量敏感菌被杀死，但少量的自然耐药变异菌仍存活，并不断繁殖，最后逐渐完全替代敏感菌而成为优势菌群。结核病变中结核菌群数量越大，则存在的自然耐药变异菌也越多。

3. 间歇化学治疗的主要理论基础是结核分枝杆菌的延缓生长期。结核分枝杆菌接触不同的抗结核药物后产生不同时间的延缓生长期。药物使结核分枝杆菌产生延缓生长期，就有间歇用药的可能性，而氨硫脲没有延缓生长期，就不适于间歇应用。

4. 顿服抗结核药物，血中高峰浓度的杀菌作用要优于经常性维持较低药物浓度水平。每日剂量一次顿服要比一日2次或3次分服所产生的高峰血浓度高3倍左右。临床研究已经证实顿服的效果优于分次口服。

（四）常用抗结核病药物

1. 异烟肼（INH）　异烟肼问世已50余年，但迄今仍然是单一抗结核药物中杀菌力，特别是早期杀菌力最强者。INH对巨噬细胞内外的结核分枝杆菌均具有杀菌作用。最低抑菌浓度为0.025～0.05 μg/ml。口服后迅速吸收，血中药物浓度可达最低抑菌浓度的20～100余倍。脑脊液中药物浓度也很高。用药后经乙酰化而灭活，乙酰化的速度决定于遗传因素。成人剂量每日300 mg，顿服；儿童为每日5～10 mg/kg，最大剂量每日不超过300 mg。结核性脑膜炎和血行播散型肺结核的用药剂量可加大，儿童20～30 mg/kg，成人10～20 mg/kg。但偶可发生药物性肝炎，肝功能异常者慎用，需注意观察。如果发生周围神经炎可服用维生素 B_6（吡哆醇）。

2. 利福平（RFP） 最低抑菌浓度为 0.06～0.25 μg/ml，对巨噬细胞内外的结核分枝杆菌均有快速杀菌作用，特别是对 C 菌群有独特的杀灭菌作用。INH 与 RFP 联用可显著缩短疗程。

3. 吡嗪酰胺（PZA） 吡嗪酰胺具有独特的杀灭菌作用，主要是杀灭巨噬细胞内酸性环境中的 B 菌群。

4. 乙胺丁醇（EMB） 乙胺丁醇对结核分枝杆菌的最低抑菌浓度为 0.95～7.5 μg/ml，口服易吸收，成人剂量为 0.75～1.0 g/d，每周 3 次用药为 1.0～1.25 g/d。不良反应为视神经炎，应在治疗前测定视力与视野，治疗中密切观察，提醒患者发现视力异常应及时就医。鉴于儿童无症状判断能力，故不用。

5. 链霉素（SM） 链霉素对巨噬细胞外碱性环境中的结核分枝杆菌有杀菌作用。肌内注射，每日量为 0.75 g，每周 5 次；间歇用药每次为 0.75～1.0 g，每周 2～3 次。

（五）初治涂阳肺结核治疗方案含初治涂阴有空洞形成或粟粒型肺结核。

1. 每日用药方案：①强化期：异烟肼、利福平、吡嗪酰胺和乙胺丁醇，顿服，2 个月。②巩固期：异烟肼、利福平，顿服，4 个月。

2. 间歇用药方案：①强化期：异烟肼、利福平、吡嗪酰胺和乙胺丁醇，隔日一次或每周 3 次，2 个月。②巩固期：异烟肼、利福平，隔日一次或每周 3 次，4 个月。

（六）复治涂阳肺结核治疗方案

1. 每日用药方案：①强化期：异烟肼、利福平、吡嗪酰胺、链霉素和乙胺丁醇，每日一次，2 个月。②巩固期：异烟肼、利福平和乙胺丁醇，每日一次，4～6 个月。巩固期治疗 4 个月时，痰菌未转阴，可继续延长治疗期 2 个月。

2. 间歇用药方案：①强化期：异烟肼、利福平、吡嗪酰胺、链霉素和乙胺丁醇，隔日一次或每周 3 次，2 个月。②巩固期：异烟肼、利福平和乙胺丁醇，隔日一次或每周 3 次，6 个月。

（七）初治涂阴肺结核治疗方案

1. 每日用药方案：①强化期：异烟肼、利福平、吡嗪酰胺，每日一次，2 个月。②巩固期：异烟肼、利福平，每日一次，4 个月。

2. 间歇用药方案：①强化期：异烟肼、利福平、吡嗪酰胺，隔日一次或每周 3 次，2 个月。②巩固期：异烟肼、利福平，隔日一次或每周 3 次，4 个月。

五、其他治疗

（一）对症治疗

肺结核的一般症状在合理化疗下很快减轻或消失，无需特殊处理。咯血是肺结核的常见症状，在活动性和痰涂阳肺结核患者中，咯血症状分别占 30% 和 40%。咯血处置要注意镇静、止血，患侧卧位，预防和抢救因咯血所致的窒息并防止肺结核播散。

（二）糖皮质激素

糖皮质激素在结核病的应用主要是利用其抗炎、抗毒作用。仅用于结核毒性症状严重者。必须确保在有效抗结核药物治疗的情况下使用。使用剂量依病情而定，一般用泼尼松口服每日 20 mg，顿服，1～2 周，以后每周递减 5 mg，用药时间为 4～8 周。

（三）肺结核外科手术治疗

当前肺结核外科手术治疗主要的适应证是经合理化学治疗后无效、多重耐药的厚壁空洞、大块干酪灶、结核性脓胸、支气管胸膜瘘和大咯血保守治疗无效者。

第五节　葡萄球菌肺炎

一、病因病理

（一）病因

葡萄球菌可分为凝固酶阳性的葡萄球菌及凝固酶阴性的葡萄球菌。葡萄球菌的致病物质主要是毒素与酶，如溶血毒素、杀白细胞素、肠毒素等，具有溶血、坏死、杀白细胞及血管痉挛等作用。葡萄球菌致病力可用血浆凝固酶来测定，阳性者致病力较强。金葡菌凝固酶为阳性，是化脓性感染的主要原因，但其他凝固酶阴性的葡萄球菌亦可引起感染。随着医院内感染的增多，由凝固酶阴性葡萄球菌引起的肺炎也不断增多。医院获得性肺炎中葡萄球菌感染占 11%～25%。

（二）病理

经呼吸道吸入的肺炎常呈大叶性分布或呈广泛的、融合性的支气管肺炎。支气管及肺泡破溃可使气体进入肺间质，并与支气管相通。当坏死组织或脓液阻塞细支气管，形成单向活瓣作用，从而产生张力性肺气囊肿。浅表的肺气囊肿若张力过高，可溃破形成气胸或脓气胸，并可形成支气管胸膜瘘。偶可伴发化脓性心包炎、脑膜炎等。

皮肤感染灶（疖、痈、毛囊炎、蜂窝织炎、伤口感染）中的葡萄球菌可经血循环抵达肺部，引起多处肺实变、化脓及组织破坏，从而形成单个或多发性肺脓肿（血流感染）。

二、临床表现

（一）症状

本病起病多急骤，高热、寒战，体温多高达 39～40 ℃，胸痛，痰脓性，量多，带血丝或呈脓血状。毒血症状明显，全身肌肉、关节酸痛，体质衰弱，精神萎靡，病情严重者可早期出现周围循环衰竭。医院内感染者通常起病较隐袭，体温逐渐上升。老年人症状可不典型。血源性葡萄球菌肺炎常有皮肤伤口、疖痈和中心静脉导管置入等，或静脉吸毒史，咳脓性痰较少见。

（二）体征

早期可无体征，其后可出现两肺散在性湿啰音。病变较大或融合时可有肺实变体征，气胸或脓气胸则有相应体征。血源性葡萄球菌肺炎应注意肺外病灶，静脉吸毒者多有皮肤针口和三尖瓣赘生物，可闻及心脏杂音。

三、诊断

根据全身毒血症状，咳嗽、脓血痰，白细胞计数增高、中性粒细胞比例增加、核左移并有中毒颗粒和X线表现，可作出初步诊断。细菌学检查是确诊的依据，可进行痰、胸腔积液、血和肺穿刺物培养。

实验室及其他检查

外周血白细胞计数显著升高，中性粒细胞比例增加，核左移。胸部X线显示肺段或肺叶实变，可形成空洞，或呈小叶状浸润，其中有单个或多发的液气囊腔。另一特征是X线阴影的易变性，表现为一处炎性浸润消失而在另一处出现新的病灶，或很小的单一病灶发展为大片阴影。治疗有效时，病变消散，阴影密度逐渐减低，约2～4周后病变完全消失，偶可遗留少部分条索状阴影或肺纹理增多等。

四、治疗

强调应早期清除引流原发病灶，选用敏感的抗菌药物。近年来，金黄色葡萄球菌对青霉素G的耐药率已高达90%左右，因此可选用耐青霉素酶的头孢菌素或半合成青霉素，如苯唑西林钠、氯唑西林、头孢呋辛钠等，联合氨基糖苷类如阿米卡星等，也有较好疗效。阿莫西林、氨苄西林与酶抑制剂组成的复方制剂对产酶金黄色葡萄球菌有效，亦可选用。对于MRSA，则应选用万古霉素、替考拉宁等，近年国外还应用链阳霉素和噁唑烷酮类药物（如利奈唑胺）。万古霉素1～2 g/d静滴，或替考拉宁首日0.8 g静滴，以后0.4 g/d，偶有药物热、皮疹、静脉炎等不良反应。临床选择抗菌药物时可参考细菌培养的药物敏感试验。

第六节　气　胸

一、病因病理

正常情况下胸膜腔内并没有气体，这是因为毛细血管血中各种气体分压的总和仅为706 mmHg，比大气压低54 mmHg。呼吸周期胸腔内压均为负压，系胸廓向外扩张，肺向内弹性回缩对抗产生的。胸腔内出现气体仅发生在三种情况下发生：①肺泡与胸腔之间产生破口，气体将从肺泡进入胸腔直到破口闭合或压力差消失。②胸壁创伤产生与胸腔的交通，也出现同样的结果。③胸腔内有产气的微生物。临床上主要见于前两种情况。气胸时失去了负压对肺的牵引作用，甚至因正压对肺产生压迫，从而导致肺失去膨胀能力，表现为肺容积缩小、肺活量减小、最大通气量降低的限制性通气功能障碍。因肺容积缩小，初期血流量并不减少，产生通气/血流比例下降，导致动静脉分流，出现低氧血症。大量气胸时，由于失去负压吸引静脉血回心，甚至胸膜腔内正压对血管和心脏的压迫，使心脏充盈减少，心搏出量降低，导致心率加快、血压降低，甚至休克。张力性气胸可引起纵隔移位，致循环障碍，甚或窒息死亡。

原发性自发性气胸多见于瘦高体型的男性青壮年，常规X线检查肺部并无显著病变，但可有胸膜下肺大疱（pleural bleb），多在肺尖部，此种胸膜下肺大疱的原因尚不清楚，与吸烟、身高和小气道炎症可能有关，也可能与非特异性炎症瘢痕或弹性纤维先天性发育不良有关。

继发性自发性气胸多见于有基础的肺部病变的患者，由于病变引起细支气管不完全阻塞，形成肺大疱（emphysematous bulla）破裂。如肺结核、肺癌、肺脓肿、肺尘埃沉着症及淋巴管平滑肌瘤病等。月经性气胸仅在月经来潮前后24～72小时内发生，病理机制尚不清楚，可能是胸膜上有异位子宫内膜破裂所致。妊娠期气胸会在每次妊娠而发生，可能跟激素变化和胸廓顺应性改变有关。

脏层胸膜破裂或胸膜粘连带撕裂，如其中的血管破裂可形成自发性血气胸。航空、潜水作业而无适当防护措施时，从高压环境突然进入低压环境，以及机械通气压力过高时，均可能导致气胸的发生。抬举重物用力过猛，屏气，剧咳，甚至大笑等，可能是促使气胸发生的诱因。

根据脏层胸膜破裂情况不同及其发生后对胸腔内压力的影响，自发性气胸通常分为以下三种类型：

1. 闭合性（单纯性）气胸

胸膜破裂口较小，随肺萎缩而闭合，空气不再继续进入胸膜腔。胸膜腔内压接近或略超过大气压，测定时正压或负压均可，视气体量多少而定。抽气后压力下降而不再复升，表明其破裂口不再漏气。

2. 交通性（开放性）气胸

破裂口较大或因两层胸膜间有粘连或牵拉，使破口持续开放，吸气与呼气时空气自由进出胸膜腔。胸膜腔内压会在0 cmH_2O上下波动；抽气后可呈负压，观察数分钟后，压力又复升至抽气前水平。

3. 张力性（高压性）气胸

破裂口呈单向活瓣或活塞作用，吸气时胸廓扩大，胸膜腔内压变小，空气进入胸膜腔；呼气时胸膜腔内压升高，压迫活瓣使之关闭，因而胸膜腔内空气越积越多，内压持续升高，使肺脏受压，纵隔向健侧移位，影响心脏血液回流。此型气胸胸膜腔内压测定常超过10 cmH_2O，甚至高达20 cmH_2O，抽气后胸膜腔内压会下降，但又迅速复升，对机体呼吸循环功能的影响最大，必须采取紧急抢救。

二、临床表现

气胸症状的轻重与有无肺基础疾病及功能状态、胸膜腔内积气量、气胸发生的速度及其压力大小等因素有关。若原已存在严重肺功能减退，即使气胸量小，也可有明显的呼吸困难；年轻人即使肺压缩80%以上，有的症状仍然很轻。

（一）症状

起病前部分患者可能进行了持重物、屏气、剧烈体力活动等，但多数患者在正常活动或安静休息时发生，偶尔会有在睡眠中发病的患者。大多数起病急骤，患者突感一侧胸痛，针刺样或刀割样，持续时间短暂，继之胸闷和呼吸困难，可伴有刺激性咳嗽，系气体刺激胸膜所致。少数患者可发生双侧气胸，以呼吸困难的表现最为突出。积气量大或原已有较严重的慢性肺疾病者，呼吸明显困难，患者不能平卧。如果侧卧，则被迫使气胸侧在上，以减轻呼吸困难。

张力性气胸时胸膜腔内压骤然升高，肺被压缩，纵隔移位，迅速出现严重呼吸循环障碍；患者表情紧张、胸闷、挣扎坐起、烦躁不安、发绀、脉速、虚脱、心律失常，严重者发生意识不清、呼吸衰竭。

（二）体征

取决于积气量的多少和是否伴有胸腔积液。少量气胸时体征不明显，尤其是肺气肿患者更难确定，听诊呼吸音减弱具有重要意义。大量气胸时，气管向健侧移位，患侧胸部隆起，呼吸运动与触觉语颤减弱，叩诊呈鼓音或过清音，心或肝浊音界缩小甚至消失，听诊呼吸音减弱或消失。左侧少量气胸或纵隔气肿时，有时可在左心缘处听到与心跳一致的气泡破裂音，称 Hamman 征。液气胸时，胸内有振水声。血气胸如失血量过多，会造成血压下降，甚至发生失血性休克。

为了便于临床观察和处理，根据临床表现把自发性气胸分成稳定型和不稳定型，符合下列所有表现者为稳定型，反之为不稳定型：呼吸频率＜24 次/分；心率 60～120 次/分；血压正常。

三、诊断

根据临床症状、体征及影像学表现，气胸的诊断一般并不困难。X 线或 CT 显示气胸线是确诊依据，若病情十分危重无法搬动作 X 线检查时，应当机立断在患侧胸腔体征最明显处试验穿刺，如抽出气体，可证明气胸的诊断是正确。

自发性气胸尤其是老年人和原有心、肺慢性疾病基础者，临床表现酷似其他心、肺急症，必须认真鉴别。

X 线胸片检查是诊断气胸的重要方法，可诊断出肺受压程度，肺内病变情况以及有无胸膜粘连、胸腔积液及纵隔移位等。气胸的典型 X 线表现为外凸弧形的细线条形阴影，称为气胸线，线外透亮度增高，无肺纹理，线内为压缩的肺组织。大量气胸时，肺脏向肺门回缩，会出现圆球形阴影。大量气胸或张力性气胸常显示纵隔及心脏移向健侧。合并纵隔气肿在纵隔旁和心缘旁可见透光带。

肺结核或肺部慢性炎症使胸膜多处粘连，发生气胸时，一般呈局限性包裹，有时气胸互相通连。气胸若延及下部胸腔，肋膈角变锐利。合并胸腔积液时，显示气液平面，透视下若变动体位可见液面随之移动。局限性气胸在后前位胸片易被遗漏，侧位胸片可协助诊断，或在 X 线透视下转动体位可发现气胸。

CT 表现为胸膜腔内出现密度极低的气体影，伴有肺组织不同程度的萎缩。CT 对于小量气胸、局限性气胸以及肺大疱与气胸的鉴别比 X 线胸片更敏感和准确。气胸容量的大小可依据 X 线胸片来判断。由于气胸容量近似肺直径立方与单侧胸腔直径立方的比率［（单侧胸腔直径立方－肺直径立方）/（单侧胸腔直径立方）］，侧胸壁至肺边缘的距离为 1 cm 时，约占单侧胸腔容量的 25％左右，2 cm 时约占 50％。故从侧胸壁与肺边缘的距离≥2 cm 为大量气胸，＜2 cm 为小量气胸。如从肺尖气胸线至胸腔顶部估计气胸大小，距离≥3 cm 为大量气胸，＜3 cm 为小量气胸。

四、治疗

自发性气胸的治疗目的是促进患侧肺复张、消除病因并减少复发。治疗具体措施有保守治疗、胸腔减压、经胸腔镜手术或开胸手术等。应根据气胸的类型与病因、发生频次、肺压缩程度、病情状态及有无并发症等适当选择。部分轻症者经保守治疗即可治愈，但多数需作胸腔减压以助患肺复张，少数患者（约10%～20%）需手术治疗。

影响肺复张的因素主要包括患者的年龄、基础肺疾病、气胸类型、肺萎陷时间长短以及治疗措施等。老年人肺复张时间通常较长；交通性气胸较闭合性气胸需时长；有基础肺疾病、肺萎陷时间长者肺复张时间亦长；单纯卧床休息肺复张时间显然较胸腔闭式引流或胸腔穿刺抽气为长。有支气管胸膜瘘、脏层胸膜增厚、支气管阻塞者，均可妨碍肺复张，并易导致慢性持续性气胸。

（一）保守治疗

主要适用于稳定型小量气胸，首次发生的症状较轻的闭合性气胸。一定要严格卧床休息，酌情予镇静、镇痛等药物。由于胸腔内气体分压和肺毛细血管内气体分压存在压力差，每日可自行吸收胸腔内气体容积（胸片的气胸面积）的1.25%～1.8%。高浓度吸氧会加快胸腔内气体的吸收，经鼻导管或面罩吸入10 L/min的氧，从而达到比较满意的疗效。保守治疗需密切监测病情改变，尤其在气胸发生后24～48小时内。如患者年龄偏大，并有肺基础疾病如COPD，会出现胸膜破裂口愈合慢，呼吸困难等严重症状，即使气胸量较小，原则上不主张采取保守治疗。

此外，千万要重视肺基础疾病的治疗。如明确因肺结核并发气胸．，应予抗结核药物；由肺部肿瘤所致气胸者，可先作胸腔闭式引流，待明确肿瘤的病理学类型及有无转移等情况后，再进一步作针对性治疗。COPD合并气胸者应注意积极控制肺部感染，解除气道痉挛等。

（二）排气疗法

1. 胸腔穿刺抽气　适用于小量气胸，呼吸困难较轻，心肺功能尚好的闭合性气胸患者。抽气使肺复张加速，迅速缓解症状。通常选择患侧胸部锁骨中线第2肋间为穿刺点，局限性气胸则要选择相应的穿刺部位。皮肤消毒后用气胸针或细导管直接穿刺入胸腔，随后连接于50 ml或100 ml注射器或气胸机抽气并进行测压，直到患者呼吸困难的症状缓解为止。一次抽气量不宜超过1000 ml，每日或隔日抽气1次。张力性气胸病情危急，应迅速解除胸腔内正压以避免发生严重并发症，紧急时需立即进行胸腔穿刺排气，无其他抽气设备时，为了抢救患者生命，可用粗针头迅速刺入胸膜腔以达到暂时减压的目的。可用粗注射针头，将橡皮指套扎在其尾部，指套末端剪一小裂缝，插入胸腔做临时排气，高压气体从小裂缝中排出，待胸腔内压减至负压时，套囊即行塌陷，小裂缝关闭，外界空气即不能进入胸膜腔。

2. 胸腔闭式引流　适用于不稳定型气胸，呼吸困难明显、肺压缩程度较重，交通性或张力性气胸，反复发生气胸的患者。无论其气胸容量多少，均应尽早进行胸腔闭式引流。插管部位一般多取锁骨中线外侧第2肋间，或腋前线第4～5肋间，如为局限性气胸或需引流胸腔积液，则应根据X线胸片或在X线透视下选择适当部位进行插管排气引流。插管前，在选定部位先用气胸箱测压进而了解气胸类型，然后在局麻下沿肋骨上缘平行作1.5～2 cm皮肤切口，用套管针穿刺进入胸膜腔，拔去针芯，通过套管将灭菌胶管插入胸腔。亦可在切开皮肤后，经钝性分离肋间组织达胸膜，再穿破胸膜将导管直接送入胸膜腔。一般选用胸腔引流专用硅胶管，或外科胸腔引流管。16～22F导管适用于大多数患者，如有支气管胸膜瘘或机械通气的患者，应选择24～28F的大导管。导管固定后，在另端连接Heimlich单向活瓣，或置于水封瓶的水面下1～2 cm，使胸膜腔内压力保持在1～2 cm H_2O以下，插管成功则导管持续逸出气泡，呼吸困难迅速缓解，压缩的肺可在几小时至数天内复张。对肺压缩严重，时间较长的患者，插管后应夹住引流管分次引流，避免胸腔内压力因骤降产生肺复张后肺水肿。如未见气泡溢出1～2天，患者气急症状消失，经透视或摄片见肺已全部复张时，可以拔除导管。有时虽未见气泡冒出水面，但患者症状缓解不明显，一般为导管不通畅，或部分滑出胸膜腔，需及时更换导管或作其他处理。

原发性自发性气胸经导管引流后，即可使肺完全复张；继发性者常因气胸分隔，单导管引流效果不佳，有时需在患侧胸腔插入多根导管。两侧同时发生气胸者，可在双侧胸腔作插管引流。若经水封瓶引流后未能使胸膜破口愈合，肺持久不能复张，可在引流管加用负压吸引装置。可用低负压可调节吸引机，如吸引机形成负压过大，可用调压瓶调节，一般负压为－10～－20 cm H_2O，如果负压超过设置值，则空气由压力调节管进入调压瓶，因此胸腔所承受的吸引负压超过设置值是不可能的，可避免过大的负压吸引对肺的损伤。

闭式负压吸引宜连续开动吸引机，如经12小时后肺仍未复张，应查找原因。如无气泡冒出，表示肺已复张，停止负压吸引，观察2～3天，经透视或胸片可证实气胸未再复发后，即可拔除引流管，用凡士林纱布覆盖手术切口。

水封瓶应放在低于患者胸部的地方（如患者床下），以免瓶内的水反流进入胸腔。应用各式插管引流排气过程中，一定要严格消毒，防止发生感染。

（三）化学性胸膜固定术

根据气胸复发率高的特点，为了预防复发，可在胸腔内注入硬化剂，产生无菌性胸膜炎症，使脏层和壁层胸膜粘连从而消灭胸膜腔间隙。主要适应于不宜手术或拒绝手术的下列患者：①持续性或复发性气胸；②双侧气胸；③合并肺大疱；④肺功能不全，不能耐受手术者。常见的硬化剂有多西环素、滑石粉等，用生理盐水60～100 ml稀释后经胸腔导管注入肠腔，夹管1～2小时后引流；或经胸腔镜直视下喷洒粉剂。胸腔注入硬化剂前，尽可能使肺完全复张。为避免药物引起的局部剧痛，先注入适量利多卡因，让患者转动体位，使胸膜麻醉充分，15～20分钟后注入硬化剂。若一次无效，可重复注药。观察1～3天，经X线透视或摄片证实气胸已吸收，即可拔除引流管。此法成功率高，主要不良反应为胸痛，发热，滑石粉可引起急性呼吸窘迫综合征，应用时应予注意。

（四）手术治疗

经内科治疗无效的气胸可为手术的适应证，主要适应于长期气胸、血气胸、双侧气胸、复发性气胸、张力性气胸引流失败者、胸膜增厚致肺膨胀不全或影像学有多发性肺大疱者。手术治疗易成功，不易复发。

1. 胸腔镜直视下粘连带烙断术促使破口关闭；对肺大疱或破裂口喷涂纤维蛋白胶或医用ZT胶；或用Nd-YAG激光或二氧化碳激光烧灼＜20 mm的肺大疱。电视辅助胸腔镜手术（VATS）可行肺大疱结扎、肺段或肺叶切除，具有安全、微创等优点。

2. 开胸手术如无禁忌，亦可考虑开胸修补破口，肺大疱结扎，手术过程中用纱布擦拭胸腔上部壁层胸膜，利于促进术后胸膜粘连。若肺内原有明显病变，可考虑将肺叶或肺段切除。

第七节　肺炎链球菌肺炎

一、病因病理

（一）病因

肺炎链球菌有荚膜，其毒力大小与荚膜中的多糖结构及含量有关。肺炎链球菌在干燥的痰中能存活数月，但在阳光直射 1 小时，或加热至 52 ℃，10 分钟即可杀灭，对苯酚等消毒剂亦甚敏感。机体免疫功能正常时，肺炎链球菌是寄居在口腔及鼻咽部的一种正常菌群，其带菌率常随年龄、季节及免疫状态的变化而有差异。机体免疫功能受损时，有毒力的肺炎链球菌入侵人体而致病。肺炎链球菌除引起肺炎外，少数可发生菌血症或感染性休克，老年人及婴幼儿的病情尤为严重。

本病以冬季与初春多见，常与呼吸道病毒感染相伴行。患者常为原先健康的青壮年或老年与婴幼儿，男性较多见。吸烟者、痴呆者、慢性支气管炎、支气管扩张、充血性心力衰竭、慢性病患者以及免疫抑制宿主均易受肺炎链球菌侵袭。肺炎链球菌不产生毒素，不引起原发性组织坏死或形成空洞。其致病力是由于有高分子多糖体的荚膜对组织的侵袭作用，首先引起肺泡壁水肿，出现白细胞与红细胞渗出，含菌的渗出液经 Cohn 孔向肺的中央部分扩展，甚至累及几个肺段或整个肺叶，因病变开始于肺的外周，故叶间分界清楚，易累及胸膜，引起渗出性胸膜炎。

（二）病理

病理改变有充血期、红肝变期、灰肝变期及消散期。表现为肺组织充血水肿，肺泡内浆液渗出及红、白细胞浸润，白细胞吞噬细菌，继而纤维蛋白渗出物溶解、吸收、肺泡重新充气。在肝变期病理阶段实际上并无确切分界，经早期应用抗菌药物治疗，此种典型的病理分期已很少见。病变消散后肺组织结构多无损坏，不留纤维瘢痕。极个别患者肺泡内纤维蛋白吸收不完全，甚至有成纤维细胞形成，形成机化性肺炎。老年人及婴幼儿感染可沿支气管分布（支气管肺炎）。若未及时使用抗菌药物，5%～10%的患者可并发脓胸，10%～20%的患者因细菌经淋巴管、胸导管进入血循环，可引起脑膜炎、心包炎、心内膜炎、关节炎和中耳炎等肺外感染。

二、临床表现

（一）症状

发病前常有受凉、淋雨、疲劳、醉酒、病毒感染史。起病多急骤，高热、寒战，全身肌肉酸痛，体温通常在数小时内升至 39～40 ℃，高峰在下午或傍晚，或呈稽留热，脉率随之增速。可有患侧胸部疼痛，放射到肩部或腹部，咳嗽或深呼吸时加剧。痰少，可带血或呈铁锈色，胃纳锐减，偶有恶心、呕吐、腹痛或腹泻。

（二）体征

患者呈急性热病容，面颊绯红，鼻翼扇动，皮肤灼热、干燥，口角及鼻周有单纯疱疹；病变广泛时可出现发绀。有败血症者，可出现皮肤、黏膜出血点，巩膜黄染。早期肺部体征无明显异常，仅有胸廓呼吸运动幅度减小，叩诊稍浊，听诊可有呼吸音减低及胸膜摩擦音。肺实变时叩诊浊音、触觉语颤增强并可闻及支气管呼吸音。消散期可闻及湿啰音。心率增快，有时心律不齐。重症患者有肠胀气，上腹部压痛多与炎症累及膈胸膜有关。重症感染时可伴休克、急性呼吸窘迫综合征及神经精神症状，表现为神志模糊、烦躁、呼吸困难、嗜睡、谵妄、昏迷等。累及脑膜时有颈抵抗及出现病理性反射。

本病自然病程大致1～2周。发病5～10天，体温可自行骤降或逐渐消退；使用有效的抗菌药物后可使体温在1～3天内恢复正常。患者的其他症状与体征亦随之逐渐消失。

三、诊断

根据典型症状与体征，结合胸部X线检查，易作出初步诊断。

（一）实验室检查

血白细胞计数（10～20）$\times10^6$/L，中性粒细胞多在80%以上，并有核左移，细胞内可见中毒颗粒。年老体弱、酗酒、免疫功能低下者的白细胞计数可不增高，但中性粒细胞的百分比仍增高。痰直接涂片作革兰染色及荚膜染色镜检，如发现典型的革兰染色阳性、带荚膜的双球菌或链球菌，即可初步作出病原诊断。痰培养24～48小时可以确定病原体。聚合酶链反应（PCR）检测及荧光标记抗体检测可提高病原学诊断率。痰标本送检应注意器皿洁净无菌，在抗菌药物应用之前漱口后采集，取深部咳出的脓性或铁锈色痰。约10%～20%患者合并菌血症，故重症肺炎应做血培养。如合并胸腔积液，应积极抽取积液进行细菌培养。

（二）X线检查

早期仅见肺纹理增粗，或受累的肺段、肺叶稍模糊。随着病情进展，肺泡内充满炎性渗出物，表现为大片炎症浸润阴影或实变影，在实变阴影中可见支气管充气征，肋膈角可有少量胸腔积液。在消散期，X线显示炎性浸润逐渐吸收，可有片状区域吸收较快，呈现“假空洞”征，多数病例在起病3～4周后才完全消散。老年患者肺炎病灶消散较慢，容易出现吸收不完全而成为机化性肺炎。

四、治疗

（一）抗菌药物治疗

一经诊断即应给予抗菌药物治疗，不必等待细菌培养结果。首选青霉素G，用药途径及剂量视病情轻重及有无并发症而定：对于成年轻症患者，可用240万U/d，分3次肌内注射，或用普鲁卡因青霉素每12小时肌内注射60万U。病情稍重者，宜用青霉素G 240万～480万U/d，分次静脉滴注，每6～8小时1次；重症及并发脑膜炎者，可增至1000万～3000万U/d，分4次静脉滴注。对青霉素过敏者，或耐青霉素或多重耐药菌株感染者，可用呼吸氟喹诺酮类、头孢噻肟或头孢曲松等药物，多重耐药菌株感染者可用万古霉素、替考拉宁等。

（二）支持疗法

患者应卧床休息，注意补充足够蛋白质、热量及维生素。密切监测病情变化，注意防止休克。剧烈胸痛者，可酌用少量镇痛药，如可卡因15 mg。不用阿司匹林或其他解热药以免过度出汗、脱水及干扰真实热型，导致临床判断错误。鼓励饮水每日1～2 L，轻症患者不需常规静脉输液，确有失水者可输液，保持尿比重在1.020以下，血清钠保持在145 mmol/L以下。中等或重症患者（PaO_2<60 mm Hg或有发绀）应给氧。若有明显麻痹性肠梗阻或胃扩张，应暂时禁食、禁饮和胃肠减压，直至肠蠕动恢复。烦躁不安、谵妄、失眠者酌用地西泮5 mg或水合氯醛1～1.5 g，禁用抑制呼吸的镇静药。

第八节　支气管扩张症

一、病因病理

（一）病因

支气管扩张的主要病因是支气管一肺组织感染和支气管阻塞。两者相互影响，促使支气管扩张的发生和发展。支气管扩张也可能是先天发育障碍及遗传因素引起，但不多见。另有约30%支气管扩张患者病因未明，但通常弥漫性的支气管扩张发生在有遗传、免疫或解剖缺陷的患者，如囊性纤维化、纤毛运动障碍和严重的α_1一抗胰蛋白酶缺乏。低免疫球蛋白血症、免疫缺陷和罕见的气道结构异常也可引起弥漫性疾病，如气管支气管扩张（Mounier-Kuhn综合征），软骨缺陷（Williams-Campbell综合征），以及变应性支气管肺曲菌病等常见疾病的少见并发症。局灶性支气管扩张可来自未治疗过的肺炎或阻塞，例如异物或肿瘤，外源性压迫或肺叶切除后解剖移位。

所有这些疾病损伤了宿主气道清除机制和防御功能，降低了清除分泌物的能力，易于发生感染和炎症。细菌反复感染可使充满炎性介质和病原菌黏稠液体的气道逐渐扩大、导致瘢痕和扭曲。支气管壁由于水肿、炎症和新血管形成而变厚。非结核分枝杆菌也导致患者支气管扩张。周围间质组织和肺泡的破坏导致了纤维化、肺气肿，或二者兼有。

（二）病理

支气管扩张常常位于段或亚段支气管管壁的破坏和炎性改变，受累管壁的结构，包括软骨、肌肉和弹性组织破坏被纤维组织替代。扩张的支气管内可积聚稠厚脓性分泌物，其外周气道也往往被纤维组织闭塞或被分泌物阻塞所替代。扩张的支气管包括三种不同类型。①柱状扩张：支气管呈均一管形扩张且突然在一处变细，远处的小气道往往被分泌物阻塞。②囊状扩张：扩张的支气管腔呈囊状改变，支气管末端的盲端也呈无法辨认的囊状结构。③不规则扩张：病变支气管腔呈现不规则或呈串珠样改变。显微镜下可见支气管炎症及纤维化、支气管壁溃疡、鳞状上皮化生和黏液腺增生。病变支气管相邻的肺实质也可存在纤维化、肺气肿、支气管肺炎和肺萎陷。炎症可致支气管壁血管增多，并伴有相应支气管动脉和肺动脉吻合及支气管动脉扩张。

二、临床表现

（一）症状

1. 慢性咳嗽、大量脓痰　与体位不同有关，这是由于支气管扩张部位分泌物的积储，改变体位时分泌物刺激支气管黏膜引起咳嗽和排痰。其严重度可根据痰量估计：轻度，<10 ml/d；中度，10～150 ml/d；重度，>150 ml/d。急性感染发作时，黄绿色脓痰量每日可达数百毫升。感染时将痰液收集于玻璃瓶中静置后会出现分层的现象：上层为泡沫，下悬脓性成分，中层为混浊黏液，下层为坏死组织沉淀物。引起感染的常见病原体有铜绿假单胞菌、金黄色葡萄球菌、流感嗜血杆菌、肺炎链球菌和卡他莫拉菌。

2. 反复咯血 50%～70%的患者有程度不等的咯血，从开始的痰中带血至后来的大量咯血，咯血量与病情严重程度、病变范围有时并不一致。部分患者仅有以反复咯血这唯一的症状，临床上称为“干性支气管扩张”，其病变多位于引流良好的上叶支气管。

3. 反复肺部感染的特点是同一肺段反复发生肺炎并迁延不愈。这是由于扩张的支气管清除分泌物的功能丧失，引流差等原因引起，易于反复发生感染。

4. 慢性感染中毒症状如反复感染，可出现发热、食欲减退、乏力、消瘦、贫血等，儿童可影响发育。

（二）体征

早期或干性支气管扩张可无异常肺部体征，病变重或继发感染时常可闻其下胸部、背部固定而持久的局限性粗湿啰音，有时可闻到哮鸣音，部分慢性患者伴有杵状指（趾）。出现肺气肿、肺心病等并发症时有其相应的体征。

三、诊断

根据反复咳脓痰、咯血的病史和既往有诱发支气管扩张的呼吸道感染病史，HRCT 显示支气管扩张的异常影像学改变，即可明确诊断为支气管扩张。纤支镜检查或局部支气管造影，可明确出血、扩张或阻塞的部位。也还可经纤支镜进行局部灌洗，采取灌洗液标本进行涂片、细胞学和细菌学检查，进一步协助诊断和指导治疗。

胸部 X 线平片检查时，囊状支气管扩张的气道表现为显著的囊腔，腔内可存在气液平面。囊腔内无气液平面时，与大疱性肺气肿或严重肺间质病变的蜂窝肺相似。支气管扩张的其他表现为气道壁增厚，主要由支气管周围的炎症所致。由于受累肺实质通气不足、萎陷，扩张的气道往往聚拢，支气管扩张胸片表现纵切面可显示为“双轨征”，横切面显示“环形阴影”。这些表象是由于扩张的气道内充满分泌物，管腔显像较透亮区致密，产生不透明的管道或分支的管状结构。但是这一检查对判断有无支气管扩张缺乏特异性，病变轻时影像学检查可正常。

可明确支气管扩张诊断的影像学检查为支气管造影，是经导管或支气管镜在气道表面滴注不透光的碘脂质造影剂，直接显像扩张的支气管。但由于这一技术有创伤，现已被 CT 取代，后者也可在横断面上清楚地显示扩张的支气管。高分辨 CT（HRCT）的出现，进一步提高了 CT 诊断支气管扩张的敏感性。由于其无创、易重复、易被患者接受等突出特点，很快成为支气管扩张的主要诊断方法。

其他检查有助于支气管扩张的直观或病因诊断。当支气管扩张呈局灶性且位于段支气管以上时，纤维支气管镜检查可发现弹坑样改变。痰液检查常显示出含有很多中性粒细胞以及定植或感染的多种微生物。痰涂片染色以及痰细菌培养结果可指导抗生素治疗。肺功能测定可以证实由弥漫性支气管扩张或相关的阻塞性肺病导致的气流受限。

四、治疗

（一）治疗基础疾病

对活动性肺结核伴支气管扩张应积极抗结核治疗，若是低免疫球蛋白血症则可用免疫球蛋白替代治疗。

（二）控制感染

出现痰量及其脓性成分增加等急性感染征象时需应用抗生素。可依据痰革兰染色和痰培养指导抗生素应用，但在开始时常需给予经验治疗（如给予氨苄西林、阿莫西林或头孢克洛）。若出现铜绿假单胞菌感染时，可选择口服喹诺酮类，静脉给予氨基糖苷类或第三代头孢菌素。对于慢性咳脓痰的患者，不仅可用短程抗生素，还可考虑使用疗程更长的抗生素，如口服阿莫西林或吸入氨基糖苷类，或间断并规则使用单一抗生素以及轮换使用抗生素。

（三）改善气流受限

支气管舒张剂可改善气流受限，并帮助清除分泌物，对于伴有气道高反应及可逆性气流受限的患者常有明显疗效。

（四）清除气道分泌物

化痰药物，以及振动、拍背和体位引流等胸部物理治疗均有助于清除气道分泌物。为改善分泌物清除，应强调体位引流和雾化吸入重组脱氧核糖核酸酶、后者可通过阻断中性粒细胞释放 DNA 降低痰液黏度。

（五）外科治疗

如果支气管扩张为局限性，且经充分的内科治疗仍顽固反复发作者，可考虑外科手术切除病变肺组织。如果大出血来自于增生的支气管动脉、经休息和抗生素等保守治疗不能缓解反复大咯血时，病变局限者可考虑外科手术，否则采用支气管动脉栓塞术治疗。对于已经采取了所有治疗仍致残的病例，合适者可适当考虑肺移植。

第二章　消化系统

第一节　食管癌

一、病因病理

（一）病因

食管癌的人群分布与年龄、性别、职业、种族、地理、生活环境、饮食生活习惯、遗传易感性等有一定关系。经已有调查资料显示，食管癌可能是多种因素所致的疾病。已提出的病因因素如下：

1. 亚硝胺类化合物和真菌毒素

①化学病因：亚硝酸胺，其致癌性强，在高发区的膳食、饮水、甚至病人的唾液中，可测得亚硝酸盐的含量较高。②生物性病因：真菌，其在某些高发区的粮食中，食管癌病人的上消化道中或切除的食管癌标本上，均能分离出多种真菌。

2. 饮食刺激与食管慢性刺激

烟、酒、热食、热饮、口腔不洁等因素：长期饮烈性酒、嗜好吸烟、食物过硬、过热、进食过快，引起的慢性刺激、炎症、创伤或口腔不洁、龋齿等均可能与食管癌的发生有关。

3. 遗传因素

食管癌的发病常表现家族性聚集现象。在我国高发地区，本病有阳性家族史者达25％～50％，其中父系最高，母系次之，旁系最低。

4. 营养因素

饮食缺乏动物蛋白、新鲜蔬菜和水果，摄入的维生素 A、B_2和 C 缺乏，是发生食管癌的危险因素。

5. 癌基因

环境和遗传等多因素引起食管癌的发生，其涉及的分子生物学基础目前认为是癌基因激活或抑癌基因失活的基因变化所致，研究已证实的有 Rb、P53 等抑癌基因失活，以及环境等多因素使原癌基因 H－ras、C－myc 和 hsl－1 等激活有关。

6. 人乳头状病毒

一些研究发现食管上皮增生与乳头状病毒感染有关，食管上皮增生则与食管癌有一定关系。但两者确切的关系有待进一步研究。

（二）病理

1. 病理形态分型

（1）早期食管癌的病理形态分型　早期食管癌一般根据内镜或手术切除标本所见可有不同类型，大致可分为隐伏型（充血型）、糜烂型、斑块型和乳头型。以斑块型为最多见。

（2）中晚期食管癌的病理形态分型　可分为五型，即：髓质型、蕈伞型、溃疡型、缩窄型和未定型。

2. 组织学分类

我国约占 90%为鳞状细胞癌，少数为腺癌，来自 Barrett 食管或食管异位胃黏膜的柱状上皮。也有少比例的为未分化且恶性程度高的癌细胞。

3. 食管癌的扩散和转移方式

①直接扩散：早中期食管癌主要为壁内扩散；因食管无浆膜层，容易直接侵犯其邻近器官；②晚期血行转移至肝、肺、骨、肾、肾上腺、脑等处；③淋巴转移是食管癌转移的主要方式。

二、临床表现

（一）食管癌的早期症状

早期食管癌的症状多不够典型，常易被忽略。主要症状为胸骨后不适、有烧灼感、针刺样或牵拉样痛，进食通过缓慢并有滞留的感觉或轻度哽噎感。早期症状或轻或重，症状持续时间长短不一，甚至没有症状。

（二）食管癌的中晚期症状

1. 进行性下咽困难　是绝大多数患者就诊时的主要症状，却是本病的较晚期表现。由不能咽下固体食物发展至液体食物亦不能咽下。

2. 咽下疼痛　其由癌糜烂、溃疡、外侵或近段伴有食管炎所致，进食时尤以热食或酸性食物后更明显，疼痛可涉及颈、肩胛、前胸和后背等处。

3. 食物反流　因食管梗阻的近段有扩张与潴留，可发生食物反流，反流物含黏液，混杂宿食，可呈现血性或可见坏死脱落组织块。

4. 其他症状　长期摄食不足导致明显的慢性脱水、营养不良、消瘦与恶病质。有左锁骨上淋巴结肿大，或因癌肿扩散转移引起的其他表现，如压迫喉返神经所致的声嘶、骨转移引起的疼痛、肝转移引起的黄疸等。当肿瘤侵及相邻器官并发生穿孔时，可发生食管支气管瘘、纵隔脓肿、肺炎、肺脓肿及主动脉穿破大出血，导致死亡。

（三）体征

早期体征可缺如。晚期则可出现消瘦、贫血、营养不良、失水或恶病质等体征。当癌转移时，可触及肿大而坚硬的浅表层淋巴结，或肿大而有结节的肝等。

三、诊断

（一）食管黏膜脱落细胞检查

主要用于食管癌高发区现场普查。

（二）内镜检查与活组织检查

是发现与诊断食管癌首选方法。可直接观察病灶的形态，并可在直视下作活组织病理学检查，以确定诊断。内镜下食管黏膜染色法有助于提高早期食管癌的检出率。

（三）食管 CT扫描检查

可清晰显示食管与邻近纵隔器官的关系。如食管壁厚度＞5 mm，与周围器官分界模糊表示有食管病变存在。CT 有助于制定外科手术方式，放疗的靶区及放疗计划。但 CT 扫描难以发现早期食管癌。

（四）食管 X 线检查

早期食管癌 X 线钡餐造影的征象有：①黏膜皱襞增粗，迂曲及中断；②食管边缘毛刺状；③小充盈缺损与小龛影；④局限性管壁僵硬或有钡剂滞留。中晚期病例可见病变处管腔不规则狭窄、充盈缺损、管壁蠕动消失、黏膜紊乱、软组织影以及腔内型的巨大充盈缺损。

（五）超声内镜

能准确判断食管癌的壁内浸润深度、异常肿大的淋巴结以及明确肿瘤对周围器官的浸润情况。对肿瘤分期、治疗方案的选择以及预后判断有重要意义。

四、治疗

本病的根治关键在于对食管癌的早期诊断。治疗方法包括手术、放疗、化疗、内镜下治疗和综合治疗。

（一）手术治疗

我国食管外科手术切除率已达 80%～90%，术后 5 年存活率已达 30%以上，而早期切除常可达到根治效果。

手术禁忌证：①全身情况差，已呈恶病质。或有严重心、肺或肝、肾功能不全者。②病变侵犯范围大，已有明显外侵及穿孔征象，例如已出现声音嘶哑或已有食管气管瘘者。③已有远处转移者。

对晚期食管癌，不能根治或放射治疗、进食有困难者，可作姑息性减状手术如：食管腔内置管术、食管胃转流吻合术、食管结肠转流吻合术或胃造瘘术等。这些减状手术有可能发生并发症，应严格掌握适应证和手术技术。

（二）放射治疗

主要适用于手术难度大的上段食管癌和不能切除的中、下段食管癌。上段食管癌放疗效果不亚于手术，故放疗作为首选。

（三）化疗

一般用于食管癌切除术后采用此种方法。联合化疗比单药疗效有所提高，但总的化疗现状是不令人满意的。

（四）综合治疗

通常是放疗加化疗，两者可同时进行也可序贯应用，能提高食管癌的局部控制率，减少远处转移，延长生存期。化疗可加强放疗的作用，但严重不良反应发生率较高。

（五）内镜介入治疗

1. 早期食管癌对于高龄或因其他疾病不能行外科手术的患者，内镜治疗是一有效的治疗手段。①内镜下黏膜切除术：适用于病灶＜2 cm，无淋巴转移的黏膜内癌；②内镜下消融术：Nd：YAG 激光、微波等亦有一定疗效，缺点是治疗后不能得到标本用于病理检查。

2. 进展期食管癌①单纯扩张：方法简单，但作用时间短且需反复扩张；对病变范围广泛者常无法应用；②食管内支架置放术：是在内镜直视下放置合金或塑胶的支架，是治疗食管癌性狭窄的一种姑息疗法，可达到较长时间缓解梗阻，提高生活质量的目的；但上端食管癌与食管胃连接部肿瘤不易放置；③内镜下实施癌肿消融术等。

第二节　慢性胆囊炎

一、病因病理

（一）病因

慢性胆囊炎病人中合并胆囊结石者占95%，胆囊结石是引起慢性胆囊炎的主要病因，胆囊结石致胆囊管梗阻引起急性胆囊炎反复小发作形成慢性胆囊炎。

（二）病理

特点是黏膜下和浆膜下的纤维组织增生及单核细胞的浸润，随着炎症反复发作，可使胆囊与周围组织粘连、囊壁增厚并逐渐瘢痕化，最终导致胆囊萎缩，完全失去功能。

二、临床表现

常不典型，多数病人有胆绞痛病史。病人常在饱餐、进食油腻食物后出现腹胀、腹痛。腹痛程度不一，多在上腹部，牵涉到右肩背部，较少出现畏寒、高热和黄疸，可伴有恶心、呕吐。腹部检查可无体征，或仅有右上腹轻度压痛，Murphy 征或呈阳性。少数患者仅表现为反酸、嗳气，长期当做慢性胃炎进行治疗，遇到这类患者应进行B超检查，以确诊是慢性胆囊炎还是胃炎。

三、诊断

有腹痛发作并胆囊结石证据提示慢性胆囊炎的诊断。B超检查作为首选，可显示胆囊壁增厚，胆囊排空障碍或胆囊内结石。

四、治疗

对伴有结石、或确诊为本病的无结石者应行胆囊切除，首选腹腔镜胆囊切除。对无症状者、或腹痛可能由其他并存疾病如胃炎、消化性溃疡等引起者，手术治疗应慎重。不能耐受手术者可选择非手术治疗，方法包括口腹溶石药物、有机溶石剂、直接穿刺胆囊溶石、体外震波碎石等，也可限制肥腻食物并服用消炎利胆药、胆盐、中药等治疗。

第三节　慢性胰腺炎

一、病因病理

（一）病因

1. 胆道系统疾病

我国不同地区多家医院的回顾性研究表明，胆系疾病发病的病史在慢性胰腺炎（chronic Pancreatitis，CP）中占33.9%。在各种胆道系统疾病中以胆囊结石最为常见，其他依次为：

胆管结石、胆囊炎、胆管不明原因狭窄和胆道蛔虫。

2. 慢性酒精中毒

西方国家 70%～80%的 CP 与长期嗜酒有关（乙醇摄入量 40～80 g/d，10 年以上）。因此乙醇的摄入量及摄入时间与发病率密切相关。我国不同地区多家医院的回顾性研究的结果中 35.9%与饮酒相关。关于酒精性 CP 的发病机制，大多数学者赞同蛋白质分泌过多导致梗阻与坏死纤维化的学说。

（二）病理

根据慢性胰腺炎的病变程度不同，炎症即可局限于局部胰腺小叶，也可累及整个胰腺。基本病变是胰腺腺泡萎缩，有弥漫性纤维化或钙化；腺管有多发性狭窄和囊状扩张，管内有结石、钙化和蛋白栓。胰管阻塞区可见局灶性水肿、炎症和坏死，也可合并假性囊肿。以上述病理过程具有不可逆、进行性的特点。

二、临床表现

慢性胰腺炎的病程常超过数年，症状表现为无症状期与症状轻重不等的发作期的交替出现，也可由无明显症状而发展为胰腺功能不全的症状。其典型病例可出现五联征：腹痛、胰腺钙化、胰腺假性囊肿、脂肪泻及糖尿病。

（一）腹痛

最突出的症状，90%以上的患者有程度不等的腹痛。初为间歇性，后转为持续性腹痛，性质可为隐痛、钝痛、钻痛甚至剧痛，多位于中上腹偏左或偏右，可放射至后背、两胁部。患者取坐位，膝屈曲位时疼痛可有所缓解；躺下或进食时疼痛加剧。

（二）胰腺功能不全的表现

慢性胰腺炎的后期，可出现吸收不良综合征和糖尿病的表现。由于胰腺外分泌功能障碍引起腹胀、食欲减退、恶心、嗳气、厌食油腻、消瘦、乏力、腹泻甚至脂肪泻。常伴有维生素 A、维生素 D、维生素 E、维生素 K 缺乏症，如夜盲症、皮肤粗糙，肌肉无力和出血倾向等。在慢性胰腺炎患者中约有一半可因胰腺内分泌功能不全发生糖尿病。

（三）体征

腹部压痛与腹痛不相称，多数仅表现轻度压痛。当并发假性囊肿时，腹部可触及表面光整的包块。当胰头肿大和纤维化肿块及胰腺囊肿压迫胆总管，可出现黄疸。少数患者还可出现腹水和胸水、消化性溃疡和上消化道出血、多发性脂肪坏死、血栓性静脉炎或静脉血栓形成及精神症状。

三、诊断

（一）影像学检查

1. X 线腹部平片　观察位于第 1～3 腰椎左侧胰腺区出现钙化或结石，对诊断有意义。

2. B 超和 CT 检查　检查可见胰腺增大或缩小、边缘不清、密度异常、钙化斑或结石、囊肿等改变。

3. 经十二指肠镜逆行胰胆管造影　对诊断慢性胰腺炎有重要价值。可显示主胰管口径增大而不规则，可呈串珠状，胰管扭曲变形，可有胰管不规则狭窄或胰管中断，胰管小分支有囊性扩张。并可显示胆管系统病变。

4. 磁共振胰胆管成像（MRCP）　是无创性、无需造影剂即可显示胰胆系统的检查手段，在显示主胰管病变方面，效果与 ERCP 相同。

5. 超声内镜 其是无创性、无需造影剂即可显示胰胆系统的检查手段。

（二）经超声/超声内镜引导或手术探查作细针穿刺活检，或经 ERCP 收集胰管分泌液作细胞学染色检查。

对慢性胰腺炎和胰腺癌的鉴别有重要价值。

慢性胰腺炎的诊断标准：①有明确的胰腺炎组织学诊断；②有明确的胰腺钙化；③有典型慢性胰腺炎症状体征，有明显的胰腺外分泌障碍等典型慢性胰腺炎影像学特征，除外胰腺癌；④EUS 有典型的慢性胰腺炎影像学特征。目前尚无慢性胰腺炎的早期诊断检查手段。

四、治疗

（一）内科治疗

1. 病因治疗　包括去除病因（如戒酒，积极治疗胆道疾病），防止急性发作，宜进低脂肪、高蛋白食物，避免饱食。

2. 对症治疗　①腹痛：胰酶制剂替代治疗有一定止痛作用；止痛药尽量先用小剂量非成瘾性镇痛药，对顽固性疼痛可进行腹腔神经丛阻滞或内脏神经切除术；②胰腺外分泌功能不全症状：可用足量的胰酶制剂替代；为减少胃酸影响胰酶活性，可用抗酸药或 H_2 受体拮抗剂抑制胃酸分泌，但其可能产生不良反应应注意；③合并糖尿病者可给予胰岛素治疗。营养不良者应注意补充营养、脂溶性维生素及维生素 B_{12}、叶酸、铁剂、钙剂及多种微量元素。对严重吸收不良者应考虑要素饮食或全胃肠外营养。

3. 内镜治疗　通过内镜排除胰管蛋白栓子或结石，对狭窄的胰管可放置内支架引流。

（二）手术治疗

手术适应证为：①内科治疗不能缓解腹痛，且发生营养不良者；②合并胰腺脓肿或胰腺假性囊肿者；③不能排除胰腺癌者；④瘘管形成者；⑤胰腺肿大压迫胆总管引起阻塞性黄疸者；⑥有脾静脉血栓形成和门静脉高压症引起出血者。

手术方式可采用：①胰切除术；②胰管减压及引流术；③迷走神经、腹腔神经节切除术；④针对胆道疾病和门静脉高压的手术，手术的目的是减轻疼痛，促进胰液流向肠道，预防门脉高压等并发症。

第四节　肝硬化

一、病因病理

（一）病因

引起肝硬化病因很多，在我国主要为病毒性肝炎。①病毒性肝炎：主要为乙型、丙型和丁型肝炎病毒感染，约占 60%～80%，当乙型和丙型或丁型肝炎病毒重叠感染时则可能加速发展至肝硬化。甲型和戊型病毒性肝炎不发展为肝硬化；②慢性酒精中毒：在我国约占

15％，近年来有上升趋势。长期大量饮酒时（一般为每日摄入酒精 80 g 达 10 年以上），乙醇及其代谢产物（乙醛）的毒性作用，会引起酒精性肝炎，继而可发展为肝硬化；③非酒精性脂肪性肝炎：非酒精性脂肪性肝炎的发病率正随着世界范围肥胖的流行而日益升高。最近国外研究表明，约 20％的非酒精性脂肪性肝炎可发展为肝硬化。④胆汁淤积：持续肝内淤胆或肝外胆管阻塞时，高浓度胆酸和胆红素可损伤肝细胞，引起原发性胆汁性肝硬化或继发性胆汁性肝硬化；⑤肝静脉回流受阻：慢性充血性心力衰竭、缩窄性心包炎、肝静脉阻塞综合征、肝小静脉闭塞病等引起肝长期淤血缺氧；⑥遗传代谢性疾病：先天性酶缺陷疾病，新陈代谢不能正常进行而使某些物质沉积在肝，如肝豆状核变性（铜沉积）、血色病（铁沉积）等；⑦工业毒物或药物：长期接触四氯化碳、磷、砷等或服用双醋酚汀、甲基多巴、异烟肼等可引起中毒性或药物性肝炎而演变为肝硬化；⑧自身免疫性肝炎可演变为肝硬化；⑨血吸虫病：虫卵沉积于汇管区，可引起纤维组织增生，导致窦前性门静脉高压。但由于再生结节不明显，故严格来说应称为之血吸虫性肝纤维化；⑩隐源性肝硬化：病因仍不明者约占5％～10％。

（二）病理

在大体形态上，肝早期肿大、晚期明显缩小，质地变硬，呈棕黄色或灰褐色，弥漫性大小不等的结节和塌陷区分散在表面。切面见肝正常结构被圆形或近圆形的岛屿状结节代替，灰白色的结缔组织间隔包绕在结节周围。根据结节形态可将肝硬化分为 3 型：①小结节性肝硬化：结节大小相仿、直径小于 3 mm。②大结节性肝硬化：结节大小不等，一般平均大于 3 mm，最大结节直径可达 5 cm 以上。③大小结节混合性肝硬化：肝内同时存在大、小结节两种病理形态。

二、临床表现

早期可无症状或症状轻微，当出现腹水或并发症时，临床上称之为失代偿期肝硬化。

代偿期肝硬化症状轻且无特异性。可有乏力、食欲减退、腹胀不适等症状。患者营养状况一般，但脾大、肝大、质偏硬。肝功能检查正常或仅有轻度酶学异常。常偶尔被发现在体检或手术过程中。

失代偿期肝硬化临床表现明显，可发生多种并发症。

（一）症状

1. 早期症状为全身乏力，其程度可自轻度疲倦至严重乏力。随病情进展，体重会逐渐明显减轻，少数患者有不规则低热。

2. 消化道的常见症状有食欲缺乏，恶心偶伴呕吐，腹胀亦常见，胃肠积气、腹水和肝大、脾大。腹水量大时，腹胀成为患者最难忍受的症状。稍进油腻肉食即易发生腹泻。部分患者有腹痛，多为肝区隐痛，当出现明显腹痛时要注意合并肝癌、原发性腹膜炎、胆道感染、消化性溃疡等情况。

3. 出血倾向可有牙龈、皮肤紫癜、鼻腔出血，女性月经过多等。

4. 与内分泌紊乱有关的症状：女性可发生闭经、不孕；男性可有性功能减退、男性乳房发育；肝硬化患者糖尿病发病率增加。

5. 门静脉高压症状：如食管胃底静脉曲张破裂而致上消化道出血时，表现为呕血及黑粪；

发生腹水时腹胀更为突出；脾功能亢进可致血细胞三少（红细胞、白细胞及血小板明显减小），因贫血而出现皮肤黏膜苍白等。

（二）体征

呈肝病病容，面色黝黑而无光泽。晚期患者消瘦、肌肉萎缩。腹壁静脉以脐为中心显露至曲张，严重者脐周静脉突起呈水母状并可听见静脉杂音。黄疸提示肝功能储备已明显减退，黄疸呈持续性或进行性加深提示预后不良。腹水伴或不伴下肢水肿是失代偿期肝硬化最常见表现，部分患者可伴肝性胸水，以右侧多见。

肝早期肿大可触及，质硬而边缘钝；后期缩小，肋下常触不到。半数患者肿大的脾可被触及。

三、诊断

实验室和其他检查

（一）血常规

大多数患者初期时血常规正常，以后可有轻重不等的贫血。有感染时白细胞水平升高，但因合并脾功能亢进，需要与自身过去白细胞水平相比较。脾功能亢进的患者白细胞、红细胞和血小板计数减少。

（二）尿常规

一般正常，有黄疸时可出现胆红素，并有尿胆原增加。

（三）粪常规

消化道出血时粪便呈黑色，当门脉高压性胃病引起慢性出血时，粪隐血试验阳性。

（四）肝功能试验

代偿期大多正常或仅有轻度的酶学异常，失代偿期发生普遍的异常且肝的储备功能减退程度会影响到其异常程度。

1. 肝炎症、坏死可使血清酶学转氨酶升高。一般为轻至中度升高，以 ALT 升高较明显，肝细胞严重坏死时则 AST 升高更明显。GGT 及 ALP 也可有轻至中度升高。

2. 球蛋白升高、人血白蛋白下降，A/G 倒置，血清蛋白电泳显示以 γ-球蛋白增加为主。

3. 肝储备功能明显下降时出现总胆红素升高，结合胆红素及非结合胆红素均升高，仍以结合胆红素升高为主。

（五）血清免疫学检查

1. 乙、丙、丁病毒性肝炎血清标记物有助于分析肝硬化病因。

2. 甲胎蛋白（AFP）　明显升高提示合并原发性肝细胞癌。但注意肝细胞严重坏死时 AFP 亦可升高，与转氨酶变化成正比。

3. 血清自身抗体测定　自身免疫性肝炎引起的肝硬化患者体内含有自身抗体，可被检验出来。

（六）影像学检查

1. X 线检查　食管静脉曲张时行食管吞钡 X 线检查显示虫蚀样或蚯蚓状充盈缺损，纵行黏膜皱襞增宽，胃底静脉曲张时胃肠钡餐可见菊花瓣样充盈缺损。

2. 腹部超声检查　B 型超声可提示肝硬化，B 超常显示图像为肝表面不光滑、肝叶比例失调（右叶萎缩、左叶及尾叶增大），肝实质回声不均匀，以及脾大、门静脉扩张等提示门静脉高压的超声图像，还能检出体检难以检出的少量腹水。B超可检出原发性肝癌，是肝硬化是否合并原发性肝癌的重要初筛检查。门静脉血流动力学情况可通过多普勒检查间接了解。

3. CT和MRI　CT对肝硬化的诊断价值与B超相似，但对肝硬化合并原发性肝癌的诊断价值则高于B超，当B超筛查疑合并原发性肝癌时常需CT进一步检查，诊断仍有疑问者，可配合MRI检查，综合分析。

（七）内镜检查

可确定有无食管胃底静脉曲张，阳性率较钡餐X线检查为高，尚可了解静脉曲张的程度，并对其出血的风险性进行评估。诊断门静脉高压的最可靠指标为食管胃底静脉曲张。在并发上消化道出血时，急诊胃镜检查可判明出血部位和病因，并进行止血治疗。

（八）肝穿刺活组织检查

肝穿刺活组织检查具有确诊价值，尤为适用代偿期肝硬化的早期诊断、肝硬化结节与小肝癌鉴别及鉴别诊断有困难的其他情况者尤为适用。

（九）腹腔镜检查

能直接观察肝、脾等腹腔脏器及组织，并可在直视下进行活体检验，对诊断有困难者有价值。

（十）腹水检查

新近出现腹水者、原有腹水迅速增加原因未明者及疑似合并SBP患者应做腹腔穿刺，抽腹水作常规检查、腺苷脱氨酶测定、细菌培养及细胞学检查。

（十一）门静脉压力测定

经颈静脉插管测定的肝静脉楔入压与游离压之差为肝静脉压力梯度（HVPG），反映门静脉压力。大于10 mmHg则为门脉高压症，正常多小于5 mmHg。

诊断失代偿期肝硬化，依据下列各点可作出临床诊断：①有病毒性肝炎、长期大量饮酒等可导致肝硬化的有关病史；②门静脉高压和肝功能减退的临床表现；③肝功能试验有人血白蛋白下降、血清胆红素升高及凝血酶原时间延长等指标提示肝功能失代偿；④B超或CT提示肝硬化以及内镜发现食管胃底静脉曲张。肝活组织检查见假小叶的形成可确诊失代偿期肝硬化。代偿期肝硬化的临床诊断常不易确诊，对慢性病毒性肝炎、长期大量饮酒者应经常到医院进行检查，注意肝脾情况及肝功能试验的变化，如发现肝硬度增加，或有脾大，或肝功能异常变化，B超检查显示肝实质回声不均等变化，应注意早期肝硬化，必要时要通过肝脏穿刺活检来确诊。

完整的诊断应包括病因、病期、病理和并发症，如“乙型病毒性肝炎肝硬化（失代偿期），大结节性，合并食管静脉曲张破裂出血”的诊断。同时，对肝储备功能的评估不但有助预后估计，且对治疗方案的选择具有重要意义。

四、治疗

（一）一般治疗

1. 休息代偿期患者宜适当减少活动、避免劳累、保证休息，失代偿期尤当出现并发症时患者需卧床休息。

2. 应多食高热量、高蛋白和维生素丰富的食物。盐和水的摄入视病情调整。禁酒，忌用对肝有损害药物。有食管静脉曲张者避免进食粗糙、坚硬的食物。

3. 病情重、进食少、营养状况差的患者，可通过静脉纠正水电解质平衡，适当补充营养，视情况输注白蛋白或血浆。

（二）抗纤维化治疗

1. 慢性乙型肝炎

（1）肝功能较好、无并发症的乙型肝炎肝硬化患者 HBeAg 阳性者的治疗指征为：HBV DNA≥10^5拷贝/ml，HBeAg 阴性者为 HBV DNA≥10^4拷贝/ml，ALT 正常或升高。治疗目标是延缓和降低肝功能失代偿和 HCC 的发生。①拉米夫定：100 mg，每日 1 次口服，无固定疗程，需长期服用。②阿德福韦酯：出现 YMDD 变异后病情加重的患者使用后有较好效果，每日 1 次，10 mg 口服，无固定疗程，需长期服用。③干扰素：因其有导致肝功能失代偿等并发症的可能，所以应十分慎重使用。如必需使用，宜从小剂量开始，根据患者的耐受情况逐渐增加到预定的治疗剂量。

（2）肝功能失代偿乙型肝炎肝硬化患者，治疗指征为 HBV DNA 阳性，ALT 正常或升高。治疗目标是通过抑制病毒复制，改善肝功能，以延缓或减少肝移植的需求，抗病毒治疗只能延缓疾病进展，但本身不能改变终末期肝硬化的最终结局。干扰素治疗可导致肝衰竭，因此，肝功能失代偿患者禁忌使用。

2. 慢性丙型肝炎积极抗病毒治疗可以减轻肝损害，延缓肝硬化的发展。目前美国肝病学会推荐治疗方案如下：

（1）肝功能代偿的肝硬化（Child-Pugh A 级）患者，尽管对治疗的耐受性和效果有所降低，但为使病情稳定、延缓或阻止肝衰竭和 HCC 等并发症的发生，建议在严密观察下给予抗病毒治疗。方案如下：

1）PEG－IFNα 联合利巴韦林治疗方案：PEG－IFNα－2a 180 μg 每周 1 次皮下注射，联合口服利巴韦林 1000 mg/d，至 12 周时检测 HCV RNA：①如 HCV RNA 下降幅度<2 个对数级，则考虑停药。②如 HCV RNA 定性检测为阴转，或低于定量法的最低检测界限，继续治疗至 48 周。③如 HCV RNA 未转阴，但下降≥2 个对数级，则继续治疗到 24 周。如 24 周时 HCV RNA 转阴，可继续治疗到 48 周；如果 24 周时仍未转阴，则停药观察。

2）普通干扰素联合利巴韦林治疗方案：IFNα3－5MU，肌内或皮下注射每两天一次，并配合口服利巴韦林 1 000 mg/d，建议治疗 48 周。

3）利巴韦林不良反应者的治疗方案：可单用普通 IFNα、复合 IFNα 或 PEG－IFN，方法同上。

（2）大多数的肝功能失代偿肝硬化患者，都难以耐受 IFNα 治疗的不良反应，所以有条件者最好进行肝移植术。

中医药治疗肝硬化历史悠久，主要的治疗方法是活血化瘀法，按病情辨证施治。

（三）腹水的治疗

治疗腹水不但可减轻症状，且可防止在腹水基础上发展的一系列并发症如 SBP、肝肾综合征等。

1. 限制钠和水的摄入　钠的摄入量限制在 60～90 mmol/d（相当于食盐 1.5～2 g/d）。限钠饮食和卧床休息是腹水的基础治疗，部分轻、中度腹水患者经此治疗可发生自发性利尿，腹水消退。应用利尿剂时，可适当放宽钠的摄入量。有稀释性低钠血症（<125 mmol/L）

者，应同时限制水摄入，摄入水量在500～1 000 ml/d。

2. 利尿剂　若上述基础治疗无效或腹水较大量时应使用利尿剂。临床常用的利尿剂为螺内酯和呋塞米。前者为潴钾利尿剂，单独长期大量使用可发生高钾血症；后者为排钾利尿剂，单独应用应同时补钾。目前主张两药合用，同时可加强疗效，和减少不良反应。使用利尿剂时应监测体重变化及血生化。

3. 提高血浆胶体渗透压　对低蛋白血症患者，每周定期输注白蛋白或血浆，可通过提高胶体渗透压促进腹水消退。

4. 难治性腹水的治疗　难治性腹水定义为使用最大剂量利尿剂（螺内酯400 mg/d加上呋塞米160 mg/d）而腹水仍无减退。对于利尿剂使用虽未达最大剂量，腹水减退且反复诱发肝性脑病、低钠血症、高钾血症或高氮质血症者亦被视为难治性腹水。难治性腹水的治疗可选择下列方法：

（1）大量排放腹水加输注白蛋白：在1～2小时内放腹水4～6 L，同时输注白蛋白8～10 g/L腹水，继续使用适量利尿剂。可重复进行。此法对大量腹水患者，疗效比单纯加大利尿剂剂量效果要好，对部分难治性腹水患者有效。但应注意有严重凝血障碍、肝性脑病、上消化道出血等情况的患者不宜使用。

（2）自身腹水浓缩回输：将抽出腹水经浓缩处理（超滤或透析）后再经静脉回输，起到清除腹水，保留蛋白，增加有效血容量的作用。对难治性腹水有一定疗效。

（3）经颈静脉肝内门体分流术：是一种以血管介入的方法在肝内的门静脉分支与肝静脉分支间建立分流通道。该法能有效降低门静脉压，可用于治疗门静脉压增高明显的难治性腹水，但易诱发肝性脑病，故不宜作为治疗的首选。

（4）肝移植：顽固性腹水是患者肝移植被优先考虑。

（四）并发症的治疗

1. 食管胃底静脉曲张破裂出血

（1）预防首次出血：对中重度静脉曲张伴有红色征的患者，需采取措施预防首次出血。普萘洛尔是目前最佳选择之一，普萘洛尔治疗的目的是降低肝静脉压力梯度至<12 mmHg。如果普萘洛尔无效、不能耐受或有禁忌证者，可以慎重考虑采取内镜下食管曲张静脉套扎术或硬化剂注射治疗。

（2）预防再次出血：在第一次出血后，70%的患者患者会再出血，且死亡率高，因此在急性出血控制后，应采取措施预防再出血。在控制活动性曲张静脉出血后，可以在内镜下对曲张静脉进行套扎。如果无条件作套扎，可以使用硬化剂注射。对胃底静脉曲张宜采用组织胶注射治疗。也可根据设备条件和医师经验联合使用上述内镜治疗方法。没有条件的地方可采用药物预防再出血。首选药物为β-阻滞剂普萘洛尔。

2. 自发性细菌性腹膜炎　合并SBP常迅速加重肝损害、诱发HRS、肝性脑病等严重并发症，故应立足于早诊、早治。①抗生素治疗：应选择对肠道革兰阴性菌有效、腹水浓度高、肾毒性小的广谱抗生素，一般首选头孢噻肟等第三代头孢菌素，可联合半合成广谱青霉素与β-内酰胺酶抑制药的混合物如舒他西林、替门汀等和（或）喹诺酮类药物，静脉给药，要足量、足疗程。一般于用药48h复查腹水常规，如PMN减少一半以上可认为抗生素有效，继续至腹水白细胞恢复正常数天后停药。②静脉输注白蛋白：通过研究可证明可降低

HRS 发生率及提高生存率。对发生 HRS 的高危患者（总胆红素＞68.4 μmol/L、血肌酐＞88.4 μmol/L）推荐开始用 1.5 g/（kg·d）、连用 2 天，继 1 g/（kg·d）至病情明显改善。③SBP 的预防：急性曲张静脉出血或腹水蛋白低于 1 g/L 为发生 SBP 高危因素，最好进行静脉用药或喹喏酮类药物口服。

3. 肝肾综合征　积极防治 HRS 的诱发因素如感染、上消化道出血、水电解质紊乱、大剂量利尿剂等和避免使用肾毒性药物，是预防 HRS 发生的重要措施。合并 SBP 的肝硬化患者 HRS 发生率明显升高，可通过除积极抗感染外及早输注足量白蛋白可来降低 HRS 发生率及提高生存率。

肝移植是唯一能使患者长期存活的疗法。

4. 肝肺综合征　本症目前无有效的内科治疗，给氧只能暂时改善症状但不能改变自然病程。肝移植为唯一治疗选择。

（五）门静脉高压症的手术治疗

手术治疗的目的主要是切断或减少曲张静脉的血流来源、降低门静脉压力和消除脾功能亢进，一般食管胃底静脉曲张破裂而大出血且各种治疗无效而危及生命者，或食管胃底静脉曲张破裂大出血后用于预防再出血特别是伴有严重脾功能亢进者。使用这种治疗方法有各种断流、分流术和脾切除术等，手术预后与慎重选择病例和手术时机密切相关。在无黄疸或腹水、肝功能损害较轻者，手术预后较好；大出血时急诊手术、机体一般状况差、肝功能损害显著者，手术预后差、死亡率高。

（六）肝移植

是对晚期肝硬化治疗的最佳选择，为提高手术存活率，应正确掌握手术时机并尽可能地充分做好术前准备工作。

第五节　肠梗阻

一、病因病理

（一）病因

（1）按肠梗阻发生的基本原因可以分为三类：

1. 机械性肠梗阻　最常见。是由于各种原因引起肠腔变狭小，使肠内容物通过发生障碍。可能发生的原因是：①肠腔堵塞；②肠管受压；③肠壁病变。

2. 动力性肠梗阻　是由于神经反射或毒素刺激引起肠壁肌功能紊乱，使肠蠕动丧失或肠管痉挛，以致肠内容物不能正常运行，但没有器质性的肠腔狭窄。常见的如麻痹性肠梗阻。

3. 血运性肠梗阻　是由于肠系膜血管栓塞或血栓形成，使肠管血运障碍，继而发生肠麻痹而使肠内容物不能运行。

（2）按肠壁有无血运障碍，分为单纯性和绞窄性两类：

1. 单纯性肠梗阻：只是肠内容物通过受阻，而无肠管血运障碍。

2. 绞窄性肠梗阻：系指梗阻并伴有肠壁血运障碍者，可因肠系膜血管受压、血栓形成或栓塞等引起。

肠梗阻还可按梗阻的部位分为高位（如空肠上段）和低位（如回肠末段和结肠）两种；根据梗阻的程度，又可分为完全性和不完全性肠梗阻；此外，按发展过程的快慢还可分为急性和慢性肠梗阻。倘若一段肠袢两端完全阻塞，如肠扭转、结肠肿瘤等，称闭袢性肠梗阻。结肠肿瘤引起肠梗阻，由于其近端存在回盲瓣，也容易导致闭袢性肠梗阻。

（二）病理

单纯性机械性肠梗阻一旦发生，梗阻以上肠蠕动增加，以克服肠内容物通过障碍。另一方面，肠腔内因气体和液体的积贮而膨胀。肠梗阻部位愈低，时间愈长，肠膨胀愈明显。梗阻以下肠管则瘪陷、空虚或仅存积少量粪便。扩张肠管和瘪陷肠管交界处就是梗阻所在，这对手术中寻找梗阻部位至关重要。

全身性病理生理改变主要由于体液丧失、肠膨胀、毒素的吸收和感染所致。

1. 体液丧失：体液丧失及因此而引起的水、电解质紊乱与酸碱失衡，是肠梗阻很重要的病理生理改变。胃肠道的分泌液每日约为 8000 ml，在正常情况下绝大部分被重吸收。急性肠梗阻病人，由于不能进食及频繁呕吐，大量丢失胃肠道液，使水分及电解质大量丢失，尤以高位肠梗阻为甚。低位肠梗阻时，则这些液体不能被吸收而潴留在肠腔内，等于丢失体外。另外，肠管过度膨胀，影响肠壁静脉回流，使肠壁水肿和血浆向肠壁、肠腔和腹腔渗出。如有肠绞窄存在，更丢失大量血液。

2. 感染和中毒：在梗阻以上的肠腔内细菌数量显著增加，细菌大量繁殖，而产生多种强烈的毒素。由于肠壁血运障碍或失去活力，肠道细菌移位及细菌和毒素渗透至腹腔内引起严重的腹膜炎和感染、中毒。

3. 休克及多器官功能障碍：严重的缺水、血液浓缩、血容量减少、电解质紊乱、酸碱平衡失调、细菌感染、中毒等，可引起严重休克。当肠坏死、穿孔，发生腹膜炎时，全身中毒尤为严重。

二、临床表现

1. 腹痛　机械性肠梗阻发生时，由于梗阻部位以上强烈肠蠕动，表现为阵发性绞痛，疼痛多在腹中部，也可偏于梗阻所在的部位。腹痛发作时可伴有肠鸣，自己觉得有“气块”在腹中窜动，并受阻于某一部位。有时能见到肠型和肠蠕动波。如果腹痛的间歇期不断缩短，以至成为剧烈的持续性腹痛，则应该警惕可能是绞窄性肠梗阻的表现。

2. 呕吐　在肠梗阻早期，呕吐呈反射性，吐出物为食物或胃液。此后，呕吐随梗阻部位高低而有所不同，一般是梗阻部位愈高，呕吐出现愈早、愈频繁。高位肠梗阻时呕吐频繁，吐出物主要为胃及十二指肠内容；低位肠梗阻时，呕吐出现迟而少，吐出物可呈粪样。

3. 腹胀　一般梗阻发生一段时间后出现，其程度与梗阻部位有关。高位肠梗阻腹胀不明显，但有时可见胃型。低位肠梗阻及麻痹性肠梗阻腹胀显著，遍及全腹。结肠梗阻时，如果回盲瓣关闭良好，梗阻以上结肠可成闭袢，则腹周膨胀显著。腹部隆起呈不均匀对称，是肠扭转等闭袢性肠梗阻的特点。

4. 停止自肛门排气排便　完全性肠梗阻发生后，病人多不再排气排便；但梗阻早期，尤其是高位肠梗阻，可因梗阻以下肠内尚残存的粪便和气体，仍可自行或在灌肠后排出，不能因此而否定肠梗阻的存在。某些绞窄性肠梗阻，如肠套叠、肠系膜血管栓塞或血栓形成，则可排出血性黏液样粪便。

三、诊断

在肠梗阻诊断过程中，必须辨明下列问题：

1. 是否肠梗阻　根据腹痛、呕吐、腹胀、停止自肛门排气排便四大症状和腹部可见肠型或蠕动波，肠鸣音亢进等，一般可作出诊断。X线检查对确定是否有肠梗阻帮助较大。

2. 是机械性还是动力性梗阻　机械性肠梗阻具有上述典型临床表现，早期腹胀可不显著。麻痹性肠梗阻无阵发性绞痛等肠蠕动亢进的表现，相反为肠蠕动减弱或消失，腹胀显著。

3. 是单纯性还是绞窄性梗阻　有下列表现者，应考虑绞窄性肠梗阻的可能：①腹痛发作急骤，起始即为持续性剧烈疼痛，或在阵发性加重之间仍有持续性疼痛。②病情发展迅速，早期出现休克，抗休克治疗后改善不显著。③有明显腹膜刺激征，体温上升、脉率增快、白细胞计数增高。④腹胀不对称，腹部有局部隆起或触及有压痛的肿块（胀大的肠袢）。⑤呕吐物、胃肠减压抽出液、肛门排出物为血性，或腹腔穿刺抽出的血性液体。⑥经积极非手术治疗而症状体征无明显改善。⑦腹部X线检查见孤立、突出胀大的肠袢、不因时间而改变位置，或有假肿瘤状阴影；或肠间隙增宽，提示有腹腔积液。

4. 是高位还是低位梗阻　高位小肠梗阻的特点是呕吐发生早而频繁，腹胀不明显。低位小肠梗阻的特点是腹胀明显，呕吐出现晚而次数少，并可吐粪样物。

5. 是完全性还是不完全性梗阻　完全性梗阻呕吐频繁，如为低位梗阻腹胀明显，完全停止排便排气。X线腹部检查见梗阻以上肠袢明显充气和扩张，梗阻以下结肠内无气体。不完全梗阻呕吐与腹胀都较轻或无呕吐，X线所见肠袢充气扩张都较不明显，而结肠内仍有气体存在。

6. 是什么原因引起梗阻　应根据年龄、病史、体征、X线、CT等影像学检查等几方面分析。在临床上粘连性肠梗阻最为常见，多发生在以往有过腹部手术、损伤或炎症史的病人。嵌顿性或绞窄性腹外病是常见的肠梗阻原因，所以机械性肠梗阻的病人应仔细检查各可能发生外疝的部位。结肠梗阻多系肿瘤所致，需特别提高警惕。新生婴儿以肠道先天性畸形为多见，2岁以内的小儿，则肠套叠多见，蛔虫团所致的肠梗阻常发生于儿童，老年人则以肿瘤及粪块堵塞为常见。

四、治疗

（一）基础疗法　即不论采用非手术或手术治疗，均需应用的基本处理。

1. 胃肠减压：是治疗肠梗阻的重要方法之一。通过胃肠减压，吸出胃肠道内的气体和液体，可以减轻腹胀，降低肠腔内压力，减少肠腔内的细菌和毒素，改善肠壁血循环，有利于改善局部病变和全身情况。

2. 矫正水、电解质紊乱和酸碱失衡：不论采用手术和非手术治疗，纠正水、电解质紊乱和酸碱失衡是极重要的措施。输液所需容量和种类须根据呕吐情况、缺水体征、血液浓缩程度、尿排出量和比重，并结合血清钾、钠、氯和血气分析监测结果而定。

3. 防治感染和中毒：应用抗肠道细菌，包括抗厌氧菌的抗生素。此外，还可应用镇静剂、解痉剂等对症治疗，止痛剂的应用则应遵循急腹症治疗的原则。

（二）解除梗阻　可分手术治疗和非手术治疗两大类。

手术大体可归纳为下述四种：

1. 解决引起梗阻的原因：如粘连松解术、肠切开取除异物、肠套叠或肠扭转复位术等。

2. 肠切除肠吻合术：如肠管因肿瘤、炎症性狭窄等，或局部肠袢已经失活坏死，则应作肠切除肠吻合术。对于绞窄性肠梗阻，应争取在肠坏死以前解除梗阻，恢复肠管血液循环，正确判断肠管的生机十分重要。如在解除梗阻原因后有下列表现，则说明肠管已无生机：①肠壁已呈黑色并塌陷；②肠壁已失去张力和蠕动能力，肠管呈麻痹、扩大、对刺激无收缩反应；③相应的肠系膜终末小动脉无搏动。如有可疑，可用等渗盐水纱布热敷，或用0.5%普鲁卡因溶液作肠系膜根部封闭等。倘若观察10～30分钟，仍无好转，说明肠已坏死，应做肠切除术。

3. 短路手术：当引起梗阻的原因既不能简单解除，又不能切除时，如晚期肿瘤已浸润固定，或肠粘连成团与周围组织黏着，则可作梗阻近端与远端肠袢的短路吻合术。

4. 肠造口或肠外置术：如病人情况极严重，或局部病变所限，不能耐受和进行复杂的手术，可用这类术式解除梗阻；但主要适用于低位肠梗阻如急性结肠梗阻。

非手术治疗：主要适用于单纯性粘连性（特别是不完全性）肠梗阻，麻痹性或痉挛性肠梗阻，蛔虫或粪块堵塞引起的肠梗阻，肠结核等炎症引起的不完全性肠梗阻，肠套叠早期等。在治疗期间，必须严密观察，如症状、体征不见好转或反有加重，即应手术治疗。

第六节　胃　癌

一、病因病理

（一）病因

胃癌的确切病因现阶段并不十分明确，以下因素该病发生有关：

1. 地域环境及饮食生活因素　胃癌发病有明显的地域性差别，例如第一代到美国的日本移民胃癌发病率下降约25%，第二代下降约50%，至第三代发生胃癌的危险性与当地美国居民相当。在我国的西北与东部沿海地区胃癌发病率比南方地区明显高出许多，故环境因素在胃癌发生中起着至关重要的作用。长期食用熏烤、盐腌食品的人群中胃远端部位发生癌变的概率明显增高，这与食品中亚硝酸盐、真菌毒素、多环芳烃化合物等致癌物或前致癌物含量高低有关；胃癌的发病与食物中缺乏新鲜蔬菜与水果也有一定关联。吸烟者的胃癌发病危险较不吸烟者高50%。

2. 幽门螺杆菌感染　幽门螺杆菌（简称HP）感染也是引发胃癌的主要因素之一。我国胃癌高发区成人HP感染率在60%以上，比低发区13%～30%的HP感染率明显要高。幽门螺杆菌能促使硝酸盐转化成亚硝酸盐及亚硝胺而致癌；HP感染引起胃黏膜慢性炎症再加上环境致病因素则可加速黏膜上皮细胞的过度增殖，导致畸变致癌。

3. 遗传和基因　遗传与分子生物学研究表明，胃癌有明显的家族聚集倾向，家族聚集发病率高于正常人群2～3倍。许多证据表明胃癌的发生与一些抑癌基因杂合性丢失和突变有关。根据分子生物学研究结果显示胃癌组织中某些癌基因有明显扩增和过度表达出现；而胃癌的侵袭性和转移则与 CD44v 基因的异常表达密切相关。

（二）病理

1. 从不同角度有不同的分类方法。

根据腺体的形成及黏液分泌能力，可分为：

（1）管状腺癌：癌细胞构成大小不等的腺管或腺腔，分化良好。例向胃腔呈乳突状生长的表现性，称作乳突状腺癌。

（2）髓样癌：大多癌细胞不形成明显的管腔，呈条索状或团块状，一般分化较差。

（3）黏液腺癌：在间质内大量积聚癌细胞产生的黏液，称胶质癌。如细胞产生的黏液，将细胞核推向一侧，称为印戒细胞癌。

（4）弥散型癌：癌细胞呈弥散分布，不含黏液也不聚集成团，无腺样结构，分化极差。

2. 根据肿瘤起源将胃癌分为

（1）肠型胃癌：源于肠腺化生，肿瘤含管状腺体，多发生于胃的远端并伴随溃疡发生。

（2）弥漫型胃癌：弥漫型胃癌涉及范围广泛，与肠腺化生无关，无腺体结构，多见于年轻患者。

3. 根据癌细胞分化程度可分为高分化、中度分化和低分化三大类。

4. 根据肿瘤生长方式将胃癌分为：

（1）膨胀型：癌细胞间有黏附分子，以团块形生长，预后较好，相当于上述肠型。

（2）浸润型：细胞以分散方式向纵部深层扩散，预后较差，相当于上述弥漫型。需要注意的是，同一肿瘤中两种生长方式可以同时存在。

5. 胃癌的时期分类

（1）早期胃癌

内镜下早期胃癌可表现为小的息肉样隆起或凹陷。癌灶直径小于 1 cm 者称小胃癌，小于 0.5 cm 者称微小胃癌。早期胃癌有时较难辨别，可在内镜下对可疑病灶进行亚甲蓝染色，癌性病变处将被着色，有助于活检部位的指导。近期新高端的放大内镜，能更仔细观察细微病变，使早期胃癌的诊断率得到提高。早期胃癌的分型是依据由日本内镜学会 1962 年首先提出的分类方法，并沿用至今。

Ⅰ型（息肉型）：病灶隆起呈小息肉状，基底宽无蒂，常大于 2 cm，占早期胃癌的 15%左右。

Ⅱ型（浅表型）：癌灶表浅，分 3 个亚型，共占 75%。

Ⅱa 型（浅表隆起型）：病变稍高出黏膜面，高度不超过 0.5 cm，表面平整。

Ⅱb 型（浅表平坦型）：病变与黏膜等平，但表面粗糙呈细颗粒状。

Ⅱc 型（浅表凹陷型）：最常见，凹陷不超过 0.5 cm，病变底面粗糙不平，可见聚合黏膜皱襞的中断或融合。

Ⅲ型（溃疡型）：约占早期胃癌的 10%，黏膜溃烂较Ⅱc 深，但不超过黏膜下层，周围聚合皱襞有中断、融合或变形成杵状。

（2）进展期胃癌

临床上比早期胃癌发病多见，大多可以从肉眼观察作出初步诊断，肿瘤表面多呈现凹凸不平状，且糜烂，有污秽苔，活检易出血；也可呈深大溃疡，底部覆有污秽灰白苔，溃疡边缘呈结节状隆起，无聚合皱襞，病变处无蠕动。

大体形态类型仍沿用 Borrmann 提出的分类法。

Ⅰ型：又称息肉型或蕈伞型，肿瘤呈结节状，向胃腔内隆起生长，边界清楚。此型不多见。

Ⅱ型：又称溃疡型，单个或多个溃疡，边缘隆起，形成堤坎状，边界较清楚，此型常见。

Ⅲ型：又称溃疡浸润型，隆起而有结节状的边缘向周围浸润，与正常黏膜无清晰的分界，此型最常见。

Ⅳ型：又称弥漫浸润型，癌组织发生于黏膜表层之下，在胃壁内向四周弥漫浸润扩散，同时伴有纤维组织增生，此型少见。病变如累及胃窦，可造成狭窄；如累及全胃，可使整个胃壁增厚、变硬，称为皮革胃。

6. 胃癌的扩散与转移

（1）直接浸润　贲门胃底癌易侵及食管下端，胃窦癌可向十二指肠浸润。分化差浸润性生长的胃癌突破浆膜后，易扩散至网膜、结肠、脾、肝、胰腺等邻近器官。当胃癌组织发展到黏膜下层后，可沿组织间隙与淋巴网进行蔓延，扩展距离可达癌灶外 6 cm ，向十二指肠浸润常在幽门下 3 cm 以内。

（2）腹膜种植转移　当胃癌组织侵及浆膜外后，最常转移到肝，其次是肺、腹膜和肾上腺，也可转移到肾、骨髓、脑、直肠前凹等，直肠指检则可发现。女性病人胃癌可形成卵巢转移性肿瘤，称 Krukenberg 瘤。癌细胞腹膜广泛蔓延时，大量癌性腹水可能出现。

（3）血行转移　发生在晚期，癌细胞进人门静脉或体循环向身体其他部位传播，形成转移性病灶。常见转移的器官有肝、肺、胰、骨骼等处，以肝转移居多。

（4）淋巴转移　胃癌的主要转移途径就是通过此途径，进展期胃癌的淋巴转移率高达70%左右，早期胃癌也可有淋巴转移。胃癌的淋巴结转移率和癌灶的浸润深度呈正相关。

二、临床表现

早期胃癌多数情况下没有症状，或者仅有一些非特异性消化道症状。因此，单凭临床症状，诊断早期胃癌十分困难。

腹痛是进展期胃癌最早出现的症状，常同时伴有食欲缺乏，厌食，体重减轻。腹痛可缓可急，开始时仅为上腹饱胀不适，餐后更甚，继而有隐痛不适，偶呈节律性溃疡样疼痛，但这种疼痛不能被进食或服用制酸剂缓解。患者常有早饱感及软弱无力症状出现。

胃癌发生并发症或转移时可能会有些特殊症状，贲门癌累及食管下段时可出现吞咽困难。并发幽门梗阻时可有恶心呕吐，溃疡型胃癌出血时进而可引起呕血或黑粪，之后便出现贫血。胃癌转移至肝可引起右上腹痛，黄疸或发热；肿瘤侵及胰腺时，可出现背部放射性疼痛；转移至肺可引起咳嗽、呃逆、咯血，累及胸膜可产生胸腔积液而发生呼吸困难。

副癌综合征可能会在一些胃癌患者中出现，包括反复发作的表浅性血栓静脉炎及过度色素沉着；皮肤褶皱处有过度色素沉着，黑棘皮症，尤其是双腋下；皮肌炎、膜性肾病、累及感觉和运动通路的神经肌肉病变等。

三、诊断

X线钡餐检查和纤维胃镜加活组织检查使胃癌诊断不再是难题。由于早期胃癌无特异性症状，病人的就诊率低，又加上缺乏有效方便的普查筛选手段，导致目前国内早期胃癌患者占胃癌住院病人的比例还不到1 / 1000。为提高早期胃癌诊断率，对有胃癌家族史或原有胃病史的人群应定期多方位检查。对40岁以上有上消化道症状而无胆道疾病者和原因不明的消化道慢性失血者或短期内体重明显减轻，食欲缺乏者应作胃的相关全面检查，以防胃癌的漏诊。目前临床上用于诊断胃癌的检查手段主要有以下四种：

1. X线钡餐检查　数字化X线胃肠造影技术的应用，使得影像分辨率和清晰度大大改善提高，目前仍作为诊断胃癌的常用方法之一。常采用气钡双重造影，通过黏膜相和充盈相的观察作出诊断。

2. 腹部超声　在胃癌诊断中，腹部超声主要用于观察胃的邻近脏器（特别是肝、胰）及受浸润的情况。

3. 纤维胃镜检查　直接观察胃黏膜病变的部位和范围，并获取病变组织作病理学检查，是诊断胃癌的最为有效方法，对可疑病变组织活检不应少于4处，这样可大大提高诊断率。内镜下刚果红、亚甲蓝活体染色技术，可使小胃癌和微小胃癌的检出率显著提高。采用带超声探头的纤维胃镜，对病变区域进行超声探测成像，对了解肿瘤浸润深度以及周围脏器和淋巴结有无侵犯和转移有一定帮助。

4. 螺旋CT与正电子发射成像检查　多排螺旋CT扫描结合三维立体重建和模拟内腔镜技术，是一种新型无创检查手段，有助于胃癌的诊断和术前临床分期。利用胃癌组织对于[^{18}F]氟-2-脱氧-D-葡萄糖（FDG）的亲和性，采用正电子发射成像技术（PET）可以判断淋巴结与远处转移病灶情况，准确性较高。

四、治疗

（一）手术治疗分为姑息性手术和根治性手术两类。

1. 姑息性手术　姑息性胃切除术。原发灶无法切除，为了减轻由于梗阻、穿孔、出血等并发症引起的症状而作的手术，如胃空肠吻合术、穿孔修补术、空肠造口等。

2. 根治性手术　原则上为整块切除包括癌灶和可能受波及胃壁在内的胃的部分或全部，按临床分期标准整块清除胃周围的淋巴结，重建其消化道。

（1）胃切除范围：胃壁的切线必须距肿瘤边缘5 cm以上；十二指肠侧或食管侧的切线应距离幽门或贲门3～4 cm。

（2）清除胃周淋巴结：清除范围以D表示，以N表示胃周淋巴结站别。第一站淋巴结未全部清除者为D_0，第一站淋巴结全部清除为D_1术，第二站淋巴结完全清除称为D_2，依次D_3。胃癌手术的根治度分为A，B，C三级。A级：$D>N$，手术切除的淋巴结站别，超越已有转移的淋巴结站别；切缘1 cm内无癌细胞浸润，是效果好的根治术。B级：$D=N$，或切缘1 cm内有癌细胞累及，也属根治性手术。C级：仅切除原发灶和部分转移灶，尚有肿瘤残余，为非根治性手术。

（3）手术方式：依据肿瘤发生部位、进展程度以及临床分期来确定。早期胃癌由于病变局限只有较少淋巴结转移，施行D以下的胃切除术就可获得切除性治愈，可行腹腔镜或开腹胃部分切除术。对小于1 cm的非溃疡凹陷型胃癌，直径小于2 cm的隆起型黏膜癌，可在内镜下行胃粘膜切除术。

进展期胃癌　标准治疗法是D2淋巴结廓清的胃切除术。远端胃癌（L区）根治术为例，行根治性远端胃大部切除，切除胃的3/4～4/5，清除一、二站淋巴结，切除大小网膜、胰腺被膜与横结肠系膜前叶；胃体（M区）与胃近端（U区）癌可行根治性全胃切除术，消化道重建常行食管空肠Roux－en－Y吻合，或是十二指肠食管间空肠间置手术。近端胃癌也可选用根治性近端胃切除，胃食管吻合。

扩大的胃癌根治术：适用于胃癌已发展到邻近组织或脏器（包括胰体、尾及脾等）的根治性胃大部切除或全胃切除；有肝、结肠等邻近脏器波及的患者可实行联合脏器切除术。

（二）胃癌的化疗

用于根治性手术的术前、术中和术后，延长生存期。采用适量化疗对晚期胃癌患者可减缓肿瘤的发展速度，改善其症状有一定的近期效果。

1. 术前化疗即新辅助化疗　可使肿瘤缩小，手术根治及治愈机会得到增加。

2. 术后辅助化疗　对于进展期胃癌的中位生存时间仍然小于9个月。术后化疗方式主要包括静脉化疗、腹腔内化疗、淋巴靶向化疗和持续性腹腔温热灌注等。

3. 适应证　早期胃癌根治术后原则上不必辅助化疗，有下列情况者应进行辅助化疗：病理类型恶性程度高；癌灶面积大于5平方厘米；多发癌灶；年龄低于40岁。进展期胃癌根治术后、姑息手术后、根治术后复发者需要化疗。施行化疗的胃癌病人应当有明确病理诊断，一般情况良好，心、肝、肾与造血功能正常，无严重并发症。

（三）胃癌的其他治疗

包括放疗、免疫治疗、热疗、中医中药治疗等。胃癌的免疫治疗包括非特异生物反应调节剂如卡介苗、香菇多糖等；细胞因子如白介素、肿瘤坏死因子、干扰素等；以及过继性免疫治疗如淋巴细胞激活后杀伤细胞、肿瘤浸润淋巴细胞等的临床应用。研究较多的基因治疗方法以抗血管形成基因最为常见，在胃癌的治疗中研究较多的基因治疗方法发挥作用。

第七节　慢性胃炎

一、病因病理

（一）病因

1. 幽门螺杆菌感染

慢性胃炎的发生最主要病因是幽门螺杆菌的作用。幽门螺杆菌具有鞭毛，能在胃内穿过黏液层移向胃黏膜，它所分泌的黏附素能使其贴紧于上皮细胞，它所释放的尿素酶可分解体内尿素产生NH_3从而维持细菌生活的中性周围环境，幽门螺杆菌的这些特点有助于它在胃黏膜表面固定繁殖。幽门螺杆菌通过上述产氨作用、分泌空泡毒素A等物质而引起细胞损害；其细胞毒素相关基因（cag A）蛋白能引起强烈的炎症反应；其菌体细胞壁还可作为抗原诱导机体免疫反应的发生。胃黏膜的慢性炎症将在以上这些因素的长期存在下发生。

2. 自身免疫

自身免疫性胃炎主要以富含壁细胞的胃体黏膜萎缩为主；患者血液中常存在自身抗体如壁细胞抗体（简称 PCA），伴恶性贫血者还可查到内因子抗体（简称 IFA）等；本病还可伴有其他自身免疫病如桥本甲状腺炎、白癜风等。

3. 饮食因素

流行病学研究显示，胃黏膜萎缩、肠化生以及胃癌的发生与饮食中高盐和缺乏新鲜蔬菜水果等有密切关联。

4. 其他因素

幽门括约肌功能不全时含胆汁和胰液的十二指肠液反流入胃，可导致胃黏膜屏障功能减弱。其他外源因素，如酗酒、服用 NSAID（非甾体抗炎药）等药物或饮食某些刺激性食物等因素均可反复损伤胃黏膜。

（二）病理

慢性胃炎的主要组织病理学特征是炎症、萎缩和肠化生。炎症表现为黏膜层被淋巴细胞和浆细胞等慢性炎症细胞浸润其中以淋巴细胞和浆细胞为主，幽门螺杆菌引发的慢性胃炎常见有淋巴滤泡形成。当可视有中性粒细胞浸润时表明已有活动性炎症，此称为慢性活动性胃炎。慢性炎症过程中出现胃黏膜萎缩，主要表现为胃黏膜固有腺体（幽门腺或泌酸腺）数量减少甚至消失，组织学上有两种萎缩类型：

1. 非化生性萎缩：胃黏膜固有腺体被纤维组织或纤维肌性组织代替或炎症细胞浸润引起固有腺体数量减少。

2. 化生性萎缩：胃黏膜固有腺体被肠化生或假幽门腺化生所代替。萎缩常伴有肠化生，表现为胃固有腺体被肠腺样腺体所代替。

二、临床表现

由幽门螺杆菌引发的慢性胃炎多数患者并无症状；有症状者表现为上腹痛或不适、上腹胀、嗳气、恶心、早饱等消化不良症状，这些症状的有无及其严重程度均与慢性胃炎的组织病理学改变并无肯定的相关性。自身免疫性胃炎患者可能伴有贫血出现，在典型恶性贫血患者中除贫血发生外还可伴有维生素 B_{12} 缺乏等其他临床表现。

三、诊断

慢性胃炎的诊断必须依靠胃镜检查及胃黏膜活组织病理学进行检查从而确诊。幽门螺杆菌检测有助于病因诊断。若怀疑是自身免疫性胃炎应以相关自身抗体及血清胃泌素检查为辅助检查指标。（注：以上部分诊断手段将在以下临床表现中述及）

（一）胃镜及活组织检查

胃镜检查与取活组织作病理组织学检查是诊断慢性胃炎的最可靠方法。内镜下非萎缩性胃炎可见红斑（点、片状或条状）、黏膜粗糙不平、黏膜水肿、出血点斑、渗出等最常见与最基本表现。内镜下萎缩性胃炎有两种类型即单纯萎缩性胃炎和萎缩性胃炎伴增生。前者主要表现为黏膜红白相间/白相为主、血管显露、色泽灰暗、皱襞变平甚至消失；后者主要表现为黏膜呈颗粒状或结节状。内镜下非萎缩性胃炎和萎缩性胃炎皆可见伴有糜烂（平坦或隆起）、出血、胆汁反流。胃黏膜活组织的组织病理学检查所见已如上述。由于内镜所见与活组织检查的病理表现不尽一致，因此诊断时应两者结合，在充分活检基础上以组织病理学诊断作为依据。

（二）幽门螺杆菌检测

活组织病理学检查时可同时检测幽门螺杆菌，为增加诊断的准确性可在内镜检查时再多取 1 块活组织作快速尿素酶检查。根除幽门螺杆菌治疗后，可在胃镜复查时重复上述检查。

（三）自身免疫性胃炎的相关检查

疑为自身免疫性胃炎者应检测血 PCA 和 IFA，如为该病 PCA 多呈阳性，伴恶性贫血时 IFA 多呈阳性。血清维生素 B_{12}浓度测定及维生素 B_{12}吸收试验有助恶性贫血诊断。

（四）血清胃泌素 G17、胃蛋白酶原Ⅰ和Ⅱ测定

属于无创性检查，有助判断萎缩是否存在及其分布部位和程度，近年国内已开始在临床试用。胃体萎缩者血清胃泌素 G17 水平显著升高、胃蛋白酶原Ⅰ和（或）胃蛋白酶原Ⅰ/Ⅱ比值下降；胃蛋白酶原Ⅰ和胃蛋白酶原Ⅰ/Ⅱ比值正常、胃窦萎缩者血清胃泌素 G17 水平下降；全胃萎缩者则两者均低。

四、治疗

（一）关于根除幽门螺杆菌

对于幽门螺杆菌引起的慢性胃炎是否应常规根除幽门螺杆菌尚未统一见解。若幽门螺杆菌成功根除则可改善胃黏膜组织学、可预防消化性溃疡及可能降低胃癌发生的危险性、小部分患者消化不良症状也可取得改善。2006 年中国慢性胃炎提出统一意见，建议根除幽门螺杆菌特别适用于以下三种情况：①伴有胃黏膜糜烂、萎缩及肠化生、异型增生患者；②有消化不良症状患者；③有胃癌家族史患者。

（二）自身免疫性胃炎的治疗

目前尚无特异治疗方法，有恶性贫血时注射维生素 B_{12}后可使贫血症状得到缓解。

（三）异型增生的治疗

异型增生是胃癌的癌前病变，应予高度重视。对轻度异型增生除给予上述积极治疗外，还应当重视定期随访。对肯定的重度异型增生，目前多采用内镜下胃黏膜切除术。

（四）关于消化不良症状的治疗

有消化不良症状且伴有慢性胃炎的患者，症状与慢性胃炎之间并不存在明确的关系，因此症状治疗事实上属于功能性消化不良的经验性治疗，抑酸或抗酸药、促胃肠动力药、中药、胃黏膜保护药均可试用，这些药物除对症治疗作用外，也可能对胃黏膜上皮的修复及炎症消除有一定作用。

第八节　胆囊结石

一、病因病理

胆囊结石的成因十分复杂，与很多因素有关。任何影响胆固醇与胆汁酸浓度比例和造成

胆汁淤滞的因素都能导致结石形成。如某些地区和种族的差异、女性激素、妊娠、肥胖、高脂肪饮食、长期肠外营养、高脂血症、糖尿病、胃切除或胃肠吻合手术后、回肠末段疾病和回肠切除术后、肝硬化、溶血性贫血等。我国西北地区的胆囊结石发病率相对较高，可能与饮食习惯有关。

二、临床表现

大多数病人可无症状，仅在体检、手术和尸体解剖时偶然发现，称为静止性胆囊结石，随着健康检查的普及，无症状胆囊结石的发现明显增多。胆囊结石的典型症状为胆绞痛，只有少数病人出现，其他常表现为急性或慢性胆囊炎。主要临床表现包括：

1. 胆绞痛

典型发作是在饱餐、进食油腻食物后或睡眠中的体位改变时，由于胆囊收缩或结石移位加上迷走神经兴奋，结石嵌顿在胆囊壶腹部或颈部，胆囊内压力升高，胆囊排空受阻，胆囊强力收缩而发生绞痛。疼痛位于右上腹或上腹部，呈阵发性，或持续疼痛阵发性加剧，可向右肩胛部和背部放射，部分病人因为疼痛剧烈而不能准确说出疼痛部位，可伴有恶心、呕吐等症状。首次胆绞痛出现后，约70％的病人一年内会再次发作。

2. 上腹隐痛

多数病人仅在进食过多、吃肥腻食物、工作紧张或休息不好时感到上腹或右上腹部隐痛，或者有饱胀不适、呃逆、嗳气等症状，常被误诊为“胃病”。

3. 胆囊积液

胆囊结石长期嵌顿或阻塞胆囊管但未合并感染时，胆囊黏膜吸收胆汁中的胆色素，并分泌黏液性物质，导致胆囊积液。积液呈透明无色，称为白胆汁。

4. 其他

①极少引起黄疸，即使黄疸也较轻；②小结石可通过胆囊管进入并停留于胆总管内成为胆总管结石；③进入胆总管的结石通过Oddi括约肌可引起损伤或嵌顿于壶腹部导致胰腺炎，称为胆源性胰腺炎；④因结石压迫可引起胆囊炎症慢性穿孔、胆囊十二指肠瘘或胆囊结肠瘘，大的结石通过瘘管进入肠道偶尔可造成肠梗阻称之为胆石性肠梗阻；⑤结石及炎症的长期刺激可诱发胆囊癌。

5. Mirizzi综合征

是特殊类型的胆囊结石，形成的因素是胆囊管与肝总管伴行过长或者胆囊管与肝总管汇合位置过低，持续嵌顿于胆囊颈部的和较大的胆囊管结石压迫肝总管，引起肝总管狭窄；反复的炎症发作更导致胆囊肝总管瘘管，胆囊管消失、结石部分或全部堵塞肝总管。临床特点是反复发作胆囊炎及胆管炎，明显的梗阻性黄疸。胆道影像学检查可见胆囊增大、肝总管扩张、胆总管正常。

三、诊断

临床典型的绞痛病史是诊断的重要依据，影像学检查可确诊。首选B超检查，其诊断胆囊结石的准确率接近100％。B超检查发现胆囊内有强回声团、随体位改变而移动、其后有声影即可确诊为胆囊结石。仅有10％～15％的胆囊结石含有钙，腹部X线能确诊，侧位照片可与右肾结石区别。CT、MRI 也可显示胆囊结石，但不作为常规检查。

四、治疗

对于有症状和（或）并发症的胆囊结石，首选腹腔镜胆囊切除（laparoscopiccholecystectomy，LC）治疗，与经典的开腹胆囊切除相比同样效果确切，但损伤小。在没有腹腔镜的条件下也可作小切口胆囊切除。无症状的胆囊结石一般不需用积极手术治疗，可观察和随诊，但下列情况应考虑行手术治疗：

①结石直径≥3 cm；②合并需要开腹的手术；③伴有胆囊息肉>1 cm；④胆囊壁增厚；⑤胆囊壁钙化或瓷性胆囊（porcelain gallbladder）；⑥儿童胆囊结石；⑦合并糖尿病；⑧有心肺功能障碍；⑨边远或交通不发达地区、野外工作人员；⑩发现胆囊结石 10 年以上的患者。

第九节 消化性溃疡

一、病因病理

（一）病因

通过近年的研究现已对消化性溃疡发病的最常见病因已经明确：幽门螺杆菌和非甾体抗炎药是损害胃十二指肠黏膜屏障从而导致消化性溃疡的发病。极其少见的特殊情况，当过度胃酸分泌大大超过黏膜的防御和修复作用也可使消化性溃疡发生成为可能。现将这些病因及其导致溃疡发生的机制分述如下：

1. 幽门螺杆菌

确认幽门螺杆菌为消化性溃疡的重要病因主要有以下两方面的证据为依据：①大量临床研究确定，成功根除幽门螺杆菌后溃疡复发率明显下降，用常规抑酸治疗后愈合的溃疡年复发率 50%～70%，而根除幽门螺杆菌可使溃疡复发率降至 5%以下，这就说明去除病因后消化性溃疡可获治愈。至于为何在人群中（感染过消化性溃疡的人群）仅有少部分人（约 15%）再次发生消化性溃疡，一般认为，这是幽门螺杆菌、宿主和环境因素三者相互作用的不同结果。②消化性溃疡患者的幽门螺杆菌检出率显著高于对照组的普通人群，在胃溃疡（简称 GU）的检出率约为 90%、十二指肠溃疡（简称 DU）约为 70%～80%（幽门螺杆菌阴性的消化性溃疡患者往往能找到 NSAID 服用史等其他原因等）

球部的幽门螺杆菌引起十二指肠炎症，炎症削弱了十二指肠黏膜的防御和修复功能，在胃酸/胃蛋白酶的侵蚀下最终导致 DU 发生。十二指肠炎症同时导致十二指肠黏膜分泌碳酸氢盐减少，间接增加十二指肠的酸负荷，进一步促进 DU 的发生和发展过程。

2. 胃酸和胃蛋白酶

消化性溃疡的最终形成是由于胃酸/胃蛋白酶对黏膜自身消化所造成。因胃蛋白酶活性对 pH 有依赖性，在 pH>4 时便失去活性，因此在探讨消化性溃疡发病机制和治疗措施时主要考虑胃酸。无酸情况下很少有溃疡发生以及抑制胃酸分泌药物能促进溃疡愈合的事实均确证胃酸在溃疡形成过程中起着至关重要的作用，是溃疡形成的直接原因。胃酸的这一损害作用一般只有在正常黏膜防御和修复功能遭受破坏时才可发生出现。

3. 非甾体抗炎药（简称 NSAID）

引起消化性溃疡的另一个常见病因就是 NSAID。大量研究资料显示，服用 NSAID 患者发生消化性溃疡及其并发症的危险性比普通人群要高出许多。临床研究报道，胃或十二指肠溃疡在长期服用 NSAID 患者中约 10％～25％可发现胃或十二指肠溃疡，约有 1％～4％患者发生出血、穿孔等溃疡并发症。NSAID 引起的溃疡以 GU 较 DU 多见。溃疡形成及其并发症发生的危险性除与服用 NSAID 种类、疗程、剂量有关外，还与高龄、糖皮质激素、同时服用抗凝血药等因素有关。

4. 其他因素

下列因素与消化性溃疡发病有不同程度的关联：①吸烟：吸烟者消化性溃疡发生率远高于不吸烟者，吸烟影响溃疡愈合和促进溃疡复发。②急性应激可引起应激性溃疡已是共识。但在慢性溃疡患者，情绪应激和心理障碍的致病作用目前还未得到公认。临床观察发现长期精神紧张、过劳，易使溃疡发作或加重，但这多发生于慢性溃疡已经存在时，因此情绪应激可能主要起诱因作用，可能通过神经内分泌途径影响胃十二指肠分泌、黏膜血流的调节和运动。③遗传：遗传因素曾一度被认为是消化性溃疡发病的重要因素，但随着幽门螺杆菌在消化性溃疡发病中的重要作用得到认识，遗传因素的重要性遭受空前挑战。例如消化性溃疡的家族史可能是幽门螺杆菌感染的“家庭聚集”现象；O 型血胃上皮细胞表面表达更多黏附受体而有利于幽门螺杆菌定植。因此，遗传因素的作用尚有待进一步研究。④胃、十二指肠运动异常：研究发现部分 DU 患者胃排空增快，这可使十二指肠球部酸负荷增大；部分 GU 患者有胃排空延迟，这可增加十二指肠液反流入胃，加重胃黏膜屏障损害。但目前认为，胃肠运动障碍不大可能是原发病因，但可使幽门螺杆菌或 NSAID 对黏膜的损害加重。

总而言之，消化性溃疡是一种多因素疾病，其中幽门螺杆菌感染和服用 NSAID 是已知的主要病因，溃疡发生是黏膜侵袭因素和防御因素失平衡的结果，胃酸在溃疡形成中起关键作用。

（二）病理

DU 多发生在胃球部，胃前壁较为常见；GU 多在胃角和胃窦小弯。组织学上，GU 大多在幽门腺区（胃窦）与泌酸腺区（胃体）交界处的幽门腺区一侧发生。幽门腺区黏膜可随年龄增长而扩大，使其与泌酸腺区之交界线上移，故老年患者 GU 的部位多较高。溃疡一般为单个，也可多个，呈圆形或椭圆形。DU 直径多小于 10 mm，GU 稍大于 DU。亦可见直径大于 2 cm 的巨大溃疡。溃疡边缘光整、底部洁净，由肉芽组织构成，上面覆盖有灰白色或灰黄色纤维渗出物。活动性溃疡周围黏膜常有炎症水肿。

二、临床表现

上腹痛是消化性溃疡的主要症状，但部分患者可无症状或症状较轻以至不为患者所注意，而以出血、穿孔等并发症为首发症状。典型的消化性溃疡有如下临床特点：①慢过程，病史可达数年至数十年；②发作时上腹痛呈节律性，表现为空腹痛即餐后 2～4 小时或（及）午夜痛，腹痛多为进食或服用抗酸药所缓解，典型节律性表现在 DU 多见。③周期性发作，发作与自发缓解相交替，发作期可为数周或数月，缓解期亦长短不一，短者数周、长者数年；发作常有季节性，多在秋冬或冬春之交发病，可因精神情绪不良或过劳而诱发。

1. 症状

上腹痛为主要症状，性质多为灼痛，亦可为钝痛、胀痛、剧痛或饥饿样不适感。多位于中上腹，可偏右或偏左。一般为轻至中度持续性痛。疼痛常有典型的节律性如上述。腹痛多在进食或服用抗酸药后缓解。

部分患者无上述典型表现的疼痛，而仅表现为无规律性的上腹隐痛或不适。具或不具典型疼痛者均可伴有反酸、嗳气、上腹胀等症状。

2. 体征

溃疡活动时上腹部可有局限性轻压痛，缓解期无明显体征。

三、诊断

慢性病程、周期性发作的节律性上腹疼痛，且上腹痛可为进食或抗酸药所缓解等临床表现是诊断消化性溃疡的临床线索。但注意，一方面有典型溃疡样上腹痛症者不一定是消化性溃疡，另一方面部分消化性溃疡患者症状可不典型甚至无症状，因此单纯依靠病史难以作出可靠诊断。因此确诊需要作出以下相关诊断：

（一）胃镜检查

胃镜检查不仅可对胃十二指肠黏膜直接观察、摄像，而且还可在直视下取活组织病理学检查及幽门螺杆菌检测，因此胃镜检查对消化性溃疡的诊断及胃良、恶性溃疡鉴别诊断比X线钡餐检查准确性更高。

内镜下消化性溃疡多呈圆形或椭圆形，也有呈线形，边缘光整，底部覆有灰黄色或灰白色渗出物，周围黏膜可有充血、水肿出现，并可见溃疡趋于集中在皱襞。

（二）X线钡餐检查

一般多适用于对胃镜检查有禁忌或不愿接受胃镜检查者。有直接和间接两种溃疡的X线征象：龛影是直接征象，对溃疡有确诊价值；局部压痛、胃大弯侧痉挛性切迹、十二指肠球部畸形均为间接征象，仅提示有可能有溃疡。

（三）幽门螺杆菌检测

幽门螺杆菌检测应列为消化性溃疡诊断的常规检查项目，因为有无幽门螺杆菌感染决定治疗方案的选择。检测方法分为侵入性和非入侵性两大类。前者需通过胃镜检查取胃黏膜活组织进行检测，组织学检查和幽门螺杆菌培养；后者主要有^{13}C或^{14}C尿素呼气试验、血清学检查及粪便幽门螺杆菌抗原检测等。

（四）胃液分析和血清胃泌素测定

一般仅在疑有胃泌素瘤时作鉴别诊断之用。

诊断慢性病程、周期性发作的节律性上腹疼痛，诊断消化性溃疡的重要临床线索是上腹痛。确诊依赖于胃镜检查。X线钡餐检查发现龛影亦有确诊价值。

四、治疗

治疗的目的是消除病因、缓解症状、愈合溃疡、防止复发和防治并发症。针对病因的治疗如根除幽门螺杆菌，有可能彻底治愈溃疡病，是近年消化性溃疡治疗的一大进展。

（一）一般治疗

生活要有规律，避免过度劳累和精神紧张。注意饮食规律，戒烟、酒。服用 NSAID 者尽可能停用，即使未用亦要告诫患者今后慎用。

（二）治疗消化性溃疡的药物及其应用

治疗消化性溃疡的药物可分为保护胃黏膜的药物和抑制胃酸分泌的药物两大类，主要起缓解症状和促进溃疡愈合的作用，常与根除幽门螺杆菌治疗配合使用。

1. 保护胃黏膜药物　硫糖铝和胶体铋目前已很少用作治疗消化性溃疡的一线药物。米索前列醇具有抑制胃酸分泌、增加胃十二指肠黏膜的黏液及碳酸氢盐分泌和增加黏膜血流等作用，主要用于 NSAID 溃疡的预防，腹泻是常见不良反应，因会引起子宫收缩故孕妇忌服。枸橼酸铋钾（胶体次枸橼酸铋）由于同时具有有较强抑制幽门螺杆菌作用，可用作根除幽门螺杆菌联合治疗方案的组分，但要注意此药不可长久服用，因会过量蓄积而引起神经毒性。

2. 抑制胃酸药物　溃疡的愈合与抑酸治疗的强度和时间呈正相关。抗酸药具中和胃酸作用，可迅速缓解疼痛症状，但一般剂量难以促进溃疡愈合，故目前常用作加强止痛的辅助治疗药物。H_2 受体拮抗剂（H_2RA）可抑制基础及刺激的胃酸分泌，以前一作用为主，而后一作用不如质子泵抑制剂 PPI 充分。使用推荐剂量各种 H_2RA 溃疡愈合率相近，不良反应发生率均低。质子泵抑制剂（PPI）作用于壁细胞胃酸分泌终末步骤中的关键酶 H^+-K^+ ATP 酶，使其不可逆失活，因此抑酸作用比 H_2RA 更强且作用持久。对根除幽门螺杆菌治疗，PPI 与抗生素的协同作用较 H_2RA 好，因此是根除幽门螺杆菌治疗方案中最常用的基础药物。使用推荐剂量的各种 PPI，对消化性溃疡的疗效几乎相当，不良反应都很少。

（三）根除幽门螺杆菌治疗

对幽门螺杆菌感染引起的消化性溃疡，根除幽门螺杆菌不但可促进溃疡愈合还可预防溃疡的再发，从而彻底治愈溃疡。因此，凡有幽门螺杆菌感染的消化性溃疡，无论初发或复发、有无并发症、活动或静止，均应予以根除幽门螺杆菌治疗。

1. 根除幽门螺杆菌的治疗方案　已证明在体内具有杀灭幽门螺杆菌作用的抗生素有克拉霉素、阿莫西林、某些喹诺酮类如氧氟沙星、甲硝唑（或替硝唑）、四环素、呋喃唑酮等。PPI 及胶体铋体内能抑制幽门螺杆菌，与上述抗生素有协同杀菌作用。目前还不存在单一药物可有效根除幽门螺杆菌，因此必须联合用药。若想力求一次根除成功就应选择幽门螺杆菌根除率高的治疗方案。根据大量的研究表明以：其一，PPI 或胶体铋为基础加上两种抗生素的三联治疗方案有较高根除率。这些方案中，以 PPI 为基础的方案所含 PPI 能通过抑制胃酸分泌提高口服抗生素的抗菌活性从而提高根除率，其二，PPI 本身具有快速缓解症状和促进溃疡愈合作用，因此是临床中最常用的方案。而其中，又以 PPI 加克拉霉素再加阿莫西林或甲硝唑的方案根除率最高。

2. 根除幽门螺杆菌治疗后复查　治疗后应常规复查幽门螺杆菌是否已被根除，复查应在根除幽门螺杆菌治疗结束至少 4 周后进行，且在检查前停用 PPI 或铋剂 2 周，否则会出现假阴性。可采用非侵入性的 ^{13}C 或 ^{14}C 尿素呼气试验，也可通过胃镜在检查溃疡是否愈合的同时取活检做尿素酶及（或）组织学检查。对未排除胃恶性溃疡或有并发症的消化性溃疡应常规进行胃镜复查。

3. 根除幽门螺杆菌治疗结束后的抗溃疡治疗　在根除幽门螺杆菌疗程结束后，继续给予一个常规疗程的抗溃疡治疗（如 DU 患者予 PPI 常规剂量、每日 1 次、总疗程 2～4 周，或 H_2RA 常规剂量、疗程 4～6 周；GU 患者 PPI 常规剂量、每日 1 次、总疗程 4～6 周，或 H_2RA 常规剂量、疗程 6～8 周）是最理想的。

（四）NSAID 溃疡的治疗、复发预防及初始预防

对服用 NSAID 后出现的溃疡，如情况允许应立即停用 NSAID，如病情不允许可换用对黏膜损伤少的其他药物如特异性 COX_2 抑制剂。对停用 NSAID 者，可给予常规剂量常规疗程的 H_2RA 或 PPI 治疗；对不能停用 NSAID 者，应选用 PPI 治疗（但 H_2RA 疗效差）。

第十节　原发性肝癌

原发性肝癌（primary carcinoma of the liver）是指肝细胞或肝内胆管上皮细胞发生恶性肿瘤。

一、病因病理

（一）病因

原发性肝癌的病因及发病机制尚未完全明确，根据高发区流行病学的调查，可能与下列因素有关。

1. 病毒性肝炎

在我国，慢性病毒性肝炎是原发性肝癌的诸多致病因素中最主要的病因。原发性肝癌患者中约 1/3 有慢性肝炎史，因此，乙型肝炎病毒（HBV）与肝癌的高发有关。

2. 肝硬化

在我国原发性肝癌主要在病毒性肝炎后肝硬化基础上发生；在欧美国家，肝癌常在酒精性肝硬化的基础上发生。

3. 黄曲霉毒素

流行病学调查发现粮食受到黄曲霉毒素污染严重的地区，人群肝癌发病率高，黄曲霉毒素的代谢产物黄曲霉毒素 B_1 有强烈的致癌作用。

4. 饮用水污染

饮池塘水的居民肝癌发病率（60/10 万～101/10 万）明显高于饮井水的居民（0～19/10 万）。池塘中生长的蓝绿藻产生的藻类毒素可污染水，可能与肝癌有关。

5. 遗传因素

不同种族人群肝癌发病率不同。在同一种族中，肝癌的发病率也存在着较大的差别，常出现家族聚集现象，但是否与遗传有关，还待进一步研究。

6. 其他

一些化学物质如亚硝胺类、偶氮芥类、有机氯农药、酒精等均是可疑的致肝癌物质。肝小胆管中的华支睾吸虫感染可刺激胆管上皮增生，是导致原发性胆管细胞癌的原因之一。

（二）病理

1. 病理分型

（1）大体形态分型

①块状型：最多见，呈单个、多个或融合成块，直径≥5 cm。大于 10 cm 者称巨块型。

多呈圆形，质硬，呈膨胀性生长，癌块周围的肝组织常被挤压，形成假包膜，此型易液化、坏死和出血，常出现肝破裂、腹腔内出血等并发症。

②结节型：比较多见，有大小和数目不等的癌结节，一般直径小于 5 cm，结节多在肝的右叶，与周围肝组织的分界不如块状型清楚，常伴有肝硬化。单个癌结节直径小于 3 cm 或相邻两个癌结节直径之和小于 3 cm 者称为小肝癌。

③弥漫型：最少见，有米粒至黄豆大的癌结节弥漫地分布在整个肝，与肝硬化不易区分，肝大不显著，甚至还可以缩小，患者往往因肝功能衰竭而死亡。

（2）组织学分型

①肝细胞型：最为常见，约占原发性肝癌的 90%。癌细胞由肝细胞发展而来，呈多角形排列成巢状或索状，在巢或索间含有丰富的血窦，没有间质成分。癌细胞核大、核仁明显、胞浆丰富、有向血窦内生长的趋势。

②胆管细胞型：较少见，癌细胞由胆管上皮细胞发展而来，呈立方或柱状，排列成腺样，其纤维组织较多、血窦较少。

③混合型：最少见，具有肝细胞癌和胆管细胞癌两种结构，呈过渡形态，既不完全像肝细胞癌，又不完全像胆管细胞癌。

2. 转移途径

（1）肝内转移：肝癌最早在肝内转移，易侵犯门静脉及其分支并形成癌栓，癌栓脱落后在肝内引起多发性转移病灶。如门静脉干支有癌栓阻塞，可引起或加重原有门静脉高压，最终形成顽固性腹水。

（2）肝外转移

①血行转移：最常见的转移部位为肺，因肝静脉中癌栓蔓延至下腔静脉，经右心到达肺动脉，在肺内形成转移性病灶。通常可引起胸、肾上腺、肾及骨等部位的转移。

②淋巴转移：转移至肝门淋巴结最为常见，也可转移至胰、脾、主动脉旁及锁骨上淋巴结。

③种植转移：较少见，从肝表面脱落的癌细胞可种植在腹膜、横膈、盆腔等处，引起血性腹水、胸水。女性可患卵巢转移癌。

二、临床表现

原发性肝癌起病隐匿，早期缺乏典型的症状。临床症状明显者，病情大多已进入中、晚期。本病常在肝硬化的基础上发生，或以转移病灶症状为首发现，此时临床上容易漏诊或误诊，应给予注意。

1. 肝区疼痛　是肝癌最常见的症状，半数以上的患者肝区会有疼痛，且多为持续性胀痛或钝痛，这是因为癌肿生长过快、肝包膜被牵拉所致。如果病变侵犯膈，疼痛可牵涉右肩或右背部；如癌肿生长缓慢，则可完全无痛或仅有轻微钝痛。当肝表面的癌结节破裂，可突然引起剧烈腹痛，从肝区开始迅速延至全腹，产生急腹症的表现，出血量大时可导致休克。

2. 肝大　肝呈进行性的增大，质地坚硬，表面凸凹不平，常有大小不等的结节，边缘钝且不整齐，常有不同程度的压痛。肝癌突出于右肋弓下或剑突下时，上腹可呈现局部隆起或饱满。

3. 黄疸 一般出现于肝癌晚期，多为阻塞性黄疸，少数为肝细胞性黄疸。阻塞性黄疸常因癌肿压迫或侵犯胆管以及肝门转移性淋巴结肿大而压迫胆管造成阻塞所致；肝细胞性黄疸可由于癌组织肝内广泛浸润或合并肝硬化、慢性肝炎引起。

4. 肝硬化征象 在失代偿期肝硬化的基础上，发病者有基础病的临床表现。原来就有腹水者可表现为腹水迅速增加且难治愈，腹水一般为漏出液。血性腹水多是由肝癌侵犯肝包膜或向腹腔内破溃引起的，少数是因腹膜转移癌所致。

5. 恶性肿瘤的全身性表现 有进行性消瘦、发热、食欲缺乏、乏力、营养不良和恶病质等症状。

6. 转移灶症状 如转移至肺、骨、脑、淋巴结、胸腔等处，可产生相应的症状。有时患者会因转移灶症状首发而就诊。

7. 伴癌综合征 伴癌综合征是指原发性肝癌患者由于癌肿本身代谢异常或癌组织对机体影响，而引起内分泌或代谢异常的一组症候群。主要表现为自发性低血糖症、红细胞增多症；其他罕见的有高钙血症、高脂血症、类癌综合征等。

三、诊断

原发性肝癌的临床诊断及普查发现的亚临床肝癌的诊断可参考以下标准：

（一）非侵入性诊断标准

1. 影像学标准 两种影像学检查均显示有>2 cm 的肝癌特征性占位性病变。

2. 影像学结合 AFP 标准 一种影像学检查显示有>2 cm 的肝癌特征性占位性病变，同时伴有 AFP≥400 μg/L（排除妊娠、生殖系胚胎源性肿瘤、活动性肝炎及转移性肝癌）。

（二）组织学诊断标准

肝组织学检查可证实原发性肝癌。影像学尚不能确定诊断的≤2 cm 的肝内结节应通过肝穿刺活检以证实原发性肝癌的组织学特征。

（1）肝癌标记物检测

1. 甲胎蛋白（alpha fetoprotein，AFP） 现已广泛用于原发性肝癌的普查、诊断、判断治疗效果及预测复发。在生殖腺胚胎瘤、少数转移性肿瘤以及妊娠、活动性肝炎、肝硬化炎症活动期时 AFP 可呈假阳性，但升高不如肝癌明显。血清 AFP 浓度通常与肝癌大小呈正相关。在排除妊娠、肝炎和生殖腺胚胎瘤的基础上，血清 AFP 检查诊断肝细胞癌的标准为：①AFP 大于 500 μg/L 持续 4 周以上；②AFP 在 200 μg/L 以上的中等水平持续 8 周以上；③AFP 多数不超过 200 μg/L，常常是先有血清 ALT 明显的升高，AFP 呈同步关系，一般在 1～2 个月内随病情好转，ALT 下降，AFP 随之下降。如 AFP 呈低浓度阳性持续达 2 个月或更久，ALT 正常，应特别警惕亚临床肝癌的存在。AFP 异质体的检测有助于提高原发性肝癌的诊断率，且不受 AFP 浓度、肿瘤大小和病期早晚的影响。

2. 其他肝癌标志物 血清岩藻糖苷酶（AFu）、γ-谷氨酰转移酶同工酶 II（GGT_2）、异常凝血酶原（APT、M_2 型丙酮酸激酶（M_2-PyK）、同工铁蛋白（AIF）、α_1-抗胰蛋白酶（AAT）、醛缩酶同工酶 A（ALD-A）、碱性磷酸酶同工酶（ALP-I）等有助于 AFP 阴性的原发性肝癌的诊断和鉴别诊断，但是不能取代 AFP 对原发性肝癌的诊断地位。联合多种标记物可提高原发性肝癌的诊断率。

（2）影像学检查

1. 超声显像　实施B型超声显像是目前肝癌筛查的首选检查方法。它具有方便易行、价格低廉、准确及无创伤等优点，能确定肝内有无占位性病变（分辨率高的仪器可检出直径大于1cm的病灶）以及提示病变的可能性质。B型超声检查对肝癌早期定位诊断有较大的价值，并有助于引导肝穿刺活检。彩色多普勒超声更有助了解占位性病变的血供情况，以判断其性质。

2. 电子计算机X线体层显像（CT）　CT具有更高分辨率，兼具定位与定性的诊断价值，且能显示病变范围、数目、大小及其与邻近器官和重要血管的关系等，因此是肝癌诊断的重要手段，列为临床疑诊肝癌者和确诊为肝癌拟行手术治疗者的常规检查。螺旋CT增强扫描可进一步提高肝癌诊断的准确性及早期诊断率。近年发展起来的结合动脉插管注射造影剂的各种CT动态扫描检查技术又进一步提高了CT检查对肝癌诊断的敏感性和特异性。

3. 磁共振成像（MRI）　与CT比较，MRI有如下特点：能获得横断面、冠状面和矢状面3种图像；为非放射性检查，无需增强就能显示门静脉和肝静脉的分支；对肝血管瘤、囊性病灶、结节性增生灶等的鉴别有优点，必要时可采用。

4. 肝血管造影　选择性肝动脉造影是肝癌诊断的重要补充手段，适用于：肝内占位性病变非侵入检查未能定性者；疑为肝癌而非侵入检查未能明确定位者；拟行肝动脉栓塞治疗者；施行配合CT检查的新技术。

（3）肝穿刺活体组织检查

超声或CT引导下，细针穿刺行组织学检查是确诊肝癌的最可靠方法，但属侵入性检查，且偶有出血或针道转移的风险，上述非侵入性检查未能确诊者可视情况考虑应用。

四、治疗

随着医学技术的进步以及人群体检的普及，早期肝癌和小肝癌的检出率和手术根治切除率逐年提高。早期肝癌尽量手术切除，不能切除者应采取综合治疗的模式。

（一）手术治疗

手术切除仍是目前根治原发性肝癌的最好手段，凡有手术指征者均应积极争取手术切除。手术适应证为：①诊断明确，估计病变局限于一叶或半肝，未侵及第一、第二肝门和下腔静脉者；②肝功能代偿良好，凝血酶原时间不低于正常的50%；③无明显黄疸、腹水或远处转移者；④心、肺、肾功能良好，能耐受手术者；⑤术后复发，病变局限于肝的一侧者；⑥经肝动脉栓塞化疗或肝动脉结扎、插管化疗后，病变明显缩小，估计有可能手术切除者。由于手术切除仍有很高的复发率，因此术后宜加强综合治疗与随访。

（二）局部治疗

1. 肝动脉化疗栓塞治疗（TACE）　为原发性肝癌非手术治疗的首选方案，疗效好，可提高患者的3年生存率。TACE的主要步骤是经皮穿刺股动脉，在X线透视下将导管插至肝固有动脉或其分支，注射抗肿瘤药或栓塞剂。

2. 无水酒精注射疗法（PEI）　PEI是在B超引导下，将无水酒精直接注入肝癌组织内，使癌细胞脱水、变性，产生凝固性坏死，它属于一种化学性治疗肝癌的方法。

3. 物理疗法　局部高温疗法不仅可以使肿瘤细胞变性、坏死，而且还可以增强肿瘤细胞对放疗的敏感性，常见的方法有微波组织凝固技术、射频消融、高功率聚焦超声治疗、激光等。另外冷冻疗法和直流电疗法也可以达到杀伤肝癌细胞的作用。

（三）放射治疗

由于放射源、设备的进步和定位方法的改进，使放射治疗在肝癌治疗中地位有所提高。一些病灶较为局限、肝功能较好的早期病例，如能耐受 40 Gy（4000 rad）以上的放射剂量，疗效可显著提高。目前趋向于用放射治疗联合化疗，如同时结合中药或其他支持疗法，效果更好。

（四）全身化疗

对肝癌较有效的药物以 CDDP 方案为首选，常用的化疗药物还有：阿霉素、5－FU、丝裂霉素等，一般认为单一药物疗效较差。

（五）生物和免疫治疗

近年来在肝癌的生物学特性和免疫治疗方面研究有所进展，如肝癌克隆起源、肝癌复发和转移相关的某些癌基因或酶的作用机制、糖蛋白研究、肝癌免疫逃避的机制、肝癌的分化诱导、抑制肝癌复发和转移的治疗、抑制肝癌新生血管治疗、特异性的主动和被动免疫治疗等，这些研究为肝癌的治疗提供了新的前景。目前单克隆抗体（monoclonal anti bodies，MAbs）和酪氨酸激酶抑制剂（tyrosine kinase inhibitor，TKI）类的各种靶向治疗药物等已被相继应用于临床，基因治疗和肿瘤疫苗技术近年来也在研究之中。

（六）综合治疗

由于患者个体差异和肿瘤生物学特性的不同，治疗过程要根据患者具体情况制定可行的治疗计划，合理地选择一种或多种治疗方法联合应用，尽可能去除肿瘤，修复机体的免疫功能，保护患者重要器官的功能。综合治疗目前已成为中晚期肝癌主要的治疗方法。

第十一节　痔

一、病因病理

尚未完全明确，可能与多种因素有关，目前主要有以下学说。

1. 静脉曲张学说　认为痔的形成与静脉扩张淤血相关。从解剖学上讲，门静脉系统及其分支直肠静脉都无静脉瓣；直肠上下静脉丛管壁薄、位置浅；末端直肠黏膜下组织松弛，以上因素都容易出现血液淤积和静脉扩张。

2. 肛垫下移学说　在肛管的黏膜下有一层环状的由静脉（或称静脉窦）、平滑肌、弹性组织和结缔组织组成的肛管血管垫，简称肛垫。起闭合肛管、节制排便作用。正常情况下，肛垫疏松地附着在肛管肌壁上，排便时主要受到向下的压力被推向下，排便后借其自身的收缩作用，缩回到肛管内。弹性回缩作用减弱后，肛垫则充血、下移形成痔。

另外，长期饮酒和进食大量刺激性食物，肛周感染，营养不良都可诱发痔的发生。

二、临床表现

痔根据其所在部位不同分为三类：

1. 内痔　是肛垫的支持结构、静脉丛及动静脉吻合支发生病理性改变或移位。主要临床表现是出血和脱出。无痛性间歇性便后出鲜血是内痔的常见症状。内痔的好发部位为截石位3、7、11点。

内痔的分度：Ⅰ度：便时带血、滴血或喷射状出血，便后出血可自行停止，无痔脱出；Ⅱ度：常有便血，排便时有痔脱出，便后可自行还纳；Ⅲ度：偶尔有便血，排便或久站、咳嗽、劳累、负重时痔脱出，需用手还纳；Ⅳ度：偶有便血，痔脱出不能还纳或还纳后又脱出。

2. 外痔　是齿状线远侧皮下静脉丛的病理性扩张或血栓形成。主要临床表现是潮湿不洁、肛门不适、有时有瘙痒。如发生血栓形成及皮下血肿有剧痛。

3. 混合痔　即包括内痔和外痔的症状。内痔发展到Ⅲ度以上时多形成混合痔。混合痔逐渐加重，呈环状脱出肛门外，脱出的痔块在肛周呈梅花状，称为环状痔。

三、诊断

主要靠肛门直肠检查。首先做肛门视诊，内痔除Ⅰ度外，其他三度都可在肛门视诊下见到。对于有脱垂的患者，最好在蹲位排便后再观察，可清晰见到痔块大小、数目及部位。最后作肛门镜检查，不仅可见到痔块的情况，还可观察到直肠黏膜有无充血、水肿、溃疡、肿块等。

四、治疗

治疗应遵循三个原则：①无症状的痔无需治疗。②有症状的痔重在减轻或消除症状，并非根治。③以保守治疗为主。

1. 一般治疗　在痔的初期和无症状静止期的痔，只需增加纤维性食物，改变不良的大便习惯，保持大便通畅，防治便秘和腹泻。热水坐浴可改善局部血液循环。

2. 注射疗法治疗　治疗Ⅰ、Ⅱ度出血性内痔的效果较好。注射硬化剂的作用是使痔和痔块周围产生无菌性炎症反应，黏膜下组织纤维化，致使痔块萎缩。

3. 红外线凝固疗法　适合Ⅰ、Ⅱ度内痔。它作用与注射疗法相似，通过使用红外线照射，使痔块发生纤维增生，硬化萎缩。但复发率高，目前临床上应用不多。

4. 胶圈套扎疗法　可用于治疗Ⅰ、Ⅱ、Ⅲ度内痔。原理是将特制的胶圈套入到内痔的根部，利用胶圈的弹性阻断痔的血运，使痔缺血、坏死、脱落而愈合。胶圈套扎器种类很多，可分为牵拉套扎器和吸引套扎器两大类。

5. 多普勒超声引导下痔动脉结扎术适用于Ⅱ～Ⅳ度的内痔。

6. 手术疗法

（1）痔单纯切除术　主要用于Ⅱ、Ⅲ度内痔和混合痔的治疗。首先，可取侧卧位、截石位或俯卧位，骶管麻醉或局麻后，先扩肛至4～6指，显露痔块，在痔块基底部两侧皮肤上作V形切口，分离曲张静脉团，直至显露肛管外括约肌。然后，用止血钳于底部钳夹，贯穿缝扎后，切除结扎线远端痔核。最后，齿状线以上黏膜用可吸收线予以缝合；齿状线以下的皮肤切口不予缝合，创面用凡士林油纱布填塞。嵌顿痔也可用同样方法急诊切除。

（2）吻合器痔固定术　也称吻合器痣上黏膜环切术。适用于Ⅲ、Ⅳ度内痔、非手术疗法治疗失败的Ⅱ度内痔和环状痔，直肠黏膜脱垂也可采用。主要方法是通过管状吻合器环行切除距离齿状线 2 cm 以上的直肠黏膜 2～4 cm，使下移的肛垫上移固定，该术式在临床上通用名称为 PPH 手术（procedure for prolapse and hemorrhoids）。与传统手术相比具有疼痛轻微、手术时间短、病人恢复快等优点。

（3）血栓外痔剥离术　用于治疗血栓性外痔。在局部麻醉的条件下，将痔表面的皮肤梭形切开，摘除血栓，并伤口内填入油纱布，不缝合创面。

痔的治疗方法还有很多，由于注射疗法和胶圈套扎疗法对大部分痔的治疗效果良好，成为痔的主要治疗方法。手术治疗仅限于保守治疗失败或不适宜保守治疗患者。

第十二节　慢性阑尾炎

一、病因病理

大多数慢性阑尾炎由急性阑尾炎转变而来，少数也可呈慢性过程。主要病变为阑尾壁不同程度的纤维化及慢性炎性细胞浸润。黏膜层和浆肌层可见以淋巴细胞和嗜酸性粒细胞浸润为主，替代了急性炎症时的多形核白细胞，还可见到阑尾管壁中有异物巨细胞。以淋巴细胞和嗜酸性粒细胞浸润为主，替代了急性炎症时的多形核白细胞，还可见到阑尾管壁中有异物巨细胞。此外，阑尾因纤维组织增生，脂肪增多，管壁增厚，管腔狭窄，不规则，甚至闭塞。这些病变妨碍了阑尾的排空，压迫阑尾壁内神经而产生疼痛症状。多数慢性阑尾炎病人的阑尾腔内有粪石，或者阑尾粘连，淋巴滤泡过度增生，使管腔变窄。

二、临床表现

既往常有急性阑尾炎发作病史，也可能症状不重亦不典型。经常有右下腹疼痛，有的患者仅有隐痛或不适，剧烈活动或饮食不节可诱发急性发作。有的患者有反复急性发作的病史。

三、诊断

是阑尾部位的局限性压痛，这种压痛经常存在，位置也较固定。左侧卧位检体时，部分患者在右下腹可扪及阑尾条索。X 线钡剂灌肠透视检查，可见阑尾不充盈或充盈不全，阑尾腔不规则，72 小时后透视复查阑尾腔内仍有钡剂残留，即可诊断慢性阑尾炎。

四、治疗

诊断明确后需手术切除阑尾，并行病理检查证实此诊断。慢性阑尾炎常粘连较重，手术操作尤应细致。

第三章　循环系统

第一节　房间隔缺损

一、病因病理

（一）病因

心房间隔先天性发育不全所致的左右心房间异常交通称之为房间隔缺损。根据胚胎学与病理解剖学特点，房间隔缺损可分为原发孔未闭型缺损和继发孔未闭型缺损，但以后者居多。原发孔房间隔缺损位于冠状静脉窦的前下方，缺损下缘靠近二尖瓣瓣环，常伴有二尖瓣大瓣的裂缺。继发孔房间隔缺损位于冠状静脉窦后上方，依据解剖位置可分为中央型（卵圆孔型）、上腔型（静脉窦型）、下腔型和混合型，绝大多数为单孔，少数为多孔，缺损直径为2～4 cm。

（二）病理

正常左心房压力（8～10 mmHg）超过右心房压力（3～5 mmHg），左心房血液经房间隔缺损向右心房分流。左向右分流量多少取决于缺损大小、两侧心房压力差和两侧心室充盈的阻力，原发孔房间隔缺损的分流还与二尖瓣反流程度有关。分流所致的长期容量负荷增加造成右心房、右心室和肺动脉扩张。肺循环血量增加使肺动脉压力升高，并引发肺小动脉反应性痉挛，长期痉挛使肺小动脉管壁增厚和纤维化，最终导致梗阻性肺动脉高压。当右心房压力高于左心房时，出现右向左分流，发生艾森曼格综合征，最终会因右心的衰竭而死亡。继发孔房间隔缺损的病程进展则较慢，原发孔房间隔缺损常伴有二尖瓣反流，其病理生理改变较重，病程进展也较快。

二、临床表现

青年期症状明显，逐渐出现劳力性气促、心悸、乏力等临床表现。原发孔房间隔缺损症状出现早、表现重。病情发展为梗阻性肺动脉高压，可出现发绀和右心衰竭症状。

体格检查：胸骨左缘第2～3肋间Ⅱ～Ⅲ级吹风样收缩期杂音，肺动脉瓣第二音亢进，分流量大者心尖区尚可听到柔和舒张期杂音。原发孔房间隔缺损伴二尖瓣裂缺者，在心尖区能听到Ⅱ～Ⅲ级收缩期杂音。病程晚期可发现心音强弱、快慢不等，脉搏短促等心房颤动表现和肝大、腹水、下肢水肿等右心衰竭体征。

心电图：继发孔房间隔缺损心电轴右偏，不完全性或完全性右束支传导阻滞，P波高大，右心室肥大。原发孔房间隔缺损心电轴左偏，P－R间期延长，可有左室高电压和左心室肥大。晚期出现心房纤颤等。

X线检查：主要表现为右心增大，肺动脉段突出，主动脉结小，呈典型梨形心。肺充血透视下可见肺门“舞蹈”征。原发孔缺损可见左心室扩大，肺门血管影增粗等。

超声心动图：继发孔缺损可明确显示缺损位置、大小、心房水平分流的血流信号、右心室扩大。原发孔缺损可见右心、左心扩大，二尖瓣裂缺及其所致的二尖瓣反流。

三、诊断

根据体征和超声心动图检查，结合心电图和 X 线特征，不难诊断。需与高位室间隔缺损、肺动脉瓣狭窄和原发性肺动脉扩张等鉴别。诊断困难时可进行右心导管的检查，右心房血氧含量较上、下腔静脉高 1.9%，即可诊断房间隔缺损，测得肺动脉压力和换算出肺血管阻力有助于判断合并肺动脉高压病人的手术适应证。

四、治疗

手术适应证：无症状，但有右心房室扩大的病人应手术治疗，适宜的手术年龄为 3～5 岁。原发孔房间隔缺损和继发孔房间隔缺损合并肺动脉高压者应尽早手术。50 岁以上高龄、心房颤动和内科治疗能控制的心力衰竭不是手术禁忌证。艾森曼格综合征是手术禁忌证。

第二节 心绞痛

稳定性心绞痛

一、病因病理

（一）病因

当冠状动脉的供血与心肌的需血之间发生矛盾时，冠状动脉血流量不能满足心肌代谢的需要，以致引起心肌急剧的、暂时的缺血缺氧，则会发生心绞痛。

心肌氧耗的多少主要由心肌张力、心肌收缩强度和心率所决定。心肌能量的产生要求大量的氧供，心肌细胞摄取血液氧含量的 65%～75%，而身体其他组织则仅摄取 10%～25%。所以心肌平时对血液中氧的吸取已接近最大量，氧供需再增加时已难从血液中更多地摄取氧，只能靠增加冠状动脉的血流量提供。在正常情况下，冠状循环有很大的储备力量，其血流量可随身体的生理情况而有显著的变化；在剧烈体力活动时，冠状动脉适当地扩张，血流量可增加到休息时的 6～7 倍。

（二）病理

冠状动脉造影显示稳定型心绞痛的患者，有 1、2 或 3 支动脉直径减少＞70%的病变者分别各有 25%左右，5%～10%是左冠状动脉主干狭窄，其余的 15%患者无显著狭窄。后者提示患者的心肌血供和氧供不足，可能是冠状动脉痉挛、冠状循环的小动脉病变、血红蛋白和氧的离解异常、交感神经过度活动、儿茶酚胺分泌过多或心肌代谢异常等所致。

患者在心绞痛发作之前，常有血压增高、心率增快、肺动脉压和肺毛细血管压增高的变化，反映心脏和肺的顺应性降低。发作时可有左心室收缩力和收缩速度降低、射血速度减慢、左心室收缩压下降、心搏量和心排血量降低、左心室舒张末期压和血容量增加等左心室收缩和舒张功能障碍的病理生理变化。左心室壁可呈收缩不协调或部分心室壁有收缩减弱的现象。

二、临床表现

心绞痛以发作性胸痛为主要临床表现，疼痛的特点为：

1. 部位　主要在胸骨体中段或上段，有手掌大小范围，甚至横贯前胸，界限不很清楚。常放射至左肩、左臂内侧达无名指和小指，或至颈、咽或下颌部。

2. 性质　胸痛常为压迫、发闷或紧缩性，也有烧灼感，但不像针刺或刀扎样锐性痛，偶伴濒死的恐惧感觉。有些患者仅觉胸闷不适，不认为有痛。发作时，患者往往被迫停止正在进行的活动，直至症状缓解。

3. 诱因　发作常由体力劳动或情绪激动所诱发，饱食、寒冷、吸烟、心动过速、休克等。疼痛多发生于劳力或激动的当时，而不是在一天劳累之后。典型的心绞痛常在相似的条件下重复发生，但有时同样的劳力只在早晨而不在下午引起心绞痛，提示与晨间交感神经兴奋性增高等昼夜节律变化有关。

4. 持续时间　疼痛出现后常逐步加重，然后在 3～5 分钟内渐消失，可数天或数星期发作一次，亦可一日内多次发作。

5. 缓解方式　一般在停止原来诱发症状的活动后即可缓解；舌下含用硝酸甘油也能在几分钟内使之缓解。

三、诊断

实验室和其他检查　因心绞痛发作时间短暂，以下大多数检查均应在发作间期进行，可直接或间接反映心肌缺血。

（一）心脏 X 线检查

可无异常发现，如已伴发缺血性心肌病，可见心影增大、肺充血等。

（二）心电图检查

是发现心肌缺血、诊断心绞痛最常用的检查方法。

1. 静息时心电图　约半数患者在正常范围，也可能有陈旧性心肌梗死的改变或非特异性 ST 段和 T 波异常，有时出现房室或束支传导阻滞或室性、房性期前收缩等心律失常。

2. 心绞痛发作时心电图　绝大多数患者可出现暂时性心肌缺血引起的 ST 段移位。

3. 心电图负荷试验　最常用的是运动负荷试验，运动可增加心脏负荷以激发心肌缺血。

4. 心电图连续动态监测　常用方法是让患者在正常活动状态下，携带慢速转动的记录装置，以双极胸导联（现已可同步 12 导联）连续记录并自动分析 24 小时心电图（又称 Holter 心电监测），然后在荧光屏上快速回放并可进行人机对话选段记录，最后打印出综合报告。

（三）放射性核素检查

1. ^{201}Tl—心肌显像或兼做负荷试验。^{201}Tl（铊）随冠状血流很快被正常心肌细胞所摄取。静息时铊显像所示灌注缺损主要见于心肌梗死后瘢痕部位。在冠状动脉供血不足时，则灌注缺损仅见于运动后心肌缺血区。不能运动的患者可作双嘧达莫试验，静脉注射双嘧达莫使正常或较正常的冠状动脉扩张，引起“冠状动脉窃血”，使狭窄的冠脉供血区局部心肌缺血更为明显，可取得与运动试验相似的效果。近年还用腺苷或多巴酚丁胺做负荷试验。变异型心绞痛发作时心肌急性缺血区常显示特别明显的灌注缺损。

2. 放射性核素心腔造影　应用^{99m}Tc进行体内红细胞标记，可得到心腔内血池显影。通过对心动周期中不同时相的显影图像分析，可测定左心室射血分数及显示心肌缺血区室壁局部运动障碍。

3. 正电子发射断层心肌显像（PET）　利用发射正电子的核素示踪剂如^{18}F、^{11}C、^{13}N等进行心肌显像。除可判断心肌的血流灌注情况外，尚可了解心肌的代谢情况。

四、治疗

针对心绞痛的治疗原则是改善冠状动脉的血供和降低心肌的耗氧，同时治疗动脉粥样硬化。长期服用阿司匹林 75～100 mg/d 和给予有效的降血脂治疗可促使粥样斑块稳定，减少血栓形成，降低不稳定型心绞痛和心肌梗死的发生率。

（一）发作时的治疗

1. 休息　发作时立刻休息，一般患者在停止活动后症状即可消除。

2. 药物　治疗较重的发作，可使用作用较快的硝酸酯制剂。

（1）硝酸甘油（nitroglycerin）：取 0.3～0.6 mg，置于舌下含化，迅速为唾液所溶解而吸收，1～2 分钟起作用，约半小时后作用消失。对约 92%的患者有效。延迟见效或完全无效时提示患者并非患冠心病或为严重的冠心病，也可能所含的药物已失效或未溶解，如属后者可嘱患者轻轻嚼碎后继续含化。长时间反复应用可由于产生耐受性而效力减低，停用 10 小时以上，即可恢复有效。与各种硝酸酯一样，副作用有头晕、头胀痛、头部跳动感、面红、心悸等，偶有血压下降。因此第一次用药时，患者宜平卧片刻。

（2）硝酸异山梨酯：可用 5～10 mg，舌下含化，2～5 分钟见效，作用维持 2～3 小时。还有供喷雾吸入用的制剂。

（二）缓解期的治疗

宜尽量避免各种诱导发作的因素。调节饮食，特别是一次进食不应过饱；禁绝烟酒。调整日常生活与工作量；减轻精神负担；保持适当的体力活动，但以不致发生疼痛症状为度；一般不需卧床休息。

1. 药物治疗使用作用持久的抗心绞痛药物，以防心绞痛发作，可单独选用、交替应用或联合应用下列被认为作用持久的药物。

（1）β受体阻滞剂：阻断拟交感胺类受体的刺激作用，减慢心率、降低血压，减低心肌收缩力和氧耗量，从而减少心绞痛的发作。此外，还将降低运动时血流动力的反应，使在同一运动量水平上心肌氧耗量减少；使不缺血的心肌区小动脉（阻力血管）缩小，从而使更多的血液通过极度扩张的侧支循环（输送血管）流入缺血区。

使用本药要注意：①本药与硝酸酯类合用有协同作用，因而用量应偏小，开始剂量尤其要注意减小，以免引起直立性低血压等副作用；②停用本药时应逐步减量，如突然停用有诱发心肌梗死的可能；③低血压、支气管哮喘以及心动过缓、二度或以上房室传导阻滞者不宜应用。

（2）硝酸酯制剂：

①硝酸异山梨酯：硝酸异山梨酯片剂或胶囊口服3次/日，每次5～20 mg，服后半小时起作用，持续3～5小时；缓释制剂药效可维持12小时，可用20 mg，2次/日。

②5-单硝酸异山梨酯：是长效硝酸酯类药物，无肝首过效应，生物利用度几乎100%。2次/日，每次20～40 mg。

③戊四硝酯制剂：服用长效片剂，硝酸甘油持续而缓缓释放，口服后半小时起作用，持续可达8～12小时，可每8小时服1次，每次2.5 mg。用2%硝酸甘油油膏或橡皮膏贴片（含5～10 mg）涂或贴在胸前或上臂皮肤而缓慢吸收，适于预防夜间心绞痛发作。

（3）钙通道阻滞剂：本类药物抑制钙离子进入细胞内，也抑制心肌细胞兴奋—收缩偶联中钙离子的利用。抑制心肌收缩，减少心肌氧耗；扩张冠状动脉，解除冠状动脉痉挛，改善心内膜下心肌的供血；扩张周围血管，降低动脉压，减轻心脏负荷；还降低血黏度，抗血小板聚集，改善心肌的微循环。更适用于同时有高血压的患者。常用制剂有：

①维拉帕米40～80 mg，3次/日或缓释剂240 mg/日，副作用有头晕、恶心、呕吐、便秘、心动过缓、PR间期延长、血压下降等。②硝苯地平，其缓释制剂20～40 mg，2次/日，副作用有头痛、头晕、乏力、血压下降、心率增快、水肿等，控释剂（拜新同）30 mg，每日1次，副作用较少；同类制剂有尼索地平10～40 mg、1次/日等。③硫氮䓬酮30～60 mg，3次/日，其缓释制剂90 mg，1次/日，副作用有头痛、头晕、失眠等。

（4）曲美他嗪：通过抑制脂肪酸氧化和增加葡萄糖代谢，改善心肌氧的供需平衡而治疗心肌缺血，20 mg，3次/日，饭后服。

（5）中医中药治疗：目前以“活血化瘀”、“芳香温通”和“祛痰通络”法最为常用。此外，针刺或穴位按摩治疗也可能有一定疗效。

（6）其他治疗：增强型体外反搏治疗可能增加冠状动脉的血供，也可考虑应用。

2. 外科手术治疗　主要是在体外循环下施行主动脉—冠状动脉旁路移植手术，取患者自身的大隐静脉作为旁路移植材料，一端吻合在主动脉，另一端吻合在有病变的冠状动脉段的远端；或游离内乳动脉与病变冠状动脉远端吻合，引主动脉的血流以改善病变冠状动脉所供血心肌的血流供应。

本手术主要适应于：①左冠状动脉主干病变狭窄；②左前降支和回旋支近端狭窄；③冠状动脉3支病变伴左心室射血分数降低；④稳定型心绞痛对内科药物治疗反应不佳，影响工作和生活；⑤有严重室性心律失常伴左主干或3支病变；⑥介入治疗失败仍有心绞痛或血流动力异常。

3. 运动锻炼疗法　谨慎安排进度适宜的运动锻炼有助于促进侧支循环的形成，提高体力活动的耐受量而改善症状。

不稳定型心绞痛

一、病因病理

冠心病中除典型的稳定型劳力性心绞痛之外，心肌缺血所引起的缺血性胸痛尚有各种不同的表现类型，但其中除变异型心绞痛具有短暂ST段抬高的特异的心电图变化而仍为临床所保留外，其他如恶化型心绞痛、卧位型心绞痛、静息心绞痛、梗死后心绞痛、混合性心绞痛等，目前已趋向于统称之为不稳定型心绞痛。这不仅是基于对不稳定的粥样斑块的深入认识，也表明了这类心绞痛患者临床上的不稳定性，有进展至心肌梗死的高度危险性，必须予以足够的重视。

发病机制与稳定型劳力性心绞痛的差别主要在于冠状动脉内不稳定的粥样斑块继发病理改变，使局部心肌血流量明显下降，如斑块内出血、斑块纤维帽出现裂隙、表面上有血小板聚集及（或）刺激冠状动脉痉挛，导致缺血加重。

二、临床表现

胸痛的部位、性质与稳定型心绞痛相似，但具有以下特点之一：

1. 原为稳定型心绞痛，在 1 个月内疼痛发作的频率增加，程度加重、时限延长、诱发因素变化，硝酸类药物缓解作用减弱；

2. 1 个月之内新发生的心绞痛，并因较轻的负荷所诱发；

3. 休息状态下发作心绞痛或较轻微活动即可诱发，发作时表现有 ST 段抬高的变异型心绞痛也属此列。

此外，由于贫血、感染、甲亢、心律失常等原因诱发的心绞痛称之为继发性不稳定型心绞痛。

三、治疗

不稳定型心绞痛病情发展常难以预料，应使患者处于医生的监控之下，疼痛发作频繁或持续不缓解及高危组的患者应立即住院。

（一）一般处理

卧床休息 1～3 天，床边 24 小时心电监测。有呼吸困难、发绀者应给氧吸入，维持血氧饱和度达到 90%以上，烦躁不安、剧烈疼痛者可给以吗啡 5～10 mg，皮下注射。

（二）缓解疼痛

本型心绞痛单次含化或喷雾吸入硝酸酯类制剂往往不能缓解症状，一般建议每隔 5 分钟一次，共用 3 次，后再用硝酸甘油或硝酸异山梨酯持续静脉滴注或微泵输注，以 10 μg/min 开始，每 3～5 分钟增加 10 μg/min，直至症状缓解或出现血压下降。

硝酸酯类制剂静脉滴注疗效不佳，应及早开始用β受体阻滞剂，口服β受体阻滞剂的剂量应个体化。少数情况下，如伴血压明显升高，心率增快者可静脉滴注艾司洛尔 250 μg/（kg・min），停药后 20 分钟内作用消失。也可用非二氢吡啶类钙拮抗剂，如硫氮䓬酮 1～5 μg/（kg・min）持续静脉滴注，常可控制发作。

治疗变异型心绞痛以钙通道阻滞剂的疗效最好。本类药也可与硝酸酯同服，其中硝苯地平尚可与β受体阻滞剂同服。停用这些药时宜逐渐减量然后停服，以免诱发冠状动脉痉挛。

（三）抗凝（抗栓）

阿司匹林、氯吡格雷和肝素（包括低分子量肝素）是 UA 中的重要治疗措施，其目的在于防止血栓形成，阻止病情向心肌梗死方向发展。具体用药及方法在此不加介绍。

第三节　心肌梗死

一、病因病理

（一）病因

基本病因是冠状动脉粥样硬化，造成一支或多支血管管腔狭窄和心肌血供不足，且侧支循环未充分建立。一旦血供急剧减少或中断，使心肌严重而持久地急性缺血达20～30分钟以上，即可发生急性心肌梗死（AMI）。

大量的研究已证明，绝大多数的AMI是由于不稳定的粥样斑块溃破，继而出血和管腔内血栓形成，而使管腔闭塞。

促使斑块破裂出血及血栓形成的诱因有：

1. 晨起6时至12时交感神经活动加强，机体应激反应性增强，心肌收缩力、心率、血压增高，冠状动脉张力增高。

2. 在饱餐特别是进食多量脂肪后，血脂增高，血黏稠度增高。

3. 重体力活动、情绪过分激动、血压剧升或用力大便时，致左心室负荷明显加重。

4. 休克、出血、脱水、外科手术或严重心律失常，致心排血量骤降，冠状动脉灌流量锐减。

（二）病理

1. 冠状动脉病变

绝大多数AMI患者冠状动脉内可见在粥样斑块的基础上有血栓形成使管腔闭塞，但是由冠状动脉痉挛引起管腔闭塞者中，个别可无严重粥样硬化病变。

（1）左冠状动脉前降支闭塞，引起左心室前壁、心尖部、下侧壁、前间隔和二尖瓣前乳头肌梗死。

（2）右冠状动脉闭塞，引起左心室膈面（右冠状动脉占优势时）、后间隔和右心室梗死，并可累及窦房结和房室结。

（3）左冠状动脉回旋支闭塞，引起左心室高侧壁、膈面（左冠状动脉占优势时）和左心房梗死，可能累及房室结。

（4）左冠状动脉主干闭塞，引起左心室广泛梗死。

2. 心肌病变

冠状动脉闭塞后20～30分钟，受其供血的心肌即有少数坏死，开始了AMI的病理过程。1～2小时之间绝大部分心肌呈凝固性坏死，心肌间质充血、水肿，伴多量炎症细胞浸润。大块的梗死累及心室壁的全层或大部分者常见，心电图上相继出现ST段抬高和T波倒置、Q波，称为Q波性MI，或称为透壁性心梗，是临床上常见的典型AMI。它可波及心包引起心包炎症；波及心内膜诱导心室腔内附壁血栓形成。当冠状动脉闭塞不完全或自行再通形成小范围心肌梗死呈灶性分布，急性期心电图上仍有ST段抬高，但不出现Q波的称为非Q波性MI，较少见。缺血坏死仅累及心室壁的内层，不到心室壁厚度的一半伴有ST段压低或T波变化，心肌坏死标记物增高者过去称为心内膜下心肌梗死，现已归类为非ST反抬高性 MI（NSTEMI）。

目前强调以 ST 段是否抬高进行分类。当心肌缺血心电图上出现相应区域 ST 段抬高时，除变异型心绞痛外，已表明此时相应的冠脉已经闭塞而导致心肌全层损伤，伴有心肌坏死标记物升高，临床上诊断为 ST 段抬高性 MI（STEMI）。此类患者绝大多数进展为较大面积 Q 波性 MI。相应的冠状动脉尚未完全闭塞，心肌缺血损伤尚未波及心肌全层，心电图可表现为 ST 段下移及（或）T 波倒置等。此类患者如同时有血中心肌标记物或心肌酶升高，说明有尚未波及心肌全层的小范围坏死，临床上列为 NSTEMI。此类 MI 如果处置不当，也可进展为 STEMI。为了将透壁性 MI 的干预性再灌注治疗得以尽早实施，以争取更多的心肌存活；目前在临床上一般视 ST 段抬高性 MI 等同于 Q 波性 MI，而无 ST 段抬高者因处理方案上不同于 Q 波性 MI，而类似于不稳定型心绞痛专列为 NSTEMI。

继发性病理变化有：在心腔内压力的作用下，坏死心壁向外膨出，可产生心脏破裂或逐渐形成心室壁瘤。坏死组织 1～2 周后开始吸收，并逐渐纤维化，在 6～8 周形成瘢痕愈合，称为陈旧性或愈合性心肌梗死（OMI 或 HMI）。

二、临床表现

（一）先兆

50%～81.2%患者在发病前数日有乏力，胸部不适，活动时心悸、气急、烦躁、心绞痛等前驱症状，其中以新发生心绞痛（初发型心绞痛）或原有心绞痛加重（恶化型心绞痛）为最突出。心绞痛发作较以往频繁，程度较剧，持续较久。同时心电图示 ST 段一时性明显抬高（变异型心绞痛）或压低，T 波倒置或增高。

（二）症状

1. 疼痛是最先出现的症状，多发生于清晨，疼痛部位和性质与心绞痛相同，但诱因多不明显，且常发生于安静时，程度较重，持续时间较长，可达数小时或更长，休息和含用硝酸甘油片多不能缓解。患者常烦躁不安、出汗、恐惧，胸闷或有濒死感。少数患者无疼痛，一开始即表现为休克或急性心力衰竭。部分患者疼痛位于上腹部。

2. 全身症状有发热、心动过速、白细胞增高和红细胞沉降率增快等，由坏死物质被吸收所引起。一般在疼痛发生后 24～48 小时出现，程度与梗死范围常呈正相关，体温一般在 38 ℃左右，很少达到 39 ℃，持续约一周。

3. 胃肠道疼痛剧烈时常伴有频繁的恶心、呕吐和上腹胀痛，与迷走神经受坏死心肌刺激和心排血量降低组织灌注不足等有关。肠胀气亦不少见。重症者可发生呃逆。

4. 75%～95%的患者见于心律失常，多发生在起病 1～2 天，而以 24 小时内最多见，可伴乏力、头晕、晕厥等症状。各种心律失常中以室性心律失常最多，尤其是室性期前收缩，如室性期前收缩频发（每分钟 5 次以上），成对出现或呈短阵室性心动过速，多源性或落在前一心搏的易损期时（R 在 T 波上），常为心室颤动的先兆。房室传导阻滞和束支传导阻滞也较多见，室上性心律失常则较少，多发生在心力衰竭者中。前壁 MI 如发生房室传导阻滞，表明梗死范围广泛，情况严重。

5. 低血压和休克疼痛期中血压下降常见，未必是休克。如疼痛缓解而收缩压仍低于 80 mmHg，有烦躁不安、面色苍白、皮肤湿冷、脉细而快、大汗淋漓、尿量减少（<20 ml/h），

神志迟钝，甚至晕厥者，则为休克表现。休克多在起病后数小时至数日内发生，见于约20%的患者，主要是心源性，为心肌广泛（40%以上）坏死，心排血量急剧下降所致，神经反射引起的周围血管扩张属次要，有些患者尚有血容量不足的因素参与。

6. 心力衰竭主要是急性左心衰竭，可在起病最初几天内发生，或在疼痛、休克好转阶段出现，为梗死后心脏舒缩力显著减弱或不协调所致，发生率为32%～48%。出现呼吸困难、咳嗽、发绀、烦躁等症状，严重者可发生肺水肿，随后可有颈静脉怒张、肝大、水肿等右心衰竭表现。

（三）体征

1. 心脏体征　心脏浊音界可正常也可轻度至中度增大；可有各种心律失常；心率多增快；心尖区第一心音减弱；可出现第四心音（心房性）奔马律，少数有第三心音（心室性）奔马律；10%～20%患者在起病第2～3天出现心包摩擦音，为反应性纤维性心包炎所致；心尖区可出现粗糙的收缩期杂音或伴收缩中晚期喀喇音，为二尖瓣乳头肌功能失调或断裂所致。

2. 血压　除极早期血压可增高外，几乎所有患者都有血压降低。

3. 其他　可有与心律失常、休克或心力衰竭相关的其他体征。

三、诊断

根据典型的临床表现，特征性的心电图改变以及实验室检查发现，诊断本病并不困难。宜先按AMI来处理，并短期内进行心电图、血清心肌酶测定和肌钙蛋白测定等的动态观察以确定诊断。对非ST段抬高性MI，血清肌钙蛋白测定的诊断价值更大。

实验室和其他检查

（一）心电图

1. 特征性改变　ST段抬高性MI者其心电图表现特点为：

（1）ST段抬高呈弓背向上型，在面向坏死区周围心肌损伤区的导联上出现；

（2）宽而深的Q波（病理性Q波），在面向透壁心肌坏死区的导联上出现；

（3）T波倒置，在面向损伤区周围心肌缺血区的导联上出现。

2. 动态性改变　ST段抬高性MI：

（1）起病数小时内，可尚无异常或出现异常高大两肢不对称的T波，为超急性期改变。

（2）数小时后，ST段明显抬高，弓背向上，与直立的T波连接，形成单相曲线。数小时～2日内出现病理性Q波，同时R波减低，是为急性期改变。Q波在3～4天内稳定不变，以后70%～80%永久存在。

（3）在早期如不进行治疗干预，ST段抬高持续数日至两周左右，逐渐回到基线水平，T波则变为平坦或倒置，是为亚急性期改变。

（4）数周至数月后，T波呈V形倒置，两肢对称，波谷尖锐，是为慢性期改变。T波倒置可永久存在，也可在数月至数年内逐渐恢复。

3. 定位和定范围　ST抬高性MI的定位和定范围可根据出现特征性改变的导联数来判断。

（二）放射性核素检查

静脉注射^{99m}Tc-焦磷酸盐或^{111}In-抗肌凝蛋白单克隆抗体，进行“热点”扫描或照相。

^{201}Tl或^{99m}Tc－MIBI不能进入细胞的特点，静脉注射这种放射性核素进行“冷点”扫描或照相；均可显示MI的部位和范围。用门电路γ闪烁照相法进行放射性核素心腔造影，可观察心室壁的运动和左心室的射血分数，有助于判断心室功能、诊断梗死后造成的室壁运动失调和心室壁瘤。目前多用单光子发射计算机化体层显像。

（三）超声心动图

二维和M型超声心动图也有助于了解心室壁的运动和左心室功能，诊断室壁瘤和乳头肌功能失调等。

（四）实验室检查

1. 起病24～48小时后白细胞可增至（10～20）×10^9/L，中性粒细胞增多、嗜酸性粒细胞减少或消失、红细胞沉降率增快、C反应蛋白（CRP）增高均可持续1～3周。起病数小时至2日内血中游离脂肪酸增高。

2. 血心肌坏死标记物增高

①肌红蛋白起病后2小时内升高，12小时内达高峰；24～48小时内恢复正常。

②肌钙蛋白I（cTnI）或T（cTnT）起病3～4小时后升高，cTnI于11～24小时达高峰，7～10天降至正常，cTnT于24～48小时达高峰，10～14天降至正常。这些心肌结构蛋白含量的增高是诊断心肌梗死的敏感指标。

③肌酸激酶同工酶CK—MB升高。在起病后4小时内增高，16～24小时达高峰，3～4天恢复正常，其增高的程度能较准确地反映梗死的范围，其高峰出现时间是否提前有助于判断溶栓治疗是否成功。

对心肌坏死标记物的测定应进行综合评价，如肌红蛋白在AMI后出现最早，也十分敏感，但特异性不很强；cTnT和cTnI出现稍延迟，而特异性很高，在症状出现后6小时内测定为阴性则6小时后应再复查，其缺点是持续时间可长达10～14天，对在此期间出现胸痛，判断是否有新的梗死不利。CK－MB虽不如cTnT、cTnI敏感，但对早期（<4小时）AMI的诊断有较重要价值。

以往沿用多年的AMI心肌酶测定，包括①肌酸激酶（CK）、②天门冬氨酸氨基转移酶（AST）以及③乳酸脱氢酶（LDH）。三者在AMI发病后6～10小时开始升高；按序分别于12小时、24小时及2～3天内达高峰；又分别于3～4天、3～6天及1～2周内回降至正常。

四、治疗

对ST段抬高的AMI，强调及早发现，及早住院，并加强住院前的就地处理。治疗原则是尽快恢复心肌的血液灌注（到达医院后30分钟内开始溶栓或90分钟内开始介入治疗）。

（一）监护和一般治疗

1. 休息　急性期卧床休息，保持环境安静。减少探视，防止不良刺激，解除焦虑。

2. 监测　在冠心病监护室进行心电图、血压和呼吸的监测，除颤仪应随时处于备用状态。对于严重泵衰者还应监测肺毛细血管压和静脉压。密切观察心律、心率、血压和心功能的变化，为适时作出治疗措施，避免猝死提供客观资料。

3. 吸氧　对有呼吸困难和血氧饱和度降低者，最初几日持续通过鼻管、面罩吸氧。

4. 护理　急性期12小时卧床休息，若无并发症，24小时内应鼓励患者在床上行肢体活动，若无低血压，第3天就可在病房内走动；梗死后第4～5天，逐步增加活动直至每天3次步行100～150 m。

5. 建立静脉通道　保持给药途径畅通。

6. 阿司匹林　无禁忌证者即服水溶性阿司匹林或嚼服肠溶阿司匹林150～300 mg，然后每日1次，3日后改为75～150 mg每日1次，长期服用。

（二）解除疼痛

选用下列药物尽快解除疼痛：①哌替啶50～100 mg肌内注射或吗啡5～10 mg皮下注射，必要时1～2小时后再注射一次，以后每4～6小时可重复应用，注意防止对呼吸功能的抑制。②疼痛较轻者可用可待因或罂粟碱0.03～0.06 g肌内注射或口服。③或再试用硝酸甘油0.3 mg或硝酸异山梨酯5～10 mg舌下含用或静脉滴注。

心肌再灌注疗法可极有效地解除疼痛。

（三）再灌注心肌

起病3～6小时最多在12小时内，使闭塞的冠状动脉再通，心肌得到再灌注，濒临坏死的心肌可能得以存活或使坏死范围缩小，减轻梗死后心肌重塑，预后改善，是一种积极的治疗措施。

1. 介入治疗（percutaneous coronary intervention，PCI）

（1）直接PCI：适应证为：①ST段抬高和新出现左束支传导阻滞的MI；②ST段抬高性MI并发心源性休克；③适合再灌注治疗而有溶栓治疗禁忌证者；④非ST段抬高性MI，但梗死相关动脉严重狭窄，血流≤TIMIⅡ级。

（2）补救性PCI：溶栓治疗后仍有明显胸痛，抬高的ST段无明显降低者，应尽快进行冠状动脉造影，如显示TIMI 0～Ⅱ级血流，说明相关动脉未再通，宜立即施行补救性PCI。

（3）溶栓治疗再通者的PCI：溶栓治疗成功的患者，如无缺血复发表现，可在7～10天后行冠状动脉造影，如残留的狭窄病变适宜于PCI可行PCI治疗。

2. 溶栓疗法　无条件施行介入治疗或因患者就诊延误、转送患者到可施行介入治疗的单位将会错过再灌注时机，如无禁忌证应立即（接诊患者后30分钟内）行本法治疗。

（1）适应证：①两个或两个以上相邻导联ST段抬高（胸导联≥0.2 mV，肢导联≥0.1 mV），或病史提示AMI伴左束支传导阻滞，起病时间＜12小时，患者年龄＜75岁。②ST段显著抬高的MI患者年龄＞75岁，经慎重权衡利弊仍可考虑。③ST段抬高性MI，发病时间已达12～24小时，但如仍有进行性缺血性胸痛，广泛ST段抬高者也可考虑。

（2）禁忌证：①既往发生过出血性脑卒中，1年内发生过缺血性脑卒中或脑血管事件；②颅内肿瘤；③近期（2～4周）有活动性内脏出血；④未排除主动脉夹层；⑤入院时严重且未控制的高血压（＞180/110 mmHg）或慢性严重高血压病史；⑥目前正在使用治疗剂量的抗凝药或已知有出血倾向；⑦近期（2～4周）创伤史，包括头部外伤、创伤性心肺复苏或较长时间（＞10分钟）的心肺复苏。

（3）溶栓药物的应用：以纤维蛋白溶酶原激活剂激活血栓中纤维蛋白溶酶原，使转变为纤维蛋白溶酶而溶解冠状动脉内的血栓。国内常用：

①尿激酶（UK）30分钟内静脉滴注150万～200万U。

②链激酶（SK）或重组链激酶（rSK）以150万U静脉滴注，在60分钟内滴完。

③重组组织型纤维蛋白溶酶原激活剂 100 mg 在 90 分钟内静脉给予：先静脉注入 15 mg，继而 30 分钟内静脉滴注 50 mg，其后 60 分钟内再滴注 35 mg（国内有报告用上述剂量的一半也能奏效）。用 rt－PA 前先用肝素 5000 U 静脉注射，用药后继续以肝素每小时 700～1000 U 持续静脉滴注共 48 小时，以后改为皮下注射 7500 U 每 12 小时一次，连用 3～5天（也可用低分子量肝素）。用链激酶时，应注意寒战、发热等过敏反应。

3. 紧急主动脉一冠状动脉旁路移植术 介入治疗失败或溶栓治疗无效有手术指征者，宜争取 6～8 小时内施行主动脉一冠状动脉旁路移植术。

再灌注损伤：急性缺血心肌再灌注时，可出现再灌注损伤，常表现为再灌注性心律失常。各种快速、缓慢性心律失常均可出现，应作好相应的抢救准备。

（四）消除心律失常

心律失常必须及时消除，以免演变为严重心律失常甚至猝死。

1. 发生心室颤动或持续多形性室性心动过速时，尽快采用非同步直流电除颤或同步直流电复律。

2. 一旦发现室性期前收缩或室性心动过速，立即用利多卡因 50～100 mg 静脉注射，每 5～10 分钟重复 1 次，至期前收缩消失或总量已达 300 mg，继以 1～3 mg/min 的速度静脉滴注维持（100 mg 加入 5%葡萄糖液 100 ml，滴注 1～3 ml/min）。

3. 对缓慢性心律失常可用阿托品 0.5～1 mg 肌内或静脉注射。

4. 房室传导阻滞发展到第二度或第三度，伴有血流动力学障碍者宜用人工心脏起搏器作临时的经静脉心内膜右心室起搏治疗，待传导阻滞消失后撤除。

5. 室上性快速心律失常选用维拉帕米、美托洛尔、洋地黄制剂或胺碘酮等。

（五）控制休克

根据休克纯属心源性，抑或尚有周围血管舒缩障碍或血容量不足等因素存在，而分别处理。

1. 补充血容量 估计有血容量不足，或中心静脉压和肺动脉楔压低者，用右旋糖酐 40 或 5%～10%葡萄糖液静脉滴注，输液后如中心静脉压上升＞18 cmH_2O，肺小动脉楔压＞15～18 mmHg，则应停止。

2. 应用升压药 补充血容量后血压仍不升，而肺小动脉楔压和心排血量正常时，提示周围血管张力不足，可用多巴胺［起始剂量 3～5 μg/（kg·min)］，或去甲肾上腺素 2～8 μg/min，亦可选用多巴酚丁胺［起始剂量 3～10 μg/（kg·min)］静脉滴注。

3. 应用血管扩张剂 硝普钠 15 μg/min 开始静脉滴注，每 5 分钟逐渐增量至 PCWP 降至 15～18 mmHg；硝酸甘油 10～20 μg/min 开始静脉滴注，每 5～10 分钟增加 5～10 μg/min直至左室充盈压下降。

4. 其他 治疗休克的其他措施包括纠正酸中毒、避免脑缺血、保护肾功能，必要时应用洋地黄制剂等。

（六）治疗心力衰竭

主要是治疗急性左心衰竭，以应用吗啡和利尿剂为主，亦可选用血管扩张剂减轻左心室的负荷，或用多巴酚丁胺 10 μg/（kg·min）静脉滴注或用短效血管紧张素转换酶抑制剂从小剂量开始等治疗。

（七）右心室心肌梗死的处理

治疗措施与左心室梗死略有不同。右心室心肌梗死引起右心衰竭伴低血压，而无左心衰竭的表现时，宜扩张血容量。在血流动力学监测下静脉滴注输液，直到低血压得到纠治或肺毛细血管压达 15～18 mmHg。如输液 1～2 L 低血压未能纠正，可用正性肌力药以多巴酚丁胺为优。

（八）非 ST 段抬高性心肌梗死的处理

非 ST 段抬高性 MI 也多是非 Q 波性，此类患者不宜溶栓治疗。其中低危险组（无并发症、血流动力稳定、不伴反复胸痛者）以阿司匹林和肝素尤其是低分子量肝素治疗为主；中危险组（伴持续或反复胸痛，心电图无变化或 ST 段压低 1 mm 上下者）和高危险组（并发心源性休克、肺水肿或持续低血压）则以介入治疗为首选。其余治疗原则同上。

第四节　心肌炎

一、病因病理

（一）病因

很多病毒都可引起心肌炎（myocarditis），其中以脊髓灰质炎病毒，孤儿（ECHO）病毒，肠道病毒（包括柯萨奇 A、B 组病毒）等为常见，尤其是柯萨奇 B 组病毒（Coxsackie virus B，CVB）约占 30%～50%。此外，人类腺病毒、流感、风疹、单纯疱疹、脑炎、肝炎（A、B、C 型）病毒及 HIV 等都能引起心肌炎。

病毒性心肌炎包括急性病毒感染及持续病毒感染对心肌的损害，发病机制为病毒的直接作用；病毒介导的免疫损伤作用，主要是 T 细胞免疫；以及多种细胞因子和一氧化氮等介导的心肌损害和微血管损伤。这些变化均可损害心脏功能和结构。

（二）病理

病毒性心肌炎有以心肌病变为主的实质性病变和以间质为主的间质性病变。典型改变是以心肌间质增生、水肿及充血，内有多量炎性细胞浸润等。按病变范围有弥漫性和局灶性之分。心肌病理改变的程度随临床病情的轻重不同也轻重不一。心内膜心肌活检可为心肌病变提供证据，但有取材局限性和伪差的因素存在，因而影响诊断的准确率。

二、临床表现

病毒性心肌炎患者临床表现常取决于病变的广泛程度，可完全没有症状，轻重变异很大，也可以猝死。约半数患者于发病前 1～3 周有病毒感染前驱症状，即所谓“感冒”样症状，如发热、全身倦怠感，或恶心、呕吐等消化道症状。然后出现心悸、胸痛、呼吸困难、水肿等。体检可见与发热程度不平行的心动过速，各种心律失常，可听到第三心音或杂音。或有颈静脉怒张、肺部啰音、肝大等心力衰竭体征。重症可出现心源性休克。胸部 X 线检查可见心影扩大或正常。心电图常见 ST 改变和各型心律失常，特别是房室传导阻滞和室性心律失常等。如合并有心包炎可有 ST 段上升，严重心肌损害时可出现病理性 Q 波，需与心肌梗死鉴别。超声心动图检查可示正常，左心室增大或附壁血栓，左心室舒张功能减退，节段性或弥漫性室壁运动减弱等。血清肌钙蛋白（T 或 I)、心肌肌酸激酶（CK—MB）增高，血沉加快，高敏 C 反应蛋白增加等有助于诊断。发病后 3 周内，相隔两周的两次血清 CVB 中和抗体滴度呈四倍或以上增高，或一次高达 1：640，特异型 CVB IgM 1：320 以上（按不同实验室标准），外周血白细胞肠道病毒核酸阳性等，均是一些可能但不是肯定的病因诊断指标。病毒感染心肌的确诊有赖于心内膜、心肌或心包组织内病毒、病毒抗原、病毒基因片段或病毒蛋白的检出，反复进行心内膜心肌活检有助于本病的诊断、病情和预后判断。但一般不作常规检查。

三、诊断

1999 年全国心肌炎心肌病专题研讨会提出的成人急性心肌炎诊断参考标准如下：

（一）病史与体征

在上呼吸道感染、腹泻等病毒感染后 3 周内出现与心脏相关的表现，如不能用一般原因解释的感染后胸闷头晕、严重乏力、心尖第一心音明显减弱、舒张期奔马律、心包摩擦音、心脏扩大、充血性心力衰竭或阿—斯综合征等。

（二）上述感染后 3 周内出现下列心律失常或心电图改变者

1. 窦性心动过速、房室传导阻滞、窦房阻滞或束支阻滞。

2. 多源、成对室性期前收缩，交界性或自主性房性心动过速，非阵发性或阵发性心动过速，心房或心室扑动或颤动。

3. 两个以上导联 ST 段呈水平型或下斜型下移≥0.05 mV 或 ST 段异常抬高或出现异常 Q 波。

（三）心肌损伤的参考指标

病程中血清心肌肌钙蛋白 I 或肌钙蛋白 T（强调定量测定)、CK－MB 明显增高。超声心动图示心腔扩大或室壁活动异常和（或）核素心功能检查证实左室收缩或舒张功能减弱。

（四）病原学依据

1. 在急性期从心内膜、心肌、心包或心包穿刺液中检测出病毒、病毒基因片段或病毒蛋白抗原。

2. 病毒特异性 IgM 以≥1：320 者为阳性（按各实验室诊断标准，需在严格质控条件下)。如同时有血中肠道病毒核酸阳性者更支持有近期病毒感染。

如患者有充血性心力衰竭伴或不伴心肌梗死样心电图改变、心源性休克、急性肾衰竭、持续性室性心动过速伴低血压发作、阿一斯综合征发作或心肌心包炎等在内的一项或多项表现，可诊断为重症病毒性心肌炎，如仅在病毒感染后 3 周内出现少数期前收缩或轻度 T 波改变，不宜轻易诊断为急性病毒性心肌炎。

对难以明确诊断者，可进行长期随访，有条件时可作心内膜心肌活检进行病毒基因检测及病理学检查。

在考虑病毒性心肌炎诊断时，应除外 β 受体功能亢进、甲状腺功能亢进症、二尖瓣脱垂综合征及影响心肌的其他疾患如风湿性心肌炎、中毒性心肌炎、冠心病、结缔组织病、代谢性疾病以及克山病（克山病地区）等。

四、治疗

病毒性心肌炎患者应卧床休息，进富含维生素及蛋白质的食物，心力衰竭时使用血管扩张剂、血管紧张素转换酶（ACE）抑制剂、利尿剂等。期前收缩频发或有快速心律失常者，采用抗心律失常药物。窦房结功能损害、快速室性心律失常或高度房室传导阻滞而出现晕厥或明显低血压时可考虑使用临时性心脏起搏器。目前不主张早期使用糖皮质激素，但对有房室传导阻滞、难治性心力衰竭、重症患者或考虑有自身免疫的情况下则可慎用。

近年来采用中西医结合治疗病毒性心肌炎的方法，应用黄芪、牛磺酸、辅酶 Q_{10} 等有抗病毒、调节免疫和改善心脏功能等作用，具一定疗效。干扰素也具调节免疫、抗病毒等作用，但价格昂贵，非常规用药。

多数患者经过适当治疗后能痊愈，但有心律失常尤其是各型期前收缩常持续较长时间，并易在感冒、劳累后期前收缩增多，也可以在一年后房室传导阻滞及各型期前收缩持续存在，如无不适不必用抗心律失常药物干预。各阶段的时间划分比较困难，一般急性期定为三个月，此期患者可因严重心律失常、急性心力衰竭和心源性休克而死亡。三个月后至一年为恢复期，一年以上为慢性期。部分患者经过数周至数月后病情可趋稳定但可能留有一定程度的心脏扩大、心功能减退、伴或不伴有心律失常或心电图异常等，经久不愈，形成慢性心肌炎，事实上，临床上很难与扩张型心肌病鉴别。根据心肌中病毒基因片段、病毒蛋白检测和病理检查已明确有一部分扩张型心肌病是由心肌炎演变而来。

第五节　慢性心力衰竭

一、病因病理

（一）病因

1. 基本病因

几乎所有类型的心脏、大血管疾病均可引起心力衰竭（心衰）。心力衰竭反映心脏的泵血功能障碍，也就是心肌的舒缩功能不全。从病理生理的角度来看，心肌舒缩功能障碍大致上可分为由原发性心肌损害及由于心脏长期容量及（或）压力负荷过重，导致心肌功能由代偿最终发展为失代偿两大类。

2. 诱因

有基础心脏病的患者，其心力衰竭症状往往由一些增加心脏负荷的因素所诱发。常见的诱发心力衰竭的原因有：

（1）感染　呼吸道感染是最常见，最重要的诱因。

（2）心律失常　心房颤动是器质性心脏病最常见的心律失常之一，也是诱发心力衰竭最重要的因素。其他各种类型的快速性心律失常和严重的缓慢性心律失常均可诱发心力衰竭。

（3）血容量增加　如摄入钠盐过多，静脉输入液体过多、过快等。

（4）过度体力劳累或情绪激动　如分娩过程，暴怒等。

（5）药物治疗不当　如不恰当停用利尿药物等。

（6）原有心脏病变加重或并发其他疾病 如冠心病发生心肌梗死，风湿性心瓣膜病出现风湿活动等。

（二）病理

目前已经认识到心力衰竭是一种不断发展的疾病，一旦发生心力衰竭即使心脏没有新的损害，在各种病理生理变化的影响下，心功能不全也将不断恶化进展。当基础心脏病损及心功能时，机体首先发生多种代偿机制。当代偿失效而出现心力衰竭时病理生理变化则更为复杂。其中最重要的可归纳为以下四个方面：①代偿机制改变；②心力衰竭时各种体液因子的改变；③舒张功能不全；④心肌损害和心室重塑。

慢性心衰有一个缓慢的发展过程，一般均有代偿性心脏肥厚或扩大及其他代偿机制参与。

二、临床表现

临床上左心衰竭最为常见，单纯右心衰竭较少见。左心衰竭后继发右心衰竭而致全心衰者，以及由于严重广泛心肌疾病同时波及左、右心而发生全心衰者临床上更为多见。

（一）左心衰竭

主要表现为肺淤血和心排血量降低：

1. 症状

（1）程度不同的呼吸困难：

①劳力性呼吸困难：是左心衰竭最早出现的症状，系因运动使回心血量增加，使左房压力升高，加重了肺淤血。

②端坐呼吸：肺淤血达到一定的程度时，患者不能平卧，因平卧时回心血量增多且横膈上抬，呼吸更为困难。高枕卧位、端坐时方可使憋气好转。

③夜间阵发性呼吸困难：患者已入睡后突然因憋气而惊醒，被迫采取坐位，呼吸深快。重者可有哮鸣音，称之为“心源性哮喘”。

④急性肺水肿：是“心源性哮喘”的进一步发展，是左心衰呼吸困难最严重的形式。

（2）咳嗽、咳痰、咯血：咳嗽、咳痰是肺泡和支气管黏膜淤血所致，开始常于夜间发生，坐位或立位时咳嗽可减轻，白色浆液性泡沫状痰为其特点。长期慢性淤血肺静脉压力升高，导致肺循环和支气管血液循环之间形成侧支，在支气管黏膜下形成扩张的血管，此种血管一旦破裂可引起大咯血。

（3）乏力、疲倦、头晕、心慌：这些是心排血量不足，器官、组织灌注不足及代偿性心率加快所致的主要症状。

（4）少尿及肾功能损害症状：严重的左心衰竭血液进行再分配时，首先是肾的血流量明显减少。长期慢性的肾血流量减少可出现血尿素氮、肌酐升高并可有肾功能不全的相应症状。

2. 体征

（1）肺部湿性啰音：由于肺毛细血管压增高，液体可渗出到肺泡而出现湿性啰音。随着病情的由轻到重，肺部啰音可从局限于肺底部直至全肺。

（2）心脏体征：除基础心脏病的固有体征外，慢性左心衰的患者一般均有心脏扩大（单纯舒张性心衰除外）、肺动脉瓣区第二心音亢进及舒张期奔马律。

（二）右心衰竭

主要表现为体静脉淤血：

1. 症状

（1）消化道症状：胃肠道及肝淤血引起腹胀、食欲缺乏、恶心、呕吐等是右心衰最常见的症状。

（2）劳力性呼吸困难：继发于左心衰的右心衰呼吸困难也已存在。单纯性右心衰为分流性先天性心脏病或肺部疾患所致。

2. 体征

（1）水肿：体静脉压力升高使皮肤等软组织出现水肿，其特征为首先出现于身体最低垂的部位，常为对称性、可压陷性。

（2）颈静脉征：颈静脉搏动增强、充盈、怒张是右心衰时的主要体征，肝颈静脉反流征阳性则更具特征性。

（3）肝大：肝因淤血肿大常伴压痛，持续慢性右心衰可致心源性肝硬化，晚期可出现黄疸、肝功能受损及大量腹水。

（4）心脏体征：除基础心脏病的相应体征之外，右心衰时可出现三尖瓣关闭不全的反流性杂音。

（三）全心衰竭

右心衰继发于左心衰而形成的全心衰，当右心衰出现之后，右心排血量减少，因此阵发性呼吸困难等肺淤血症状反而有所减轻。扩张型心肌病等表现为左、右心室同时衰竭者，肺淤血症状往往不很严重，左心衰的表现主要为心排血量减少的相关症状和体征。

三、诊断

心力衰竭的诊断是综合病因、病史、症状、体征和客观检查而作出的。首先应有明确的器质性心脏病的诊断。心衰的症状体征是诊断心衰的重要依据。疲乏、无力等由于心排血量减少的症状无特异性，诊断价值不大，而左心衰竭的肺淤血引起不同程度的呼吸困难，右心衰竭的体循环淤血引起的颈静脉怒张、肝大、水肿等是诊断心衰的重要依据。

（一）X线检查

1. 心影大小及外形为心脏病的病因诊断提供重要的参考资料，根据心脏扩大的程度和动态改变也间接反映心脏功能状态。

2. 肺淤血的有无及其程度直接反映心功能状态。早期肺静脉压增高时，主要表现为肺门血管影增强，上肺血管影增多与下肺纹理密度相仿。

由于肺动脉压力增高可见右下肺动脉增宽，进一步出现间质性肺水肿可使肺野模糊。

急性肺泡性肺水肿时肺门呈蝴蝶状，肺野可见大片融合的阴影。

（二）超声心动图

1. 比X线更准确地提供各心腔大小变化和心瓣膜结构及功能情况。

2. 估计心脏功能

（1）收缩功能：以收缩末及舒张末的容量差计算左室射血分数（LVEF值），虽不够精确，但方便实用。正常 LVEF 值＞50％，收缩期心力衰竭的诊断标准为 LVEF≤40％。

（2）舒张功能：超声多普勒是临床上最实用的判断舒张功能的方法，心动周期中舒张早期心室充盈速度最大值为 E 峰，舒张晚期（心房收缩）心室充盈最大值为 A 峰，E/A 为两者之比值。正常人 E/A 值不应小于 1.2，中青年应更大。舒张功能不全时，E 峰下降，A 峰增高，E/A 比值降低。

（三）放射性核素检查

放射性核素心血池显影，除有助于判断心室腔大小外，同时还可以反映心脏舒张功能。

（四）心—肺吸氧运动试验

在运动状态下测定患者对运动的耐受量，更能说明心脏的功能状态。本试验仅适用于慢性稳定性心衰患者。运动时肌肉的需氧量增高，需要心排血量相应增加。正常人每增加 100 ml/（min·m^2）的耗氧量，心排血量需增加 600 ml/（min·m^2）。当患者心排血量不能满足运动时的需要，肌肉组织就需要从流经它的单位容积的血液中提取更多的氧，结果使动—静脉血氧差值增大。在氧供应绝对不足时，即出现无氧代谢，乳酸增加，呼气中 CO_2 含量增加。进行心一肺吸氧运动试验时，求得两个数据：①最大耗氧量；②无氧阈。

（五）有创性血流动力学检查

对急性重症心力衰竭患者必要时采用漂浮导管在床边进行，经静脉插管直至肺小动脉，测定各部位的压力及血液含氧量，计算心脏指数（CI）及肺小动脉楔压（PCWP），直接反映左心功能，正常时 CI＞2.5 L/（min·m^2）；PCWP＜12 mmHg。

四、治疗

（一）治疗原则和目的

从建立心衰分期的观念出发，心衰的治疗应包括防止和延缓心衰的发生；缓解临床心衰患者的症状，改善其长期预后和降低死亡率。为此，必须采取综合治疗措施，包括对各种可导致心功能受损的危险因素的早期治疗；调节心力衰竭的代偿机制，减少其负面效应；对临床心衰患者，除缓解症状外，还应达到以下目的：①提高运动耐量，改善生活质量；②阻止或延缓心肌损害进一步加重；③降低死亡率。

（二）治疗方法

1. 病因治疗

（1）基本病因的治疗：对所有有可能导致心脏功能受损的常见疾病如冠心病、高血压、糖尿病等，在尚未造成心脏器质性改变前即应早期进行有效的治疗。如控制高血压、糖尿病等；药物、介入及手术治疗改善冠心病心肌缺血；慢性心瓣膜病以及先天畸形的介入或换瓣、纠治手术等，均应在出现临床心衰症状前进行。

（2）消除诱因：常见的诱因为感染，特别是呼吸道感染，应选用适当的抗菌药物治疗。对于发热持续 1 周以上者应警惕感染性心内膜炎的可能性。

2. 一般治疗　（1）休息；（2）控制钠盐摄入。

3. 药物治疗

（1）利尿剂的应用：利尿剂是心力衰竭治疗中最常用的药物，通过排钠、排水减轻心脏的容量负荷，对缓解淤血症状，减轻水肿有十分显著的效果。对慢性心衰患者原则上利尿剂应长期维持。但是不能将利尿剂作单一治疗。常用的利尿剂有：

1）噻嗪类利尿剂：以氢氯噻嗪（双氢克尿塞）为代表，作用于肾远曲小管，抑制钠的再吸收。由于钠一钾交换机制也使钾的吸收降低。噻嗪类为中效利尿剂，轻度心力衰竭可首选此药，开始 25 mg 每日 1 次，逐渐加量。对较重的患者用量可增至每日 75～100 mg 分 2～3次服用，同时补充钾盐，否则可因低血钾导致各种心律失常。

2）袢利尿剂：以呋塞米（速尿）为代表，作用于髓袢的升支，在排钠的同时也排钾，为强效利尿剂。口服用 20 mg，2～4 小时达高峰。对重度慢性心力衰竭者用量可增至 100 mg每日 2 次。效果仍不佳者可用静脉注射，每次用量 100 mg，每日 2 次。

3）保钾利尿剂：常用的有：①螺内酯（安体舒通）：作用于肾远曲小管，干扰醛固酮的作用，使钾离子吸收增加，同时排钠利尿，但利尿效果不强。在与噻嗪类或袢利尿剂合用时能加强利尿并减少钾的丢失，一般用 20 mg，每日 3 次。②氨苯蝶啶：直接作用于肾远曲小管，排钠保钾，利尿作用不强。常与排钾利尿剂合用，起到保钾作用，一般 50～100 mg，每日 2 次。③阿米洛利：作用机制与氨苯蝶啶相似，利尿作用较强而保钾作用较弱，可单独用于轻型心衰的患者，5～10 mg，每日 2 次。

（2）肾素一血管紧张素一醛固酮系统抑制剂：

1）血管紧张素转换酶抑制剂：血管紧张素转换酶（ACE）抑制剂用于心力衰竭时，其主要作用机制为：①抑制肾素血管紧张素系统（RAS），对心脏组织中的 RAS 的抑制，在改善和延缓心室重塑中起关键的作用。②抑制缓激肽的降解可使具有血管扩张作用的前列腺素生成增多，同时亦有抗组织增生的作用。

ACE 抑制剂目前种类很多，各种 ACE 抑制剂药药理学的差别如组织选择性、ACE 结合部位不同等，对临床应用影响不大，均可选用。长效制剂每日用药 1 次可提高患者的依从性。卡托普利为最早用于临床的含巯基的 ACE 抑制剂，用量为 12.5～25 mg 每日 2 次；贝那普利半衰期较长并有 1/3 经肝排泄，对有早期肾功能损害者较适用，用量为 5～10 mg 每日 1 次；培哚普利（perindopril）亦为长半衰期制剂可每日用 1 次 2～4 mg。对重症心衰在其他治疗配合下从极小量开始逐渐加量，至慢性期长期维持终生用药。

2）血管紧张素受体阻滞剂：血管紧张素受体阻滞剂，其阻断 RAS 的效应与 ACE 抑制剂相同甚至更完全，但缺少抑制缓激肽降解作用，其治疗心力衰竭的临床对照研究的经验尚不及 ACE 抑制剂。当心衰患者因 ACE 抑制剂引起的干咳不能耐受者可改用坎地沙坦、氯沙坦、缬沙坦等。

3）醛固酮受体拮抗剂的应用：螺内酯等抗醛固酮制剂作为保钾利尿药，在心衰治疗中的应用已有较长的历史。近年来的大样本临床研究证明小剂量（亚利尿剂量，20mg 1～2 次/日）的螺内酯阻断醛固酮效应，对抑制心血管的重构、改善慢性心力衰竭的远期预后有很好的作用。对中重度心衰患者可加用小剂量醛固酮受体拮抗剂，但必须注意血钾的监测。

（3）β 受体阻滞剂的应用：现代的研究表明，心力衰竭时机体的代偿机制虽然在早期能维持心脏排血功能，但在长期的发展过程中将对心肌产生有害的影响，加速患者的死亡。代偿机制中交感神经激活是一个重要的组成部分，而 β 受体阻滞剂可对抗交感神经激活，阻断上述各种有害影响，其改善心衰预后的良好作用大大超过了其有限的负性肌力作用。目前，认为在临床上所有有心功能不全且病情稳定的患者均应使用 β 受体阻滞剂，除非有禁忌或不能耐受。应用本类药物的主要目的并不在于短时间内缓解症状，而是长期应用达到延缓病变进展减少复发和降低猝死率的目的。

进一步的研究是β受体阻滞剂的制剂选择问题，比索洛尔、美托洛尔等选择性阻滞β受体无血管扩张作用；卡维地洛作为新的非选择性并有扩张血管作用的β受体阻滞剂，用于心力衰竭治疗，大规模临床试验其结果均显示可显著降低死亡率。

临床应用β受体阻滞剂应十分慎重。应待心衰情况稳定已无体液潴留后，首先从小量开始，美托洛尔 12.5 mg/d、比索洛尔 1.25 mg/d、卡维地洛 6.25 mg/d，逐渐增加剂量，适量长期维持。临床疗效常在用药后 2～3 个月才出现。

（4）正性肌力药：

1）洋地黄类药物：洋地黄类药物作为正性肌力药物的代表用于治疗心衰已有 200 余年的历史，但直到近 20 年才有较大系列前瞻性的、有对照的临床研究报告。

药理作用：①正性肌力作用：洋地黄主要是通过抑制心肌细胞膜上的 Na^+－K^+ ATP 酶，使细胞内 Ca^{2+}浓度升高而使心肌收缩力增强。②电生理作用：一般治疗剂量下，洋地黄可抑制心脏传导系统，对房室交界区的抑制最为明显。大剂量时可提高心房、交界区及心室的自律性。③迷走神经兴奋作用：对迷走神经系统的兴奋作用是洋地黄的一个独特的优点。可以对抗心衰时交感神经兴奋的不利影响。

洋地黄制剂的选择：常用的洋地黄制剂为地高辛（digoxin）、洋地黄毒苷（digitoxin）及毛花苷 C（lanatoside C，西地兰）、毒毛花苷 K（strophanthin K）等。①地高辛：口服片剂 0.25mg/片，口服后经小肠吸收 2～3 小时血浓度达高峰。4～8 小时获最大效应。地高辛 85%由肾排出，10%～15%由肝胆系统排至肠道。本药的半衰期为 1.6 天，连续口服相同剂量 7 天后血浆浓度可达有效稳态。目前所采用的自开始即使用维持量的给药方法称之为维持量法。本制剂适用于中度心力衰竭维持治疗，每日 1 次 0.25 mg 。对 70 岁以上或肾功能不良的患者宜减量。②毛花苷 C：为静脉注射用制剂，注射后 10 分钟起效，1～2 小时则达高峰，每次 0.2～0.4 mg 稀释后静注，24 小时总量 0.8～1.2 mg，适用于急性心力衰竭或慢性心衰加重时，特别适用于心衰伴快速心房颤动者。③毒毛花苷 K：亦为快速作用类，静脉注射后 5 分钟起作用 1/2～1 小时达高峰，每次静脉用量为 0.25mg，24 小时总量 0.5～0.75mg，用于急性心力衰竭时。

心力衰竭无疑是应用洋地黄的主要适应证，在利尿剂，ACE 抑制剂和β受体阻滞剂治疗过程中持续有心衰症状的患者，可考虑加用地高辛。但对不同病因所致的心力衰竭对洋地黄的治疗反应不尽相同。

2）非洋地黄类正性肌力药：肾上腺素能受体兴奋剂：多巴胺是去甲肾上腺素的前体，其作用随应用剂量的大小而表现不同，较小剂量［2～5 μg/（kg・min)］表现为心肌收缩力增强，血管扩张，特别是肾小动脉扩张，心率加快不明显。多巴酚丁胺是多巴胺的衍生物，可通过兴奋 β_1受体增强心肌收缩力，扩血管作用不如多巴胺明显，对加快心率的反应也比多巴胺小。起始用药剂量与多巴胺基本相同。

以上两种制剂均只能短期静脉应用，在慢性心衰加重时，起到帮助患者渡过难关的作用。

磷酸二酯酶抑制剂：其作用机制是抑制磷酸二酯酶活性促进 Ca^{2+} 通道膜蛋白磷酸化，

Ca^{2+}通道激活使Ca^{2+}内流增加，心肌收缩力增强。目前临床应用的制剂为米力农，用量为50 μg/kg稀释后静注，继以0.375～0.75 μg/（kg·min）静脉滴注维持。此类药物仅限于重症心衰完善心衰的各项治疗措施后症状仍不能控制时短期应用。在心衰治疗中不应以正性肌力药取代其他治疗用药。

（5）肼苯达嗪和硝酸异山梨酯：心力衰竭时，由于各种代偿机制的作用，周围循环阻力增加，心脏的前负荷也增大。20世纪70年代以后，曾有一些多中心临床试验结果表明扩张血管疗法能改善心力衰竭患者的血流动力学，减轻淤血症状。各种扩管药曾广泛用于治疗心衰。

80年代末以来，由于应用ACE抑制剂治疗心衰除了其扩血管效应外，上有更为重要的治疗作用，已取代了扩血管药在心衰治疗中的地位。

慢性收缩性心力衰竭的治疗小结

按心力衰竭分期：

A期：积极治疗高血压、糖尿病、脂质紊乱等高危因素。

B期：除A期中的措施外，有适应证的患者使用ACE抑制剂。

C期及D期：按NYHA分级进行相应治疗。

按心功能NYHA分级：

Ⅰ级：控制危险因素；ACE抑制剂。

Ⅱ级：ACE抑制剂，利尿剂，β受体阻滞剂，地高辛（可用可不用）。

Ⅲ级：ACE抑制剂，利尿剂，β受体阻滞剂，地高辛。

Ⅳ级：ACE抑制剂，利尿剂，醛固酮受体拮抗剂，地高辛；病情稳定后，谨慎应用β受体阻滞剂。

4. 舒张性心力衰竭的治疗　舒张性心功能不全由于心室舒张不良使左室舒张末压（LVEDP）升高，而致肺淤血，多见于冠心病和高血压，但这两类患者也还可能同时存在收缩功能不全亦使LVEDP增高，何者为主有时难以区别。如果客观检查LVEDP增高，而左心室不大，LVEF值正常表明以舒张功能不全为主。最典型的舒张功能不全见于肥厚型心肌病变。治疗原则与收缩功能不全有所差别，主要措施如下：

（1）β受体阻滞剂：改善心肌顺应性使心室的容量－压力曲线下移，表明舒张功能改善。

（2）钙通道阻滞剂：降低心肌细胞内钙浓度，改善心肌主动舒张功能。

（3）ACE抑制剂：有效控制高血压，从长远来看改善心肌及小血管重构，有利于改善舒张功能，最适用于冠心病及高血压心脏病。

（4）尽量维持窦性心律，保持房室顺序传导，保证心室舒张期充分的血容量。

（5）对肺淤血症状较明显者，可适量应用利尿剂或静脉扩张剂（硝酸盐制剂）降低前负荷，但不宜过度，因过分的减少前负荷可使心排血量下降。

（6）在无收缩功能障碍的情况下，禁用正性肌力药物。

5. “顽固性心力衰竭”及不可逆心力衰竭的治疗　“顽固性心力衰竭”是指经各种治疗，心衰不见好转，甚至还有进展者，但并非指心脏情况已至终末期不可逆转者。对这类患者应努力寻找潜在的原因，并设法纠正，如风湿活动、贫血、感染性心内膜炎、甲状腺功能亢进、洋地黄类过量、电解质紊乱、反复发生的小面积的肺栓塞等。或者患者是否有与心脏无关的其他疾病如肿瘤等。同时调整心衰用药，强效利尿剂和血管扩张制剂及正性肌力药物联合应用等。对高度顽固水肿也可使用血液滤过或超滤，对适应证掌握恰当，超滤速度及有关参数调节适当时，常可即时明显改善症状。扩张型心肌病伴有 QRS 波增宽＞120 ms 的 CHF 患者可适当实施心脏再同步化治疗（CRT），安置三腔心脏起搏器使左、右心室恢复同步收缩，可在短期内改善症状。

对不可逆 CHF 患者大多是指病因无法纠正的，如扩张型心肌病、晚期缺血性心肌病患者，心肌情况已至终末状态不可逆转。其唯一的出路是心脏移植。从技术上看心脏移植成功率已很高，5 年存活率已可达 75％以上。

有心脏移植指征患者在等待手术期间，应用体外机械辅助泵可维持心脏功能，有限延长患者寿命。

第六节　原发性高血压

一、病因病理

（一）病因

原发性高血压的病因为多种因素，可分为遗传和环境因素两个方面。高血压是遗传易感性和环境因素相互作用的结果。一般认为在比例上，遗传因素约占 40％，环境因素占 60％。在遗传表型上，不仅血压升高发生率体现遗传性，而且在血压高度、并发症发生以及其他方面，如肥胖，也有遗传性。在环境因素上，主要体现在饮食和精神应激。

高血压的发病机制，即遗传与环境通过什么途径升高血压，至今还没有一个统一的认识。

（二）病理

高血压早期无明显病理改变。心脏和血管是高血压病理生理作用的主要靶器官。长期高血压引起的心脏改变主要表现在左心室肥厚和扩大。长期高血压引起的全身小动脉病变，主要表现在壁腔比值增加及管腔内径缩小，导致重要靶器官如心、脑、肾组织缺血。长期高血压及伴随的危险因素可促进动脉粥样硬化的形成和发展，该病变主要累及体循环大、中动脉。高血压时还出现微循环毛细血管稀疏、扭曲变形，静脉顺应性减退。现在认为血管内皮功能障碍是高血压最早期最重要的血管损害。

二、临床表现

（一）症状

大多数起病缓慢、渐进，一般缺乏特殊的临床表现。约 1/5 患者无症状，仅在测量血压时或发生心、脑、肾等并发症时才被发现。一般常见症状有头痛、头晕、颈项板紧、心悸、疲劳等，呈轻度持续性，多数症状可自行缓解，在紧张或劳累后加重。也可出现视力模糊、鼻出血等较重症状。症状与血压水平有一定关系，因高血压性血管痉挛或扩张所致。典型的高血压头痛在血压下降后即可消失。高血压患者可以同时合并其他原因的头痛，往往与血压高度无关，例如精神焦虑性头痛、偏头痛、青光眼等。如果突然发生严重的头晕与眩晕，要注意可能是短暂性脑缺血发作或者过度降压、直立性低血压，这在高血压合并动脉粥样硬化、心功能减退的患者容易发生。高血压患者还可以出现受累器官的症状，如胸闷、气短、多尿、心绞痛等。另外，有些症状也可能是降压药的不良反应所致。

（二）体征

血压随季节、昼夜、情绪等因素有较大波动。冬季血压较高，夏季较低；血压有明显昼夜波动，一般夜间血压较低，清晨起床活动后血压迅速升高，形成清晨血压高峰。患者在诊所的血压值往往高于家中自测血压值。

高血压时体征一般较少。周围血管搏动、血管杂音、心脏杂音等是重点检查的项目。常见的并应重视的部位是颈部、背部两侧肋脊角、上腹部脐两侧、腰部肋脊处的血管杂音。血管杂音往往表示管腔内血流紊乱，与管腔大小、血液黏度、血流速度等因素有关，提示存在血管狭窄、不完全性阻塞或代偿性血流量增多、加快，例如肾血管性高血压、大动脉炎、主动脉狭窄、粥样斑块阻塞等。肾动脉狭窄的血管杂音，常向腹两侧传导，大多具有舒张期成分。心脏听诊可有主动脉瓣区第二心音亢进、收缩期杂音和收缩早期喀喇音。

部分体征常提示有继发性高血压可能，例如腰部肿块提示是多囊肾或嗜铬细胞瘤；股动脉搏动延迟出现或缺如，并且下肢血压明显低于上肢，提示是主动脉缩窄；向心性肥胖、紫纹与多毛，提示有 Cushing 综合征的可能。

（三）恶性或急进型高血压

少数患者病情急骤发展，舒张压持续≥130 mmHg，并伴有头痛、视力模糊、眼底出血和乳头水肿，肾脏损害突出，持续血尿、蛋白尿与管型尿。病情进展迅速，如不及时有效降压治疗，预后很差，常死于肾衰竭、脑卒中或心力衰竭。病理上以肾小动脉纤维样坏死为特征。发病机制尚不清楚，部分患者继发于严重肾动脉狭窄。

三、诊断

高血压诊断主要根据诊所测量的血压值，采用经核准的水银柱或电子血压计，测量安静休息坐位时上臂肱动脉部位的血压。一般来说，左、右上臂血压相差＜1.33～2.66/1.33 kPa（10～20/10 mmHg），右侧＞左侧。如果左、右上臂血压相差较大，则要考虑一侧锁骨下动脉和远端有阻塞性病变，例如大动脉炎、粥样斑块。如疑似直立性低血压的患者，必要时还应测量平卧位和站立位（1 秒和 5 秒后）血压。是否血压升高，不能仅凭 1 次或 2 次诊所血压测量值来确定，需要一段时间的随访，观察血压变化和总体水平。

一旦诊断高血压，必需鉴别是原发性还是继发性。原发性高血压患者需作有关实验室检查，评估靶器官损害和相关危险因素。

（一）常规项目

常规检查的项目是尿常规，血糖，血三酰甘油，血胆固醇，心电图，血尿酸和肾功能。这些检查有助于发现相关的危险因素和靶器官损害。部分患者根据需要和条件可以进一步检查眼底，超声心动图，血电解质，高、低密度脂蛋白胆固醇。

（二）特殊检查

如果为了更进一步了解高血压患者病理生理状况和靶器官结构与功能的变化，可以有目的地选择一些特殊检查，例如 24 小时动态血压监测（ABPM），踝/臂血压比值，心率变异，颈动脉内膜中层厚度（IMT），动脉弹性功能测定，血浆肾素活性（PRA）等。24小时动态血压监测有助于判断血压升高严重程度，了解血压昼夜节律，指导降压治疗及评价降压药物的疗效。

四、治疗

（一）目的与原则

目前原发性高血压尚无根治的方法，但大规模临床试验证明，收缩压下降10～20 mmHg或舒张压下降5～6 mmHg，3～5年内脑卒中、心脑血管病死亡率与冠心病事件分别减少38%、20%与16%，心力衰竭也减少了50%以上。降压治疗在高危患者能获得更大益处，例如老年单纯收缩期性高血压、糖尿病和脑卒中史患者。虽然降压治疗不是治本的，但也不是仅仅对症的，降压治疗的最终目的是减少高血压患者心、脑血管病的发生率及死亡率。

高血压患者发生心、脑血管并发症往往与血压高度有着密切的关系，因此降压治疗应该确立血压控制目标值。另一方面，高血压常常与其他心、脑血管病的危险因素合并存在，例如肥胖、糖尿病等，协同加重心血管危险，决定了治疗措施应该是综合性的。

高血压治疗原则如下：

1. 改善生活行为　适用于所有高血压患者，包括使用降压药物治疗的患者。①减轻体重；②减少钠盐摄入；③补充钙和钾盐；④减少脂肪摄入；⑤戒烟、限制饮酒；⑥增加运动。

2. 降压药治疗对象　①高血压2级或以上患者（≥160/100 mmHg）；②高血压合并糖尿病，或者已经有心、脑、肾靶器官损害及并发症患者；③凡血压持续升高，改善生活行为后血压仍未获得有效控制患者。

3. 目前血压控制目标值　一般主张至少<140/90 mmHg。糖尿病或慢性肾病合并高血压患者，血压控制目标值<130/80 mmHg。根据临床试验已获得的证据，老年收缩期性高血压的降压目标水平，收缩压（SBP）140～150 mmHg，舒张压（DBP）<90 mmHg但不低于65～70 mmHg，舒张压降得过低可能抵消收缩压下降得到的益处。

4. 多重心血管危险因素协同控制　各种心血管危险因素之间是相互关联的，80%～90%高血压患者有血压升高以外的危险因素。降压治疗后尽管血压控制在正常范围，血压升高以外的多种危险因素依然对预后产生重要影响。在血压升高以外的诸多因素中，性别、年龄、吸烟、血胆固醇水平、糖尿病和冠心病对心血管危险的影响最明显。因此，必须在心血管危险控制新概念指导下实施抗高血压治疗，控制某一种危险因素时应注意尽可能改善或至少不加重其他心血管危险因素。

（二）降压药物治疗

1. 降压药物种类　目前常用降压药物可归纳为五大类，即利尿剂、钙通道阻滞剂（CCB）、β受体阻滞剂、血管紧张素转换酶抑制剂（ACEI）和血管紧张素Ⅱ受体阻滞剂（ARB）。

2. 降压药物作用特点

（1）利尿剂：有噻嗪类、袢利尿剂和保钾利尿剂三类。各种利尿剂的降压疗效相仿，噻嗪类使用最多，常用的有氯噻酮和氢氯噻嗪。降压作用主要通过排钠，减少细胞外容量，降低外周血管阻力。降压起效较平稳、缓慢，持续时间相对较长，作用持久，服药 2～3 周后作用达高峰。适用于轻度和中度高血压，在盐敏感性高血压、合并肥胖或糖尿病、更年期女性和老年人高血压有较强降压效应。同时，利尿剂能增强其他降压药的疗效。利尿剂的主要副作用是低血钾症和影响血脂、血糖、血尿酸代谢，往往发生在大剂量时，因此现在推荐使用小剂量，以氢氯噻嗪为例，每天剂量不超过 25 mg。不良反应主要是乏力、尿量增多。痛风患者禁用。袢利尿剂主要用于肾功能不全时。保钾利尿剂可引起高血钾，不宜与 ACEI、ARB 合用，肾功能不全者禁用。

（2）钙通道阻滞剂：又称钙拮抗剂，根据药物作用持续时间，钙通道阻滞剂又可分为短效和长效。长效钙通道阻滞剂包括长半衰期药物，例如氨氯地平；脂溶性膜控型药物，例如拉西地平和乐卡地平；缓释或控释制剂，例如非洛地平缓释片、硝苯地平控释片。根据药物核心分子结构和作用于 L 型钙通道不同的亚单位，钙通道阻滞剂分为二氢吡啶类和非二氢吡啶类，前者以硝苯地平为代表，后者有维拉帕米和硫氮䓬酮。降压作用主要通过阻滞细胞外钙离子经电压依赖 L 型钙通道进入血管平滑肌细胞内，减弱兴奋一收缩偶联，降低阻力血管的收缩反应性。钙通道阻滞剂还能减轻血管紧张素Ⅱ（AⅡ）和 α_1。肾上腺素能受体的缩血管效应，减少肾小管钠重吸收。钙拮抗剂降压起效迅速，降压疗效和降压幅度相对较强，短期治疗一般能降低血压 10%～15%，剂量与疗效呈正相关系，疗效的个体差异性较小，与其他类型降压药物联合治疗能明显增强降压作用。对血脂、血糖等代谢无明显影响，长期控制血压的能力和服药依从性较好。相对于其他种类降压药物，钙拮抗剂还具有以下优势：在老年患者有较好的降压疗效；非甾体类抗炎症药物不干扰降压作用；高钠摄入不影响降压疗效；在嗜酒的患者也有显著降压作用；可用于合并糖尿病、冠心病或外周血管病患者；长期治疗时还具有抗动脉粥样硬化作用。主要缺点是开始治疗阶段有反射性交感活性增强，引起头痛、心率增快、面部潮红、下肢水肿等，尤其使用短效制剂时。非二氢吡啶类抑制心肌收缩及自律性和传导性，不宜在心力衰竭、窦房结功能低下或心脏传导阻滞患者中应用。

（3）β受体阻滞剂：有选择性（β_1）、非选择性（β_1 与 β_2）和兼有 α 受体阻滞三类。常用的有美托洛尔、阿替洛尔、比索洛尔、卡维洛尔、拉贝洛尔。降压作用可能通过抑制中枢和周围的 RAAS，以及血流动力学自动调节机制。降压起效较迅速、强力，持续时间各种 β 阻滞剂有差异。适用于各种不同严重程度高血压，尤其是心率较快的中、青年患者或合并心绞痛患者，对老年人高血压疗效则相对较差。各种 β 阻滞剂的药理学和药代动力学情况相差较大，临床上治疗高血压宜使用选择性 β_1，阻滞剂或者兼有 α 受体阻滞作用的 β 阻滞剂，使用能有效减慢心率的相对较高剂量。β 阻滞剂不仅降低静息血压，而且能抑制体力应激和运动状态下血压急剧升高。阻滞剂治疗的主要障碍是心动过缓及一些影响生活质量的不良反应，较高剂量 β 阻滞剂治疗时突然停药可导致撤药综合征。虽然糖尿病不是使用 β 阻滞剂的禁忌证，但它增加胰岛素抵抗，还可能延长和掩盖降糖治疗过程中的低血糖症，使用时应加以注意，如果必须使用，应使用高度选择性 β_1 受体阻滞剂。不良反应主要有心动过缓、乏力、四肢发冷。β 受体阻滞剂对心肌收缩力、窦性心律及房室传导均有抑制作用，并可增加气道阻力。急性心力衰竭、支气管哮喘、房室传导阻滞、病态窦房结综合征和外周血管病患者禁用。

（4）血管紧张素转换酶抑制剂：根据化学结构分为巯基、羧基和磷酸基三类。常用的有卡托普利、依那普利、贝那普利、西拉普利、赖诺普利、培哚普利和福辛普利。降压作用主要通过抑制周围和组织的 ACE，使血管紧张素Ⅱ生成减少，同时抑制激肽酶使缓激肽降解减少。降压起效缓慢，逐渐增强，在 3～4 周时达最大作用，限制钠盐摄入或联合使用利尿剂可使起效迅速和作用增强。ACE 抑制剂具有减少尿蛋白和改善胰岛素抵抗作用，在肥胖、糖尿病和心脏、肾靶器官受损的高血压患者具有相对较好的疗效，特别适用于伴有心力衰竭、心肌梗死后、糖耐量减退或糖尿病肾病的高血压患者。不良反应主要是刺激性干咳和血管性水肿。干咳发生率约 10%～20%，可能与体内缓激肽增多有关。妊娠妇女、高血钾症和双侧肾动脉狭窄患者禁用。血肌酐超过 3 mg 患者使用时需谨慎。

（5）血管紧张素Ⅱ受体阻滞剂：常用的有氯沙坦、缬沙坦、厄贝沙坦、坎地沙坦、替米沙坦和奥美沙坦。降压作用主要通过阻滞组织的血管紧张素Ⅱ受体亚型 AT_1，更充分有效地阻断血管紧张素Ⅱ的水钠潴留、血管收缩和重构作用。降压作用起效缓慢，但持久而平稳，一般在 6～8 周时才达最大作用，作用持续时间能达到 24 小时以上。低盐饮食或与利尿剂联合使用能明显增强疗效。多数 ARB 随剂量增大降压作用增强，治疗剂量窗较宽。最大的特点是直接与药物有关的不良反应很少，不引起刺激性干咳，持续治疗的依从性高。尽管在治疗对象和禁忌证方面与 ACEI 相同，但 ARB 具有自身治疗特点，在高血压治疗领域内，与 ACEI 并列作为目前推荐的常用的五大类降压药中的一类。除了以上五大类主要的降压药物外，在降压药发展史中还有一些药物，包括交感神经抑制剂，例如利舍平（reserpine）、可乐定（clonidine）；直接血管扩张剂，例如肼屈嗪（hydrazine）；α_1 受体阻滞剂，例如哌唑嗪（prazosin）、多沙唑嗪（doxazosin）、特拉唑嗪（terazosin），但因副作用较多，目前不主张单独使用，但是在复方制剂或联合治疗时仍在使用。

3. 降压治疗方案　大多数无并发症或并发症患者可以单独或者联合使用噻嗪类利尿剂、CCB、β 阻滞剂、ACEI 和 ARB，治疗应从小剂量开始，逐步递增剂量。临床实际使用时，降压药的具体选择要根据患者心血管危险因素状况、靶器官损害、并发症、并发症、降压疗效、不良反应以及药物费用等。现在认为，2 级高血压（≥160/100）患者在开始时就可以采用两种降压药物联合治疗，处方联合以及固定剂量联合，联合治疗有利于血压在相对较短时期内达到目标值，并有利于减少不良反应。

联合治疗应采用不同降压机制的药物。比较合理的两种降压药联合治疗方案是：利尿剂与 β 受体阻滞剂；利尿剂与 ACEI 或 ARB；二氢吡啶类钙拮抗剂与 β 阻滞剂；钙拮抗剂与利尿剂或 ACEI 或 ARB。三种降压药合理的联合治疗方案必须含有利尿剂。采用合理的治疗方案和良好的治疗依从，一般可使患者在治疗后 3～6 个月内达到血压控制目标值。对于有并发症或并发症患者，降压药和治疗方案选择应该个体化，具体内容如下：

因为降压治疗的益处主要是通过长期控制血压达到的，所以高血压患者需要长期降压治疗，尤其是高危和极高危患者。在每个患者确立有效治疗方案并获得血压控制后，仍应继续治疗，不要频繁改变治疗方案或随意停止治疗，停服降压药后多数患者在半年内又回复到原来的高血压水平，这是治疗是否有成效的关键。在血压平稳控制 1～2 年后，可根据需要逐渐减少降压药品种与剂量。由于高血压治疗的长期性，患者的治疗依从性十分重要。采取以下措施可以提高患者治疗依从性：医师与患者之间保持经常性的良好沟通；让患者和家属参与制定治疗计划；鼓励患者家中自测血压。

第七节 窦性心律失常

窦性心动过速

一、病因病理

(一) 病因

健康人吸烟、饮茶或咖啡、饮酒、体力活动及情绪激动时。

(二) 病理

发热、甲状腺功能亢进、贫血、休克、心肌缺血、充血性心力衰竭以及应用肾上腺素、阿托品等药物亦可引起窦性心动过速。

二、临床表现

频率大多在100～150次/分之间，偶有高达200次/分。

三、诊断

心电图显示窦性心律的P波在Ⅰ、Ⅱ、aVF导联直立，在aVR上倒置。PR间期012～0.20 s。成人窦性心律的频率超过100次/分，称为窦性心动过速（sinus tachycardia）。窦性心动过速通常逐渐开始和终止。频率大多在100～150次/分之间，偶有高达200次/分。刺激迷走神经可使其频率逐渐减慢，停止刺激后又加速至原先水平。

四、治疗

窦性心动过速的治疗应针对病因和去除诱发因素，如治疗心力衰竭、纠正贫血、控制甲状腺功能亢进等。必要时β受体阻滞剂或非二氢吡啶类钙通道阻滞剂可用于减慢心率。

窦性心动过缓

一、病因病理

(一) 病因

多见于健康的青年人、运动员与睡眠状态。其他原因包括颅内疾患、严重缺氧、低温、甲状腺功能减退、阻塞性黄疸，以及应用拟胆碱药物、胺碘酮、β受体阻滞剂、非二氢吡啶类的钙通道阻滞剂或洋地黄等药物。窦房结病变和急性下壁心肌梗死也常发生窦性心动过缓。

(二) 病理

成人窦性心律的频率低于60次/分，称窦性心动过缓。窦性心动过缓常同时伴有窦性心律不齐。

二、临床表现

心率过慢，出现心排血量不足症状。

三、诊断

常发生窦性心动过缓。成人窦性心律的频率低于60次/分，称为窦性心动过缓。窦性心动过缓常同时伴有窦性心律不齐。常用的辅助检查为心电图检查。

四、治疗

无症状的窦性心动过缓通常无需治疗。如因心率过慢，出现心排血量不足症状，可应用阿托品、麻黄碱或异丙肾上腺素等药物，但长期应用往往效果不确定，易发生严重副作用，故应考虑心脏起搏治疗。

窦性停搏

一、病因病理

（一）病因

迷走神经张力增高或颈动脉窦过敏均可发生窦性停搏。除此外，急性下壁心肌梗死、窦房结变性与纤维化、脑血管意外等病变、应用洋地黄类药物、乙酰胆碱等药物亦可引起窦性停搏。

（二）病理

窦性停搏或窦性静止是指窦房结不能产生冲动。

二、临床表现

长时间的窦性停搏后，下位的潜在起搏点，如房室交界处或心室，可发出单个逸搏或逸搏性心律控制心室。过长时间的窦性停搏，并且无逸搏发生时，患者可出现黑矇、短暂意识障碍或晕厥等，严重者可发生Adams—Stokes综合征，甚至死亡。

三、诊断

心电图诊断：表现为在较正常PP间期显著长的间期内无P波发生，或P波与QRS波群均不出现等，长的PP间期与基本的窦性PP间期无倍数关系。

四、治疗

可参照病态窦房结综合征。

窦房传导阻滞

一、病因病理

（一）病因

窦房传导阻滞的病因参见窦性停搏。

（二）病理

窦房结冲动传导至心房时发生延缓或阻滞。

二、临床表现

临床表现在此不介绍。

三、诊断

理论上 SAB 可分为三度。

由于体表心电图不能显示窦房结电活动，所以无法确立第一度窦房传导阻滞的诊断。第三度窦房传导阻滞与窦性停搏鉴别困难，特别当发生窦性心律不齐时。第二度窦房传导阻滞分为两型：莫氏（Mobitz）Ⅰ型即文氏（Wenckebach）阻滞，表现为 PP 间期进行性缩短，直至出现一次长 PP 间期，该长 PP 间期短于基本 PP 间期的两倍，此型窦房传导阻滞应与窦性心律不齐鉴别；莫氏Ⅱ型阻滞时，长 PP 间期为基本 PP 间期的整倍数。窦房传导阻滞后可出现逸搏心律。

四、治疗

窦房传导阻滞的治疗参见窦性停搏。

病态窦房结综合征

一、病因病理

（一）病因

众多病变过程，如淀粉样变性、甲状腺功能减退、某些感染（伤寒）、纤维化与脂肪浸润、硬化与退行性变等，均可损害窦房结，导致窦房结起搏与窦房传导功能障碍；窦房结周围神经和心房肌的病变，窦房结动脉供血减少亦是 SSS 的病因。迷走神经张力增高，某些抗心律失常药物抑制窦房结功能，都导致窦房结功能障碍，应小心注意鉴别。

（二）病理

病态窦房结综合征（sick sinus syndrome，SSS，简称病窦综合征）是由窦房结病变导致功能减退，产生多种心律失常的综合表现。患者会在不同时间出现一种以上的心律失常。病窦综合征经常同时合并心房自律性异常。部分患者同时有房室传导功能障碍。

二、临床表现

患者出现与心动过缓有关的心、脑等脏器供血不足的症状，如发作性头晕、黑蒙、乏力等，严重者可导致晕厥。如有心动过速发作，则可出现心悸、心绞痛等症状。

三、诊断

（一）心电图检查

心电图主要表现包括：①持续而显著的窦性心动过缓，但并非由于药物引起；②窦性停搏与窦房传导阻滞；③窦房传导阻滞与房室传导阻滞同时并存；④心动过缓—心动过速综合征（bradycardia-tachycardia syndrome），是指心动过缓与房性快速性心律失常（心房扑动、心房颤动或房性心动过速）交替发作。

病窦综合征的其他心电图改变为：①在没有应用抗心律失常药物下，心房颤动的心室率缓慢、或其发作前后有窦性心动过缓或第一度房室传导阻滞；②房室交界区性逸搏心律等。

根据心电图表现，以及临床症状与心电图改变存在明确的相关性，便可进行确定诊断。为确定症状与心电图改变的关系，可作单次或多次动态心电图或事件记录器检查。

（二）心电生理与其他检查

对于可疑为病窦综合征的患者，经上述检查仍未能确定诊断，可进行下列试验将有助诊断：

1. 固有心率（intrinsic heart rate，IHR）测定

2. 窦房结恢复时间与窦房传导时间测定

可应用心内电生理检查技术或食管心房电刺激方法。

四、治疗

患者无心动过缓有关的症状，不必治疗，仅定期随诊观察。对于有症状的病窦综合征患者，应接受起搏器治疗。

心动过缓－心动过速综合征患者发作心动过速，单独应用抗心律失常药物治疗，可能加重心动过缓。应用起搏治疗后，患者仍有心动过速发作，可同时应用抗心律失常药物。

第四章　泌尿系统

第一节　上尿路结石

一、病因病理

（一）病因

对于尿石症的形成机制现尚未完全清楚，有多种学说，其中肾钙化斑、晶体抑制物质、过饱和结晶、结石基质、异质促进成核学说等学说是最基本的学说。许多资料显示，尿路结石可能是多种影响因素所致。

1. 流行病学因素

（1）性别和年龄：尿石症人群发病率约 2 ％～3 ％。男：女发病率之比为 3∶1 ，女性易患感染性结石。在我国，上尿路结石男女比例相近，下尿路结石男性明显多于女性，约 3.7 ～5.3∶1 。尿石症多发于 25 ～40 岁之间，20 岁以前患尿石症者少。儿童多发生于 2～6 岁，常与畸形、营养不良、感染有关。25 ～40 岁和 50～65 岁是女性发病的两个高峰。男性老年人患尿石症与前列腺增生引起尿路梗阻有关，可继而产生膀胱结石。

（2）职业：有资料显示职业与尿石症的发病相关，如高温作业的人、飞行员、海员、办公室工作人员、外科医师等发病率较高，空军中飞行员肾结石的患病率就高达地勤工作人员的 3.5～9.4 倍。

（3）种族：尿石症的发病率与种族有关，美国尿结石年发病率为 0.164％，其中有色人种比白人患尿石症的少。

（4）地理环境和气候：尿石症发病有明显的地区性差别。山区、沙漠、热带和亚热带地域尿石症发病率较高，这主要与饮食习惯、湿度、温度等环境因素有关。

（5）水分摄入：任何破坏水的摄入量与损失量平衡的因素如出汗过多，都会使尿液中钙和盐的过饱度增加，极易导致尿结石的形成。反之，大量饮水使尿液稀释者，尿中晶体形成明显减少。

（6）饮食和营养：饮食的成分和结构对尿结石的形成有重要影响。有资料表明，饮食中大量摄入动物蛋白、精制糖，上尿路结石形成的危险性可增加。其他如脂肪、草酸、钙、磷、微量元素、维生素等都会影响尿结石的形成。营养状况好，动物蛋白摄入过多时，肾结石容易形成，其食物的主要成分含有较高的草酸钙、磷酸钙；营养状况差，动物蛋白摄入过少时膀胱结石容易形成，其主要成分是尿酸。

（7）疾病：有些尿结石的形成与遗传性疾病有关，如胱氨酸尿症、家族性黄嘌呤尿等。尿结石的形成常表现为家族性。

2. 尿液改变

（1）形成尿结石的物质排出增加：尿液中钙、草酸或尿酸排出量增加。长期卧床、甲状旁腺功能亢进者尿钙增加；内源性合成草酸增加或肠道吸收草酸增加引起高草酸尿症；痛风病人尿酸排出增多等。

（2）尿量减少，使盐类和有机物质的浓度增高。

（3）尿 pH 改变：在酸性尿中易形成尿酸和胱氨酸结晶；在碱性尿中易形成磷酸镁铵及磷酸盐沉淀。

（4）尿路感染时尿基质增加，晶体黏附。有些细菌如大肠杆菌能分解尿素产生氨，使尿 pH≥7.2，易形成磷酸镁铵结石。

（5）尿中抑制晶体形成和聚集的物质减少，如枸橼酸、焦磷酸盐、镁、酸性黏多糖等。

3. 泌尿系解剖结构异常肾乳头的上皮下钙化斑是结石形成的病灶，可以引起草酸盐、磷酸盐和尿酸结晶沉淀。

尿结石成分及特性　草酸钙结石最常见，磷酸盐、尿酸盐、碳酸盐次之，胱氨酸结石罕见。通常尿结石以多种盐类混合形成。草酸钙结石形成的原因尚不明，其质硬，不易碎，粗糙，不规则，呈桑葚样，棕褐色，平片易显影。磷酸钙、磷酸镁铵结石与尿路感染和梗阻有关，易碎，表面粗糙，不规则，常呈鹿角形，灰白色、黄色或棕色，平片可见多层现象。

（二）病理

尿路结石在肾和膀胱内形成，绝大多数输尿管结石和尿道结石是结石排出过程中停留该处所致。输尿管有三个生理狭窄处，即肾盂输尿管连接处、输尿管跨过髂血管处及输尿管膀胱壁段。结石沿输尿管行径移动，常停留或嵌顿于三个生理狭窄处，并以输尿管下 1／3 处最多见。尿路结石可引起泌尿道直接损伤、梗阻、感染或恶性变。所有这些病理生理改变与结石部位、大小、数目、梗阻程度和继发炎症等有关。

尿结石位于肾盏可不增大，亦可增大后向肾盂延伸。由于结石使肾盏颈部梗阻，会引起肾盏积液或积脓，进一步导致肾实质萎缩、瘢痕形成，甚至发展为肾周围感染。由于肾盏结石进入肾盂或输尿管，结石可自然排出，或停留在泌尿道任何部位。一旦结石堵塞肾盂输尿管连接处或输尿管，可引起急性完全性尿路梗阻或慢性不完全性尿路梗阻。前者在及时解除梗阻后，不影响肾功能；后者往往导致肾积水，使肾实质受损、肾功能不全。结石在肾盏内慢慢长大，充满肾盂及部分或全部肾盏，形成鹿角形结石。可继发感染，亦可无任何症状，少数会发生恶性变。

二、临床表现

肾和输尿管结石，又称上尿路结石，主要症状是疼痛和血尿。其程度与结石部位、大小，活动与否及有无损伤、感染、梗阻等有关。

疼痛　肾结石可引起肾区疼痛伴肋脊角叩击痛。肾盂内大结石及肾盏结石可无明显临床症状，活动后出现上腹或腰部钝痛。输尿管结石可引起肾绞痛，典型的表现为疼痛剧烈难忍，阵发性发作位于腰部或上腹部，并沿输尿管行径，放射至同侧腹股沟，还可累及同侧睾丸或阴唇。结石在中段输尿管，疼痛放射至中下腹部。结石处于输尿管膀胱壁段或输尿管口，可伴有膀胱刺激征及尿道和阴茎头部放射痛。肾绞痛常见于结石活动并引起输尿管梗阻的情况。

血尿　通常病人都有肉眼或镜下血尿，后者更为常见，有时活动后镜下血尿是上尿路结石的唯一临床表现。血尿的多寡与结石对尿路黏膜损伤程度有关。如果结石引起尿路完全性梗阻或固定不动（如肾盏小结石），则可能没有血尿。

恶心、呕吐　输尿管结石引起尿路完全性梗阻时，使输尿管管腔内压力增高，管壁局部扩张、痉挛和缺血。由于输尿管与肠有共同的神经支配而导致恶心、呕吐。膀胱刺激结石伴感染或输尿管膀胱壁段结石时，可有尿频、尿急、尿痛。并发症表现结石继发急性肾盂肾炎或肾积脓时，可有畏寒、发热、寒战等全身症状。结石所致肾积水，可在上腹部扣及增大的肾。双侧上尿路结石引起双侧尿路完全性梗阻或孤立肾上尿路完全性梗阻时，可导致无尿，出现尿毒症。小儿上尿路结石以尿路感染为重要的表现，应予以注意。

三、诊断

1. 病史和体检与活动有关的疼痛和血尿，有助于此病的诊断确立，尤其是典型的肾绞痛。体检主要是排除其他可引起腹部疼痛的疾病如急性阑尾炎、急性胆囊炎、肾盂肾炎等。疼痛发作时可有肾区叩击痛。

2. 实验室检查尿常规检查常能见到肉眼或镜下血尿。伴感染时有脓尿。有时可发现晶体尿。感染性尿结石病人尿细菌培养呈阳性。

3. 影像学检查

（1）B 超：能显示结石的特殊声影，亦能评价肾积水引起的肾包块或肾实质萎缩等，可发现泌尿系平片不能显示的小结石和 X 线透光结石。

（2）X 线检查：目的是确定结石的存在、特点及解剖形态，确定是否需要治疗，确定合适的治疗方法。① 泌尿系平片能发现 95%以上的结石。② 排泄性尿路造影可以评价结石所致的肾结构和功能改变，有无引起结石的尿路异常如先天性畸形等。③ 逆行肾盂造影很少用于初始诊断阶段，往往在其他方法不能确定结石的部位或结石以下尿路系统病情不明时被采用。④ 平扫 CT 很少作为结石病人首选的诊断方法，能发现以上检查不能显示的或较小的输尿管中、下段结石。有助于鉴别不透光的结石、肿瘤、血凝块等，以及了解有无肾畸形，另外，疑有甲状旁腺功能亢进时，应作骨摄片。

（3）放射性核素肾显像：评价治疗前肾受损的肾功能和治疗后肾功能恢复状况；确定双侧尿路梗阻病人功能较好的肾。

（4）内镜检查：包括肾镜、输尿管镜和膀胱镜检查。通常在泌尿系平片未显示结石，排泄性尿路造影有充盈缺损而不能确诊时，借助于内镜可以明确诊断和进行治疗。

四、治疗

对尿石症的治疗必须实施病人个体化治疗，必须根据具体情况选择，有时需要综合各种治疗方法。

一般如结石<0.6 cm，光滑，无尿路梗阻、无感染，纯尿酸结石及胱氨酸结石，可先使用保守疗法。直径<0.4 cm，光滑的结石，90%能自行排出。

（一）病因治疗　少数病人能找到形成结石的病因，如甲状旁腺功能亢进（主要是甲状旁腺瘤），只要切除腺瘤，原有的尿路结石会自行溶解、消失；尿路梗阻者，只要解除梗阻，可以避免结石复发。

（二）药物治疗　尿酸结石因是体内嘌呤代谢紊乱的产物，碱化尿液、口服别嘌呤醇及饮食调节有治疗作用，效果较好。胱氨酸结石治疗需碱化尿液，使 pH >7.8，摄入大量液体。α-巯丙酰甘氨酸（α-MPG）和乙酰半胱氨酸有溶石作用。卡托普利有预防胱氨酸结石形成的作用。

（三）体外冲击波碎石（简称 ESWL）　通过 X 线或 B 超对结石进行定位，利用高能冲击波聚焦后作用于结石，使结石裂解，直至粉碎成细砂，随尿液排出体外。20 世纪 80 年代初应用于临床，实践证明它是一种无痛、安全而有效的非侵入性治疗，且大多数的上尿路结石可采用此方法治疗。

适应证：适用于肾、输尿管上段结石，输尿管下段结石治疗的成功率比输尿管镜取石低。

禁忌证：结石远端尿路梗阻、妊娠、出血性疾病、严重心脑血管病、安置心脏起搏器者、血肌酸≥265 μmol/L、急性尿路感染、育龄妇女输尿管下段结石等。过于肥胖、肾位置过高、骨关节严重畸形、结石定位不清等，由于技术性原因而不适宜采用此法。

并发症：碎石后，多数病人出现暂时性肉眼血尿，一般无须特殊处理。如肾周围血肿形成，虽属少见，但应十分重视。感染性结石病人，由于结石内细菌播散而引起尿路感染、菌血症，往往引起发热。碎石排出过程中，由于结石碎片或颗粒排出可引起肾绞痛。若碎石过多地积聚于输尿管内，可引起“石街”，病人腰痛或不适，有时可合并继发感染等。严重的并发症有脏器损伤，如肾及其周围组织，应予注意和防止。

（四）经皮肾镜取石或碎石术（简称 PCNL）　适用于>2.5 cm 的肾盂结石、部分肾盏结石及鹿角形结石。对结石远端尿路梗阻、质硬的结石、残留结石、复发结石、有活跃性代谢疾病及需要手术者尤为适宜。

（五）输尿管镜取石或碎石术（简称 URL）　经尿道输尿管镜插入膀胱，沿输尿管直视下采用套石或取石。若结石较大可用超声、液电、激光或气压弹道碎石。术中先扩张输尿管口有利于输尿管镜进入。适用于中、下段输尿管结石，泌尿系平片不显影结石，因肥胖、结石硬、停留时间长而用 ESWL 困难者，亦用于 ESWL 治疗所致的“石街”。下尿路梗阻、输尿管细小、狭窄或严重扭曲等不宜采用此法。结石过大或嵌顿紧密，亦使手术困难。并发症有感染、黏膜下损伤、假道、穿孔、撕裂等，远期可有输尿管口狭窄、闭塞或逆流等。对于上段输尿管结石采用输尿管镜经尿道途径取石或碎石成功率降低，并发症发生率增加，因此采用类同于经皮肾镜的操作方法，可适用于输尿管上段结石，尤其是对合并肾盂及某些肾盏的结石；亦可作为 ESWL 治疗后“石街”的处理手段。有出血倾向、过于肥胖、肾畸形或有肾手术史者不宜采用。

（六）腹腔镜输尿管取石（简称 LUL）

（七）开放手术治疗

开放手术的术式主要有以下几种：

1. 肾盂切开取石术　适用于结石>1 cm，或合并梗阻、感染的结石。肾外型肾盂伴发结石常采用此法。肾内型肾盂，或结石较大（鹿角形结石）经肾盂切开取石易造成肾盂撕裂者，应采取肾窦内肾盂切开取石术。

2. 肾实质切开取石术　适用于肾盏结石，尤其是肾盂切开不易取出或多发性肾盏结石。

3. 肾部分切除术　适用于结石在肾一极或结石所在肾盏有明显扩张、实质萎缩和有明显复发因素者。

4. 肾切除术

5. 输尿管切开取石术 适用于嵌顿较久或其他的方法治疗无效的结石。

双侧上尿路结石的手术治疗原则：① 双侧输尿管结石时，一般先处理梗阻严重侧。条件允许时，可同时行双侧输尿管取石。② 一侧肾结石，另一侧输尿管结石时，先处理输尿管结石。③ 双侧肾结石时，应在尽可能保留肾的前提下，一般先处理容易取出且安全的一侧。若肾功能极差，梗阻严重，全身情况不良，宜先行经皮肾造瘘。待病人情况改善后再处理结石。④ 孤立肾上尿路结石或双侧上尿路结石引起急性完全性梗阻无尿时，一旦诊断明确，只要病人全身情况许可，应及时施行手术。若病情严重不能耐受手术，亦应试行输尿管插管，通过结石后留置导管引流；不能通过结石时，则改行经皮肾造瘘。所有这些措施目的是引流尿液，改善肾功能。待病情好转后再选择适当的治疗方法。

第二节　肾积水

一、病因病理

肾积水（hydronephrosis）其病因病理简单概括为：尿液从肾盂排出受阻，蓄积后肾内压力增高，肾盂肾盏扩张，肾实质萎缩，功能减退。肾积水容量超过 1000 ml 或小儿超过 24 小时尿液总量时，称为巨大肾积水。

二、临床表现

泌尿系统梗阻由于原发病因、梗阻部位、程度和时间长短不同，肾积水的临床表现也不一样或全无症状。如原发性肾积水，即由先天性肾盂输尿管连接处狭窄、肾下极异位血管或纤维束压迫输尿管等引起的特发性肾积水。发展常较缓慢，症状不明显或仅有腰部隐痛不适，当肾积水达严重程度时，腹部可出现包块。部分病人肾积水呈间歇性发作，称为间歇性肾积水。发作时患侧腰腹部剧烈绞痛，伴恶心、呕吐，尿量减少，患侧腰腹部可能扪及包块。经过若干时间后，排出大量尿液，疼痛缓解，腰腹部包块明显缩小甚至消失。泌尿系统各部位的肿瘤、结石、炎症或结核引起的继发性肾积水，多数表现为原发病变的症状和体征，很少显现出肾积水的病象。上尿路梗阻例如结石等致急性梗阻时，可出现肾绞痛、呕吐、恶心、血尿及肾区压痛等。也有的仅出现腰腹部包块或无任何临床症状，常在 B 超检查时发现。下尿路梗阻时，主要表现为排尿困难和膀胱不能排空，甚至出现尿潴留，而引起肾积水出现的症状常较晚，临床多表现为不同程度的肾功能损害，严重者可出现贫血、乏力、食欲缺乏、恶心、呕吐等尿毒症症状。

肾积水如并发感染，则表现为急性肾盂肾炎症状，出现寒战、高热、腰痛和膀胱刺激症状等。如梗阻不解除，感染的肾积水很难治愈，或可发展成为脓肾，腹部有可能扪及包块，病人常有低热和消瘦等。

尿路梗阻引起肾积水，如梗阻长时间得不到解决，最终导致肾功能减退甚至衰竭。

三、诊断

肾积水的诊断一般不困难，除确定肾积水存在及程度，还应弄清楚引起积水的病因、梗阻部位、是否感染及肾损害情况。

发现腹部包块就应该注意有肾积水的可能，如包块的紧张度较低且有波动感，则肾积水的可能性极大。可用以下方法对肾积水进行诊断：

影像学检查对肾积水的诊断非常重要，包括B超、泌尿系统平片、尿路造影、MRI及CT检查等。B超可以明确判定增大的肾是实性肿块还是肾积水，并可确定肾积水的程度和肾皮质萎缩情况，简便易行无创伤，应作为首选的检查方法。但对肾外壶腹型肾盂和多发性肾囊肿，有时不易与肾积水鉴别。X线检查对肾积水的诊断有重要价值。如肾积水系结石所致，泌尿系统平片可见到尿路结石影及积水增大的肾轮廓。肾积水一般须经静脉尿路造影确诊。MRI水成像对肾积水的诊断有独到之处，可以代替逆行肾盂造影和肾穿刺造影。CT能清楚地显示肾积水程度和肾实质萎缩情况，对输尿管行三维成像可以确定梗阻的部位及病因。

四、治疗

肾积水的治疗应根据梗阻的病因、发病缓急、其严重程度、有无并发症以及肾功能损害情况等综合考虑。肾积水系尿路梗阻所致，故最根本的治疗措施是除去病因，肾功能损害较轻者常可恢复。治疗方法取决于梗阻病变的性质，如为先天性肾盂输尿管狭窄，应切除狭窄段并作肾盂成形-肾盂输尿管吻合术。肾、输尿管结石可行ESWL、经皮肾镜或输尿管镜碎（取）石术。

如果病人病情较危重，不允许作较大手术或梗阻暂时不能除去时，可在B超引导下经皮肾穿刺造瘘，将尿液直接引流出来，以利于感染的控制及肾功能的改善；待病人身体条件许可时，再治疗梗阻的病因。如梗阻病因不能除去，肾造瘘则作为永久性的治疗措施。对于输尿管难以修复的炎性狭窄、晚期肿瘤压迫和侵及等梗阻引起的肾积水，经膀胱镜如能放置双J形输尿管导管长期内引流肾盂尿液，不仅可保护肾功能，而且可显著改善病人的生活质量。

重度肾积水，肾实质显著破坏、萎缩、引起肾性高血压或合并严重感染，肾功能严重丧失，而对侧肾功能正常时，可切除患肾。

第三节　肾病综合征

一、病因病理

（一）病因学

肾病综合征（简称NS）可分为原发性及继发性两大类，是指由多种不同病理类型的肾小球病所引起。

（二）病理

1. 大量蛋白尿

在正常生理情况下，肾小球滤过膜具有分子屏障及电荷屏障作用，当这些屏障作用受损时，致使原尿中蛋白含量增多超过近曲小管回吸收量时，形成大量蛋白尿。在此基础上，凡增加肾小球内压力及导致高灌注、高滤过的因素（如高血压、进食高蛋白饮食或大量输注血浆蛋白）均可加重尿蛋白的排出。

2. 血浆蛋白变化

NS 时大量白蛋白自尿中丢失，促进白蛋白肝代偿性合成增加，同时由于近端肾小管摄取滤过蛋白增多，也使肾小管分解蛋白增加。当肝白蛋白合成不足以克服丢失和分解时，则出现低蛋白血症。此外，NS 患者因胃肠道黏膜水肿导致饮食减退、蛋白质摄入不足、吸收不良或丢失等，可加重低蛋白血症。

除血浆中白蛋白减少外，血浆的某些免疫球蛋白（如 IgG）和补体成分、抗凝及纤溶因子、金属结合蛋白及内分泌素结合蛋白也可减少，尤其是肾小球病理损伤严重，大量向外排出蛋白尿，和非选择性蛋白尿时更为显著。患者容易产生感染、高凝、微量元素缺乏、内分泌紊乱和免疫功能低下等并发症。

3. 水肿

NS 时低白蛋白血症、血浆胶体渗透压下降，血管腔内里的水分进人组织间隙，是造成 NS 水肿的主要原因。近年的研究表明，约 50%患者血容量正常或增加，血浆肾素水平正常或下降，注意某些原发于肾内钠、水潴留因素在 NS 水肿发生机制中起一定作用。

4. 高脂血症

高胆固醇和（或）高三酰甘油血症、血清中 LDL、VLDL 和脂蛋白（a）[1ipoprotein（a），Lp（a）] 浓度升高，常与低蛋白血症并存。其发生机制与肝合成脂蛋白增加和脂蛋白分解减弱相关，目前认为后者可能是引发高脂血症更为重要的原因。

二、临床表现

诱发原发性 NS 的肾小球病主要病理类型包括：微小病变型肾病、系膜增生性肾小球肾炎、系膜毛细血管性肾小球肾炎、膜性肾病及局灶性节段性肾小球硬化。以上病理及临床特征如下：

（一）微小病变型肾病

光镜下肾小球基本正常，近曲小管上皮细胞呈现出脂肪变性。免疫病理检查呈现阴性。特征性改变和本病的主要诊断依据为电镜下有广泛的肾小球脏层上皮细胞足突消失。

微小病变型肾病约占儿童原发性 NS 的 80%～90%，成人原发性 NS 约 10%～20%。患者男多于女，好发于少年儿童，成人发病率降低，但 60 岁后发病率又呈现一小高峰。典型的临床表现为 NS，仅 15%左右患者伴有镜下血尿，一般无持续性高血压及肾功能损害。可因严重钠水潴留导致一过性高血压和肾功能损害。

本病约 30%～40%病例可能在发病后数月内自发缓解。90%病例对糖皮质激素治疗敏感，治疗后两周左右开始利尿，尿蛋白可在数周内迅速降低至阴性，血浆白蛋白逐渐恢复正常水平，最终可达临床完全缓解。但本病复发率高达 60%，若反复发作或长期大量蛋白尿未得到控制，本病可能转变为系膜增生性肾小球肾炎，严重时转变为局灶性节段性肾小球硬化。一般认为，成人的治疗缓解率和缓解后复发率均较儿童低。

（二）系膜增生性肾小球肾炎

光镜下可见肾小球系膜细胞和系膜基质弥漫增生，依其增生程度可将其分为轻、中、重度。免疫病理检查可将本组疾病分为 IgA 肾病及非 IgA 系膜增生性肾小球肾炎。前者以 IgA 沉积为主，后者以 IgG 或 IgM 沉积为主，经常伴有 C3 于肾小球系膜区、或系膜区及毛细血管壁呈颗粒状沉积。电镜下在系膜区可见到电子致密物。

本组疾病在我国的发病率极高，在原发性 NS 中约占 30%，明显高于西方国家。本病男多于女，好发于青少年。约 50%患者有前驱感染，可于上呼吸道感染后急性起病，甚至表现为急性肾炎综合征。部分患者为隐匿起病。本组疾病中，非 IgA 系膜增生性肾小球肾炎者约 50%患者表现为 NS，约 70%患者伴有血尿；而 IgA 肾病者约 15%出现 NS，几乎均有血尿。随肾病变程度由轻至重，肾功能不全及高血压的发生率逐渐增多。

（三）系膜毛细血管性肾小球肾炎

光镜下较常见的病理改变为系膜细胞和系膜基质弥漫重度增生，可插入到肾小球基底膜（GBM）和内皮细胞之间，使毛细血管袢呈“双轨征”。免疫病理检查常见 IgG 和 C3 呈颗粒状系膜区及毛细血管壁沉积。电镜下系膜区和内皮下可见电子致密物沉积。

该病理类型约占我国原发性 NS 的 10%～20%。本病男多于女，好发于青壮年。约 1/4～1/3患者常在上呼吸道感染后，表现为急性肾炎综合征；约 50%～60%患者表现为 NS，几乎均伴有明显血尿，其中少数为发作性肉眼血尿；其余少数患者表现为无症状性血尿和蛋白尿。肾功能不全、高血压及贫血出现早，病情常持续进展。50%～70%病例的血清 C3 持续下降，对本病诊断有提示意义。

本病导致 NS 治疗困难，糖皮质激素及细胞毒药物治疗可能仅对部分儿童病例有效，成人疗效差。病变进展速度较快，发病 10 年后约有 50%的病例将进展至慢性肾衰竭。

（四）膜性肾病

光镜下可见肾小球弥漫性病变，早期仅于肾小球基底膜上皮侧见多数排列整齐的嗜复红小颗粒（Masson 染色）；进而有钉突形成（嗜银染色），基底膜继之逐渐增厚。免疫病理显示 IgG 和 C3 呈细颗粒状沿肾小球毛细血管壁沉积。早期电镜下可见 GBM 上皮侧有排列整齐的电子致密物，常伴有广泛足突融合。

本病男性多于女性，好发于中老年。多为隐匿起病，约 80%表现为 NS，约 30%可伴有镜下血尿，肉眼血尿少见。常在发病 5～10 年后逐渐出现肾功能损害。本病极易引发血栓栓塞并发症，肾静脉血栓发生率可高达 40%～50%。

（五）局灶性节段性肾小球硬化

光镜下可见病变呈局灶、节段分布，表现为受累节段的硬化（系膜基质增多、毛细血管闭塞、球囊粘连等），对应的肾小管萎缩、肾间质纤维化。免疫病理检查显示 IgM 和 C3 在肾小球受累节段呈团块状沉积。电镜下可以观察到肾小球上皮细胞足突广泛融合、足突与 GBM 分离及裸露的 GBM 节段。

根据硬化部位及细胞增殖的特点，FSGS 可分为以下五种亚型：①经典型：硬化部位主要位于血管极周围的毛细血管袢；②细胞型：局灶性系膜细胞和内皮细胞增生同时可有足细胞增生、肥大和空泡变性；③顶端型：硬化部位主要位于尿极；④塌陷型：外周毛细血管袢皱缩、塌陷，呈节段或球性分布，显著的足细胞增生肥大和空泡变性；⑤非特殊型：无法归属上述亚型，硬化可发生于任何部位，常有系膜细胞及基质增生。其中非特殊型最为常见，约占半数以上。

该病理类型约占我国原发性 NS 的 5%～10%。本病好发于青少年男性，多为隐匿起病，部分病例可由微小病变型肾病转变而来。大量蛋白尿及 NS 为其主要临床特点（发生率可达 50%～75%），约 75%患者伴有血尿，部分可见肉眼血尿。本病确诊时患者约 50%有高血压和约 30%有肾功能减退。

三、诊断

NS 诊断标准如下：①尿蛋白大于 3.5 g/d；②血浆白蛋白小于 30 g/L；③水肿；④血脂升高。其中①②两项为诊断所必需。

诊断包括三个方面：①确诊 NS；②确认病因：首先必须排除外继发性的病因和遗传性疾病，才能诊断为原发性 NS；最好进行肾活检，作出病理诊断；③判定有无并发症。

四、治疗

（一）一般治疗

凡有严重水肿、低蛋白血症者需卧床休息。水肿消失、情况好转后，可起床活动。

给予正常量 0.8～1.0 g/（kg・d）的优质蛋白（富含必需氨基酸的动物蛋白）饮食。保证热量充分，每日每公斤体重不应少于 126～147 kJ（30～35 kcal）。虽然患者丢失大量尿蛋白，但由于高蛋白饮食增加肾小球高滤过，可加重蛋白尿并促进肾病变进展，故目前一般不再主张应用。

水肿时应低盐（<3 g/d）饮食。为减缓高脂血症，应少进富含饱和脂肪酸（动物油脂）的食物，而多吃富含多聚不饱和脂肪酸（如植物油、鱼油）及富含可溶性纤维（如燕麦、米糠及豆类）的食物。

（二）对症治疗

1. 利尿消肿

（1）噻嗪类利尿剂：主要作用于髓袢升支厚壁段和远曲小管前段，通过抑制钠和氯的重吸收，增加钾的排泄而利尿。常用氢氯噻嗪 25 mg，每日 3 次口服。长期服用可用来防止低钾、低钠血症。

（2）潴钾利尿剂：主要作用于远曲小管后段，保证排钠、排氯，但潴钾，适用于低钾血症的患者。常用氨苯蝶啶 50 mg，每日 3 次，或醛固酮拮抗剂螺内酯 20 mg，每日 3 次。长期服用可防止高钾血症，肾功能不全的患者应慎用。

（3）袢利尿剂：主要作用于髓袢升支，具有强力的抑制钠、氯和钾的重吸收。常用呋塞米（速尿）20～120 mg/d，或布美他尼（丁尿胺）1～5 mg/d（同等剂量时作用较呋塞米强 40 倍），分次口服或静脉注射。在渗透性利尿药物应用后随即给药效果更佳。应用袢利尿剂时需谨防低钠血症及低钾、低氯血症性碱中毒发生。

（4）渗透性利尿剂：通过一过性提高血浆胶体渗透压，可使组织中水分重新吸收入血。此外，又经过肾小球滤过，造成肾小管内液的高渗状态，来减少水、钠的重吸收而利尿。常用不含钠的右旋糖酐 40（低分子右旋糖酐）或淀粉代血浆（706 代血浆）（分子量均为 2.5 万～4.5 万），静脉点滴 250～500 ml，隔日 1 次。随后加用袢利尿剂可增强利尿效果。但对少尿（尿量<400 ml/d）患者应慎用此类药物，因其易与肾小管分泌的蛋白和肾小球滤过的

白蛋白一起构成管型，阻塞肾小管，而且由于其高渗作用导致肾小管上皮细胞变性、坏死，诱发“渗透性肾病”，可导致急性肾衰竭。

(5) 提高血浆胶体渗透压：血浆或白蛋白等静脉滴注均可提高血浆胶体渗透压，促进组织中水分回吸收并利尿，如继而用呋塞米 60～120 mg 加于葡萄糖溶液中缓慢静脉滴注，可能获得良好的利尿效果。但由于输入的蛋白均将于 24～48 小时内由尿中排出，导致肾小球高滤过及肾小管高代谢，造成肾小球脏层及肾小管上皮细胞损伤、促进肾间质纤维化，轻者阻碍糖皮质激素疗效，延迟疾病缓解，严重者可损害肾功能。故应严格掌握适应证，对严重低蛋白血症、高度水肿而又少尿（尿量＜400 ml/d）的 NS 患者，在必需利尿的情况下方可考虑使用，但也要避免过频过多。心力衰竭患者应慎用。

对 NS 患者利尿治疗的原则是不宜过快过猛，以免出现血容量不足、加重血液高黏倾向，诱发血栓、栓塞并发症。

2. 减少尿蛋白 持续性大量蛋白尿本身可导致肾小球高滤过、加重肾小管一间质损伤、促进肾小球硬化，是影响肾小球病预后的重要因素。已证明减少尿蛋白可以有效延缓肾功能的恶化。

血管紧张素转换酶抑制剂（ACEI）（如贝那普利）或血管紧张素Ⅱ受体拮抗剂（ARB）（如氯沙坦），除可有效控制高血压外，还可通过降低肾小球内压和直接影响肾小球基底膜对大分子的通透性，降低全身血压、减少尿蛋白。用 ACEI 或 ARB 降尿蛋白时，所用剂量一般应比常规降压剂量大时，才能获得良好疗效。

（三）主要治疗——抑制免疫与炎症反应

1. 糖皮质激素（简称激素） 可能是通过抑制炎症反应、抑制免疫反应、抑制醛固酮和抗利尿激素分泌，影响肾小球基底膜通透性等综合作用而达到其利尿、消除尿蛋白的疗效。使用原则和方案一般是：①起始足量：常用药物为泼尼松 1 mg/（kg·d），口服 8 周，必要时可延长至 12 周；②缓慢减药；足量治疗后每 2～3 周减原用量的 10%，当减至 20 mg/d左右时症状反复出现，应更加缓慢减量；③长期维持：最后以最小有效剂量（10 mg/d）再维持半年左右。激素可采取全日量顿服或在维持用药期间两日量隔日一次顿服，以此来减轻激素产生的副作用。水肿严重、有肝功能损害或泼尼松疗效不佳时，可用甲泼尼龙（等剂量）口服或静脉滴注代替。因地塞米松半衰期长，副作用大，现已少用。

根据患者对糖皮质激素的治疗反应，可将其分为“激素敏感型”（用药 8～12 周内 NS 缓解）、“激素依赖型”（激素减药到一定程度即复发）和“激素抵抗型”（激素治疗无效）三类，其各自的进一步治疗有所差异。

长期应用激素的患者可出现感染、药物性糖尿病、骨质疏松等副作用，甚至产生股骨头无菌性缺血性坏死，需加强监测，及时处理。

2. 细胞毒药物 这类药物可试用于“激素依赖型”或“激素抵抗型”的患者，协同激素治疗。若无激素禁忌，一般不作为首选或单独治疗用药。

(1) 环磷酰胺：是国内外最常用的细胞毒药物，在体内被肝细胞微粒体羟化，形成有烷化作用的代谢产物而具有较强的免疫抑制作用。应用剂量为每日每千克体重 2 mg，分 1～2 次口服；或 200 mg，隔日静脉注射。累积量达 6～8 g 后停药。主要副作用为骨髓抑制及中毒性肝损伤，并可出现性腺抑制（尤其男性）、脱发、胃肠道反应及出血性膀胱炎。

（2）盐酸氮芥：为最早用于治疗 NS 的药物，治疗效果显著。因可引起注射部位血管炎或局部组织坏死，和严重的胃肠道反应和甚强的骨髓抑制作用，目前临床上应用较少。

（3）其他：苯丁酸氮芥 2 mg，每日 3 次口服，共服用 3 个月，毒性较氮芥小，疗效较差。此外，报道有使用硫唑嘌呤，但疗效也较弱。

3. 环孢素　能选择性抑制 T 辅助细胞及 T 细胞毒效应细胞，已成为二线药物应用于治疗激素及细胞毒药物无效的难治性 NS。常用量按照每日每千克体重 3～5 mg，分两次空服口服，服药期间需监测并维持其血浓度谷值为 100～200 ng/ml。治疗 2～3 个月后缓慢减量，疗程半年至一年。副作用具有肝肾毒性、高血压、高尿酸血症、多毛及牙龈增生等。价格较昂贵及上述副作用及停药后易反复发作，使其广泛应用受到限制。

4. 麦考酚吗乙酯　在体内代谢为霉酚酸和次黄嘌呤单核苷酸脱氢酶抑制剂，此抑制剂可抑制鸟嘌呤核苷酸的合成，故而选择性地抑制 T、B 淋巴细胞增殖及抗体形成而达到治疗目的。常用量为 1.5～2 g/d，分 2 次口服，共用 3～6 个月，减量维持半年。此药物已广泛应用于肾移植后的排异反应，副作用相对较小。近几年一些报道表明，该药对部分难治性 NS 患者有效，尽管尚缺乏大宗病例的前瞻对照研究结果，但已受到重视。因其价格较高，目前仍作为二线用药。已出现严重贫血和伴肾功能损伤者应用后出现严重感染的个案报道，应引起足够重视。

应用激素及细胞毒药物治疗 NS 可有多种方案，原则上应以增强疗效的同时最大限度地减少副作用为宜。对于是否应用激素治疗、疗程长短以及可否使用细胞毒药物等应结合患者肾小球病的病理类型、年龄、肾功能和有无存在相对禁忌证等情况的不同而区别对待，从而制定个体化治疗方案。

近年来根据循证医学（evidence-based medicine，EBM）的研究结果，针对不同的病理类型，提出的相应治疗方案如下；

1. 微小病变型肾病　常对激素治疗敏感，初治者可单用激素治疗。因感染、劳累而短期复发，排除诱因后仍不缓解者可再使用激素，疗效差或反复发作者应并用细胞毒药物，力求达到完全缓解并减少复发。

2. 膜性肾病　对于本病的治疗目前存在较大的争议，根据循证医学已有以下共识：①单用激素无效，必须激素联合烷化剂（常用环磷酰胺、苯丁酸氮芥）。效果不佳的患者可采用小剂量环孢素，一般用药应在半年以上；也可与激素联合应用。②早期膜性肾病疗效相对较好；若肾功能严重恶化，血肌酐＞354 μmol/L 或肾活检示严重间质纤维化则不应给予上述治疗。③激素联合烷化剂治疗的主要对象为有病变进展高危因素的患者，如严重、持续性 NS，肾功能恶化和肾小管间质较重的可逆性病变等，应给予治疗。反之，则提议可先密切观察 6 个月，控制血压并用 ACEI 或（和）ARB 降尿蛋白，若病情无好转再接受激素联合烷化剂治疗。另外，膜性肾病易诱发血栓、栓塞并发症，应予以积极防治。

3. 局灶节段性肾小球硬化　以往认为本病治疗效果不好，但循证医学表明部分患者（30%～50%）激素有效，只是显效较慢，建议足量激素治疗［1 mg/（kg·d）］应延长至 3～4个月；若上述足量激素用至 6 个月后仍无效，才能称之为激素抵抗。激素效果不佳者可试用环孢素。

4. 系膜毛细血管性肾小球肾炎　本病疗效差，长期足量激素治疗可延缓部分儿童患者的肾功能恶化。对于成年患者，目前没有激素和细胞毒药物治疗有效的依据。临床研究仅发现口服6～12个月的阿司匹林（325 mg/d）和（或）双嘧达莫（50～100 mg，每日3次）可以减少尿蛋白，但无法起到延缓肾功能恶化的作用。

（四）中医药治疗

单纯中医、中药治疗NS疗效出现较缓慢，一般主张与激素及细胞毒药物兼用。

1. 辨证施治　NS患者多被诊断为脾肾两虚，可给予健脾补肾利水方剂（如真武汤）治疗。

2. 拮抗激素及细胞毒药物副作用　久用大剂量激素常出现阴虚内热或湿热，给予滋阴降火或清热祛湿的方剂，可减轻激素副作用；激素减量过程中辅以中药温补脾肾方剂，可减少病情反复发作、并巩固疗效；应用细胞毒药物时配合补益脾肾及调理脾胃的中药，可减少骨髓抑制及胃肠反应的副作用。

3. 雷公藤总苷10～20 mg，每日3次口服，有降低尿蛋白作用，可配合激素应用。国内研究显示该药具有抑制免疫、抑制肾小球系膜细胞增生的效果，并能改善肾小球滤过膜通透性。主要副作用为性腺抑制、肝功能损害及外周血白细胞减少等，及时停药后可恢复正常。本药毒副作用较大，甚至可引起急性肾衰竭，用时要小心监护。

第四节　慢性肾小球肾炎

一、病因病理

（一）病因

仅有少数慢性肾炎是由急性肾炎发展所致（直接迁延或临床痊愈若干年后再现）。慢性肾炎的病因、发病机制和病理类型不尽相同，主要因素多为免疫介导炎症。导致病程慢性化的机制除免疫因素外，非免疫非炎症因素占有重要作用。

（二）病理

慢性肾炎可由多种病理引起，常见的有系膜增生性肾小球肾炎、系膜毛细血管性肾小球肾炎、膜性肾病及局灶节段性肾小球硬化等因素，其中少数非IgA系膜增生性肾小球肾炎可由毛细血管内增生性肾小球肾炎转化而来。

病变进展至后期，所有上述不同类型病理变化均可转化为程度不等的肾小球硬化，相应肾单位的肾小管萎缩、肾间质纤维化。疾病晚期肾脏体积缩小、肾皮质变薄，病理类型均可转化为硬化性肾小球肾炎。

二、临床表现

不限年龄，但以青年居多。多数起病缓慢、隐袭。临床表现呈多样性，蛋白尿、血尿、高血压、水肿为其基本临床表现，可有不同程度肾功能减退，病情时轻时重、迁延，渐进性发展为慢性肾衰竭。

早期患者可有乏力、疲倦、腰部疼痛、食欲缺乏；水肿可有可无，一般不严重。有的患者可无明显临床症状。实验室检查多为轻度尿异常，尿沉渣镜检红细胞可增多，可见管型。

肾功能正常或轻度受损，这种情况可持续数年，甚至数十年。肾功能逐渐恶化并出现相应的临床表现，如贫血、血压增高等，进入尿毒症。有的患者除上述慢性肾炎的一般表现外，血压持续性中等以上程度升高，患者可有眼底出血、渗出，甚至视乳头水肿，如血压控制不好，肾功能恶化较快，预后较差。另外，部分患者因感染、劳累呈急性发作，或用肾毒性药物后病情急骤恶化，应及时去除诱因和适当治疗后病情可一定程度缓解，但也可能由此而进入不可逆慢性肾衰竭。多数慢性肾炎患者肾功能呈慢性渐进性损害，病理类型为决定肾功能进展快慢的重要因素（如系膜毛细血管性肾小球肾炎进展较快，膜性肾病进展常较慢），但也与是否合理治疗和认真保养等相关。

三、诊断

凡尿化验异常、水肿及高血压病史达一年以上，无论有无肾功能损害均应考虑此病，在除外继发性肾小球肾炎及遗传性肾小球肾炎后，临床上可诊断为慢性肾炎。

四、治疗

慢性肾炎的治疗应以防止或延缓肾功能进行性恶化、改善或缓解临床症状及防治严重并发症为主要目的，而不以消除尿红细胞或轻微尿蛋白为目标。可采用下列综合治疗措施。

（一）要控制高血压和减少尿蛋白

高血压和尿蛋白是加速肾小球硬化、促进肾功能恶化的重要因素，积极控制高血压和减少尿蛋白是两个重要的环节。

慢性肾炎常有钠水潴留引起容量依赖性高血压，故高血压患者应限盐（NaCl$<$6 g/d)；可选用噻嗪类利尿剂。

多年研究证实，ACEI 或 ARB 除具有降低血压作用外，还有减少尿蛋白和延缓肾功能恶化的肾保护作用。肾小球血流动力学的特殊调节作用，降低肾小球内高压力、高灌注和高滤过外，并能通过非血流动力学作用（抑制细胞因子、减少尿蛋白和细胞外基质的蓄积）起到减缓肾小球硬化的发展和肾保护作用，为治疗慢性肾炎高血压和（或）减少尿蛋白的首选药物。

（二）限制食物中蛋白及磷入量

肾功能不全氮质血症患者应限制蛋白及磷的入量，采用优质低蛋白饮食或加用必需氨基酸或 α-酮酸。

（三）应用抗血小板解聚药

（四）糖皮质激素和细胞毒药物

鉴于慢性肾炎为一临床综合征，其病因、病理类型及其程度、临床表现和肾功能等变异较大，故此类药物是否应用，宜区别对待。

（五）避免加重肾损害的因素

感染、劳累、妊娠及肾毒性药物（如氨基糖苷类抗生素、含马兜铃酸中药等）均可能损伤肾，导致肾功能恶化，应予以避免。

第五节 慢性肾衰竭

一、病因病理

由各种原因引起的慢性肾结构和功能障碍（肾损伤病史>3 个月），包括肾小球滤过率（GFR）正常和不正常的病理损伤、血液或尿液成分异常及影像学检查异常，不明原因的 GFR 下降（GFR<60 ml/min）超过 3 个月，称为慢性肾病。广义的慢性肾衰竭则是指慢性肾病引起的 GFR 下降及与此相关的代谢紊乱和临床症状组成的综合征，简称慢性肾衰。

（一）病因

慢性肾衰竭的病因主要有糖尿病肾病、高血压肾小动脉硬化、原发性与继发性肾小球肾炎、肾小管间质病变（如慢性肾盂肾炎、慢性尿酸性肾病、梗阻性肾病、药物性肾病等）、肾血管病变、遗传性肾病（如多囊肾、遗传性肾炎）等。在发达国家，糖尿病肾病、高血压肾小动脉硬化已成为慢性肾衰竭的主要发病原因；包括中国在内的发展中国家，这两种疾病在 CRF 各种病因中仍位居原发性肾小球肾炎之后，但近年有明显增高趋势。双侧肾动脉狭窄或闭塞所引起的“缺血性肾病”，是老年 CRF 的主要病因。

慢性肾衰竭进展的危险因素

1. 慢性肾衰竭渐进性发展的危险因素　CRF 病程渐进性发展的危险因素，包括高血糖控制不满意、高血压、蛋白尿（包括微量白蛋白尿）、低蛋白血症、吸烟等。此外，少量研究提示，贫血、高脂血症、高同型半胱氨酸血症、营养不良、老年、尿毒症毒素（如甲基胍、甲状旁腺激素、酚类）蓄积等，也可能在 CRF 的病程进展中起一定作用，有待于进一步研究。

2. 慢性肾衰竭急性加重的危险因素　急性恶化的危险因素主要有：

①累及肾的疾病（如原发性肾小球肾炎、高血压病、糖尿病、缺血性肾病等）复发或加重；

②血容量不足（如低血压、脱水、大出血和休克等）；

③肾局部血供急剧减少（如肾动脉狭窄患者应用 ACEI、ARB 等药物）；

④严重高血压未能控制；

⑤肾毒性药物；

⑥泌尿道梗阻；

⑦严重感染；

⑧其他：高钙血症、严重肝功不全等。

在上述因素中，因血容量不足或肾局部血供急剧减少致残余肾单位低灌注、低滤过状态，是导致肾功能急剧恶化的主要原因之一。对 CRF 病程中出现的肾功能急剧恶化，如处理及时、得当，可能使病情有一定程度的逆转；但如诊治延误，或这种急剧恶化极为严重，则病情的加重也可能呈不可逆性发展。

（二）病理

1. 慢性肾衰竭进展的发生机制

（1）肾单位高滤过：有关研究认为，导致肾小球硬化和残余肾单位进一步丧失的重要原因之一是CRF残余肾单位肾小球出现高灌注和高滤过状态。由于高滤过的存在，促进系膜细胞增殖和基质增加，导致微动脉瘤形成、内皮细胞损伤和血小板集聚增强、炎性细胞浸润、系膜细胞凋亡等，肾小球硬化不断发展。

（2）肾单位高代谢：CRF残余肾单位肾小管高代谢状况，是肾小管萎缩、间质纤维化和肾单位进行性损害的重要原因之一。高代谢所致肾小管氧消耗和氧自由基增多，小管内液Fe^{2+}的生成、代谢性酸中毒所引起补体旁路途径激活和膜攻击复合物的形成，均可造成肾小管一间质损伤。

（3）肾组织上皮细胞表型转化的作用：近年研究表明，在某些生长因子或炎症因子的诱导下，肾小管上皮细胞、肾小球上皮细胞（如包曼囊上皮细胞或足突细胞）、肾间质成纤细胞均可转变为肌成纤维细胞，在肾间质纤维化、局灶节段性和球性肾小球硬化过程中均起着重要作用。

（4）某些细胞因子（生长因子）的作用：近年研究表明，CRF动物肾组织内某些生长因子（如TGEB、白细胞介素-1、单个核细胞趋化蛋白-1、血管紧张素Ⅱ、内皮素-1等），均参与肾小球和小管间质的损伤过程，并在促进细胞外基质的增多中起重要作用。例如，CRF动物肾组织内血管紧张素Ⅱ显著增多，不仅在增高肾小球内压力、导致高滤过的过程中起着重要作用，而且可促进肾小球系膜、肾间质的细胞外基质（ECM）增多。某些降解细胞外基质的蛋白酶表达的下调，金属蛋白酶组织抑制物、纤溶酶原激活抑制物（PAI—I）等表达上调，在肾小球硬化和肾间质纤维化过程中也有重要作用。

（5）其他：有少量研究发现，在多种慢性肾病动物模型中，均发现肾固有细胞凋亡的增多与肾小球硬化、小管萎缩、间质纤维化有密切关系，提示细胞凋亡可能在CRF进展中起某种作用。此外，近年发现，醛固酮的增多也参与肾小球硬化和间质纤维化的过程。

2. 尿毒症症状的发生机制

目前一般认为，尿毒症的症状及体内各系统损害的原因，主要与尿毒症毒素的毒性作用有关，也与多种体液因子和营养素的缺乏有关。

（1）尿毒症毒素的作用：据报告，尿毒症患者体液内约有200多种物质的浓度高于正常，但可能具有尿毒症毒性作用的物质约有30余种。尿毒症毒素可分为小分子（MW＜500）、中分子（MW500～5000）和大分子（MW＞5000）三类。小分子毒性物质以尿素的量最多，占“非蛋白氮”的80％以上，其他如胍类（甲基胍、琥珀胍酸等）、各种胺类、酚类等，也占有重要地位。中分子物质可能与尿毒症脑病、某些内分泌紊乱、细胞免疫低下等有关。甲状旁腺激素属于中分子物质一类，可引起肾性骨营养不良、软组织钙化等。大分子物质（如核糖核酸酶、维生素A等）也具有某些毒性。

此外，晚期糖基化终产物、终末氧化蛋白产物和氨甲酰化蛋白质、氨甲酰化氨基酸等，也是潜在的尿毒症毒素。

（2）体液因子的缺乏：肾是分泌激素和调节物质代谢的重要器官。慢性肾衰时，主要由肾分泌的某些激素（如红细胞生成素、骨化三醇）的缺乏，可分别引起肾性贫血和肾性骨病。

（3）营养素的缺乏：尿毒症时某些营养素的缺乏或不能有效利用，也可能与临床某些症状有关，如蛋白质和某些氨基酸、热量、水溶性维生素（如B族等）、微量元素（如铁、锌、硒等），可引起营养不良、消化道症状、免疫功能降低等。又如，缺铁或（及）蛋白质，可使肾性贫血加重。缺乏 L-肉碱可致肾衰竭患者肌肉无力、食欲缺乏、贫血加重。

二、临床表现

在 CRF 的不同阶段，其临床表现也各不相同。在 CRF 的代偿期和失代偿早期，患者可以无任何症状，或仅有乏力、腰酸、夜尿增多等轻度不适；少数患者可有食欲减退、代谢性酸中毒或轻度贫血。CRF 中期以后，上述症状更趋明显。在晚期尿毒症时，可出现急性心力衰竭、严重高钾血症、消化道出血、中枢神经系统障碍等，甚至有生命危险。

1. 水、电解质代谢紊乱慢性　肾衰竭时，酸碱平衡失调和各种电解质代谢紊乱相当常见。在这类代谢紊乱中，以代谢性酸中毒和水钠平衡紊乱最为常见。

（1）代谢性酸中毒：在部分轻中度慢性肾衰竭（GFR＞25 ml/min，或 Scr＜350 μmol/L）患者中，部分患者由于肾小管分泌氢离子障碍或肾小管的重吸收能力下降，发生正常阴离子间隙的高氯血症性代谢性酸中毒，即肾小管性酸中毒。当 GFR 降低至＜25 ml/min（Scr＞350 μmol/L）时，肾衰时代谢产物如磷酸、硫酸等酸性物质因肾的排泄障碍而潴留，可发生高氯血症性（或正氯血症性）高阴离子间隙性代谢性酸中毒，即“尿毒症性酸中毒”。

多数患者能耐受轻度慢性酸中毒，但如动脉血 HCO_3^-＜15 mmol/L，则可有较明显症状，如食欲缺乏、呕吐、虚弱无力、呼吸深长等。上述症状可能与酸中毒时，体内多种酶的活性受抑制有关。

（2）水钠代谢紊乱：水钠平衡紊乱主要表现为水钠潴留，有时也可表现为低血容量和低钠血症。肾功能不全时，肾对钠负荷过多或容量过多的适应能力逐渐下降。水钠潴留可表现为不同程度的皮下水肿或（和）体腔积液，这在临床相当常见；此时易出现血压升高、左心功能不全和脑水肿。低血容量主要表现为低血压和脱水。

低钠血症的原因，既可因缺钠引起（真性低钠血症），也可因水过多或其他因素引起（假性低钠血症），后者更为多见，两者临床情况与处理方法完全不同，故应注意鉴别。

（3）钾代谢紊乱：当 GFR 降至 20～25 ml/min 或更低时，肾排钾能力逐渐下降，此时易出现高钾血症；尤其当钾摄入过多、酸中毒、感染、创伤、消化道出血等情况发生时，更易出现高钾血症。严重高钾血症（血清钾＞6.5 mmol/L）有一定危险，需及时治疗抢救。有时由于钾摄入不足、胃肠道丢失过多、应用排钾利尿剂等因素，也可出现低钾血症。

（4）钙磷代谢紊乱：主要表现为钙缺乏和磷过多。钙缺乏主要与钙摄入不足、活性维生素 D 缺乏、高磷血症、代谢性酸中毒等多种因素有关，明显钙缺乏时可出现低钙血症。

（5）镁代谢紊乱：当 GFR＜20 ml/min 时，由于肾排镁减少，常有轻度高镁血症。患者常无任何症状。但不宜使用含镁的药物，如含镁的抗酸药、泻药等。低镁血症也偶可出现，与镁摄入不足或过多使用利尿剂有关。

2. 蛋白质、糖类、脂肪和维生素的代谢紊乱　CRF 患者蛋白质代谢紊乱一般表现为蛋白质代谢产物蓄积（氮质血症），也可有人血白蛋白水平下降、血浆和组织必需氨基酸水平下降等。上述代谢紊乱主要与蛋白质分解增多或合成减少、负氮平衡、肾排出障碍等因素有关。

糖代谢异常主要表现为糖耐量减低和低血糖症两种情况，前者多见，后者少见。糖耐量减低主要与胰高血糖素升高、胰岛素受体障碍等因素有关，可表现为空腹血糖水平或餐后血糖水平升高，但一般较少出现自觉症状。

慢性肾衰患者中高脂血症相当常见，其中多数患者表现为轻到中度高三酰甘油血症，少数患者表现为轻度高胆固醇血症，或二者兼有；有些患者血浆极低密度脂蛋白、脂蛋白水平升高，高密度脂蛋白水平降低。

CRF 患者维生素代谢紊乱相当常见，如血清维生素 A 水平增高、维生素 B_6 及叶酸缺乏。

3. 心血管系统表现　心血管病变是 CRF 患者的主要并发症之一和最常见的死因。尤其是进入终末期肾病阶段，则死亡率进一步增高（占尿毒症死因的 45%～60%）。近期研究发现，尿毒症患者心血管不良事件及动脉粥样硬化性心血管病比普通人群约高 15～20 倍。在美国，普通人群中心血管病的年死亡率是 0.27%，而血透患者则高达 9.5%，为前者的 35 倍。

（1）高血压和左心室肥厚：大部分患者有不同程度的高血压，多是由于钠水潴留、肾素-血管紧张素增高或（及）某些舒张血管的因子不足所致。高血压可引起动脉硬化、左心室肥厚和心力衰竭。贫血和血液透析用的内瘘，会引起心高搏出量状态，加重左心室负荷和左心室肥厚。

（2）心力衰竭：是尿毒症患者最常见死亡原因。随着肾功能的不断恶化，心衰的患病率明显增加，至尿毒症期可达 65%～70%。其原因大多与水钠潴留、高血压及尿毒症心肌病变有关。有急性左心衰竭时可出现阵发性呼吸困难、不能平卧、肺水肿等症状，但一般无明显发绀存在。

（3）尿毒症性心肌病：其病因可能与代谢废物的潴留和贫血等因素有关；部分患者可伴有冠状动脉粥样硬化性心脏病。各种心律失常的出现，与心肌损伤、缺氧、电解质紊乱等因素有关。

（4）心包病变：心包积液在 CRF 患者中相当常见，其原因多与尿毒症毒素蓄积、低蛋白血症、心力衰竭等因素有关，少数情况下也可能与感染、出血等因素有关。轻者可无症状，重者则可有心音低钝，少数情况下还可有心包填塞。心包炎可分为尿毒症性和透析相关性；前者已较少见，后者的临床表现与一般心包炎相似，唯心包积液多为血性。

（5）血管钙化和动脉粥样硬化：近年发现，由于高磷血症、钙分布异常和“血管保护性蛋白”（如胎球蛋白 A）缺乏而引起的血管钙化，在心血管病变中亦起着重要作用。动脉粥样硬化往往进展迅速，血液透析患者的病变程度比透析前患者为重。除冠状动脉外，脑动脉和全身周围动脉亦同样发生动脉粥样硬化和钙化。

4. 呼吸系统症状　体液过多或酸中毒时均可出现气短、气促，严重酸中毒可致呼吸深长。体液过多、心功能不全可引起肺水肿或胸腔积液。由尿毒症毒素诱发的肺泡毛细血管渗透性增加、肺充血可引起“尿毒症肺水肿”，此时肺部 X 线检查可出现“蝴蝶翼”征，及时利尿或透析可迅速改善上述症状。

5. 胃肠道症状　主要表现有食欲缺乏、恶心、呕吐、口腔有尿味。消化道出血也较常见，其发生率比正常人明显增高，多是由于胃黏膜糜烂或消化性溃疡，尤以前者为最常见。

6. 血液系统表现　CRF、患者血液系统异常主要表现为肾性贫血和出血倾向。大多数患者一般均有轻、中度贫血，其原因主要由于红细胞生成素缺乏，故称为肾性贫血；如同时伴有缺铁、营养不良、出血等因素，可加重贫血程度。晚期 CRF 患者有出血倾向，其原因多与血小板功能降低有关，部分晚期 CRF 患者也可有凝血因子Ⅷ缺乏。有轻度出血倾向者可出现皮下或黏膜出血点、淤斑，重者则可发生胃肠道出血、脑出血等。

7. 神经肌肉系统症状　早期症状可有疲乏、失眠、注意力不集中等。其后会出现性格改变、抑郁、记忆力减退、判断力降低。尿毒症时常有反应淡漠、惊厥、幻觉、精神异常等。周围神经病变也很常见，感觉神经障碍更为显著，最常见的是肢端袜套样分布的感觉丧失，也可有肢体麻木、烧灼感或疼痛感、深反射迟钝或消失，并可有神经肌肉兴奋性增加，如肌肉震颤、痉挛，以及肌萎缩、肌无力等。初次透析患者可发生透析失衡综合征，主要是血尿素氮等物质降低过快，导致细胞内、外液间渗透压失衡，引起颅内压增加和脑水肿所致，出现恶心、呕吐、头痛，重者可出现惊厥。长期血透患者有时会发生“透析性痴呆”，与透析用水铝含量过多而致铝中毒有关。

8. 内分泌功能紊乱　主要表现有：①肾本身内分泌功能紊乱：如维生素 D_3、红细胞生成素不足和肾内肾素-血管紧张素Ⅱ过多；②下丘脑-垂体内分泌功能紊乱：如泌乳素、促黑色素激素、促黄体生成激素、促卵泡激素、促肾上腺皮质激素等水平增高；③外周内分泌腺功能紊乱：大多数患者均有继发性甲旁亢（血 PTH 升高），部分患者（大约四分之一）有轻度甲状腺素水平降低；其他如胰岛素受体障碍、性腺功能减退等，也相当常见。

9. 骨骼病变　肾性骨营养不良（即肾性骨病）相当常见，包括纤维囊性骨炎（高转化性骨病）、骨生成不良、骨软化症（低转化性骨病）及骨质疏松症。在透析前患者中骨骼 X 线发现异常者约 35%，而出现骨痛、行走不便和自发性骨折相当少见（少于 10%）。而骨活体组织检查（骨活检）约 90%可发现异常，故早期诊断要靠骨活检。

纤维囊性骨炎主要由于 PTH 过高引起，其破骨细胞过度活跃，引起骨盐溶化，骨质重吸收增加，骨的胶原基质破坏，而代以纤维组织，形成纤维囊性骨炎，易发生肋骨骨折。X 线检查可见骨骼囊样缺损（如指骨、肋骨）及骨质疏松（如脊柱、骨盆、股骨等处）的表现。

骨生成不良的发生，主要与血 PTH 浓度相对偏低、某些成骨因子不足有关，因而不足以维持骨的再生；透析患者如长期过量应用活性维生素 D、钙剂等药或透析液钙含量偏高，则可能使血 PTH 浓度相对偏低。

骨软化症主要由于骨化三醇不足或铝中毒引起的骨组织钙化障碍，导致未钙化骨组织过分堆积；成人以脊柱和骨盆表现最早且突出，可有骨骼变形。

透析相关性淀粉样变骨病（DRA）只发生于透析多年以后，可能是由于 β_2 微球蛋白淀粉样变沉积于骨所致，X 线片在腕骨和股骨头有囊肿性变，可发生自发性股骨颈骨折。

三、诊断

临床医师应当十分熟悉 CRF、患者的病史特点，仔细询问病史和查体，并及时做必要的实验室检查，以尽早明确诊断，防止 CRF 的误诊。要重视肾功能的检查，也要重视血电解质矿物质（K、Na、Cl、Ca、P 等）、动脉血液气体分析、影像学等检查。

CRF 的鉴别诊断

CRF 与肾前性氮质血症的鉴别并不困难，在有效血容量补足 48～72 小时后肾前性氮血症患者肾功能即可恢复。

CRF与急性肾衰竭的鉴别，多数情况下并不困难，往往根据患者的病史即可作出鉴别诊断。在患者病史欠详时，可借助于影像学检查（如B超，CT等）或肾图检查结果进行分析，如双肾明显缩小，或肾图提示慢性病变，则支持CRF的诊断。

慢性肾衰竭有时可发生急性加重或伴发急性肾衰竭。如慢性肾衰竭本身已相对较重，或其病程加重过程未能反映急性肾衰竭演变特点，则称之为“慢性肾衰竭急性加重”。如果慢性肾衰竭较轻，而急性肾衰竭相对突出，且其病程发展符合急性肾衰竭演变过程，则可称为“慢性肾衰竭合并急性肾衰竭”，其处理原则基本上与急性肾衰竭相同。

四、治疗

应根据病情所处阶段合理确定治疗措施。肾功能代偿期应积极治疗原发病，保护和预防肾免受其他外来因素损害；肾功能不全失代偿期应防止或去除加剧因素，减轻症状和防止肾功能进行性恶化；肾衰竭应限制蛋白摄入，矫正水、电解质，酸碱平衡紊乱，积极对症处理；尿毒症晚期则须进行透析或肾移植等替代治疗。

1. 积极治疗原发病　积极治疗慢性肾衰基础疾病是重要措施之一，有些引起慢性肾衰的原发病经治疗后，肾功能可有不同程度的好转，少数患者甚至可能会恢复至代偿期。

2. 纠正使肾衰竭加重的可逆因素　如纠正水、电解质和酸碱平衡失调，及时控制感染，解除尿路梗阻，治疗心力衰竭，停止肾毒性药物使用等，使肾功能获得改善。

3. 合理饮食治疗　实验和临床研究证实，合理的饮食治疗方案是治疗慢性肾衰竭的重要措施。

（1）优质低蛋白饮食：优质蛋白质是指含必需氨基酸（EAA）较高的食物（如鸡蛋、瘦肉、鱼及牛奶等）。限制蛋白质摄入可改善尿毒症症状，蛋白质太少又易发生营养不良、自身蛋白质库耗竭和机体免疫力低下。一般根据GFR调整蛋白质摄入量，当GFR为10～20 ml/min时，摄入蛋白质每天每千克体重0.6 g，磷每天应低于750 mg。尽可能少食用含非必需氨基酸的植物蛋白质，如米、面、花生，黄豆及其制品，可部分采用麦淀粉、蔬菜（如南瓜、红薯和土豆）等代替主食。

（2）高热量、维生素及微量元素的摄入：高热量饮食可使蛋白饮食的氮得到充分利用，减少蛋白质分解，热量每天每千克体重约为122.5 kJ，偏瘦或偏胖者应酌情加减。应多食用植物油、人造黄油和食糖。注意补充水溶性维生素尤其是B族维生素、维生素C和叶酸等，并按病情补充钙、铁和锌等。蔬菜和水果通常不受限制，但对高钾者应避免摄入过多。

4. 必需氨基酸疗法　在优质低蛋白饮食的同时，补充EAA可停止或减慢肾衰竭发展速度，减轻血浆氨基酸代谢紊乱。降低血尿素氮，改善氮平衡和营养状态，减轻症状。EAA有口服和静脉滴注两条途径、一般用量为每天每千克体重0.1～0.2 g。口服α-酮酸制剂，也可达到同样疗效。

5. 纠正水、电解质紊乱和酸碱平衡失调

（1）水、钠平衡失调的治疗：水过多、严重高血压、心力衰竭和少尿、无尿者应严格限制水、钠入量，钠盐每日2～3 g为宜，严重水过多者可用袢利尿剂，如呋塞米，必要时再联合应用其他利尿剂。轻度脱水可口服液体，明显失水可静脉补充，其量视病情而定，但不宜过多过快。高钠血症多系脱水引起，以补充水分为主。

（2）低钾与高钾血症的治疗：轻度低钾进食含钾丰富的食物或口服钾盐即可，严重低钾需静脉滴注，不能静脉直接注射，也不宜过度、过快、过浓，尿量每日在 800 ml 以上方可补钾。高钾血症应寻找发生因素，如组织分解、酸中毒加重、发热、摄入过多、输库血、药物所致。高钾时除限制钾摄入外，也可以采用利尿、导泻、聚磺苯乙烯吸附等加速钾排泄。

（3）钙、磷失调的治疗：高磷血症应严格限制磷摄入，使用磷结合剂，如氢氧化铝凝胶，但长期使用有铝中毒之虑；碳酸钙是一种良好的磷结合剂，可减少磷吸收，补充钙，又可利于纠正酸中毒。低钙抽搐时可静脉缓慢注射 10%葡萄糖酸钙 10～30 ml，口服活性维生素 D_3，有利于纠正低钙血症，防治肾性骨病。

（4）代谢性酸中毒的治疗：轻度酸中毒无需特殊处理，酌予口服碳酸氢钠，每天 3～6 g。如二氧化碳结合力＜13.5 mmol/L，尤其伴有明显酸中毒症状时，静脉补碱，迅速纠正酸中毒，可用碳酸氢钠或乳酸钠，纠正至 20 mmol/L 即可。每提高二氧化碳结合力 1 mmol/L 可给 5%碳酸氢钠每千克体重 0.5 ml；治疗过程中要注意防治低钾和低钙，警惕发生高钠血症、高渗血症和诱发心力衰竭。如因纠正酸中毒后而引起低钙，发生手足抽搐，可给予 10%葡萄糖酸钙 10～20 ml 缓慢静注。

6. 控制感染 合并感染时应及时使用合适的抗菌药物，禁用或慎用肾毒性药物。必须使用时应根据药物代谢与排泄途径、肌酐清除率及透析对其影响等因素，决定用药剂量及给药间隔时间。此外，还应注意抗生素中含钠和含钾量，以减少电解质代谢紊乱。

7. 对症处理

（1）恶心呕吐：除限制蛋白质摄入和纠正酸中毒外，可用甲氧氯普胺口服或肌注，也可用吗丁林；重者可肌注安定或氯丙嗪。同时注意口腔卫生，保持大便通畅，以减少胃肠道症状。

（2）心血管并发症的治疗：降压药的使用应不影响肾血流量和 GFR。要考虑有无禁忌和药物不良反应。中度以上血压增高应限制钠摄入和使用利尿剂、无效时应加用降压药物（如β阻滞剂、钙通道阻滞剂、血管扩张剂、血管紧张素转换酶抑制剂等）。心力衰竭处理原则与非尿毒症引起的心力衰竭相似如使用洋地黄宜选快速短效制剂，减少蓄积中毒，利尿剂不能奏效的高容量心力衰竭应尽早透析治疗。尿毒症性心包炎应及早积极充分透析。高脂血症的治疗宜使用降脂药物。但用药剂量应按 GFR 降低程度减少。

（3）贫血和出血：肾性贫血者应视病情补充铁剂和叶酸，如血红蛋白低于 50 g/L，且有明显贫血症状时，宜少量输新鲜血或红细胞悬液。也可使用蛋白同化激素，可刺激促红细胞生成素生成，但要注意肝毒性及女病员男性化表现等副作用。重组人类红细胞生成素治疗肾衰贫血疗效显著，为使其充分发挥作用，可补足铁剂后再用。重组人类红细胞生成素的主要副作用是高血压、头痛、癫痫发作和过敏反应。严重出血除输鲜血或血小板悬液外，可酌情用抗纤溶止血剂。

第五章　生殖系统

第一节　子宫内膜癌

一、病因病理

子宫内膜癌是指子宫内膜发生的癌，绝大多数为腺癌，也被称为子宫体癌。为女性生殖道的一种恶性肿瘤，高发年龄在58～61岁，约占女性癌症总数的7%，占女性生殖恶性肿瘤的20%～30%，近年发病率在世界范围内呈上升趋势。

（一）病因

导致子宫内膜癌的发病，目前分为两种：

1. 雌激素依赖型

（1）雌激素对子宫内膜的长期持续刺激与无排卵性功血、多囊卵巢综合征、功能性卵巢肿瘤、绝经后长期服用雌激素而无黄体酮拮抗有关。

（2）与子宫内膜增生过长，将子宫内膜增生过长分为单纯型、复杂型与非典型增生过长。单纯型增生过长发展为子宫内膜癌约为1%；复杂型增生过长约为3%；而非典型增生过长发展为子宫内膜癌约为30%。

2. 非雌激素依赖型

（1）体质因素：内膜癌易发生在肥胖、高血压、糖尿病、未婚、少产的妇女。这些因素是内膜癌高危因素。

（2）绝经后延：绝经后延妇女发生子宫内膜癌的危险性增加4倍。子宫内膜癌患者的绝经年龄比一般妇女平均晚6年。

（3）遗传因素：约20%子宫内膜癌患者有家族史。子宫内膜癌患者近亲有家族肿瘤史者比宫颈癌患者高2倍。

（二）病理

1. 巨检病变部位出现在宫底部内膜，以子宫两角附近较多。依病变形态和范围分为弥漫型和局限型。

（1）弥漫型：子宫内膜大部或全部为癌组织侵犯，癌灶常呈菜花样物从内膜表层长出并突向宫腔内，充满宫腔甚至脱出于宫口外。癌组织灰白或淡黄色，表面有出血、坏死，有时形成溃疡。虽广泛累及内膜，但较少浸润肌层，晚期侵犯肌壁全层并扩展至宫颈管。一旦癌灶阻塞宫颈管则可导致宫腔积脓。

（2）局限型：癌灶局限于宫腔，多见于宫底部或宫角部，呈息肉或小菜花状，表面有溃疡，容易出血。早期病变很小，通过诊刮可能将其刮净。局限型癌灶易侵犯肌层。有时病变虽小，但却已浸润肌层。

2. 组织学类型

(1) 内膜样腺癌：占 80%～90%。内膜腺体高度异常增生，并形成筛孔状结构。癌细胞异形明显，核大、不规则、深染，核分裂活跃，分化差的腺癌腺体少，腺结构消失，成实性癌块。

(2) 腺癌伴鳞状上皮分化：腺癌组织中含有鳞状上皮成分。按鳞状上皮的良恶性分类，良性是腺角化癌，恶性是鳞腺癌，介于两者之间称腺癌伴鳞状上皮非典型增生。

(3) 透明细胞腺癌：癌细胞呈实性片状、腺管状或乳头状排列，癌细胞胞浆丰富、透亮，核异形居中，或由鞋钉状细胞组成。恶性程度较高，早期易转移。

(4) 浆液性腺癌：复杂的乳头样结构，裂隙样腺体，由明显的细胞复层和芽状结构形成，核异形性较大，约 1/3 患者伴砂粒体。恶性程度很高，易广泛累及肌层、脉管；无明显肌层浸润时，也可能发生腹膜播散。

二、临床表现

1. 症状　极早期无明显症状，仅在普查或因其他原因检查时偶然发现，一旦出现症状则多表现为：

(1) 阴道流血：主要表现绝经后阴道流血，一般量不多，为持续性或间歇性流血；尚未绝经者经量增多、经期延长或经间期出血。

(2) 阴道排液：少数患者其阴道排液增多，早期多为浆液性或浆液血性排液，晚期合并感染则有脓血性排液，并有恶臭。

(3) 疼痛：通常不引起疼痛。晚期癌瘤浸润周围组织或压迫神经引起下腹及腰骶部疼痛，并向下肢及足部放射。癌灶侵犯宫颈，堵塞宫颈管导致宫腔积脓时，出现下腹胀痛及痉挛样疼痛。

(4) 全身症状：晚期患者常伴全身症状，如贫血、消瘦、发热及恶病质等。

2. 体征　早期时妇科检查无明显异常，子宫正常大、活动，双侧附件软、无肿块。当病情逐渐发展，子宫增大、稍软；晚期时偶见癌组织自宫口脱出，质脆，触之易出血。

三、诊断

除根据病史、症状和体征外，最后确诊须根据分段刮宫病理检查结果。

1. 病史注意本病的高危因素如老年、肥胖、绝经延迟、少育或不育等病史，并需询问家族肿瘤史。

2. 临床表现根据上述症状、体征即可疑为子宫内膜癌。对绝经期妇女月经紊乱或绝经后再现不规则阴道流血，均应先排除子宫内膜癌后，再按良性疾病处理。

3. 分段刮宫是确诊子宫内膜癌最常用、最可靠的方法。先用小刮匙环刮宫颈管，再进宫腔搔刮内膜，取得的刮出物分瓶标记送病理检查。

4. 其他辅助诊断方法

(1) 细胞学检查：仅从阴道后穹隆或宫颈管，吸取分泌物作涂片寻找癌细胞，阳性率不高。若用特殊的宫腔吸管或宫腔刷放入宫腔，吸取分泌物找癌细胞，阳性率达 90%。此法作为筛选，最后确诊仍须根据病理检查结果。

（2）B型超声检查：极早期时见子宫正常大，仅见宫腔线紊乱、中断。典型内膜癌声像图为子宫增大或绝经后子宫相对增大。宫腔内见实质不均回声区，形态不规则，宫腔线消失，有时见肌层内不规则回声紊乱区，边界不清，可作出肌层浸润程度的诊断。

（3）子宫镜检查：可直视宫腔，若有癌灶生长，能直接观察病灶大小、生长部位、形态，并可取活组织送病理检查。

四、治疗

治疗应根据子宫大小、肌层是否被癌浸润、宫颈管是否累及、癌细胞分化程度及患者全身情况等而定。主要的治疗为手术、放疗及药物治疗，可单用或联合应用。

1. 手术治疗　为首选的治疗方法，尤其对早期病例。Ⅰ期患者应行子宫次根治术及双侧附件切除术。

2. 手术加放疗　Ⅰ期患者腹水中找到癌细胞或深肌层已有癌浸润，淋巴结可疑或已有转移，手术后均需加用放射治疗，或直线加速器外照射。Ⅱ、Ⅲ期患者根据病灶大小，可在术前加用腔内放疗或体外放疗。腔内放疗结束后1～2周内进行手术。体外放疗结束4周后进行手术。

3. 放疗　腺癌虽对放射线不敏感，但在老年或有严重并发症不能耐受手术与Ⅲ、Ⅳ期病例不宜手术者均可考虑放射治疗，仍有一定效果。治疗应包括腔内放疗及体外放疗。

4. 孕激素治疗　对晚期或复发癌患者、不能手术切除或年轻、早期、要求保留生育功能者，均可考虑孕激素治疗。各种人工合成的孕激素制剂如甲羟孕酮、己酸孕酮等均可应用。

5. 化疗　晚期不能手术或治疗后复发者可考虑使用化疗，常用的化疗药物有多柔比星、氟尿嘧啶、环磷酰胺、丝裂霉素等。可以单独应用，也可几种药物联合应用，也可与孕激素合并应用。

第二节　子宫肌瘤

一、病因病理

子宫肌瘤是女性生殖器最常见的良性肿瘤，由子宫平滑肌和纤维结缔组织构成，多见于30～50岁妇女，以40～50岁最多见，20岁以下少见。

（一）病因

根据常发生于生育年龄妇女，绝经后肌瘤停止生长，甚至萎缩、消失等，可知子宫肌瘤的发生可能与女性激素有关。雌激素能使子宫肌细胞增生肥大，肌层变厚，子宫增大。女性激素通过相应激素受体起作用，导致子宫肌瘤组织中雌激素受体和雌二醇含量较正常子宫肌组织高。但17-β羟类固醇脱氢酶含量较低，故雌二醇转变为雌酮的量少。合并妊娠时胎盘生乳素有促进雌二醇对肌瘤的作用，故子宫肌瘤生长加快。同时卵巢功能、激素代谢均受高级神经中枢的调控，故神经中枢活动对肌瘤发病也可能起重要作用。

分类：

1. 按肌瘤所在部位分为宫体肌瘤（占90%）和宫颈肌瘤（占10%）。

2. 按肌瘤与子宫肌瘤的关系分类：

(1) 肌壁间肌瘤（intramural myoma)：肌瘤位于子宫肌壁内，周围均被肌层包围。占60%～70%。

(2) 浆膜下肌瘤：约占20%。肌瘤表面仅由子宫浆膜层覆盖。当瘤体继续向浆膜面生长，仅有一蒂与子宫肌壁相连，称为带蒂的浆膜下肌瘤，营养由蒂部血管供应。因血供不足易变性、坏死。若蒂部扭转而断裂，肌瘤脱落至腹腔或盆腔，形成游离性肌瘤。若肌瘤位于宫体侧壁向宫旁生长，突出于阔韧带两叶之间称阔韧带肌瘤。

(3) 黏膜下肌瘤：占10%～15%。肌瘤多为单个，使宫腔变形增大，子宫外形无明显变化。黏膜下肌瘤易形成蒂，在宫腔内生长犹如异物，常引起子宫收缩，肌瘤被挤经宫颈突入阴道。

各种类型的肌瘤可发生在同一子宫，称多发性子宫肌瘤。

（二）病理

1. 巨检 肌瘤为实质性球形结节，表面光滑，与周围肌组织有明显界限。虽无包膜，但肌瘤周围的子宫肌层受压形成假包膜，其与肌瘤间有一层疏松网隙区域，切开包膜后肿瘤会跃出，手术时容易剥出。血管由外穿入假包膜供给肌瘤营养，肌瘤越大，血管越多越粗；假包膜中的血管呈放射状，壁缺乏外膜，受压后易引起循环障碍而使肌瘤发生各种蜕变。肌瘤呈白色，质硬，切面呈漩涡状结构。肌瘤颜色与硬度因纤维组织多少而变化，含平滑肌多，色略红，质较软，纤维组织多则色较白，质较硬。

2. 镜检 肌瘤由皱纹状排列的平滑肌细胞和不等量纤维结缔组织相互交叉构成。肌细胞大小均匀排列成漩涡状，核卵圆形或杆状，核染色较深。

肌瘤变性是失去原有典型结构，常见的变性有：

1. 玻璃样变：肌瘤部分组织水肿变软，剖面漩涡状结构消失，被均匀的透明样物质取代，色苍白。镜下见病变区域肌细胞消失，为均匀粉红色无结构区。

2. 囊性样变：继发于玻璃样变，组织坏死、液化形成多个囊腔，其间有结缔组织相隔，也可融合成一个大囊腔，腔内含清澈无色液体，也可自然凝固成胶冻状。镜下见囊腔壁由玻璃样变的肌瘤组织构成，内壁无上皮衬托。

3. 红色样变：多见于妊娠期或产褥期，为一种特殊类型的坏死，其发生原因尚不清楚。肌瘤体积迅速改变，发生血管破裂，出血弥散于组织内。患者主诉急性腹痛、发热，检查肌瘤迅速增大等。肌瘤创面呈暗红色，如半熟的烤牛肉，腥臭、质软、漩涡状结构消失。镜下见假包膜内大静脉及瘤体内小静脉有栓塞，并有溶血，肌细胞减少，有较多脂肪小球沉积。

4. 肉瘤样变：肌瘤恶变即为肉瘤样变。少见，国内资料发病率为0.4%～0.8%。多见于年龄较大妇女。因无明显症状，易被忽视。肌瘤在短期内迅速增大或伴不规则阴道流血者，应考虑有肉瘤变可能，若绝经后妇女肌瘤增大，更应注意发生恶变。

5. 钙化：多见于蒂部狭小、血供不足的浆膜下肌瘤及绝经后妇女的肌瘤。常在脂肪变之后，分解成三酰甘油再与钙盐结合成碳酸钙石，沉积在肌瘤内形成营养不良性钙化。镜下见钙化区为层状阴影，呈圆形或不规则形，苏木精染色有深蓝色微细颗粒浸润。

二、临床表现

1. 症状多无明显症状，仅于盆腔检查时偶被发现。症状出现与肌瘤部位、与有无变性有关。

2. 卵巢肿瘤一般无月经改变，多为偏于一侧的囊性肿块，能与子宫分开。实质性卵巢肿瘤可误认为是带蒂浆膜下肌瘤；肌瘤囊性变可被误诊为卵巢囊肿。

3. 子宫腺肌瘤可使子宫增大，经量增多，子宫有局限性、质硬的结节状突起，有继发性痛经，且进行性加重，白带增多，当肌瘤逐渐增大使子宫超过 3 个月妊娠大时，可从腹部触到包块，且有经期子宫增大、经后缩小的特征。

4. 常见下腹坠胀，腰酸背痛，经期加重，可引起不孕和流产。肌瘤红色样变时，有急性腹痛，伴呕吐、发热及肿瘤局部压痛。

5. 子宫畸形双子宫或残角子宫易误诊为子宫肌瘤。子宫畸形自幼即有，无月经改变等。

三、诊断

1. 病史　月经过多或不规则出血，下腹部包块史等。

2. 妇科检查　发现子宫不规则增大或均匀性增大，如浆膜下肌瘤在子宫表面可扪及单个或数个结节状突起、质硬；黏膜下肌瘤有时可使宫口开大、并通过宫口触到宫腔内肌瘤的下端；如悬垂于阴道内，可看到瘤体并触摸到其蒂部。

3. 辅助检查　较小的肌瘤，尤其是黏膜下肌瘤，仅靠妇科检查诊断比较困难。B 型超声可以较明确显示肌瘤大小及部位；是诊断子宫肌瘤主要手段之一；诊断性刮宫可以感觉到内膜有突起或明显不平，通过以上检查，诊断一般无困难。对肌瘤增长迅速或绝经后仍继续增大，由硬变软者，应考虑有恶变之可能。

四、治疗

必须根据患者年龄、生育要求、症状、肌瘤大小等情况全面考虑。

1. 检查时，若肌瘤小且无症状，通常不需治疗，尤其近绝经年龄患者，雌激素水平低落，肌瘤可自然萎缩或消失，每 3～6 个月检查一次。检查期间若发现肌瘤增大或症状明显时，再考虑进一步治疗。

2. 药物治疗　肌瘤在 2 个月妊娠子宫大小以内，症状不明显或较轻，近绝经年龄及全身情况不能手术者，均可给予药物对症治疗。

（1）雄激素：可对抗雌激素，使子宫内膜萎缩，直接作用于平滑肌，使其收缩而减少出血，并使近绝经期患者提早绝经。常用药物：丙酸睾酮 25 mg 肌注，每 5 日一次，月经来潮时 25 mg 肌注，每日 3 次，每月总量不超过 300 mg，以免引起男性化。

（2）黄体生成激素释放激素类似物：可抑制垂体、卵巢功能，降低雌激素水平，适用于治疗小肌瘤、经量增多或周期缩短、更年期或近绝经期患者，连续使用 3～6 个月。使用后患者经量减少或闭经，贫血逐渐纠正，肌瘤也能缩小。

（3）手术治疗　若子宫大于 2.5 个月妊娠子宫大小或症状明显致继发贫血者，常需手术治疗，手术方式有：

肌瘤切除术：适用于未婚或已婚未生育、希望保留生育功能的患者。多经腹腔或经腹腔镜下切除肌瘤。突出宫口或阴道内的黏膜下肌瘤经阴道或经宫腔镜切除，在蒂根部用肠线缝扎或用血管钳钳夹24～48小时后取去血管钳。或直接切除之。

子宫切除术：肌瘤较大，症状明显，经药物治疗无效，不需保留生育功能，或疑有恶变者，可行子宫次全切除术或子宫全切除术。50岁以下，卵巢外观正常者可保留卵巢。

第三节 乳腺癌

一、病因病理

乳腺癌是女性最常见的恶性肿瘤之一。在我国占全身各种恶性肿瘤的7%～10%，呈逐年上升趋势。部分大城市报告乳腺癌占女性恶性肿瘤之首位。

（一）病因

乳腺癌的病因尚不清楚。乳腺是多种内分泌激素的靶器官，如孕激素、雌激素、泌乳素等，其中雌二醇及雌酮对乳腺癌的发病有直接关系。月经初潮年龄早、绝经年龄晚、不孕及初次足月产的年龄与乳腺癌发病均有关。20岁前本病少见，20岁以后发病率迅速上升，45～50岁较高，绝经后发病率继续上升，可能与年老者雌酮含量提高相关。一级亲属中有乳腺癌病史者，发病危险性是普通人群的2～3倍。乳腺良性疾病与乳腺癌的关系尚有争论，多数认为乳腺小叶有上皮高度增生或非典型增生者可能与乳腺癌发病有关。另外，营养过剩、肥胖、脂肪饮食，可加强或延长雌激素对乳腺上皮细胞的刺激，从而增加发病机会。

（二）病理

乳腺癌有多种分型方法，目前国内多采用以下病理分型。

1. 非浸润性癌包括小叶原位癌及乳头湿疹样乳腺癌、导管内癌。此型属早期，预后较好。

2. 早期浸润性癌包括早期浸润性导管癌、早期浸润性小叶癌。此型仍属早期，预后较好。

3. 浸润性特殊癌包括腺样囊性癌、髓样癌、大汗腺样癌、黏液腺癌、乳头状癌、鳞状细胞癌等。此型分化一般较高，预后尚好。

4. 浸润性非特殊癌包括浸润性小叶癌、浸润性导管癌、硬癌、髓样癌、单纯癌、腺癌等。其是乳腺癌中最常见的类型，占80%，此型一般分化低，预后较上述类型差，但判断预后尚需结合疾病分期等因素。

二、临床表现

早期表现是患侧乳房出现有小肿块、无痛，常是病人无意中发现而就医的主要症状。肿块质硬，表面不光滑，与周围组织分界不很清楚，在乳房内不易被推动。随着肿瘤增大，可引起乳房局部隆起。邻近乳头或乳晕的癌肿因侵入乳管使之缩短，可把乳头牵向癌肿一侧，进而可使乳头回缩、扁平、凹陷。癌块继续增大，如皮下淋巴管被癌细胞堵塞，引起淋巴回流障碍，出现真皮水肿，皮肤呈“橘皮样”改变。

乳腺癌发展至晚期，可侵入胸筋膜、胸肌，以致癌块固定于胸壁而不易推动。如癌细胞侵入大片皮肤，可出现多数小结节，甚至彼此融合。有时皮肤可溃破而形成溃疡，这种溃疡常有恶臭，容易出血。

乳腺癌淋巴转移最初多见于腋窝。肿大淋巴结质硬、无痛、可被推动，以后数目增多，并融合成团，甚至与皮肤或深部组织粘连。乳腺癌转移至肺、骨、肝时，可出现相应的症状。例如肺转移可出现胸痛、气急，骨转移可出现局部疼痛，肝转移可出现肝大、黄疸等。

有些类型乳腺癌的临床表现与一般乳腺癌不同。值得提出的是炎性乳腺癌和乳头湿疹样乳腺癌。炎性乳腺癌并不多见，特点是发展迅速、预后差。局部皮肤可呈炎症样表现，开始时比较局限，不久即扩展到乳房大部分皮肤，皮肤水肿、增厚、粗糙、发红、表面温度升高。

乳头湿疹样乳腺癌少见，恶性程度低，发展慢。乳头有瘙痒、烧灼感，以后出现乳头和乳晕的皮肤变粗糙、糜烂如湿疹样，进而形成溃疡，有时覆盖黄褐色鳞屑样痂皮。部分病例于乳晕区可扪及肿块。较晚发生腋淋巴结转移。

三、诊断

详细询问病史及临床检查后，大多数乳房肿块可得出诊断。但乳腺组织在不同年龄及月经周期中可出现多种变化，因而应注意体格检查方法及检查时距月经期的时间。乳腺有明确的肿块时诊断一般不困难，但不能忽视一些早期乳腺癌的体征，如局部乳腺腺体增厚、乳头溢液、乳头糜烂、局部皮肤内陷等，以及对有高危因素的女性，可应用一些辅助检查。诊断时应与下列疾病鉴别：

1. 乳腺囊性增生病　多见于中年女性，特点是乳房胀痛，肿块可呈周期性，与月经周期有关。肿块或局部乳腺增厚与周围乳腺组织分界不明显。可观察1至数个月经周期，若月经来潮后肿块缩小、变软，则可继续观察，如无明显消退，可考虑行手术切除及活检。

2. 纤维腺瘤　常见于青年女性，肿瘤大多为圆形或椭圆形，边界清楚，活动度大，发展缓慢，一般易于诊断。但40岁以后的女性不要轻易诊断为纤维腺瘤，必须排除恶性肿瘤的可能。

3. 浆细胞性乳腺炎　是乳腺组织的无菌性炎症，炎性细胞中以浆细胞为主。临床上40%病人开始即为慢性炎症，表现为乳晕旁肿块，边界不清，可有皮肤粘连和乳头凹陷。60%呈急性炎症表现，肿块大时皮肤可呈橘皮样改变。急性期应予抗感染治疗，炎症消退后若肿块仍存在，则需手术切除，行包括周围部分正常乳腺组织的肿块切除术。

4. 乳腺结核　是由结核杆菌所致乳腺组织的慢性炎症。好发于中、青年女性。病程较长，发展较缓慢。局部表现为乳房内肿块，肿块质硬偏韧，部分区域可有囊性感。肿块界限有时不清楚，活动度可受限。可有疼痛，但无周期性。治疗包括全身抗结核治疗及局部治疗，可行包括周围正常乳腺组织在内的乳腺区段切除。

四、治疗

（一）手术治疗　是乳腺癌的主要治疗方法之一，还有辅助化学药物、内分泌、放射治疗，以及生物治疗。

对病灶仍局限于局部及区域淋巴结的病人，手术治疗是首选。已有远处转移、全身情况差、主要脏器有严重疾病、年老体弱不能耐受手术者属手术禁忌。

1. 乳腺癌根治术　手术应包括整个乳房、胸大肌、胸小肌、腋窝及锁骨下淋巴结的整块切除。

2. 乳腺癌扩大根治术　即在上述清除腋下、腋中、锁骨下三组淋巴结的基础下，同时切除胸廓内动、静脉及其周围的淋巴结（即胸骨旁淋巴结）。

3. 乳腺癌改良根治术　有两种术式，一是保留胸大肌，切除胸小肌；二是保留胸大、小肌。前者淋巴结清除范围与根治术相仿，后者不能清除腋上组淋巴结。根据大量病例观察，认为部分乳腺癌应用根治术及改良根治术的生存率无明显差异，且该术式保留了胸肌，术后外观效果较好，目前已成为常用的手术方式。

4. 全乳房切除术　手术范围必须切除整个乳腺，包括腋尾部及胸大肌筋膜。该术式适宜于原位癌、微小癌及年迈体弱不宜作根治术者。

5. 保留乳房的乳腺癌切除术　手术包括完整切除肿块及腋淋巴结清扫。

（二）内分泌治疗　应用卵巢切除治疗晚期及复发性乳腺癌。雌、孕激素受体阳性的病例优先应用内分泌治疗；受体阴性者优先应用化疗。

（三）化学药物治疗　根据大量病例观察，现已证明浸润性乳腺癌术后应用化学药物辅助治疗，可以改善生存率。乳腺癌是实体瘤中应用化疗最有效的肿瘤之一，化疗在整个治疗中占有重要地位。由于手术尽量去除了肿瘤负荷，残存的肿瘤细胞易被化学抗癌药物杀灭。一般认为辅助化疗应予术后早期应用，联合化疗的效果优于单药化疗，辅助化疗应达到一定剂量，治疗期不宜过长，以 6 个月左右为宜，能达到杀灭亚临床型转移灶的目的。浸润性乳腺癌伴腋淋巴结转移者是应用辅助化疗的指征。

（四）生物治疗　近年临床上已渐推广使用的曲妥珠单抗注射液，是通过转基因技术制备，对 HER2 过度表达的乳腺癌病人有一定效果，资料显示用于辅助治疗可降低乳腺癌复发率，特别是对其他化疗药无效的乳腺癌病人也能有部分的疗效

（五）放射治疗　是乳腺癌局部治疗的手段之一。在保留乳房的乳腺癌手术后，放射治疗是综合治疗的重要组成部分，应于肿块局部广泛切除后给予较高剂量放射治疗。单纯乳房切除术后可根据病人年龄、疾病分期分类等情况，决定是否应用放疗乳腺癌的外科治疗历史悠久，手术方式虽有各种变化，但治疗效果并无突破性改善。

第四节　子宫肉瘤

一、病因病理

子宫肉瘤少见，是恶性程度高的女性生殖器肿瘤，来源于子宫肌层或肌层内结缔组织，占子宫恶性肿瘤的 2%～4%。多发于绝经期妇女，多发年龄约为 50 岁。

1. 平滑肌肉瘤最多见，来自子宫肌层或子宫血管壁平滑肌纤维，也可由子宫肌瘤肉瘤变成。巨检见肉瘤呈弥漫性生长，与子宫肌层无明显界限。剖面失去漩涡状结构，常呈均匀一片或鱼肉状。镜下见平滑肌细胞增生，细胞大小不一，排列紊乱，核异形，染色质多、深染且分布不均，核仁明显，有多核巨细胞。

2. 内膜间质肉瘤来自子宫内膜间质细胞并可分两类；

（1）低度恶性间质肉瘤：曾称淋巴管内间质内瘤，少见。巨检见子宫球状增大，肌纤维增粗，有多发性颗粒样、小团状突起，质如橡皮、富弹性，用镊夹起后能回缩，似拉橡皮筋感觉。剖面见于宫内膜层有息肉状肿块，黄色、表面光滑、切面均匀、无漩涡状排列。镜下见子宫内膜间质细胞侵入肌层肌束间，细胞质少、细胞异形少、核分裂象少、细胞周围有网状纤维围绕，很少出血坏死。

（2）高度恶性间质肉瘤：少见，恶性程度较高。巨检见肿瘤起源于子宫内膜功能层，向腔内突起呈息肉状、质软、切面灰黄色、鱼肉状、局部有出血坏死、向肌层浸润。镜下见内膜间质细胞高度增生、腺体减少、消失。瘤细胞致密、圆形或纺锤状、核大。

3. 恶性中胚叶混合瘤：含肉瘤和癌两种成分，又称癌肉瘤。巨检见肿瘤从子宫内膜长出，向宫腔突出呈息肉样，多发性或分叶状，底部较宽或形成蒂状。晚期浸润周围组织。肿瘤质软，表面光滑。切面呈小囊状，内充满液体，呈灰白或灰黄色。

二、临床表现

早期症状不明显。最常见的症状是不规则阴道流血，量或多或少，出血来自向宫腔生长的肿瘤表面溃破。若合并感染坏死，可有大量脓性分泌物排出。

三、诊断

1. 流产不少病例最先被误诊为先兆流产。流产有停经史及阴道流血症状，妊娠试验可呈阳性，而葡萄胎患者子宫多大于同期妊娠子宫，孕期超过 12 周时绒毛膜促性腺激素（HCG）水平仍高。B 型超声图像显示葡萄胎特点。

2. 双胎妊娠子宫较同期单胎妊娠大，HCG 水平亦稍高，易与葡萄胎混淆，但双胎妊娠无阴道流血，B 型超声显像可确诊。

3. 羊水过多可使子宫迅速增大，虽多发生于妊娠后期，但发生在中期妊娠者需与葡萄胎鉴别。羊水过多时不伴阴道流血。

四、治疗

治疗原则以手术为主。Ⅰ期行全子宫及双侧附件切除术。宫颈肉瘤、子宫肉瘤Ⅱ期、癌肉瘤应行根治性子宫切除及盆腔淋巴结切除术，必要时行腹主动脉旁淋巴结活检。根据病情早晚，术后化疗或放疗有可能提高疗效。目前对肉瘤化疗效果较好的药物有顺铂、阿霉素、异环磷酰胺等，常用三药联合方案。

第五节　宫颈癌

一、病因病理

（一）病因

宫颈癌病因至今尚未完全明了。据国内外资料分析，其发病与早婚、性生活紊乱、过早性生活、早年分娩、密产、多产、经济状况、种族和地理环境等因素有关。过早性生活指18岁前已有性生活；早婚指20岁前已结婚，此时其下生殖道发育尚未成熟，对致癌因素的刺激比较敏感，一旦感染某些细菌或病毒后，又在多个男子性关系刺激下发展而导致宫颈癌。在未婚及未产妇中，宫颈癌发病率明显低。约50%患者有早婚史。多次结婚也是发病因素之一。高危男子（凡有阴茎癌、前列腺癌或其前妻曾患宫颈癌）是宫颈癌发病因素的论点已被重视，与高危男子有性接触的妇女，易患宫颈癌。

近年研究发现通过性交感染某些病毒如单纯疱疹病毒Ⅱ型、人乳头瘤病毒、人巨细胞病毒等可能与宫颈癌发病有一定关系。

综上所述，宫颈癌发病可能是多种因素综合引起的，至于各因素间有无协同或对抗作用，尚待进一步研究。

（二）病理

1. 鳞状细胞癌：占宫颈癌80%～85%。

（1）巨检：宫颈上皮内有瘤样病变、镜下早期浸润癌及早期宫颈浸润癌，肉眼观察无明显异常，或类似宫颈糜烂，随着病变逐步发展，有以下4种类型：

1）外生型：最为常见。癌灶向外生长呈乳头状或菜花样。组织脆，触之易出血。常累及阴道。

2）内生型：癌灶向宫颈深部组织浸润，宫颈表面光滑或仅有柱状上皮异位，宫颈肥大变硬，成桶状。常累及宫旁组织。

3）溃疡型：上述两型癌组织继续发展合并感染坏死，脱落后形成溃疡或空洞，似火山口状。

4）宫颈型：癌灶发生于宫颈管内，且常侵入宫颈管及子宫峡部供血层以及盆腔的淋巴结。

（2）显微镜检：

1）微小浸润癌：指在原位癌基础上，镜检发现小滴状、锯齿状癌细胞团突破基膜，浸润间质。

2）浸润癌：指癌灶浸润间质范围超出微小浸润癌，多呈网状或团块状浸润间质。根据癌细胞分化程度分为：Ⅰ级为高分化鳞癌（即角化性大细胞型），大细胞有明显角化珠形成，可见细胞间桥，细胞异型性较轻，无核分裂或核分裂<2/高倍视野。Ⅱ级为中分化鳞癌（非角化性大细胞型），大细胞，少或无角化珠，细胞间桥不明显，细胞异型性明显，核分裂象2～4/高倍视野。Ⅲ级为低分化鳞癌（小细胞型），多为未分化小细胞，无角化珠及细胞间桥，细胞异型性明显，核分裂象>4/高倍视野。

（3）腺癌 占宫颈癌15%～20%。

1）巨检：自宫颈管内，浸润管壁；或自宫颈管内向外口突出生长；常侵犯宫旁组织；病灶向宫颈管内生长时，宫颈外观完全正常，但宫颈管膨大如桶状。

2）显微镜检：主要组织学类型有两种。

①黏液腺癌：最为常见，源于宫颈管柱状黏液细胞，镜下见腺体结构：腺上皮细胞增生呈多层，异型性明显，见核分裂象，癌细胞呈乳突状突入腺腔。可分为高、中、低分化腺癌。

②恶性腺瘤：又称微偏腺癌（MDC），属高分化宫颈管黏膜腺癌。癌性腺体多，大小不一，形态多变，呈点状突起深入宫颈间质深层，若腺上皮细胞无异型性，常有淋巴结转移。

（4）腺鳞癌　占宫颈癌的3%～5%。是储备细胞同时向腺细胞和鳞状细胞分化发展形成。癌组织中含有腺癌和鳞癌两种成分。

二、临床表现

1. 早期宫颈癌常无症状和体征，宫颈可光滑或难与宫颈柱状上皮异位区别。颈管形患者因宫颈外观正常易漏诊或误诊。随病变发展，可出现以下表现：

（1）阴道流血：早期多为接触性出血；晚期为不规则阴道流血。出血量根据病灶大小、侵及间质内血管情况不同，若侵蚀大血管可引起大出血。年轻患者也可表现为经期延长、经量增多；老年患者常为绝经后不规则阴道流血。一般外生型癌出血较早，血量多；内生型癌出血较晚。

（2）阴道排液：多数患者阴道有白色或血性、稀薄如水样或米泔状、有腥臭排液。晚期患者因癌组织坏死，伴感染，可有大量米汤样恶臭白带。

（3）晚期症状：根据癌灶累及范围不同会出现继发性症状。如尿频、尿急、便秘、下肢肿痛等；当癌肿压迫或累及输卵管时，可引起输尿管梗阻、肾盂积水及尿毒症；晚期可有全身衰竭症状如贫血、恶病质等。

2. 体征　原位癌及微小浸润癌可有宫颈光滑或仅为柱状上皮异位或无明显病灶。随病情发展可出现不同体征。外生性宫颈可见息肉状、菜花状赘生物，常伴感染，质脆易出血；内生性表现为宫颈肥大、质硬、宫颈管膨大；晚期癌组织因坏死脱落，形成溃疡或空洞伴恶臭。阴道壁受累时，可见赘生物生长或阴道壁变硬；宫旁组织受累时，双合诊、三合诊检查可扪及宫颈旁组织增厚、结节状、质硬或形成冰冻盆腔状。

三、诊断

通过病史、症状和检查并进行宫颈活组织检查可确诊。确诊后根据具体情况选择胸部X片、静脉肾盂造影、膀胱镜检查、直肠镜检查、B型超声检查及CT、MRI、PET等影像学检查。

1. 宫颈刮片细胞学检查　是宫颈癌筛查的主要途径。必须在宫颈转化区取材。

2. 宫颈碘试验　正常宫颈阴道部鳞状上皮含糖原丰富，碘溶液染后为棕色或深褐色，有不染区，则说明该处上皮缺乏糖原，可能有病变。在碘不染色区取材活检可提高诊断率。

3. 阴道镜检查　宫颈刮片细胞学检查巴氏Ⅲ级或Ⅲ级以上、TBS分类为鳞状上皮内瘤变，均应在阴道镜观察下选择可疑癌变区进行宫颈活组织检查。

4. 宫颈和宫颈管活组织检查　为确诊宫颈癌及其病变的最可靠依据。宫颈有明显病灶，可直接在癌灶取材。宫颈无明显癌变可疑区时，可在转化区3、6、9、12点4处取材或在碘实验、阴道镜下取材做病理检查。所取组织应包括间质及邻近正常组织。宫颈刮片阳性，但宫颈光滑或宫颈活检阴性，应用小刮匙搔刮宫颈管，刮出物送病理检查。

5. 宫颈锥切术　是用于宫颈刮片多次检查为阳性，而宫颈活检为阴性者；或活检为原位癌，可采用冷刀切除、环形电切除（LEEP）或冷凝电刀切除，切除组织应做连续病理切片检查。

四、治疗

根据临床分期、患者年龄、生育要求、全身情况、设备条件和医疗技术水平综合考虑制定适当方案。采用以手术及放疗为主、化疗为辅的综合治疗方案。

（一）手术治疗：手术治疗是年轻患者可保留卵巢及阴道功能的重要手段。主要用于早期宫颈癌（ⅠA～$Ⅱ_A$期）患者。①$Ⅰ_{A1}$期：选用全子宫切除术；②$Ⅰ_{A2}$期：选用改良根治性子宫切除术；③ⅠB～$Ⅱ_A$期：选用根治性子宫切除术及盆腔淋巴结切除术，髂总淋巴结有癌转移者，作腹主动脉旁淋巴切除或取样。年轻患者卵巢正常可保留。对要求保留生育功能的年轻患者，$Ⅰ_{A1}$期可采用宫颈锥形切除术；$Ⅰ_{A2}$～$Ⅰ_{B1}$期、肿瘤直径<2 cm者可行根治性宫颈切除术及盆腔淋巴结切除术。

（二）放射治疗：放射治疗包括腔内照射及体外照射。腔内照射采用后装治疗机，放射源为铯（Cs）、铱（Ir）等，用以控制局部原发病灶。体外照射多用直线加速器、钴（Co）等，治疗宫颈旁及盆腔淋巴结转移灶。早期病例以局部腔内照射为主，体外照射为辅；晚期则以体外照射为主，腔内照射为辅。适用于①$Ⅱ_B$～Ⅳ期患者；②全身情况不适宜手术的早期患者；③术前对宫颈大块病灶的放疗；4. 手术治疗后病理检查发现有高危因素的可用其作为辅助治疗。

（三）化疗：主要用于晚期或复发转移的患者，近年也用于术前静脉或动脉灌注化疗，以缩小肿瘤病灶及控制其亚临床转移，也用于放疗增敏。常用的抗癌药物有顺铂、卡铂、异环磷酰胺、氟尿嘧啶、博莱霉素、丝裂霉素等。常采用以铂类为基础的联合化疗方案，如BVP尿方案（顺铂、长春新碱与博莱霉素）、BP（博莱霉素与顺铂）、FP（氟尿嘧啶与顺铂）、TP（紫杉醇与顺铂）等。可采用静脉或动脉灌注化疗。

第六章　内分泌系统

第一节　甲状腺功能亢进症

一、病因病理

（一）病因

甲状腺毒症（thyrotoxicosis）是指血循环中甲状腺激素过多，引起以消化、循环、神经等系统兴奋性增高和代谢亢进为主要表现的一组临床综合征。目前公认本病的发生与自身免疫有关，属于器官特异性自身免疫病。它与自身免疫甲状腺炎等同属于自身免疫性甲状腺病（autoimmune thyroid diseases，AITD）。

1. 遗传

本病有显著的遗传倾向，目前发现它与组织相容性复合体（MHC）基因相关。

2. 自身免疫

弥漫性毒性甲状腺肿（Graves 病，Graves disease，GD）患者的血清中存在 TSH 受体抗体（TSH receptor antibodies，TRAb），是针对甲状腺细胞 TSH 受体的特异性自身抗体，也称为 TSH 结合抑制性免疫球蛋白（TSH—binding inhibitory immunoglobulin，TBII）。TRAb 有两种类型，即 TSH 受体刺激性抗体（TSHR stimulation antibody，TSAb）和 TSH 受体刺激阻断性抗体（TSHR stimulation—blocking antibody，TSBAb）。TSAb 与 TSH 受体结合，激活腺苷酸环化酶信号系统，导致甲状腺细胞增生和甲状腺激素合成、分泌增加。所以，TSAb 是 GD 的致病性抗体。TSBAb 是自身免疫甲状腺炎（autoimmune thyroiditis，AIT）导致甲减的原因之一。因为 GD 和 AIT 同属于 AITD，所以 50%～90% 的 GD 患者也存在针对甲状腺的其他自身抗体。

Graves 眼病（Graves ophthalmopathy，GO）是本病的表现之一。其病理基础是在眶后组织浸润的淋巴细胞分泌细胞因子（干扰素-γ 等）刺激成纤维细胞分泌黏多糖，堆积在眼外肌和眶后组织，导致突眼和眼外肌纤维化。

3. 环境因素

环境因素可能参与了 GD 的发生，如细菌感染、性激素、应激等都对本病的发生和发展有影响。

（二）病理

甲状腺呈不同程度的弥漫性肿大。甲状腺滤泡上皮细胞增生，呈高柱状或立方状，滤腔内的胶质减少或消失，滤泡间可见不同程度的与淋巴组织生发中心相关的淋巴细胞浸润。Graves 眼病有脂肪细胞浸润在眶后组织中，纤维组织增生，大量黏多糖和糖胺聚糖（glycosaminoglycan，GAG）沉积，透明质酸增多，淋巴细胞和浆细胞浸润，同时眼肌纤维增粗，纹理模糊，肌纤维透明变性、断裂和破坏。

二、临床表现

（一）甲状腺毒症表现

1. 高代谢综合征 患者常有疲乏无力、皮肤潮湿、多汗怕热、多食善饥、体重显著下降等。

2. 精神神经系统 紧张焦虑、焦躁易怒、失眠不安、多言好动、思想不集中、记忆力减退，手和眼睑震颤。

3. 心血管系统 心悸气短、心动过速、第一心音亢进。收缩压升高、舒张压降低，脉压增大。

4. 消化系统 稀便、排便次数增加。重者可以有肝大、肝功能异常，偶有黄疸。

5. 肌肉骨骼系统 主要是甲状腺毒症性周期性瘫痪（TPP）。TPP 在 20～40 岁亚洲男性好发，发病诱因包括高碳水化合物饮食、剧烈运动、注射胰岛素等，病变主要累及下肢，有低钾血症。TPP 病程呈自限性，甲亢控制后可以自愈。少数患者发生甲亢性肌病，肌无力多累及近心端的肩胛和骨盆带肌群。另有 1%GD 伴发重症肌无力，该病和 GD 同属自身免疫病。

6. 造血系统 循环血淋巴细胞比例增加，单核细胞增加，但是白细胞总数减低。

7. 生殖系统 男性阳痿，偶有乳腺增生（男性乳腺发育）。女性月经减少或闭经。

（二）甲状腺肿

多数患者有程度不等的甲状腺肿大。甲状腺肿为对称性、弥漫性，质地不等，无压痛。甲状腺上下极可触及震颤，闻及血管杂音。少数病例甲状腺可以不肿大。

（三）眼征

GD 的眼部表现分为两类，发生在 Graves 眼病（近年来称为 Graves 眶病，Graves orbitopathy）。一类为浸润性眼征；一类为单纯性突眼，包括下述表现：①轻度突眼：突眼度 19～20 mm；②Stellwag 征：瞬目减少，炯炯发亮；③上睑挛缩，睑裂增宽；④von Graefe 征：双眼向下看时，由于上眼睑不能随眼球下落，显现白色巩膜；⑤Joffroy 征：眼球向上看时，前额皮肤不能皱起；⑥Mobius 征：两眼看近物时，眼球辐辏不良。

（四）特殊的临床表现和类型

1. 甲状腺危象（thyroid crisis）

也称甲状腺功能亢进（甲亢）危象，是甲状腺毒症急性加重的一个综合征。多发于较重甲亢未予治疗或治疗不充分的患者。临床表现有：高热、大汗、心动过速（140 次/分以上）、烦躁、焦虑不安、谵妄、恶心、呕吐、腹泻，严重患者可有心衰，休克及昏迷等。

2. 甲状腺毒症性心脏病（thyrotoxic heart disease）

甲状腺毒症性心脏病的心力衰竭分为两种类型。一类主要发生于年轻甲亢患者，是心动过速和心脏排出量增加导致的心力衰竭；另一类多发生在老年患者，是诱发和加重已有的或潜在的缺血性心脏病发生的心力衰竭。

3. 淡漠型甲亢（apathetic hyperthyroidism）

多见于老年患者。起病隐袭，高代谢综合征、眼征和甲状腺肿均不明显。主要表现为明显消瘦、乏力、心悸、震颤、头晕、昏厥、神经质或神志淡漠、腹泻、厌食。可伴有心房颤动和肌病等，70%患者无甲状腺肿大。临床中患者常因心房颤动被误诊为冠心病，因明显消瘦而被误诊为恶性肿瘤，所以老年人新发生心房颤动、不明原因的突然消瘦时应考虑本病。

4. T_3型甲状腺毒症（T_3 toxicosis）

由于甲状腺功能亢进时，产生 T_3和 T_4的比例失调，T_3产生量显著多于 T_4所致。发生的机制尚不清楚。

5. 亚临床甲亢（subclinical hyperthyroidism）

本病主要依赖实验室检查结果诊断。T_3、T_4在正常范围，血清 TSH 水平低于正常值下限，不伴或伴有轻微的甲亢症状。

6. 妊娠期甲状腺功能亢进症

妊娠期甲亢有其特殊性，需注意以下几个问题：①妊娠期甲状腺激素结合球蛋白（thyroxine binding globulin，TBG）增高，引起血清 TT_4和 TT_3增高，所以妊娠期甲亢的诊断应依赖血清 FT_4、FT_3和 TSH；②妊娠一过性甲状腺毒症（gestational transientthyrotoxicosis，GTT）：绒毛膜促性腺激素（HCG）在妊娠三个月达到高峰，它与 TSH 有相同的 α 亚单位、相似的 β 亚单位和受体亚单位，过量的 HCG 能够刺激 TSH 受体，产生 GTT；③新生儿甲状腺功能亢进症：母体的 TSAb 可以透过胎盘刺激胎儿的甲状腺引起胎儿或新生儿甲亢；④产后由于免疫抑制的解除，GD 易于发生，称为产后 GD；⑤如果患者甲亢未控制，建议不要怀孕；如果患者正在接受抗甲状腺药物（ATD）治疗，血清 TT_4、TT_3达到正常范围，停 ATD 或者应用 ATD 的最小剂量，可以怀孕；如果患者为妊娠期间发现甲亢，选择继续妊娠，则选择合适剂量的 ATD 治疗和妊娠中期甲状腺手术治疗。

7. 胫前黏液性水肿

与 Graves 眼病同属于自身免疫病，约 5%的 GD 患者伴发本症，白种人中多见。多发生在胫骨前下 1/3 部位，也见于手背、肩部、踝关节、足背或手术瘢痕处，偶见于面部，皮损大多为对称性。早期皮肤变粗、增厚，有广泛大小不等的棕红色或红褐色或暗紫色突起不平的斑块或结节，边界清楚，直径 5～30mm 不等，连片时更大，皮损周围的表皮稍发亮，薄而紧张，病变表面及周围可有毳毛增生、变粗、毛囊角化，可伴感觉过敏或减退，或伴痒感；后期皮肤粗厚，如橘皮或树皮样，皮损融合，有深沟，覆以灰色或黑色疣状物，下肢粗大似象皮腿。

（五）Graves 眼病（GO）

患者自诉眼内异物感、胀痛、流泪、畏光、复视、斜视、视力下降；检查见突眼，眼睑肿胀，结膜充血水肿，眼球活动受限，严重者眼球固定，眼睑闭合不全、角膜外露而发生角膜溃疡、全眼炎，甚至失明。

三、诊断

诊断的程序是：①甲状腺毒症的诊断：测定甲状腺激素和血清 TSH 的水平；②确定甲状腺毒症是否来源于甲状腺功能的亢进；③确定引起甲状腺功能亢进的原因，如 GD、结节性毒性甲状腺肿、甲状腺自主高功能腺瘤等。

（一）甲亢的诊断

①高代谢症状和体征；②甲状腺肿大；③血清 TT_4、FT_4增高，TSH 减低。具备以上三项诊断即可成立。淡漠型甲亢的高代谢症状不明显，仅表现为明显消瘦或心房颤动，尤其

在老年患者；应注意的是，少数患者无甲状腺肿大；T_3型甲亢仅有血清 T_3增高。

（二）GD 的诊断

①甲亢诊断确立；②甲状腺弥漫性肿大（触诊和 B 超证实），少数病例可以无甲状腺肿大；③眼球突出和其他浸润性眼征；④胫前黏液性水肿。⑤ TRAb、TSAb、TPOAb、TgAb 阳性。以上标准中，①②项为诊断必备条件，③④⑤项为诊断辅助条件。

四、治疗

目前尚不能对 GD 进行病因治疗。针对甲亢有三种疗法，即抗甲状腺药物（antithy－roid drugs，ATD）、^{131}I 和手术治疗。ATD 治疗是甲亢的基础治疗，但是单纯 ATD 治疗的治愈率仅有 50%左右，复发率高达 50%～60%。ATD 也用于手术和^{131}I 治疗前的准备阶段。ATD 的作用是抑制甲状腺合成甲状腺激素，^{131}I 和手术则是通过破坏甲状腺组织、减少甲状腺激素的产生来达到治疗目的。

（一）其他治疗

1. 碘剂　减少碘摄入量是甲亢的基础治疗之一。甲亢患者应当食用无碘食盐，忌用含碘药物。因为过量碘的摄入会加重和延长病程，增加复发的可能性。

2. β 受体阻断药　作用机制是：①阻断甲状腺激素对心脏的兴奋作用；②阻断外周组织 T_4向 T_3的转化，主要在 ATD 初治期使用，可较快控制甲亢的临床症状。通常应用普萘洛尔。对于有支气管疾病者，可选用 β1 受体阻断药，如阿替洛尔、美托洛尔等。

（二）甲状腺危象的治疗

①针对诱因治疗。②抑制甲状腺激素合成：首选 PTU 600 mg 口服或经胃管注入，以后给予每 6 小时口服 250 mg，待症状缓解后减至一般治疗剂量。③抑制甲状腺激素释放：服 PTU 1 小时后再加用复方碘口服溶液 5 滴、每 8 小时一次，或 10%葡萄糖盐水溶液中加入碘化钠 1.0 g 静滴 24 小时，以后视病情逐渐减量，一般使用 3～7 日。如果对碘剂过敏，可改用碳酸锂 0.5～1.5 g/d，分 3 次口服，连用数日。④普萘洛尔 20～40 mg、每 6～8 小时口服一次，或 1 mg 稀释后静脉缓慢注射。⑤5%～10%葡萄糖溶液中加入氢化可的松 50～100 mg静滴，每 6～8 小时一次。⑥在上述常规治疗效果不满意时，可选用腹膜透析、血液透析或血浆置换等措施迅速降低血浆甲状腺激素浓度。⑦降温：高热者予物理降温，避免用乙酰水杨酸类药物。

（三）Graves 眼病的治疗

GO 的治疗首先要区分病情程度。

1. 轻度 GO　治疗以局部和控制甲亢为主。

①角膜异物感：人工泪液；②畏光：戴有色眼镜；③保护角膜：夜间遮盖；④眶周水肿：抬高床头；⑤轻度复视：棱镜矫正；⑥强制性戒烟；⑦有效控制甲亢是基础性治疗，因为甲亢或甲减都可以促进 GO 进展，所以甲状腺功能应当维持在正常范围之内；⑧告知患者轻度 GO 是稳定的，一般不发展为中度和重度 GO。

2. 中度和重度 GO　在上述治疗基础上强化治疗。治疗的效果取决于疾病的活动程度。视神经受累是本病最严重的表现，可导致失明，需要静脉滴注糖皮质激素和眶减压手术的紧急治疗。

（1）糖皮质激素：泼尼松 40～80 mg/d，分次口服，持续 2～4 周。然后每 2～4 周减量

2.5～10 mg/d。如果减量后症状加重，要减慢减量速度。糖皮质激素治疗需要持续 3～12 个月。静脉途径给药（有效率 80%～90%），口服给药（有效率 60%～65%），治疗效果前者优于后者，全身给药途径优于局部给药。常用的方法是甲泼尼龙 500～1000 mg 加入生理盐水静滴冲击治疗，隔日一次，连用 3 次。但需注意已有甲泼尼龙引起严重中毒性肝损害和死亡的报道，发生率为 0.8%，可能与药物的累积剂量有关，所以糖皮质激素的总剂量不宜超过 4.5～6.0 g。早期治疗效果明显则提示疾病预后良好。

（2）放射治疗：适应证与糖皮质激素治疗基本相同。有效率在 60%，对近期发生的眼肌功能障碍和近期的软组织炎症效果较好。糖尿病和高血压视网膜病变者是禁忌证。本疗法可以单独应用或者与糖皮质激素联合使用。联合应用可以增加疗效。

（3）眶减压手术：目的是切除眶壁和（或）球后纤维脂肪组织，增加眶容积。

（4）控制甲亢

（四）妊娠期甲亢的治疗

1. ATD 治疗　妊娠时可以给予 ATD 治疗。孕列明甲状腺激素水平，血清 TT_4、FT_4 应当维持在妊娠期正常范围的上限水平。左甲状腺素（$L-T_4$）可能增加 ATD 的治疗剂量，因此不主张 ATD 治疗同时合用 $L-T_4$。

2. 产后 GD　在妊娠的后六个月，由于妊娠的免疫抑制作用，ATD 的剂量可以减少。分娩以后，免疫抑制解除，GD 易于复发，ATD 的需要量也增加。

3. 手术治疗　发生在妊娠初期的甲亢，经 PTU 治疗控制甲亢症状后，可选择在妊娠 4～6个月时做甲状腺次全切除。

4. 哺乳期的 ATD 治疗　因为 PTU 通过胎盘和进入乳汁的比例均少于 MMI，故 PTU 应当首选，一般认为 PTU 300 mg/d 对哺乳婴儿是安全的。

（五）甲状腺毒症心脏病的治疗

1. ATD 治疗　立即给予足量抗甲状腺药物，控制甲状腺功能至正常。

2. ^{131}I 治疗　经 ATD 控制甲状腺毒症症状后，尽早给予大剂量的 ^{131}I 破坏甲状腺组织。同时给予 B 受体阻断药保护心脏；^{131}I 治疗后两周继续给予 ATD 治疗，等待 ^{131}I 发挥其完全破坏作用；^{131}I 治疗后 12 个月内，调整 ATD 的剂量，严格控制甲状腺功能在正常范围；如果发生 ^{131}I 治疗后甲减，应用小剂量的 $L-T_4$ 控制血清 TSH 在正常范围，避免过量 $L-T_4$ 对心脏的副作用。

3. β受体阻断药　普萘洛尔可以控制心动过速，也可以用于由于心动过速导致的心力衰竭。同时使用洋地黄制剂来克服普萘洛尔引起的抑制心肌收缩的副作用。

4. 处理甲亢合并的充血性心力衰竭的措施与未合并甲亢者相同。但是纠正的难度加大。洋地黄的用量也要增加。

5. 心房纤颤可以被普萘洛尔和（或）洋地黄控制。控制甲亢后可以施行电转律。

第二节　甲状腺肿

一、病因病理

甲状腺肿（goiter）是指良性甲状腺上皮细胞增生形成的甲状腺肿大。单纯性甲状腺肿

(simple goiter)，也称非毒性甲状腺肿（nontoxic goiter）是指非炎症和非肿瘤原因，不伴有临床甲状腺功能异常的甲状腺肿。

（一）病因

1. 地方性甲状腺肿

碘缺乏时合成甲状腺激素不足，反馈引起垂体分泌过量的 TSH，刺激甲状腺增生肥大。甲状腺在长期 TSH 刺激下出现增生或萎缩的区域、出血、纤维化及钙化，也可出现自主性功能增高和毒性结节性甲状腺肿。

2. 散发性甲状腺肿

外源性因素包括食物中的碘化物、致甲状腺肿物质和药物等。内源性因素包括儿童先天性甲状腺激素合成障碍，如甲状腺内的碘转运障碍、过氧化物酶活性缺乏、异常甲状腺球蛋白形成、碘化酪氨酸偶联障碍、甲状腺球蛋白水解障碍、脱碘酶缺乏等。上述障碍导致甲状腺激素合成减少，TSH 分泌反馈性增加，导致甲状腺肿。严重者可以出现甲状腺功能减退症。

（二）病理

甲状腺呈弥漫性或结节性肿大，重量 60～1000 g 不等，切面可见结节、纤维化、出血及钙化。病变初期，整个腺体滤泡增生，血管丰富；随着病变进展，滤泡的面积发生变化，一部分滤泡退化，另外一部分滤泡增大并富含胶质，这些滤泡之间被纤维组织间隔。

二、临床表现

临床上一般无明显症状。

甲状腺常呈现轻、中度肿大，表面平滑，质地较软。重度肿大的甲状腺可引起压迫症状，出现咳嗽、气促、吞咽困难及声音嘶哑等。胸骨后甲状腺肿可使头部、颈部和上肢静脉回流受阻。

三、诊断

血清 TT_4、TT_3 正常，TT_4/TT_3 的比值常增高。血清甲状腺球蛋白（Tg）水平增高，其增高的程度与甲状腺肿的体积呈正相关。血清 TSH 水平一般正常。早期的自身免疫甲状腺炎主要表现为甲状腺肿，长时期可以没有甲状腺功能的改变或表现为亚临床甲状腺功能减低或（和）血清甲状腺自身抗体阳性。

甲状腺肿一般分为三度：外观没有肿大，但是触诊能及者为Ⅰ度；既能看到，又能触及，但是肿大没有超过胸锁乳突肌外缘者为Ⅱ度；肿大超过胸锁乳突肌外缘者为Ⅲ度。B 超是确定甲状腺肿的主要检查方法。

四、治疗

（一）甲状腺肿的治疗

一般不需要治疗。对甲状腺肿大明显者可以试用左甲状腺素（$L-T_4$），但是治疗效果不显著。$L-T_4$治疗中必须监测血清 TSH 水平，血清 TSH 减低或处于正常下限时不能应用；甲状腺核素扫描证实有自主功能区域存在者，也不能应用 $L-T_4$治疗；给予 $L-T_4$时应当从小剂量开始，以避免诱发和加重冠心病。对甲状腺肿明显、有压迫症状者应采取手术治疗。

（二）地方性甲状腺肿的预防

1996年起，我国立法推行普遍食盐碘化（universal salt iodization，USI）防治碘缺乏病。2002年我国修改国家标准，将食盐加碘浓度由原来的不低于40mg/kg修改为（35±15）mg/kg。食盐加碘应当根据地区的自然碘环境有区别地推行，并且要定期监测居民的尿碘水平，碘充足及碘过量地区应当使用无碘食盐，具有甲状腺疾病遗传背景或潜在甲状腺疾病的个体不宜食用碘盐。2001年，世界卫生组织（WHO）等国际权威组织提出碘摄入量应当使尿碘中位数（MUI）控制在100～200 μg/L，甲状腺肿患病率控制在5%以下。他们提出：碘过量（MUI>300 μg）可以导致自身免疫性甲状腺炎和甲状腺功能亢进症的患病率增加。

第三节　生长激素缺乏性侏儒症

一、病因病理

（一）特发性生长激素缺乏性侏儒症

本病病因不明，可能因为下丘脑-垂体及其IGF轴功能的异常，导致生长激素（GH）分泌不足所引起的。约1/3的患者为单纯缺GH，约2/3的患者同时伴垂体其他激素缺乏。自生长激素释放激素（GHRH）合成后，约3/4的患者在接受GHRH治疗时，GH水平升高，生长加速，从而确定了大部分患者的病因在下丘脑，缺乏的是GHRH。

（二）继发性生长激素缺乏性侏儒症

本病可继发于下丘脑—垂体肿瘤，最常见的是颅咽管瘤、神经纤维瘤；颅内感染（脑膜炎、脑炎）和肉芽肿病变；放射损伤、创伤等均可影响腺垂体下丘脑功能，引起继发性生长激素缺乏性侏儒症。

（三）原发性生长激素不敏感综合征

本病是由于靶细胞对GH不敏感而引起的一种矮小症。多呈常染色体隐性遗传。其病因复杂多样，多数由于GH受体（GHR）基因突变引起，少数则由GHR后信号转导障碍、IGF-1基因突变或IGF-1受体异常所致。

二、临床表现

（一）躯体生长迟缓

本病患者出生时身长、体重往往正常，数月后躯体生长迟缓，但常不被发觉，多数在2～3岁后和同龄儿童的差别愈见显著才被发觉，但生长并不完全停止，只是生长速度极为缓慢，即3岁以下每年生长低于7 cm、3岁至青春期每年生长不超过4～5 cm。体态一般尚匀称，成年后大多数仍保持童年的外貌和体形，皮肤较细腻，有皱纹，营养状态一般良好。成年后身高一般不超过130 cm。

（二）性器官不发育或第二性征缺乏

患者至青春期时，性器官不发育，第二性征缺如。男性生殖器小，与幼儿相似，睾丸细小，多伴隐睾症，无胡须；女性表现为原发性闭经，且乳房不发育。单一性 GH 缺乏者可能会出现性器官发育与第二性征，但往往明显延迟。

（三）智力与年龄相称

智力发育一般正常，学习成绩与同年龄者无差别，但年长后会常因身材矮小而抑郁寡欢，有自卑感。

（四）骨骼发育不全

本病患者 X 线摄片可见长骨均短小，骨龄幼稚，骨骺久不融合，骨化中心发育迟缓。

（五）Laron 侏儒症

患者有严重 GH 缺乏的临床表现，如身材矮小，肥胖，头相对较大，前额凸出，鞍鼻，外生殖器小，睾丸细小，性发育明显延迟。但血浆 GH 水平不是降低而是升高。

（六）继发性生长激素缺乏性侏儒症

由鞍区肿瘤所致者可有局部受压及颅内压增高的表现，如头痛、视力减退和视野缺损等。

三、诊断

生长激素缺乏性侏儒症（Growth Hormone Deficiency，GHD）的主要诊断根据

①身材矮小，身高年均增长＜4 cm 和性发育缺失等临床特征。②骨龄检查比实际年龄落后 2 年以上。③GH 激发试验：临床上将 GH 激发试验中 GH 峰值变化作为诊断 GHD 的一种主要手段，包括生理性激发（睡眠、运动和禁食）和药物（胰岛素低血糖、精氨酸、可乐定、左旋多巴）激发两类，本病患者经兴奋后 GH 峰值常低于 5 μg/L，而正常人则可超过 10 μg/L。④自主性血清 GH 分泌测定：每隔 20 分钟采血，连续 12～24 小时，计算平均 GH 分泌量、幅度及脉冲数。⑤测定 IGF－1 水平可反应 GH 的分泌状态。⑥IGFBP3 测定：IGFBP3 可反应 GH 的分泌状态。⑦GHRH 兴奋试验：兴奋后血清 GH 峰值高于 5 μg/L 者为下丘脑性 GHD，低于 5 μg/L 者为垂体性 GHD。

生长激素缺乏性侏儒症确诊后，仍需进一步寻找病因。应作视野检查、蝶鞍 X 线摄片等：必要时可做头颅 CT、MRI 等以除外垂体瘤。

四、治疗

（一）人生长激素

重组人 GH（rhGH）供应量充足，用于临床治疗生长激素缺乏性侏儒症效果显著。治疗剂量一般为每周 0.5～0.7 U/kg，分 6～7 次于睡前 30～60 分钟皮下注射效果较好，初用时效果明显，身高增长速度可达每年 10 cm，以后疗效渐减。

（二）生长激素释放激素（GHRHl－44）

24 μg/kg 体重，于每晚睡前皮下注射，连续 6 个月，可使生长速度明显增加，适用于下丘脑性 GH 缺乏症。

（三）胰岛素样生长因子－1

近年已用于治疗 GH 不敏感综合征。早期诊断、早期治疗者效果较好，每日 2 次，每次皮下注射 40～80 μg，生长速度每年可增加 4 cm 以上。不良反应有低血糖等。

（四）同化激素

睾酮有促进蛋白质合成作用，对 GH 缺乏性侏儒症虽能于使用初期促使身高增加，但因其同时有促进骨骺提早融合作用而使生长停止，患者最终身材仍然明显矮小，疗效很不理想。人工合成的同化激素有较强的促进蛋白质合成作用而雄激素作用较弱，所以可促进生长，并可减轻骨骺融合等不良反应。临床上常用苯丙酸诺龙，一般可在 12 岁后小剂量间歇应用，每次肌内注射 10～12.5 mg，每周 1 次，疗程以 1 年为宜。有时第 1 年内可长高 10 cm左右，但以后生长减慢，最终身材仍矮小。

（五）人绒毛膜促性腺激素

人绒毛膜促性腺激素能促使黄体的形成与分泌，或促进睾丸间质细胞分泌睾酮，但只适用于年龄已达青春发育期、经上述治疗身高不再增长者，每次肌内注射 500～1000 U，每周 2～3 次，每 2～3 个月为一疗程，间歇 2～3 个月，可反复应用 1～2 年。过早应用会引起骨骺融合，影响生长。用于男孩可引起乳腺发育。

继发性生长激素缺乏性侏儒症应针对原发病进行治疗。

第四节　糖尿病

糖尿病（diabetes mellitus）是一种慢性血糖水平增高的代谢性疾病，它是由胰岛素分泌和（或）作用缺陷所引起的。长期碳水化合物及脂肪、蛋白质代谢的紊乱可引起多系统的损害，导致眼、肾、神经、心脏、血管等组织器官的慢性进行性病变、功能减退和衰竭。病情严重或应激时还可发生急性严重代谢紊乱，如糖尿病酮症酸中毒（DKA）、高血糖高渗状态等。

一、病因病理

糖尿病是遗传和环境因素在内的多种因素共同作用的结果。胰岛素由胰岛 B 细胞合成和分泌，经由血液循环到达体内各组织器官的靶细胞，并与特异性受体结合引发细胞内物质代谢效应，这个过程中任何一个环节发生异常均可导致糖尿病。

糖尿病是常见病、多发病，其患病率正随着人民生活水平、生活方式呈逐渐增长的流行趋势。据世界卫生组织（WHO）估计，目前全球已有超过 1.5 亿的糖尿病患者。我国现有糖尿病患者超过 4000 万，居世界第二位。在发达国家中，糖尿病已成为继心血管病和肿瘤之后的第三大非传染性疾病。糖尿病对社会和经济的发展带来了沉重的负担，是严重威胁人类健康的世界性公共卫生问题。

（一）糖尿病分型

目前国际上通用 WHO 糖尿病专家委员会提出的病因学分型标准（1999）：

1. 1 型糖尿病（T1DM）　胰岛 B 细胞受损，常导致胰岛素绝对缺乏。

2. 2 型糖尿病（T2DM）　从以胰岛素抵抗为主伴胰岛素分泌不足到以胰岛素分泌不足为主伴胰岛素抵抗。

3. 其他特殊类型糖尿病

（1）胰岛 B 细胞功能的基因缺陷；（2）胰岛素作用的基因缺陷；（3）胰腺外分泌疾病；

(4) 内分泌病；(5) 药物或化学品所致糖尿病；(6) 感染；(7) 不常见的免疫介导糖尿病；(8) 其他。

4. 妊娠期糖尿病（GDM）

（二）病因、发病机制和自然史

糖尿病的病因和发病机制尚未完全阐明。不同类型糖尿病的病因不尽相同，即使在同一类型中也存在着异质性。总的来说，遗传和环境因素共同参与它的发病过程。

1. 1 型糖尿病

绝大多数 T1DM 是自身免疫性疾病，遗传和环境因素共同参与其发病过程。某些外界因素可作用于有遗传易感性的个体，激活 T 淋巴细胞介导的一系列自身免疫反应，引起选择性胰岛 B 细胞的破坏和功能衰竭，体内胰岛素分泌不足进行性加重，导致糖尿病。

(1) 多基因遗传因素　T1DM 存在着遗传异质性，遗传背景不同的亚型其病因及临床表现不尽相同。

(2) 环境因素

①病毒感染：据报道，与 T1DM 有关的病毒有风疹病毒、腮腺炎病毒、柯萨奇病毒、脑心肌炎病毒和巨细胞病毒等。病毒感染可直接损伤胰岛 B 细胞，使细胞发生微细变化，数量也逐渐减少。病毒感染还可导致胰岛 B 细胞的抗原成分暴露、使其启动自身免疫反应，这是病毒感染导致胰岛 B 细胞损伤的主要机制。

②化学毒性物质和饮食因素：链脲佐菌素和四氧嘧啶糖尿病动物模型以及灭鼠剂吡甲硝苯脲所造成的人类糖尿病可属于非自身免疫性胰岛 B 细胞破坏（急性损伤）或自身免疫性胰岛 B 细胞破坏（小剂量、慢性损伤）。母乳喂养期短或缺乏母乳喂养的儿童 T1DM 发病率增高，认为血清中存在的与牛乳制品有关的抗体可能参与 B 细胞的破坏过程。

(3) 自身免疫　许多证据提示 T1DM 为自身免疫性疾病：①遗传易感性与 HLA 区域密切相关，而 HLA 区域与免疫调节和自身免疫性疾病的发生有密切关系；②常伴发其他自身免疫性疾病，如桥本甲状腺炎、艾迪生病等；③早期病理改变为胰岛炎，表现为淋巴细胞浸润；④许多新诊断患者存在各种胰岛细胞抗体；⑤免疫抑制治疗可预防小剂量链脲佐菌素所致动物糖尿病；⑥同卵双生子中有糖尿病的一方从无糖尿病一方接受胰腺移植后迅速发生胰岛炎和 B 细胞破坏。在遗传的基础上，病毒感染或其他环境因素启动了自身免疫过程，造成胰岛 B 细胞受损，T1DM 发生。

1) 体液免疫：已发现 90%新诊断的 T1DM 患者血清中存在胰岛细胞抗体，比较重要的有胰岛细胞胞浆抗体（ICA）、胰岛素自身抗体（IAA）、谷氨酸脱羧酶（GAD）抗体等。胰岛细胞自身抗体检测可预测 T1DM 的发病，确定高危人群，还可协助糖尿病分型和指导治疗。GAD 抗体还可能通过“分子模拟”机制，导致胰岛 B 细胞损伤。

2) 细胞免疫：在 T1DM 的发病机制中，细胞免疫异常更为重要。T1DM 是 T 细胞介导的自身免疫性疾病，免疫失调体现在免疫细胞比例失调及它所分泌细胞因子或其他介质的相互作用紊乱，其间关系错综复杂，现人为将其分为三个阶段：

第一阶段　免疫系统的激活：指 T 淋巴细胞与胰岛 B 细胞的相互识别、接触和免疫细胞的激活。当免疫系统遭到破坏时，胰岛 B 细胞的自身成分可被当成抗原物质，在环境因素作用下，病毒感染、化学毒物或食物因素也可直接或间接使胰岛 B 细胞自身抗原得以表达或因细胞损伤而被释放。抗原被巨噬细胞摄取、加工，所形成的多肽片段与巨噬细胞内HLAⅡ类分子的肽结合区结合成复合物，转运至巨噬细胞膜表面，被提呈给辅助性T淋巴细胞（Th）。巨噬细胞和Th在此过程中被激活，释放干扰素、白介素和各种细胞因子，募集更多的炎症细胞，产生免疫放大效应。

第二阶段　免疫细胞释放各种细胞因子：Th按照所分泌淋巴因子不同分为Th_1和Th_2两个亚类。各种细胞因子在胰岛自身免疫炎症反应及B细胞杀伤中发挥不同作用。总的来说，有的细胞因子促进胰岛炎症反应，大量破坏B细胞；有的细胞因子下调自身免疫性，对B细胞有保护作用，有的细胞因子表现为双向作用。但当它们在外周血和局部组织中浓度显著增高时，主要表现为B细胞损伤作用；细胞因子之间还可产生协同效应。Th_1和Th_2之间存在相互调节和制约的关系，T1DM患者Th_1及其细胞因子比例增高，则Th_2及其细胞因子比例降低，免疫调节紊乱与T1DM发病有密切关系。

第三阶段　胰岛B细胞损伤的机制：免疫细胞通过各种细胞因子或其他介质单独或协同、直接或间接的造成B细胞的损伤，促进胰岛炎症形成。T1DM胰岛B细胞受损可能是坏死或凋亡，其中凋亡更为重要。

（4）自然史　T1DM的发生发展经历以下阶段：①个体具有遗传易感性，在其生命的早期阶段并无任何异常；②某些触发事件如病毒感染引起少量胰岛B细胞破坏并启动自身免疫过程；③出现免疫异常，可检测出各种胰岛细胞的抗体；④胰岛B细胞数目开始减少，但仍能维持糖耐量正常；⑤胰岛B细胞持续损伤达到一定程度时，胰岛素分泌不足，糖耐量降低或出现临床糖尿病，需用胰岛素治疗；⑥最后胰岛B细胞几乎完全消失，需依赖胰岛素维持生命。

2. 2型糖尿病

T2DM也是遗传和环境因素共同作用的结果，目前对T2DM的病因仍然认识不足，T2DM可能是一种异质性情况。

（1）遗传因素与环境因素　T2DM是由多个基因及环境因素综合作用引起的复杂病，其遗传特点为：①参与发病的基因很多，分别影响糖代谢有关过程中的某个中间环节，而对血糖值没有直接影响；②每个基因参与发病的程度不等，大多数为次效基因，个别为主效基因；③每个基因只是赋予个体某种程度的易感性，并不一定致病，也不一定是致病所必需；④多基因异常的总效应形成遗传易感性。

环境因素包括人口老龄化、现代生活方式、营养过剩、体力活动不足以及应激、化学毒物等。在遗传因素和上述环境因素共同作用下所引起的肥胖，特别是中心性肥胖，与胰岛素抵抗和T2DM的发生有密切关系。

（2）胰岛素抵抗和B细胞功能缺陷　在存在胰岛素抵抗的情况下，如果B细胞能够代偿性增加胰岛素分泌，则可维持血糖正常；当B细胞功能有缺陷、对胰岛素抵抗无法代偿时，就会发生T2DM。胰岛素抵抗和胰岛素分泌缺陷是T2DM发病机制的两个要素，不同患者的胰岛素抵抗和胰岛素分泌缺陷具有的重要性不同，同一患者在疾病进展过程中，两者的相对重要性也可能发生变化。

①胰岛素抵抗：指胰岛素作用的靶器官（主要是肝、肌肉和脂肪组织）对胰岛素作用的敏感性降低。胰岛素降低血糖的主要机制包括抑制肝葡萄糖（HGP）产生、刺激内脏组织对

葡萄糖的摄取，以及促进外周组织对葡萄糖的利用。

组织中胰岛素作用主要涉及胰岛素受体及其调节过程、受体后信息传递至发挥效应的过程以及影响体脂含量和分布异常的过程等。遗传因素可能引起上述生物学过程中有关环节多种基因的多态性或突变，胰岛素抵抗可能是多种细微基因变化叠加后的效应。环境因素中主要为摄食过多、体力劳动过少导致肥胖（尤其是中心性肥胖），可引起一系列代谢变化和细胞因子的表达异常。

②B 细胞功能缺陷：T2DM 的 B 细胞功能缺陷主要表现为：①胰岛素分泌量的缺陷：随着空腹血糖浓度增高，最初空腹和葡萄糖刺激后胰岛素分泌代偿性增多（但相对于血糖浓度而言胰岛素分泌仍是不足的）；但当空腹血糖浓度进一步增高时，胰岛素分泌反应逐渐降低。②胰岛素分泌模式异常：静脉葡萄糖耐量试验（IVGTT）中第一时相胰岛素分泌减弱或消失；口服葡萄糖耐量试验（OGTT）中早期胰岛素分泌延迟、减弱或消失；胰岛素脉冲式分泌削弱；胰岛素原和胰岛素的比例增加等。

影响胰岛 B 细胞分泌胰岛素的生物学过程主要包括 B 细胞胰岛素合成和分泌、损伤以及再生、修复过程。影响上述过程的遗传因素、各种原因引起的 B 细胞数量减少、胰岛淀粉样沉积物等均可导致 B 细胞功能缺陷。低体重儿、胎儿期或出生早期营养不良可损伤 B 细胞发育。

（3）葡萄糖毒性和脂毒性　在糖尿病发生发展过程中所出现的高血糖和脂代谢紊乱可进一步降低胰岛素的敏感性及损伤胰岛 B 细胞功能，分别称为“葡萄糖毒性”和“脂毒性”，它们是糖尿病发病机制中最重要的获得性因素。

脂毒性还可能是 T2DM 发病机制中的原发性因素。血循环中游离脂肪酸浓度过高以及非脂肪细胞（主要是肌细胞、肝细胞、胰岛 B 细胞）内脂质含量过多，可通过各种有关途径导致胰岛素抵抗性的发生以及引起胰岛 B 细胞脂性凋亡和分泌胰岛素功能缺陷。

（4）自然史　T2DM 早期存在胰岛素抵抗，而胰岛 B 细胞可代偿性的增加胰岛素分泌时，血糖可维持正常；当 B 细胞功能有缺陷、对胰岛素的抵抗无法代偿时，才会进展为 IGR 和糖尿病。T2DM 的 IGR 和糖尿病早期不需胰岛素治疗的时间较长，但随着病情进展，相当一部分患者需用胰岛素控制血糖或维持生命。

二、临床表现

（一）基本临床表现

代谢紊乱症状群　血糖升高后，因渗透性利尿引起多尿，继而口渴多饮；外周组织对葡萄糖利用障碍，蛋白质代谢达负平衡，脂肪分解增多，会出现乏力、消瘦，儿童生长发育受阻；为了补偿损失的糖、维持机体的活动，患者常易饿、多食，故糖尿病的临床表现常被描述为“三多一少”，即多尿、多饮、多食和体重减轻。可能会出现皮肤瘙痒，尤其外阴瘙痒。血糖升高较快时可使眼房水、晶体渗透压改变，屈光改变，造成视力模糊。许多患者无任何症状，仅于健康检查或因各种疾病就诊化验时发现高血糖。

（二）常见类型糖尿病的临床特点

1. 1 型糖尿病

（1）自身免疫性 1 型糖尿病（1A 型）：诊断时临床表现变化很大，可以是轻度非特异性症状、典型“三多一少”症状或昏迷，这取决于病情发展阶段。多数青少年患者起病较急，症状较明显；因未及时诊断治疗，胰岛素严重缺乏或病情进展较快时，可出现DKA，危及生命。某些成年患者，起病缓慢，早期临床表现不明显，经历一段或长或短的糖尿病不需胰岛素治疗的阶段，有称为“成人隐匿性自身免疫性糖尿病”。虽然起病急缓不一，一般很快会进展到糖尿病，需用胰岛素控制血糖或维持生命。这类患者很少肥胖，但肥胖不排除本病可能性。血浆基础胰岛素水平低于正常，葡萄糖刺激后胰岛素分泌减少。胰岛B细胞自身抗体检查阳性。

（2）特发性1型糖尿病（1B型）：通常急性起病，胰岛B细胞功能明显减退甚至衰竭，临床表现为糖尿病酮症甚至酸中毒，但病程中B细胞功能可以好转至一段时期无需继续胰岛素治疗。胰岛B细胞自身抗体检查阴性。在不同人种中临床表现可有不同。病因未明，其临床表型的差异反映出病因和发病机制的异质性。诊断时需排除单基因突变糖尿病和其他类型糖尿病。

2. 2型糖尿病　一般认为，95%的糖尿病患者为T2DM。本病为一组异质性疾病，包含许多不同病因者。可发生在任何年龄，但成人较多见，常于40岁以后发病；多数发病缓慢，症状相对较轻，半数以上无任何症状；不少患者因慢性并发症、伴发病或健康检查时发现。很少自发性发生DKA，但是，在感染等应激情况下也可发生DKA。T2DM的IGR和糖尿病早期不需胰岛素治疗，这个阶段也一般较长。随着病情进展，相当一部分患者需用胰岛素控制血糖、防治并发症或维持生命，常有家族史。临床上肥胖症、血脂异常、脂肪肝、高血压、冠心病、IGT或T2DM等疾病常同时或先后发生，并伴有高胰岛素血症，目前认为这些均与胰岛素抵抗有关，称为代谢综合征。有的早期患者进食后胰岛素分泌高峰延迟，餐后3～5小时血浆胰岛素水平不适当地升高，引起反应性低血糖，可成为这些患者的首发临床表现。

3. 某些特殊类型糖尿病

（1）青年人中的成年发病型糖尿病（MODY）：是一组高度异质性的单基因遗传病。

（2）线粒体基因突变糖尿病：引起胰岛B细胞氧化磷酸化障碍，抑制胰岛素分泌。

4. 妊娠期糖尿病　妊娠过程中初次发现的任何程度的糖耐量异常，均可认为是GDM。患GDM的妇女分娩后血糖可恢复正常，但存在若干年后发生T2DM的高度危险性；此外，GDM患者中可能存在各种类型糖尿病，因此，应在产后6周复查，确认其归属及分型，并长期追踪观察。

三、诊断

大多数糖尿病患者，尤其是早期T2DM患者，并无明显症状。在临床工作中要善于发现糖尿病，尽可能早期诊断和治疗。糖尿病诊断以血糖异常升高作为依据，应注意单纯空腹血糖正常不能排除糖尿病的可能性，应加验餐后血糖，必要时进行OGTT。诊断时应注意是否符合糖尿病诊断标准、分型、有无并发症和伴发病或加重糖尿病的因素存在。

Ⅰ诊断线索

①三多一少症状。②以糖尿病的并发症或伴发病首诊的患者；原因不明的酸中毒、失水、昏迷、休克；反复发作的皮肤疖或痈、真菌性阴道炎、结核病等；血脂异常、高血压、

冠心病、脑卒中、肾病、视网膜病、周围神经炎、下肢坏疽以及代谢综合征等。③高危人群：IGR（IFG和（或）IGT）、年龄超过45岁、肥胖或超重、巨大胎儿史、糖尿病或肥胖家族史。

此外，30～40岁以上健康体检或因各种疾病、手术住院时应常规排除糖尿病。

Ⅱ诊断标准

目前国际上通用WHO糖尿病专家委员会提出的诊断标准（1999），要点如下：

1. 糖尿病诊断是基于空腹（FPG）、任意时间或OGTT中2小时血糖值（2h PG）。空腹指8～10小时内无任何热量摄入。任意时间指一日内任何时间，无论上一次进餐时间及食物摄入量。OGTT采用75 g无水葡萄糖负荷。糖尿病症状指多尿、烦渴多饮和难于解释的体重减轻。

2. 对于临床工作，推荐采用葡萄糖氧化酶法测定静脉血浆葡萄糖。如用全血或毛细血管血测定，其诊断切点有所变动。血清葡萄糖测定不主张。

3. 对于无糖尿病症状、仅一次血糖值达到糖尿病诊断标准者，必须在另一天复查核实而确认诊断。如复查结果未达到糖尿病诊断标准，应定期复查。IFG和IFT的诊断应根据三个月内的两次OGTT结果，用其平均值来判断。在急性感染、创伤或各种应激情况下可出现血糖暂时升高，不能以此诊断为糖尿病，应追踪随访。

4. 儿童糖尿病诊断标准与成人相同。

Ⅲ实验室检查

（一）糖代谢异常严重程度或控制程度的检查

1. 血糖测定　尿糖阳性是诊断糖尿病的重要线索。尿糖阳性只是提示血糖值超过肾糖阈（大约10 mmol/L），因而尿糖阴性不能排除糖尿病可能。并发肾病变时，肾糖阈升高，虽然血糖升高，但尿糖阴性。妊娠期肾糖阈降低时，虽然血糖正常，尿糖可阳性。

2. 血糖测定和OGTT　血糖升高是诊断糖尿病的主要依据，又是判断糖尿病病情和控制情况的主要指标。血糖值反映的是瞬间血糖状态。抽静脉血或取毛细血管血。可用血浆、血清或全血。如血细胞比容正常，血浆、血清血糖比全血血糖可升高15%。诊断糖尿病时必须用静脉血浆测定血糖，治疗过程中随访血糖控制程度时可用便携式血糖计（毛细血管全血测定）。

当血糖高于正常范围而又未达到诊断糖尿病标准时，须进行OGTT。OGTT应在清晨空腹进行，成人口服。75 g无水葡萄糖或82.5 g含一分子水的葡萄糖，溶于250～300 ml水中，5～10分钟内饮完，空腹及开始饮葡萄糖水后2小时测静脉血浆葡萄糖。儿童服糖量按每公斤体重1.75 g计算，总量不超过75 g。

3. 糖化血红蛋白（GHbAl）和糖化血浆白蛋白测定　GHbAl是葡萄糖或其他糖与血红蛋白的氨基发生非酶催化反应（一种不可逆的蛋白糖化反应）的产物，其量与血糖浓度呈正相关。正常人A1C占血红蛋白总量的3%～6%，各实验室其参考值不尽相同。血糖控制不良者A1C升高，并与血糖升高的程度相关。由于红细胞在血循环中的寿命约为120天，因此A1C反映患者近8～12周总的血糖水平，为糖尿病控制情况的主要监测指标之一。血浆蛋白（主要为白蛋白）同样也可与葡萄糖发生非酶催化的糖化反应而形成果糖胺（FA），其形成的量与血糖浓度相关，正常值为1.7～2.8 mmol/L。由于白蛋白在血中浓度稳定，其半衰期为19天，故FA反映患者近2～3周内总的血糖水平，为糖尿病患者近期病情监测的指标。

（二）胰岛B细胞功能检查

1. 胰岛素释放试验　正常人空腹时血浆胰岛素含量（称基础值）约为35～145 pmol/L，口服75 g无水葡萄糖（或100 g标准面粉制作的馒头）后，血浆胰岛素在30～60分钟上升至高峰，峰值为基础值5～10倍，3～4小时内恢复到基础水平。本试验反映出基础和葡萄糖介导的胰岛素释放功能。胰岛素测定受血清中胰岛素抗体和外源性胰岛素干扰。

2. C肽释放试验　方法同上。基础值不小于400 pmol/L，高峰时间同上，峰值为基础值5～6倍。也反映基础和葡萄糖介导的胰岛素释放功能。C肽测定不受血清中的胰岛素抗体和外源性胰岛素影响。

3. 其他检测B细胞功能的方法　如静脉注射葡萄糖—胰岛素释放试验可了解胰岛素释放第一时相，胰升糖素—C肽刺激试验反映B细胞储备功能等，可根据具体情况和检查目的而选用。

四、治疗

由于对糖尿病的病因和发病机制尚未完全阐明，缺乏病因治疗。强调治疗须早期和长期、积极而理性以及治疗措施个体化的原则。糖尿病防治策略应该是全面治疗心血管危险因素，除积极控制高血糖外，还应纠正脂代谢紊乱、严格控制血压、抗血小板治疗（例如阿司匹林）、控制体重和戒烟等并要求达标。

（一）糖尿病健康教育　是重要的基础治疗措施之一。良好的健康教育可充分调动患者的主观能动性，积极配合治疗，有利于疾病控制达标、防止各种并发症的发生和发展，降低耗费和负担，使患者和国家均受益。健康教育包括糖尿病防治专业人员的培训，患者及其家属和公众的卫生保健教育。应对患者和家属耐心宣教，使其认识到糖尿病是终身疾病，治疗需持之以恒。让患者了解糖尿病的基础知识和治疗控制要求，学会测定尿糖或正确使用便携式血糖计，掌握医学营养治疗的具体措施和体育锻炼的具体要求，使用降血糖药物的注意事项，学会胰岛素注射技术，从而在医务人员指导下长期坚持合理治疗并达标，坚持随访，按需要调整治疗方案。生活应规律，戒烟和烈性酒，讲求个人卫生，预防各种感染。

（二）医学营养治疗　是另一项重要的基础治疗措施，应长期严格执行。对T1DM患者，在合适的总热量、食物成分、规则的餐次安排等措施基础上，配合胰岛素治疗有利于控制高血糖和防止低血糖。对T2DM患者，尤其是肥胖或超重者，医学营养治疗有利于减轻体重，改善糖、脂代谢紊乱和高血压以及减少降糖药物剂量。医学营养治疗方案包括：

1. 计算总热量　首先按患者性别、年龄和身高查表或用简易公式计算理想体重[理想体重（kg）=身高（cm）−105]，然后根据理想体重和工作性质，参照原来生活习惯等，计算每日身体所需总热量。成年人休息状态下每日每公斤理想体重给予105～125.5 kJ热量，轻体力劳动125.5～146 kJ，中度体力劳动146～167 kJ，重体力劳动167 kJ以上。儿童、孕妇、乳母、营养不良和消瘦以及伴有消耗性疾病者应酌情增加，肥胖者酌减，使体重逐渐恢复至理想体重的±5%左右。

2. 营养物质含量　糖类约占饮食总热量50%～60%，提倡用粗制米、面和一定量杂粮，忌食用葡萄糖、蔗糖、蜜糖及其制品（各种糖果、甜糕点饼干、冰淇淋、含糖饮料等）。蛋白质含量一般不超过总热量15%，成人每日每公斤理想体重0.8～1.2 g，孕妇、乳母、营养不良或伴有消耗性疾病者增至1.5～2.0 g，伴有糖尿病肾病而肾功能正常者应限制至0.8 g，血尿素氮升高者应限制在0.6 g。蛋白质应至少有1/3来自动物蛋白质，以保证必需氨基酸的供给。脂肪约占总热量30%，饱和脂肪、多价不饱和脂肪与单价不饱和脂肪的比例应为1∶1∶1，每天胆固醇摄入量宜在300 mg以下。

此外，各种富含可溶性食用纤维的食品可延缓食物吸收，降低餐后血糖高峰，有利于改善糖、脂代谢紊乱，并促进胃肠蠕动、防止便秘。限制饮酒。

3. 合理分配　确定每日饮食总热量和糖类、蛋白质、脂肪的组成后，按每克糖类、蛋白质产热16.7 kJ，每克脂肪产热37.7 kJ，将热量换算为食品后制订食谱，并根据生活习惯、病情和配合药物治疗需要合理进行安排。

4. 随访　以上仅是原则估算，在治疗过程中随访调整十分重要。如肥胖患者在治疗措施适当的前提下，体重不下降，应进一步减少饮食总热量；体型消瘦的患者，在治疗中体重有所恢复，其饮食方案也应适当调整，避免体重继续增加。

（三）体育锻炼

应进行有规律的合适运动。根据年龄、性别、体力、病情及有无并发症等不同条件，循序渐进和长期坚持。对于不同类型、不同阶段、不同身体状况的患者，应作不同的妥善体育锻炼安排。

（四）病情监测

定期监测血糖，并建议患者应用便携式血糖计进行自我监测血糖（SMBG）；每3～6个月定期复查ACI，了解血糖总体控制情况，及时调整治疗方案。每年1～2次全面复查，了解血脂以及心、肾、神经和眼底情况，尽早发现有关并发症，给予相应治疗。

（五）口服药物治疗

1. 促胰岛素分泌剂

（1）磺脲类（SUs）：第一代SUs如甲苯磺丁脲、氯磺丙脲等已很少应用；第二代的SUs有格列本脲、格列吡嗪、格列喹酮和格列苯脲等。磺脲类的主要作用为刺激胰岛B细胞分泌胰岛素。

适应证：SUs作为单药治疗主要选择应用于新诊断的T2DM非肥胖患者、用饮食和运动治疗血糖控制不理想时。年龄＞40岁、病程＜5年、空腹血糖＜10 mmol/L时效果较好。随着疾病进展，SUs需与其他作用机制不同的口服降糖药或胰岛素联合应用。当T2DM晚期B细胞功能几乎完全消失殆尽时，SUs及其他胰岛素促分泌剂均不再有效，必须采用外源性胰岛素替代治疗。

禁忌证或不适应证：T1DM，有严重并发症或晚期B细胞功能很差的T2DM，儿童糖尿病，孕妇、哺乳期妇女，大手术围术期，全胰腺切除术后，对SUs过敏或有严重不良反应者等。

不良反应：①低血糖反应：最常见而重要，常发生于老年患者（60岁以上）、肝肾功能不全或营养不良者，药物剂量过大、体力活动过度、进食不规则、进食减少、饮含酒精饮料等为常见诱因。糖尿病患者随病程延长和自主神经系统损伤，对低血糖的对抗调节能力越来越差，低血糖症状也越来越不明显、不易被察觉。严重低血糖可诱发心绞痛、心肌梗死或脑血管意外；反复或持续低血糖可导致神经系统不可逆损伤、甚至昏迷死亡，应予避免。作用时间长的药物（如格列本脲和格列苯脲）较容易引起低血糖，而且持续时间长、停药后仍可反复发作，急诊处理时应予足够重视。②体重增加：可能与刺激胰岛素分泌增多有关。③皮肤过敏反应：皮疹、皮肤瘙痒等。④消化系统：上腹不适、食欲减退等，偶见肝功能损害、胆汁淤滞性黄疸。⑤心血管系统：某些 SUs。可能对心血管系统带来不利影响，但有待于以心血管事件为终点的随机对照临床试验证实。

临床应用：目前应用的基本上是第二代 SUs。各种药物的降糖机制基本一致，虽存在作用强度的差别（格列苯脲最强），但作用强的片剂量较小，作用弱的片剂量较大，因而相同片数的各种 SUs 临床效能大致相似，各种 SUs 最大剂量时降糖作用也大致一样。建议从小剂量开始，早餐前半小时一次服用，根据血糖逐渐增加剂量，剂量较大时改为早、晚餐前两次服药，直到血糖达到良好控制。格列吡嗪和格列齐特的控释药片，也可每天服药一次。一般来说，格列本脲作用强、价廉，目前应用仍较广泛，但容易引起低血糖，老年人及肝肾心脑功能不好者慎用；格列吡嗪、格列齐特和格列喹酮作用温和，较适用于老年人；轻度肾功能减退（肌酐清除率＞60 ml/min）时几种药物均仍可使用，中度肾功能减退（肌酐清除率30～60 ml/min）时宜使用格列喹酮，重度肾功能减退（肌酐清除率＜30 ml/min）时格列喹酮也不宜使用。应强调不宜同时使用各种 SUs，也不宜与其他胰岛素促分泌剂（如格列奈类）合用。

（2）格列奈类：是一类快速作用的胰岛素促分泌剂，可改善早期胰岛素分泌。降血糖作用快而短，主要用于控制餐后高血糖。低血糖症发生率低、程度较轻而且限于餐后期间。较适合于 T2DM 早期餐后高血糖阶段或以餐后高血糖为主的老年患者。可单独或与二甲双胍、胰岛素增敏剂等联合使用。禁忌证和不适应证与 SUs 相同。于餐前或进餐时口服。有两种制剂：①瑞格列奈（repaglinide）：为苯甲酸衍生物，常用剂量为每次 0.5～4 mg。②那格列奈（nateglinide）：为苯丙氨酸衍生物，常用剂量为每次 60～120 mg。

2. 双胍类（biguanides）　目前广泛应用的是二甲双胍。主要作用机制为抑制肝葡萄糖输出，也可改善外周组织对胰岛素的敏感性、增加对葡萄糖的摄取和利用。近年来认为二甲双胍可能通过激活一磷酸腺苷激活的蛋白激酶（AMPK）信号系统而发挥多方面的代谢调节作用。单独用药极少引起低血糖，与 SUs 或胰岛素合用则有可能出现低血糖。二甲双胍治疗 T2DM 尚伴有体重减轻、纤溶系统活性增加、血小板聚集性降低、动脉壁平滑肌细胞和成纤维细胞生长受抑制等，可能有助于延缓或改善糖尿病血管并发症。

适应证：①T2DM：尤其是无明显消瘦的患者以及伴血脂异常、高血压或高胰岛素血症的患者，作为一线用药，可单用或联合应用其他药物。②T1DM：与胰岛素联合应有可能减少胰岛素用量和血糖波动。

禁忌证或不适应证：①肾、肝、心、肺功能减退以及高热患者禁忌，慢性胃肠病、慢性营养不良、消瘦者不宜使用本药；②T1DM 不宜单独使用本药；③T2DM 合并急性严重代谢紊乱、严重感染、外伤、孕妇和哺乳期妇女等；④对药物过敏或有严重不良反应者；⑤酗酒者。肌酐清除率＜60 ml/min 时不宜应用本药。

不良反应：①消化道反应：进餐时服药、从小剂量开始、逐渐增加剂量，可减少消化道不良反应；②皮肤过敏反应；③乳酸性酸中毒：为最严重的副作用，苯乙双胍用量较大或老年患者、肝肾心肺功能不好及缺氧等好发。二甲双胍极少引起乳酸性酸中毒，但须注意严格按照推荐用法。

临床应用：儿童不宜服用本药，除非明确为肥胖的 T2DM 及存在胰岛素抵抗。年老患者慎用，药量酌减，并监测肾功能。准备作静脉注射碘造影剂检查的患者应事先暂停服用双胍类药物。现有两种制剂：①二甲双胍：500～1500 mg/d，分 2～3 次口服，最大剂量不超过 2 g/d。②苯乙双胍：50～150 mg/d，分 2～3 次服用。

3. 噻唑烷二酮类（thiazoli dinediones，TZDs，格列酮类）　主要通过激活过氧化物酶体增殖物激活受体 γ（PPARγ）起作用。PPARγ 是一种调节基因转录的因子，被激活后调控与胰岛素效应有关的多种基因的转录，诱导调节糖、脂代谢的相关蛋白的表达。TZDs 被称为胰岛素增敏剂，明显减轻胰岛素抵抗，主要刺激外周组织的葡萄糖代谢，降低血糖；还可改善血脂谱、提高纤溶系统活性、改善血管内皮细胞功能等，对心血管系统和肾脏显示出潜在的器官保护作用。TZDs 促进脂肪重新分布、从内脏组织转移至皮下组织，可能与其提高胰岛素敏感性的作用有关。近来发现它也可改善胰岛 B 细胞功能。TZDs 可单独或与其他降糖药物合用治疗 T2DM 患者，尤其是肥胖、胰岛素抵抗明显者；不宜用于 T1DM、孕妇、哺乳期妇女和儿童。主要不良反应为水肿、体重增加，有心脏病、心力衰竭倾向或肝病者不用或慎用。单独应用不引起低血糖，但如与 SUs 或胰岛素联用，仍可发生低血糖。现有两种制剂：①罗格列酮：用量为 4～8 mg/d，每日 1 次或分 2 次口服；②吡格列酮：用量为 15～30 mg/d，每日 1 次口服。

4. α 葡萄糖苷酶抑制剂（AGI）　食物中淀粉、糊精和双糖（如蔗糖）的吸收需要小肠黏膜刷状缘的 α-葡萄糖苷酶，AGI 抑制这一类酶可延迟碳水化合物吸收，降低餐后高血糖。作为 T2DM 第一线药物，尤其适用于空腹血糖正常（或不太高）而餐后血糖明显升高者，可单独用药或与其他降糖药物合用。T1DM 患者在胰岛素治疗基础上加用 AGI 有助于降低餐后高血糖。常见不良反应为胃肠反应，如腹胀了排气增多或腹泻。单用本药不引起低血糖，但如与 SUs 或胰岛素合用，仍可发生低血糖，且一旦发生，应直接给予葡萄糖口服或静脉注射，进食双糖或淀粉类食物无效。肠道吸收甚微，通常无全身毒性反应，但对肝、肾功能不全者仍应慎用。不宜用于有胃肠功能紊乱者、孕妇、哺乳期妇女和儿童。现有两种制剂：①阿卡波糖：主要抑制 α-淀粉酶，每次 50～100 mg，每日 3 次；②伏格列波糖：主要抑制麦芽糖酶和蔗糖酶，每次 0.2 mg，每日 3 次。AGI 应在进食第一口食物后服用。饮食成分中应有一定量的糖类，否则 AGI 不能发挥作用。

（六）胰岛素治疗

1. 适应证　①T1DM；②DKA、高血糖高渗状态和乳酸性酸中毒伴高血糖；③各种严重的糖尿病急性或慢性并发症；④手术、妊娠和分娩；⑤T2DM－B 细胞功能明显减退者；⑥某些特殊类型糖尿病。

2. 胰岛素制剂　按作用起效快慢和维持时间，胰岛素制剂可分为短（速）效、中效和长（慢）效三类。根据来源，目前胰岛素制剂有基因重组人胰岛素和猪胰岛素。人胰岛素比动物来源的胰岛素更少引起免疫反应。

胰岛素类似物指氨基酸序列与人胰岛素不同，但仍能与胰岛素受体结合，功能及作用与人胰岛素相似的分子其功能作用相当，目前已有多种不同氨基酸序列及作用特性的胰岛素类似物，可提供更符合临床需要的速效及长效制剂。

胰岛素吸入剂：有经肺、口腔黏膜和鼻腔黏膜吸收 3 种方式，市场上已有售。

注意事项：当从动物胰岛素改为用人胰岛素制剂时，发生低血糖的危险性增加，应严密观察。胰岛素制剂类型、种类、注射技术、注射部位、患者反应性差异、胰岛素抗体形成等均可影响胰岛素的起效时间、作用强度和维持时间。腹壁注射吸收最快，其次分别为上臂、大腿和臀部。胰岛素不能冰冻保存，应避免温度过高、过低（不宜＞30 ℃或＜2 ℃）及剧烈晃动。我国常用制剂有每毫升含 40U 和 100U 两种规格，使用时应注意注射器与胰岛素浓度匹配。某些患者需要混合使用速、中效胰岛素，现有各种比例的预混制剂，最常用的是含 30％短效和 70％中效的制剂。

3. 治疗原则和方法　胰岛素治疗应在综合治疗基础上进行。胰岛素剂量决定于血糖水平、B 细胞功能缺陷程度、胰岛素抵抗程度、饮食和运动状况等，一般从小剂量开始，根据血糖水平逐渐调整。

生理性胰岛素分泌有两种模式：持续性基础分泌保持空腹状态下葡萄糖的产生和利用相平衡；进餐后胰岛素分泌迅速增加使进餐后血糖水平维持在一定范围内，预防餐后高血糖发生。胰岛素治疗应力求模拟生理性胰岛素分泌模式。

1 型糖尿病：对病情相对稳定、无明显消瘦的患者，初始剂量约为 0.5～1.0 U/（kg. d）。维持昼夜基础胰岛素水平约需全天胰岛素剂量的 40％～50％，剩余部分分别用于每餐前。例如每餐前 20～30 分钟皮下注射速效胰岛素（或餐前即时注射速效胰岛素类似物）使胰岛素水平迅速增高，以控制餐后高血糖。提供基础胰岛素水平的方法：①睡前注射中效胰岛素可保持夜间胰岛素基础水平，并减少夜间发生低血糖的危险性，另于早晨给予小剂量中效胰岛素可维持日间的基础水平；②每天注射 1～2 次长效胰岛素或长效胰岛素类似物使体内胰岛素水平达到稳态而无明显峰值。目前较普遍应用的强化胰岛素治疗方案是餐前多次注射速效胰岛素加睡前注射中效或长效胰岛素。应为患者制订试用方案，逐渐调整，至达到良好血糖控制。一部分 T1DM 患者在胰岛素治疗后一段时间内病情可部分或完全缓解，胰岛素剂量减少或可以完全停用，称为“糖尿病蜜月期”，通常持续数周至数月。

2 型糖尿病：胰岛素作为补充治疗，用于经合理的饮食和口服降糖药治疗仍未达到良好控制目标的患者，通常白天继续服用口服降糖药，睡前注射中效胰岛素（早晨可加或不加小剂量）或每天注射 1～2 次长效胰岛素。胰岛素作为替代治疗（一线用药）的适应证为：T2DM 诊断时血糖水平较高，特别是体重明显减轻的患者；口服降糖药治疗反应差伴体重减轻或持续性高血糖的患者；难以分型的消瘦的糖尿病患者。此外，在 T2DM 患者胰岛素补充治疗过程中，当每日胰岛素剂量已经接近 50U 时，可停用胰岛素促分泌剂而改成替代治疗。应用胰岛素作为 T2DM 替代治疗时，可每天注射 2 次中效胰岛素；B 细胞功能极差的患者应按与 T1DM 类似的方案长期采用强化胰岛素治疗。

采用强化胰岛素治疗时，低血糖症发生率增加，应注意避免、及早识别和处理。2 岁以下幼儿、老年患者、已有晚期严重并发症者不宜采用强化胰岛素治疗。

持续皮下胰岛素输注（又称胰岛素泵），是一种更为完善的强化胰岛素治疗方法，放置速效胰岛素或速效胰岛素类似物的容器通过导管分别与针头和泵连接，针头置于腹部皮下组织，用可调程序的微型电子计算机控制胰岛素输注，模拟胰岛素的持续基础分泌和进餐时的脉冲式释放。定期更换导管和注射部位以避免感染及针头堵塞。严格的无菌技术、密切的自我监测血糖和正确及时的程序调整是保持良好血糖控制的必备条件。

人工胰由血糖感受器、微型电子计算机和胰岛素泵组成。葡萄糖感受器能敏感地感知血糖浓度的动态变化，将信息传给电子计算机，指令胰岛素泵输出胰岛素，模拟胰岛B细胞分泌胰岛素的模式。

糖尿病患者在急性应激时，如重症感染、急性心肌梗死、脑卒中或急症手术等，容易促使代谢紊乱迅速恶化。此时不论哪一种类型糖尿病，也不论原用哪一类药物，均应按实际需要，使用胰岛素治疗以渡过急性期，待急性并发症痊愈或缓解后再调整糖尿病治疗方案。急性期血糖控制良好与急性并发症的预后有直接关联，但应注意避免发生低血糖，对老年、合并急性心肌梗死或脑卒中的患者尤其要小心。糖尿病患者如需施行择期大手术，尤其是在全身麻醉下施行手术，应至少在手术前3天即开始使用或改用胰岛素治疗，宜选用短效胰岛素或联合应用短效和中效制剂，术后恢复期再调整糖尿病治疗方案。上述情况下，如需静脉滴注葡萄糖液，可每2～4 g葡萄糖加入1 U短效胰岛素。

4. 胰岛素的抗药性和不良反应　各种胰岛素制剂因本身来源、结构、成分特点及含有一定量的杂质，故有抗原性和致敏性。牛胰岛素的抗原性最强，猪胰岛素次之，人胰岛素最弱。人体多次接受胰岛素注射约1个月后，血中可出现抗胰岛素抗体。临床上只有极少数患者表现为胰岛素抗药性，即在无酮症酸中毒也无拮抗胰岛素因素存在的情况下，每日胰岛素需要量超过100 U或200 U。此时，应选用单组分人胰岛素速效制剂。如果皮下注射胰岛素不能降低血糖，可试用静脉注射20 U并观察1/2～1小时后血糖是否下降，如仍无效，应迅速加大胰岛素剂量，给予静脉滴注，有时每日剂量可达1000 U以上，并可考虑联合应用糖皮质激素及口服降糖药治疗。此时胰岛素可从已形成的复合物中分离而使循环中游离胰岛素速增，引起严重低血糖，应严密监护、及早发现和处理。胰岛素抗药性经适当治疗后可消失。

胰岛素的主要不良反应是低血糖反应，与剂量过大和（或）饮食失调有关，多见于接受强化胰岛素治疗者。胰岛素治疗初期可因钠潴留而发生轻度水肿，可自行缓解；部分患者出现视力模糊，为晶状体屈光改变，常于数周内自然恢复。

胰岛素过敏反应通常表现为注射部位瘙痒，出现荨麻疹样皮疹，全身性荨麻疹少见，可伴恶心、呕吐、腹泻等胃肠症状，严重过敏反应（如血清病、过敏性休克）罕见。处理措施包括更换胰岛素制剂，使用抗组胺药和糖皮质激素以及脱敏疗法等。严重者需停止或暂时中断胰岛素治疗。脂肪营养不良为注射部位皮下脂肪萎缩或增生，停止在该部位注射后可缓解，使其自然恢复，应经常更换注射部位以防止其发生。随着胰岛素制剂的改进，目前过敏反应和脂肪营养不良很少发生。

（七）胰升糖素样多肽1类似物和DPPⅣ抑制剂

胰升糖素样多肽1（GLP－1）由肠道L细胞分泌，其主要活性形式为GLP－1（7－36）酰胺，可使T2DM患者血糖降低，作用机制如下：①刺激胰岛B细胞葡萄糖介导的胰岛素分泌；②抑制胰升糖素分泌，减少肝葡萄糖输出；③延缓胃内容物排空；④改善外周组织对胰岛素的敏感性；⑤抑制食欲及摄食。此外，GLP－1还可以促进胰岛B细胞增殖、减少凋亡，增加胰岛B细胞数量。GLP－1在体内迅速将二肽基肽酶Ⅳ（DPP－Ⅳ）降解而失去生物活性，其半衰期不足2分钟。采用长作用GLP－1类似物或DPPⅣ抑制剂可延长其作用时间。

（八）胰腺移植和胰岛细胞移植

治疗对象主要为T1DM患者，目前尚局限于伴终末期肾病的T1DM患者。单独胰腺移植或胰肾联合移植可解除对胰岛素的依赖，改善生活质量。胰岛细胞移植技术已取得一定进展，2000年Edmonton方案公布后，在全球各胰岛移植中心进行了试验，移植成功率有一定提高，但目前仍处于试验阶段，许多问题有待解决。胰腺移植或胰岛细胞移植均宜在技术精良、经验丰富的医学中心进行。

（九）糖尿病合并妊娠的治疗

无论是妊娠期糖尿病或原有糖尿病而合并妊娠，妊娠对糖尿病以及糖尿病对孕妇和胎儿均有复杂的相互影响。母体供应本身及胎儿所需葡萄糖，妊娠早期呕吐、进食减少时易见低血糖和饥饿性酮症酸中毒；妊娠中、晚期胰岛素拮抗激素如胎盘催乳素（HPL）和雌激素等分泌增多及胰岛素降解加速，使患者胰岛素需要量增多，若胰岛素用量不足，易出现糖尿病酮症酸中毒；分娩后胎盘排出，多种胰岛素拮抗因素迅速消失，对胰岛素敏感性突然增加，若胰岛素用量未及时减少，则易出现低血糖症。此外，胎儿畸形、流产、死产、巨大胎儿或胎儿生长迟缓、新生儿低血糖症、呼吸窘迫综合征等以及妊娠期高血压疾病等患病率和病死率均明显升高，会给孕妇和胎儿带来不利影响。

受孕时和整个妊娠期，糖尿病病情的良好控制可确保母、婴的安全。由于胎儿先天性畸形危险性最大的时期是受孕7周内或停经9周前，因而糖尿病妇女应于接受胰岛素治疗使血糖控制正常后才受孕，产前咨询极为重要。医学营养治疗原则与非妊娠患者相同，切勿使孕妇体重正常增长。应选用短效和中效胰岛素，注意调节剂量。禁用口服降血糖药。在整个妊娠期间应密切监测孕妇血糖水平和胎儿情况。通常孕36周前早产婴儿死亡率较高，38周后胎儿宫内死亡率增高，故选择36～38周进行引产或剖宫产最佳。但目前认为应根据胎儿和母亲的具体情况进行综合考虑，特别是妊娠期糖尿病，可争取足月妊娠自然分娩。要特别注意产后对新生儿低血糖症的预防和处理。

第七章　神经系统

第一节　癫　痫

一、病因病理

（一）病因

癫痫不是独立的疾病，而是一组疾病或是综合征，引发癫痫的病因非常复杂，根据病因癫痫大致可分为三大类：

1. 症状性癫痫　由各种明确的中枢神经系统结构损伤或功能异常所致，如：脑外伤、脑血管病、脑肿瘤、中枢神经系统感染、寄生虫、遗传代谢性疾病、皮质发育障碍、神经系统变性疾病、药物和毒物等。

2. 特发性癫痫　病因不明确，未发现脑部有足以引起癫痫发作的结构性损伤或功能异常，与遗传因素密切相关，常在某一特定年龄段起病。如：伴中央颞区棘波的良性儿童癫痫、家族性颞叶癫痫等。

3. 隐源性癫痫　临床表现提示为症状性癫痫，但目前的检查手段不能发现明确的病因。其约占全部癫痫的60％～70％。

（二）影响发作的主要因素

1. 年龄　特发性癫痫与年龄密切相关，如婴儿痉挛症在1岁内起病，儿童失神癫痫发病高峰约在6～7岁，肌阵挛癫痫起病在青春期前后。各年龄段癫痫的常见病因也有所不同：0～2岁多为围生期损伤、先天性疾病和代谢障碍等；2～12岁多为急性感染、特发性癫痫、围生期损伤和发热惊厥等；12～18岁多为特发性癫痫、颅脑外伤、血管畸形和围生期损伤等；18～35岁多为颅脑外伤、脑肿瘤和特发性癫痫等；35～65岁多为脑肿瘤、颅脑外伤、脑血管疾病和代谢障碍等。

2. 遗传因素　可影响癫痫易患性，如儿童失神发作患者的兄弟姐妹在5～16岁间有40％以上出现3 Hz棘-慢波的异常脑电图，但仅1/4出现失神发作。症状性癫痫患者的近亲患病率为150‰，高于普通人群。有报告单卵双胎儿童失神和全面强直性痉挛发作一致率为100％。

3. 内环境改变　内分泌失调、电解质紊乱和代谢异常等均可影响神经元放电阈值，导致癫痫发作。

4. 睡眠　癫痫发作与睡眠-觉醒周期有密切关系，如全面强直-阵挛发作常在晨醒后发生；婴儿痉挛症多在醒后和睡前发作；伴中央颞区棘波的良性儿童癫痫多在睡眠中发作等。

（三）发病机制

癫痫的发病机制非常复杂，至今尚未能完全了解，但发病的一些重要环节已被探知。

1. 痫性放电的起始　神经元异常放电是癫痫发病的电生理基础。正常情况下，神经元自发产生有节律性的电活动，但频率较低。致痫灶神经元的膜电位与正常神经元不同，在每次动作电位之后出现阵发性去极化漂移，同时产生高幅高频的棘波放电。神经元异常放电可能由于各种病因导致离子通道蛋白和神经递质或调质异常，出现离子通道结构和功能改变，引起离子异常跨膜运动所致。

在癫痫发病机制中，关于神经元异常放电起源需区分两个概念：①癫痫病理灶：是癫痫发作的病理基础，指脑组织形态或结构异常直接或间接导致痫性放电或癫痫发作。②致痫灶：是脑电图出现一个或数个最明显的痫性放电部位，病性放电可因病理灶挤压、局部缺血等导致局部皮质神经元减少和胶质增生所致。研究表明直接导致癫痫发作并非癫痫病理灶而是致痫灶。

2. 痫性放电的传播　异常高频放电反复通过突触联系和强直后易化作用诱发周边及远处的神经元同步放电，从而引起异常电位的连续传播。异常放电局限于大脑皮质的某一区域时，表现为部分性发作。

3. 痫性放电的终止　目前机制尚未完全明了，可能机制为脑内各层结构的主动抑制作用。

（四）病理

癫痫的病因错综复杂，我们通常将癫痫病理改变分为两类，即引起癫痫发作的病理改变（即病因）和癫痫发作引起的病理改变（即癫痫发作的后果）。

由于医学伦理学限制，当前关于癫痫的病理研究大部分来自难治性癫痫患者手术切除的病变组织，在这类患者中，海马硬化具有一定的代表性。海马硬化又称阿蒙角硬化或颞叶中央硬化，它既可以是癫痫反复发作的结果，又可能是导致癫痫反复发作的病因，与癫痫治疗成败密切相关。海马硬化肉眼观察表现为海马萎缩、坚硬；组织学表现为双侧海马硬化病变多呈现不对称性，往往发现一侧有明显的海马硬化表现，而另一侧海马仅有轻度的神经元脱失；此外，也可波及海马旁回、杏仁核、沟回等。镜下典型表现是神经元脱失和胶质细胞增生，且神经元的脱失在癫痫易损区更为明显，比如 CA1 区、CA3 区和门区。

苔藓纤维出芽是海马硬化患者另一重要的病理表现。颗粒细胞的轴突称为苔藓纤维，正常情况下只投射至门区及 CA3 区，反复癫痫发作触发苔藓纤维芽生，进入齿状回的内分子层（主要是颗粒细胞的树突）和 CA1 区，形成局部异常神经环路，导致癫痫发作。

海马硬化患者还可发现齿状回结构的异常。此外，很多学者报道在癫痫患者海马门区发现异形神经元，伴有细胞骨架结构的异常。

二、临床表现

癫痫临床表现丰富多样，但都具有如下共同特征：①发作性；②短暂性；③重复性；④刻板性。

（一）部分性发作　是指源于大脑半球局部神经元的异常放电，包括单纯部分性、复杂部分性、部分性继发全面性发作三类，前者为局限性发作，无意识障碍，后两者放电从局部扩展到双侧脑部，出现意识障碍。

1. 单纯部分性发作（simple partial seizures）发作时程短，一般不超过 1 分钟，发作起始与结束均较突然，无意识障碍。可分为以下四型：

（1）部分运动性发作：表现为身体某一局部发生不自主抽动，常见以下几种发作形式：①Jackson 发作：异常运动从局部开始，沿大脑皮质运动区移动，临床表现抽搐自手指-腕部-前臂-肘-肩-口角-面部逐渐发展，称为 Jackson 发作；②旋转性发作：表现为双眼突然向一侧偏斜，继之头部不自主同向转动，伴有身体的扭转，但很少超过 180°；③姿势性发作：表现为发作性一侧上肢外展、肘部屈曲、头向同侧扭转、眼睛注视着同侧；④发音性发作：表现为不自主重复发作前的单音或单词，偶可有语言抑制。

（2）部分感觉性发作：躯体感觉性发作常表现为一侧肢体麻木感和针刺感，多发生在口角、舌、手指或足趾，病灶多在中央后回躯体感觉区。

（3）自主神经性发作：出现苍白、面部及全身潮红、多汗、立毛、瞳孔散大、呕吐、腹痛、肠鸣、烦渴和欲排尿感等。

（4）精神性发作：可表现为各种类型的记忆障碍、情感障碍、错觉、复杂幻觉等。

2. 复杂部分性发作：也称为精神运动性发作，病灶多在颞叶，故又称为颞叶癫痫，也可见于额叶、嗅皮质区等部位。由于起源、扩散途径及速度不同，临床表现有较大差异，主要分以下类型：

（1）仅表现为意识障碍：一般表现为意识模糊，意识丧失较少见。由于发作中可有精神性或精神感觉性成分存在，意识障碍常被掩盖，表现类似失神。

（2）表现为意识障碍和自动症：经典的复杂部分性发作可从先兆开始、先兆是痫性发作出现意识丧失前的部分，患者对此保留意识，以上腹部异常感觉最常见，也可出现情感、认知和感觉性症状，随后出现意识障碍、呆视和动作停止。

（3）表现为意识障碍与运动症状：复杂部分性发作可表现为开始即出现意识障碍和各种运动症状，特别在睡眠中发生，可能与放电扩散较快有关。运动症状可为局灶性或不对称强直、阵挛和变异性肌张力动作，各种特殊姿势（如击剑样动作）等，也可为不同运动症状的组合或先后出现，与放电起源部位及扩散过程累及区域有关。

3. 部分性发作继发全面性发作：单纯部分性发作可发展为复杂部分性发作，单纯或复杂部分性发作均可泛化为全面性强直阵挛发作。

（二）全面性发作　最初的症状学和脑电图提示发作起源于双侧脑部，多在发作初期就有意识丧失。

1. 全面强直-阵挛发作：意识丧失、双侧强直后出现阵挛是此型发作的主要临床特征。可由部分性发作演变而来，也可一起病即表现为全面强直-阵挛发作。早期出现意识丧失、跌倒，随后的发作分为三期：

（1）强直期：表现为全身骨骼肌持续性收缩。眼肌收缩出现眼睑上牵、眼球上翻或凝视；咀嚼肌收缩出现张口，随后猛烈闭合，可咬伤舌尖；喉肌和呼吸肌强直性收缩致患者尖叫一声，呼吸停止；颈部和躯干肌肉的强直性收缩致颈和躯干先屈曲，后反张；上肢由上举后旋转为内收旋前，下肢先屈曲后猛烈伸直。

（2）阵挛期：肌肉交替性收缩与松弛，呈一张一弛交替性抽动，阵挛频率逐渐变慢，松弛时间逐渐延长。以上两期均可发生舌咬伤，并伴呼吸停止、血压升高、心率加快、瞳孔散大、光反射消失、唾液和其他分泌物增多；Babinski 征可为阳性。

（3）发作后期：此期尚有短暂阵挛，以面肌和咬肌为主，导致牙关紧闭，可发生舌咬伤。本期全身肌肉松弛，括约肌松弛，尿液自行流出可发生尿失禁。呼吸首先恢复，随后瞳孔、血压、心率渐至正常。肌张力松弛，意识逐渐恢复。醒后患者常感头痛、全身酸痛、嗜睡，部分患者有意识模糊，此时强行约束患者可能发生伤人和自伤。

2. 强直性发作：多见于弥漫性脑损害的儿童，睡眠中发作较多。表现为与强直-阵挛性发作中强直期相似的全身骨骼肌强直性收缩，常伴有明显的自主神经症状，如面色苍白等，如发作时处于站立位可剧烈摔倒。发作持续数秒至数十秒。

3. 阵挛性发作：几乎都发生在婴幼儿，特征是重复阵挛性抽动伴意识丧失，之前无强直期。双侧对称或某一肢体为主的抽动，幅度、频率和分布多变。

4. 失神发作：分典型和不典型失神发作，临床表现有较大差异。

（1）典型失神发作：儿童期起病，青春期前停止发作。特征性表现是突然短暂（5～10秒）的意识丧失和正在进行的动作中断，双眼茫然凝视，呼之不应，可伴简单自动性动作，如擦鼻、咀嚼、吞咽等，或伴失张力，如手中持物坠落或轻微阵挛，一般不会跌倒，事后对发作全无记忆，每日可发作数次至数百次。发作后立即清醒，无明显不适，可继续先前活动。醒后不能回忆。

（2）不典型失神：起始和终止均较典型失神缓慢，除意识丧失外，常伴肌张力降低，偶有肌阵挛。

5. 肌阵挛发作：表现为快速、短暂、触电样肌肉收缩，可遍及全身，也可限于某个肌群或某个肢体，常成簇发生，声、光等刺激可诱发。可见于任何年龄，常见于预后较好的特发性癫痫患者，如婴儿良性肌阵挛性癫病。

6. 失张力发作：是姿势性张力丧失所致。部分或全身肌肉张力突然降低导致垂颈（点头）、张口、肢体下垂（持物坠落）或躯干失张力跌倒或猝倒发作，持续数秒至1分钟，时间短者意识障碍可不明显，发作后立即清醒和站起。

（三）几类典型癫痫或癫痫综合征的临床表现

1. 与年龄有关的特发性癫痫：

（1）伴中央-颞部棘波的良性儿童癫痫：3～13岁起病，9～10岁为发病高峰，男孩多见，部分患者有遗传倾向。发作表现为一侧面部或口角短暂的运动性发作，常伴躯体感觉症状，多在夜间发病，发作有泛化倾向。发作频率稀疏，每月或数月1次，少有短期内发作频繁者。

（2）伴有枕叶阵发性放电的良性儿童癫痫：好发年龄1～14岁，发作开始表现视觉症状，随之出现眼肌阵挛、偏侧阵挛，也可合并全面强直-阵挛性发作及自动症。

（3）原发性阅读性癫痫：由阅读诱发，无自发性发作，临床表现为阅读时出现下颌阵挛，常伴有手臂的痉挛，如继续阅读则会出现全面强直性痉挛发作。

2. 症状性癫痫：

（1）颞叶癫痫：表现为单纯部分性发作、复杂部分性发作、继发全面性发作或这些发作形式组合。常在儿童或青年期起病。高度提示为颞叶癫痫的发作类型有：表现自主神经和（或）精神症状、嗅觉、听觉性（包括错觉）症状的单纯部分性发作（如上腹部胃气上升感）；以消化系统自动症为突出表现的复杂部分性发作。典型发作持续时间长于1分钟，常有发作后朦胧，事后不能回忆，逐渐恢复。

（2）额叶癫痫：发病于任何年龄，表现为单纯或复杂部分性发作，常有继发性全面性发作。发作持续时间短，形式刻板性，通常表现强直或姿势性发作及双下肢复杂的自动症，易出现癫痫持续状态。可仅在夜间入睡中发作。

（3）顶叶癫痫：可发病于任何年龄。常以单纯部分性感觉发作开始，而后继发全面性发作。视幻觉或自身认知障碍（如偏身忽略）少见。

（4）枕叶癫痫：主要表现为伴有视觉症状的单纯部分性发作，可有或无继发性全面性发作，常和偏头痛伴发。基本的视觉发作可为一过性掠过眼前视觉表现。

（5）儿童慢性进行性部分性持续性癫痫状态：可发生于任何年龄段，通常表现为部位固定的单纯运动性部分发作，后期出现发作同侧的肌阵挛。

（6）特殊促发方式癫痫综合征：促发发作是指发作前始终存在环境或内在因素所促发的癫痫病。发作可由非特殊因素（不眠、戒酒或过度换气）促发，也可由特殊感觉或知觉促发（反射性癫痫），突然呼唤促发（惊吓性癫痫）。

3. 癫痫综合征

（1）West 综合征：又称婴儿痉挛症，典型肌阵挛发作表现为快速点头状痉挛、双上肢外展，下肢和躯干屈曲，下肢偶可为伸直。

（2）Lennox-Gastaut 综合征：精神发育迟滞，EEG 示棘-慢复合波（1～2.5H_Z）和睡眠中 10H_Z的快节律是本综合征的三大特征，易出现癫痫持续状态口治疗可选用丙戊酸钠、托吡酯和拉莫三嗪等，大部分患儿预后不良。

4. 癫痫持续状态

（1）全面性强直-阵挛发作持续状态：表现强直-阵挛发作反复发生，意识障碍伴高热、代谢性酸中毒、低血糖、休克、电解质紊乱（低血钾、低血钙）和肌红蛋白尿等 。

（2）强直性发作持续状态：多见于 Lennox-Gastaut 综合征患儿，表现不同程度意识障碍（昏迷较少），间有强直性发作或其他类型发作，如肌阵挛、不典型失神、失张力发作等。

（3）阵挛性发作持续状态：阵挛性发作持续状态时间较长时可出现意识模糊甚至昏迷。

（4）肌阵挛发作持续状态：特发性肌阵挛发作患者很少出现 EEG 痫状态，严重器质性脑病晚期如亚急性硬化性全脑炎、家族性进行性肌阵挛癫痫等较常见。

（5）失神发作持续状态：主要表现为意识水平降低，甚至只表现反应性下降、学习成绩下降。

（6）单纯部分性发作持续状态：临床表现以反复的局部颜面或躯体持续抽搐为特征，或持续的躯体局部感觉异常为特点，发作时意识清楚。病情演变取决于病变性质，部分隐源性患者治愈后可能不再发。某些非进行性器质性病变后期可伴有同侧肌阵挛。Rasmussen 综合征（部分性连续癫痫）早期出现肌阵挛及其他形式发作，伴进行性弥漫性神经系统损害表现。

（7）边缘叶性癫痫持续状态：常表现为意识障碍和精神症状，又称精神运动性癫痫状态，常见于颞叶癫痫，须注意与其他原因导致的精神异常鉴别。

（8）偏侧抽搐状态伴偏侧轻瘫：多发生于幼儿，表现一侧抽搐，伴发作后一过性或永久性同侧肢体瘫痪。

三、诊断

癫痫是多种病因所致疾病，其诊断需遵循三步原则：首先明确发作性症状是否为癫痫发作，其次是哪种类型的癫痫或癫痫综合征，最后明确发作的病因。

（一）病史和体检

完整和详尽的病史对癫痫的诊断、分型和鉴别诊断都具有非常重要的意义。由于患者发作时大多数有意识障碍，难以描述发作情形，故应详尽询问患者的亲属或目击者。病史需包括起病年龄、发作的详细过程、病情发展过程、发作诱因、是否有先兆、发作频率和治疗经过；既往史应包括母亲妊娠是否异常及妊娠用药史，围生期是否有异常，过去是否患过什么重要疾病，如颅脑外伤、脑炎、脑膜炎、心脏疾病或肝、肾疾病；家族史应包括各级亲属中是否有癫痫发作或与之相关的疾病（如偏头痛）。详尽全身及神经系统查体是必需的。

（二）辅助检查

1. 脑电图（EEG）是诊断癫痫最重要的辅助检查方法。EEG对发作性症状的诊断有很大价值，有助于明确癫痫的诊断及分型和确定特殊综合征。理论上任何一种癫痫发作都能用脑电图记录到发作或发作间期痫样放电，但实际工作中由于技术和操作上的局限性，常规头皮脑电图仅能记录到49%患者的痫性放电，重复3次可将阳性率提高到52%，采用过度换气、闪光刺激等诱导方法还可进一步提高脑电图的阳性率，但仍有部分癫病患者的脑电图检查始终正常。部分正常人偶尔也可记录到痫样放电，因此，不能单纯依据脑电活动的异常或正常来确定是否为癫痫。

2. 神经影像学检查包括CT和MRI，可确定脑结构异常或病变，对癫痫及癫痫综合征诊断和分类颇有帮助，有时可作出病因诊断，如颅内肿瘤、灰质异位等。MRI较敏感，特别是冠状位和海马体积测量能较好地显示海马病变。

四、治疗

（一）一般措施

1. 对症处理：保持呼吸道通畅，吸氧，必要时做气管插管或切开，尽可能对患者进行心电、血压、呼吸、脑电的监测，定时进行血气分析、生化全项检查；查找诱发癫痫状态的原因并治疗；有牙关紧闭者应放置牙套。

2. 建立静脉通道：静脉注射生理盐水维持，值得注意的是葡萄糖溶液能使某些抗癫痫药沉淀，尤其是苯妥英钠；

3. 积极防治并发症：脑水肿可用20%甘露醇125～250ml快速静滴；预防性应用抗生素，控制感染；高热可给予物理降温；纠正代谢紊乱如低血糖、低血钙、低血钠或高渗状态及肝性脑病等，纠正酸中毒，并给予营养支持治疗。

（二）药物治疗

1. 药物治疗的一般原则

（1）确定是否用药：人一生中偶发一至数次癫痫的概率高达5%，且39%患者有自发性缓解倾向，故并非每个癫痫患者都需要用药。

（2）正确选择药物：根据癫痫发作类型、癫痫及癫痫综合征类型选择用药。

（3）药物的用法：用药方法取决于药物代谢特点、作用原理及不良反应出现规律等，因而差异很大。

（4）严密观察不良反应：大多数抗癫痫药物都有不同程度的不良反应，应用抗癫痫药物前应检查肝、肾功能和血尿常规，用药后还需每月监测血尿常规，每季度监测肝、肾功能，至少持续半年，不良反应包括特异性、剂量相关性、慢性及致畸性。

（5）尽可能单药治疗：抗癫痫药物治疗的基本原则即是尽可能单药治疗，70%～80%左右的癫痫患者可以通过单药治疗控制发作。

（6）合理的联合治疗：尽管单药治疗有着明显的优势，但是约20%的患者在两种单药治疗后仍不能控制发作，此时应该考虑合理的联合治疗。下列情况可考虑合理的联合治疗：①有多种类型的发作；②针对药物的不良反应；③针对患者的特殊情况；④对部分单药治疗无效的患者可以联合用药。

联合用药应注意：①不宜合用化学结构相同的药物；②尽量避开副作用相同的药物合用；③合并用药时要注意药物的相互作用。

（7）增减药物、停药及换药原则：①增减药物：增药可适当的快，减药一定要慢，必须逐一增减，以利于确切评估疗效和毒副作用；②AEDs控制发作后必须坚持长期服用，除非出现严重的不良反应，不宜随意减量或停药，以免诱发癫痫持续状态；③换药：如果一种一线药物已达到最大可耐受剂量仍然不能控制发作，可加用另一种一线或二线药物，至发作控制或达到最大可耐受剂量后逐渐减掉原有的药物，转换为单药，换药期间应有5～7天的过渡期；④停药：应遵循缓慢和逐渐减量的原则，一般说来，全面强直-阵挛性发作、强直性发作、阵挛性发作完全控制4～5年后，失神发作停止半年后可考虑停药，但停药前应有缓慢减量的过程，一般不少于1～1.5年无发作者方可停药。

2. 常用的抗癫痫药物：

（1）传统AEDs：

1）苯妥英钠：对GTCS和部分性发作有效，可加重失神和肌阵挛发作。

2）卡马西平：是部分性发作的首选药物，对复杂部分性发作疗效优于其他AEDs，对继发性GTCS亦有较好的疗效，但可加重失神和肌阵挛发作。

3）丙戊酸：是一种广谱AEDs，是全面性发作，尤其是GTCS合并典型失神发作的首选药，也用于部分性发作。

4）苯巴比妥：常作为小儿癫痫的首选药物，较广谱，起效快，对GTCS疗效好，也用于单纯及复杂部分性发作，对发热惊厥有预防作用。

5）扑痫酮：经肝代谢为具有抗痫作用的苯巴比妥和苯乙基丙二酰胺。适应证是GTCS，以及单纯和复杂部分性发作。

6）乙琥胺：仅用于单纯失神发作。吸收快，约25%以原型由肾排泄，与其他AEDs很少相互作用，几乎不与血浆蛋白结合。

7）氯硝西泮：直接作用于GABA受体亚单位，起效快，但易出现耐药使作用下降。

（2）新型AEDs：

1）托吡酯：为天然单糖基右旋果糖硫代物，对难治性部分性发作、继发GTCS、Lennnox-Gastaut综合征和婴儿痉挛症等均有一定疗效。

2）拉莫三嗪：对部分性发作、GTCS，Lennox-Gastaut 综合征、失神发作和肌阵挛发作有效。

3）加巴喷丁：可作为部分性发作和 GTCS 的辅助治疗。

4）非氨酚：对部分性发作和 Lennox-Gastaut 综合征有效，可作为单药治疗。

5）氨己烯酸：用于部分性发作、继发性 GTCS 和 Lennox-Gastaut 综合征，对婴儿痉挛症有效，也可用于单药治疗。

6）替加宾：作为难治性复杂部分性发作的辅助治疗。

7）唑尼沙胺：对 GTCS 和部分性发作有明显疗效，也可治疗继发全面性发作、失张力发作、不典型失神发作及肌阵挛发作。

8）左乙拉西坦：为吡拉西坦同类物，作用机制尚不明。对部分性发作和 GTCS、肌阵挛发作都有效。

9）普瑞巴林：本药为 γ-氨基丁酸类似物，结构与作用与加巴喷丁类似，具有抗癫痫活性，但本药的抗癫痫机制尚不明确。主要用于癫痫部分性发作的辅助治疗。

3. 手术治疗

患者经过长时间正规单药治疗，或先后用两种 AEDs 达到耐受剂量，以及经过一次正规的、联合治疗仍不见效，可考虑手术治疗。20%～30%复杂部分性发作患者用各种 AEDs 治疗难以控制发作，如治疗 2 年以上，血药浓度在正常范围之内，每月仍有 4 次以上发作称为难治性癫痫（intractable epilepsy）。由于难治性癫痫可能造成患者智能及躯体损害，并带来一系列心理、社会问题，已成为癫病治疗、预防和研究的重点。

手术适应证：主要是起源于一侧颞叶的难治性复杂部分性发作，如致痫灶靠近大脑皮质、可为手术所及且切除后不会产生严重的神经功能缺陷，疗效较好。常用的方法有：①前颞叶切除术；②颞叶以外的脑皮质切除术；③癫痫病灶切除术；④大脑半球切除术；⑤胼胝体切开术；⑥多处软脑膜下横切术。

第二节　脑出血

一、病因病理

（一）病因

脑出血（简称 ICH）病例中大约 60%是因高血压合并小动脉硬化所致，约 30%由动脉瘤或动—静脉血管畸形破裂所致，其他病因包括脑动脉粥样硬化、血液病（如白血病、再生障碍性贫血、血友病、血小板减少性紫癜、镰状细胞病和红细胞增多症等）、脑淀粉样血管病变、抗凝或溶栓治疗等。

发病机制 颅内动脉具有中层肌细胞和外层结缔组织少，外弹力层缺失的特点。长期高血压可导致脑细小动脉发生玻璃样变性、纤维素样坏死，甚至形成微动脉瘤或夹层动脉瘤，在此基础上如果血压骤然升高时易导致血管破裂而出血。豆纹动脉和旁正中动脉等深穿支动脉，自脑底部的动脉直角发出，承受压力较高的血流冲击，易导致血管破裂出血，故又称出血动脉。非高血压性脑出血，由于病因不同，故其发病机制各异。

一次高血压性脑出血通常在30分钟内停止，致命性脑出血可直接导致死亡。动态颅脑CT监测发现脑出血有稳定型和活动型两种，后者的血肿形态往往不规则，密度不均一，发病后3小时内血肿迅速扩大；前者的血肿与之相反，保持相对稳定，血肿体积扩大不明显。多发性脑出血多见于淀粉样血管病、脑肿瘤和血液病等患者。

（二）病理

绝大多数高血压性ICH发生在基底节的壳核及内囊区，约占ICH的70%，脑叶、脑干及小脑齿状核出血各占约10%。壳核出血常侵入内囊，如出血量大也可破入侧脑室，使血液充满脑室系统和蛛网膜下腔；丘脑出血常破入第三脑室或侧脑室，向外也可损伤内囊；脑桥或小脑出血则可直接破入蛛网膜下腔或第四脑室。

高血压性ICH受累血管依次为大脑中动脉深穿支豆纹动脉、基底动脉脑桥支、大脑后动脉丘脑支、供应小脑齿状核及深部白质的小脑上动脉分支、顶枕交界区及颞叶白质分支。非高血压性ICH出血灶多位于皮质下，多无动脉硬化表现。

病理检查可见血肿中心充满血液或紫色葡萄浆状血块，周围水肿，并有炎症细胞浸润。血肿较大时引起颅内压增高，可使脑组织和脑室移位、变形，重者形成脑疝。幕上的半球出血，由于血肿向下挤压下，使丘脑和脑干移位，并常常出现小脑幕疝。如下丘脑和脑干等中线结构下移可形成中心疝，如小脑大量出血可发生枕大孔疝。急性期后血块溶解，吞噬细胞清除含铁血黄素和坏死脑组织，胶质增生，小出血灶形成胶质瘢痕，大出血灶形成中风囊。

二、临床表现

（一）一般表现　ICH患者多有高血压病史，好发年龄为50～70岁，男性略多见，冬春两季发病率较高，多在剧烈的情绪激动或活动中突然发病，病情常于数分钟至数小时内达到高峰。

ICH患者发病后多有血压明显升高。由于颅内压升高，常有头痛、呕吐和不同程度的意识障碍，如嗜睡或昏迷等，大约10%的ICH病例有抽搐发作。

（二）局限性定位表现取决于出血量和出血部位

1. 基底节区出血

（1）壳核出血：最常见，约占ICH病例的60%，系豆纹动脉尤其是其外侧支破裂所致，可分为局限型（血肿仅局限于壳核内）和扩延型。常有病灶对侧偏瘫、偏身感觉缺失和同向性偏盲，还可出现双眼球向病灶对侧同向凝视不能，优势半球受累可导致失语。

（2）丘脑出血：约占ICH病例的10%～15%，系丘脑膝状体动脉和丘脑穿通动脉破裂所致，可分为局限型（血肿仅局限于丘脑）和扩延型。常有对侧偏瘫、偏身感觉障碍，通常感觉障碍重于运动障碍。深浅感觉均受累，而深感觉障碍更明显。可有特征性眼征，如上视不能、凝视鼻尖、眼球偏斜、眼球会聚障碍和无反应性小瞳孔等。小量丘脑出血致丘脑中间腹侧核受累可出现运动性震颤和帕金森综合征样表现；累及丘脑底核或纹状体可呈偏身舞蹈-投掷样运动；优势侧丘脑出血可出现丘脑性失语、认知障碍、精神障碍和人格改变等。

（3）尾状核头出血：较少见，多由高血压动脉硬化和血管畸形破裂所致，一般出血量不大，多经侧脑室前角破入脑室。常有头痛、呕吐、颈强直等症状，神经系统功能缺损症状并不多见，故临床酷似蛛网膜下腔出血。

2. 脑叶出血：约占脑出血的5%～10%，常由脑动静脉畸形、血液病、血管淀粉样病变等所致。出血以顶叶最常见，其次为颞叶、枕叶、额叶，也有多发脑叶出血的病例。如额叶出血可有偏瘫、Broca失语、尿便障碍、摸索和强握反射等；颞叶出血可有Wer-nicke失语、精神症状、对侧上象限盲、癫痫；枕叶出血可有视野缺损；顶叶出血可有偏身感觉障碍、轻偏瘫、对侧下象限盲，非优势半球受累可有构象障碍。

3. 脑干出血

（1）脑桥出血：约占脑出血的10%，多由基底动脉脑桥支破裂所致，出血灶多位于脑桥基底部与被盖部之间。大量出血（血肿＞5 ml）累及双侧被盖部和基底部，常破入第四脑室，患者迅即出现昏迷、双侧针尖样瞳孔、呕吐咖啡样胃内容物、中枢性呼吸障碍、中枢性高热、四肢瘫痪、眼球浮动和去大脑强直发作等，多在48小时内死亡。小量出血可无意识障碍，表现为交叉性瘫痪和共济失调性偏瘫，两眼向病灶侧凝视麻痹或核间性眼肌麻痹。

（2）中脑出血：少见，常有头痛、呕吐和意识障碍，轻症表现为一侧或双侧动眼神经不全麻痹、眼球不同轴、同侧肢体共济失调，也可表现为Weber综合征；重症表现为深昏迷，四肢弛缓性瘫痪，可迅速死亡。

（3）延髓出血：更为少见，临床表现为突然意识障碍，影响生命体征，如心律、血压、呼吸改变，继而死亡。轻症患者可表现不典型的Wallenberg综合征。

（4）小脑出血：约占脑出血的10%。多由小脑上动脉分支破裂所致。常有头痛、呕吐，眩晕和共济失调明显，起病突然，可伴有枕部疼痛。轻症者，主要表现为小脑受损症状，如患侧共济失调、眼震和小脑语言等，多无瘫痪；重症者，尤其是小脑蚓部出血，病情迅速进展，发病时或病后12～24小时内出现昏迷和脑干受压征象，双侧瞳孔缩小至针尖样、呼吸不规则等。暴发型则常突然昏迷，数小时内迅速死亡。

（5）脑室出血：约占脑出血的3%～5%，分为原发性和继发性脑室出血。原发性脑室出血多由脉络丛血管或室管膜下动脉破裂出血所致，继发性脑室出血是指脑实质出血破入脑室。常有头痛、呕吐，严重者出现意识障碍如深昏迷、脑膜刺激征、针尖样瞳孔、眼球浮动或分离斜视、四肢弛缓性瘫痪及去脑强直发作、高热、呼吸不规则、血压和脉搏不稳定等症状。临床上易误诊为蛛网膜下腔出血。

三、诊断

中老年患者在活动中或情绪激动时突然发病，迅速出现局灶性神经功能缺损症状以及呕吐、头痛等颅高压症状应考虑脑出血的可能，结合头颅CT检查，可以迅速明确诊断。

1. CT检查　颅脑CT扫描是诊断ICH首选的重要方法，可清楚显示出血部位、出血量大小、血肿形态、是否破入脑室以及血肿周围有无低密度水肿带和占位效应等。病灶多呈圆形或卵圆形均匀高密度区，边界清楚，脑室大量积血时多呈高密度铸型，脑室扩大。1周后血肿周围有环形增强，血肿吸收后呈低密度或囊性变。动态CT检查还可评价出血进展情况。

2. MRI和MRA检查　对发现结构异常，明确脑出血的病因很有帮助。对检出脑干和小脑的出血灶和监测脑出血的演变过程优于CT扫描，对急性脑出血诊断不及CT。

3. DSA　脑出血患者一般不需要进行DSA检查，除非疑有血管畸形，血管炎或moy-

amoya 病又需外科手术或血管介入治疗时才考虑进行。DSA 可清楚显示异常血管和造影剂外漏的破裂血管及部位。

4. 脑脊液检查　脑出血患者一般无需进行腰椎穿刺检查，以免诱发脑疝形成，如需排除颅内感染和蛛网膜下腔出血，可谨慎进行。

5. 其他检查　包括血常规、血液生化、凝血功能、心电图检查和胸部 X 线摄片检查。外周白细胞可暂时增高，血糖和尿素氮水平也可暂时升高，凝血活酶时间和部分凝血活酶时间异常提示有凝血功能障碍。

四、治疗

治疗原则为安静卧床、脱水降颅压、调整血压、防治继续出血、加强护理防治并发症，以挽救生命，降低死亡率、残疾率和减少复发。

（一）内科治疗

1. 一般处理：①一般应卧床休息 2～4 周，保持安静，避免情绪激动和血压升高。严密观察体温、呼吸、脉搏和血压等生命体征，注意瞳孔变化和意识改变。②保持呼吸道通畅，清理呼吸道分泌物或吸入物，如果 PaO_2＜ 60 mmHg 或 $PaCO_2$＞5 bmmHg 应吸氧，使动脉血氧饱和度维持在 90%以上，$PaCO_2$保持在 25～35 mmHg 之间，必要时应及时行气管插管或切开术；有意识障碍、消化道出血者宜禁食 24～48 小时，必要时应排空胃内容物。③水、电解质平衡和营养，每日入液量可按尿量＋500 ml 计算，如有高热、多汗、呕吐等脱水者，可适当增加入液量。维持中心静脉压 5～12 mmHg 或肺楔压在 10～14 mmHg 水平。注意防止低钠血症，以免加重脑水肿。每日补钠 50～70 mmol/L，补钾 40～50 mmol/L，糖类 13.5～18 g，补充热量（6.280～7.536）$\times 10^6$ J/d。④调整血糖，血糖过高或过低者，应及时调整，维持血糖水平在 6～9 mmol/L 之间。⑤明显头痛、过度烦躁不安者可酌情适当给予镇静止痛剂；便秘者可选择用缓泻剂。

2. 降低颅内压：脑出血后脑水肿约在 48 小时达到高峰，维持 3～5 天后逐渐消退，可持续 2～3 周或更长。脑水肿可使颅内压增高，并导致脑疝形成，是影响脑出血死亡率及功能恢复的主要因素。积极控制脑水肿、降低颅内压（intracranial pressure，ICP）是脑出血急性期治疗的重要环节。可选用①甘露醇：通常 125～250 ml，每 6～8 小时一次，一疗程 7～10天；如有脑疝形成征象可快速加压静脉滴注或静脉推注；冠心病、心力衰竭、心肌梗死和肾功能不全者宜慎用。②利尿剂：呋塞米较常用，每次 20～40 mg，每日 2～4 次静脉注射，常与甘露醇交替使用可增强脱水效果，用药过程中应注意监测肾功能和水电解质平衡。③甘油果糖：500 ml 静点，每日 1～2 次，3～6 小时滴完，脱水、降颅压作用较甘露醇缓和，适用于轻症患者、重症患者病情好转期和肾功能不全患者。④10%人血白蛋白：50～100 ml 静点，每日 1 次，对低蛋白血症患者更适用，可提高胶体渗透压，作用较持久。脱水剂用药期间宜监测 ICP、血浆渗透压，部分重症病例需要监测中心静脉压。不建议应用激素治疗。

3. 调整血压：一般认为 ICH 患者血压升高是机体针对 ICP，为保证脑组织血供的血管自动调节反应，随着 ICP 的下降血压也会下降，因此降低血压应首先以进行脱水降颅压治疗为基础。但如果血压过高，又会增加再出血的风险，必要时宜及时控制血压。调控血压时应考虑患者的年龄、有无颅内高压、有无高血压史、出血原因及发病时间等因素。

一般来说，当血压≥200/110 mmHg时，可采取降压治疗，使血压维持在略高于发病前水平；当血压<180/105 mmHg时，可暂不使用降压药。收缩压180～200 mmHg或舒张压100～110 mmHg之间时，需密切监测血压；即使应用降压药治疗，也需避免应用强降压药，防止因血压下降过快引起脑低灌注；收缩压<90 mmHg，有急性循环功能不全征象，应及时补充血容量，给予适当升血压药治疗，以维持足够的脑灌注。脑出血恢复期应积极控制血压，尽量将血压控制在正常范围内。

4. 止血治疗：止血药物如氨甲苯酸、6-氨基己酸、巴曲酶等对高血压动脉硬化性出血的作用不大。如果有凝血功能障碍，可针对性给予止血药物治疗，例如肝素治疗并发的脑出血可用鱼精蛋白中和，华法林治疗并发的脑出血可用维生素K_1拮抗。

5. 亚低温治疗：是脑出血的辅助治疗方法，可在临床当中试用，可能有一定效果。

（二）外科治疗

一般来说，当ICH病情危重致颅内压过高，内科保守治疗效果不佳时，应及时进行外科手术治疗。

1. 外科治疗目的：尽快清除血肿，降低颅内压，挽救生命，尽可能早期减少血肿对周围组织压迫，降低残疾率。同时可以针对出血原因，如动脉瘤、脑血管畸形等进行治疗。主要手术方法包括：去骨瓣减压术、小骨窗开颅血肿清除术、脑室穿刺引流术和钻孔血肿抽吸术等。

2. 外科治疗适应证：目前对于外科手术适应证、方法和时机选择尚无一致性意见，主要应根据出血部位、病因、出血量及患者年龄、全身状况、意识状态决定。一般认为手术宜在发病后6～24小时内进行。下列情况需要考虑手术治疗：①基底节区中等量以上出血（壳核出血≥30 ml，丘脑出血≥15 ml）；②小脑出血≥10 ml或直径≥3 cm，或合并明显脑积水；③重症脑室出血（脑室铸型）。

3. 康复治疗：脑出血后，只要患者的生命体征平稳、病情不再进展，宜尽早进行康复治疗。早期分阶段综合康复治疗对恢复患者的神经功能，提高生活质量有益。

第三节　脑梗死

通常将脑梗死分为：脑血栓的形成，脑栓塞，腔隙性脑梗死。

脑血栓的形成

一、病因病理

（一）病因

1. 动脉硬化　是本病基本病因，特别是动脉粥样硬化，与高血压病互为因果，糖尿病和高脂血症也可加速动脉粥样硬化的进程。脑动脉粥样硬化主要发生在管径500 μm以上的动脉，其斑块导致管腔狭窄或血栓形成，以动脉分叉处多见。

2. 动脉炎　如结缔组织病及细菌、病毒、螺旋体感染、抗磷脂抗体综合征均可导致动脉炎症，使管腔狭窄或闭塞。

（二）病理

脑梗死发生率在颈内动脉系统约占 80%、椎-基底动脉系统约为 20%。闭塞好发的血管依次为颈内动脉、大脑中动脉、大脑后动脉、大脑前动脉及椎-基底动脉等。其内可见动脉粥样硬化或血管炎改变、血栓形成或栓子。局部血液供应中断引起的脑梗死多为白色梗死，大面积脑梗死常可继发红色梗死（即出血性梗死）。缺血、缺氧性损害的表现形式为神经细胞坏死和凋亡两种。

脑缺血性病变的病理分期：①超早期（1～6 小时）：病变脑组织变化不明显，可见部分血管内皮细胞、神经细胞及星形胶质细胞肿胀，线粒体肿胀空化；②急性期（6～24 小时）：缺血区脑组织苍白伴轻度肿胀，神经细胞、胶质细胞及内皮细胞呈明显缺血改变；③坏死期（24～48 小时）：中性粒细胞、淋巴细胞及巨噬细胞浸润，大量神经细胞脱失，胶质细胞坏变，脑组织明显水肿；④软化期（3 日～3 周）：病变脑组织液化变软；⑤恢复期（3～4 周后）：格子细胞清除液化坏死脑组织，脑组织萎缩，小病灶形成胶质瘢痕，大病灶形成中风囊，此期持续数月至 2 年。

二、临床表现

1. 一般特点　动脉粥样硬化性脑梗死多见于中老年，而中青年则多发动脉炎性脑梗死。常在安静或睡眠中发病，部分病例有 TIA 前驱症状如肢体麻木、无力等，局灶性体征多在发病后 10 余小时或 1～2 日达到高峰，梗死灶的大小和部位决定其临床表现。患者一般意识清楚，重者发生基底动脉血栓或大面积脑梗死，出现意识障碍，甚至危及生命。

2. 不同脑血管闭塞的临床特点

（1）颈内动脉闭塞的表现：严重程度差异较大，主要取决于侧支循环状况。常发生在颈内动脉分叉后，30 %～40%的病例无症状。症状性闭塞可出现单眼一过性黑蒙，偶见永久性失明或 Horner 征。远端大脑中动脉血液供应不良，可以出现对侧偏瘫、偏身感觉障碍和（或）同向性偏盲等，优势半球受累可伴失语症，非优势半球受累可有体象障碍。体检发现颈动脉搏动减弱或闻及血管杂音。

（2）大脑中动脉闭塞的表现：

1）主干闭塞：相对少见，仅占大脑中动脉闭塞的 2%～5%。导致病灶对侧偏瘫、（包括中枢性面舌瘫和肢体瘫痪）、偏身感觉障碍及偏盲（三偏），伴头、眼向病灶侧凝视，优势半球受累出现完全性失语症，非优势半球受累出现体象障碍，可出现意识障碍。

2）皮质支闭塞：①上部分支闭塞 导致病灶对侧面部、上下肢瘫痪和感觉缺失，上肢瘫痪较下肢重，且足部不受累，头、眼向病灶侧凝视程度轻，伴 Broca 失语（优势半球）和体象障碍（非优势半球），通常不伴意识障碍；②下部分支闭塞 较少单独出现，导致对侧同向性上四分之一视野缺损，伴 Wernicke 失语（优势半球），急性意识模糊状态（非优势半球），无偏瘫。

3）深穿支闭塞：常见纹状体内囊梗死，表现为对侧中枢性均等性轻偏瘫、对侧偏身感觉障碍，可伴对侧同向性偏盲。优势半球病变导致皮质下失语，常为底节性失语，表现自发性言语受限，语调低，音量小，持续时间短暂。

（3）大脑前动脉闭塞的表现：

1）分出前交通动脉前主干闭塞：当双侧动脉起源于同一个大脑前动脉主干时，会造成双侧大脑半球的前、内侧梗死，导致意志缺失、截瘫、二便失禁、运动性失语综合征和额叶人格改变等。

2）分出前交通动脉后大脑前动脉远端闭塞：导致对侧下肢和足的感觉运动障碍，上肢和肩部的瘫痪较轻，面部和手部不受累。可以出现尿失禁（旁中央小叶受损）、淡漠、反应迟钝、欣快等，对侧出现强握及吸吮反射和痉挛性强直（额叶受损）。

3）皮质支闭塞：导致对侧中枢性下肢瘫，可伴感觉障碍（胼周和胼缘动脉闭塞）；对侧肢体短暂性共济失调、强握反射及精神症状（眶动脉及额极动脉闭塞）。

4）深穿支闭塞：导致对侧中枢性面舌瘫、上肢近端轻瘫。

（4）大脑后动脉闭塞的表现：主干闭塞症状取决于侧支循环。

1）单侧皮质支闭塞：导致对侧同向性偏盲，上部视野较下部视野受累常见，黄斑区视力不受累。优势半球受累可出现失读（偶伴失写）、命名性失语、失认等。

2）双侧皮质支闭塞：可导致完全型皮质盲，偶伴有不成形的视幻觉、记忆受损、面容失认症等。

3）大脑后动脉起始段的脚间支闭塞：可引起中脑中央和下丘脑综合征，包括垂直性凝视麻痹、嗜睡甚至昏迷；旁正中动脉综合征，主要表现是同侧动眼神经麻痹和对侧偏瘫（Weber 综合征）；同侧动眼神经麻痹和对侧共济失调、震颤（Claude 综合征）；同侧动眼神经麻痹和对侧不自主运动和震颤（Benedikt 综合征）。

4）大脑后动脉深穿支闭塞：丘脑穿通动脉闭塞，表现为病灶侧舞蹈样不自主运动、意向性震颤、小脑性共济失调和对侧偏身感觉障碍等，此为红核丘脑综合征；丘脑膝状体动脉闭塞，表现为对侧深感觉障碍、自发性疼痛、感觉过度、轻偏瘫、共济失调、手部痉挛和舞蹈-手足徐动症等，此为丘脑综合征（丘脑的感觉中继核团梗死）。

（5）椎—基底动脉闭塞的表现：基底动脉或双侧椎动脉闭塞是危及生命的严重脑血管事件，引起脑干梗死，出现眩晕、呕吐、四肢瘫痪、共济失调、肺水肿、消化道出血、昏迷和高热等。脑桥病变出现针尖样瞳孔。

1）闭锁综合征（locked-in syndrome）：基底动脉的脑桥支闭塞致双侧脑桥基底部梗死。

2）脑桥腹外侧综合征（Millard-Gubler syndrome）：基底动脉短旋支闭塞，表现为同侧面神经、展神经麻痹和对侧偏瘫。

3）脑桥腹内侧综合征（Foville syndrome）基底动脉的旁中央支闭塞，同侧周围性面瘫、对侧偏瘫和双眼不能向病变同侧同向运动。

4）基底动脉尖综合征（top of the basilar syndrome）：基底动脉尖端分出小脑上动脉和大脑后动脉，闭塞后导致眼球运动障碍及瞳孔异常、觉醒和行为障碍，可伴有记忆力丧失、对侧偏盲或皮质盲。中老年卒中，突发意识障碍并较快恢复，出现瞳孔改变、动眼神经麻痹、垂直凝视麻痹，无明显运动和感觉障碍。CT 及 MRI 显示双侧丘脑、枕叶、颞叶和中脑多发病灶可确诊。

5）延髓背外侧综合征（Wallenberg syndrome）：由小脑后下动脉或椎动脉供应延髓外侧的分支动脉闭塞所致。

3. 特殊类型的脑梗死常见以下几种类型：

（1）大面积脑梗死：通常由颈内动脉主干、大脑中动脉主干闭塞或皮质支完全性卒中所致，表现为病灶对侧完全性偏瘫、向病灶对侧凝视麻痹及偏身感觉障碍。病程呈进行性加重，易出现明显的脑水肿和颅内压增高症状，甚至发生脑疝死亡。

（2）分水岭脑梗死（cerebral watershed infarction，CWSI）：也称边缘带（border zone）脑梗死，是由相邻血管供血区交界处或分水岭区局部缺血导致，多因血流动力学原因所致。典型病例发生于颈内动脉严重狭窄或闭塞伴全身血压降低，亦可源于心源性或动脉源性栓塞。常呈卒中样发病，症状较轻，病情易得到有效控制。可分为以下类型：①皮质前型：见大脑前、中动脉分水岭脑梗死，病灶位于额中回，可沿前后中央回上部带状走行，直达顶上小叶。表现的偏瘫及偏身感觉障碍以上肢为主，伴有情感障碍、强握反射和局灶性癫痫，主侧病变还可出现经皮质运动性失语。②皮质后型：见于大脑中、后动脉或大脑前中、后动脉皮质支分水岭区梗死，病灶位于顶、枕、颞交界区。常见偏盲，下象限盲为主，可有皮质性感觉障碍，无偏瘫或瘫痪较轻。约半数病例有情感淡漠、记忆力减退或 Gerstmann 综合征。优势半球侧病变出现经皮质感觉性失语，非优势半球侧病变可见体象障碍。③皮质下型：见于大脑前、中、后动脉皮质支与深穿支分水岭区梗死或大脑前动脉回返支（Heubner 动脉）与大脑中动脉豆纹动脉分水岭区梗死，病灶位于大脑深部白质、壳核和尾状核等。表现为感觉障碍、不自主运动或纯运动性轻偏瘫等。

（3）出血性脑梗死：由于脑梗死灶内的动脉自身滋养血管同时缺血，导致动脉血管壁损伤、坏死，若在此基础上血管腔内血栓溶解或其侧支循环开放等原因使已损伤血管血流得到恢复，则血液会从破损的血管壁漏出，引发出血性脑梗死，常见于大面积脑梗死后。

（4）多发性脑梗死（multiple infarct）：指两个或两个以上不同供血系统脑血管闭塞引起的梗死，一般由反复多次发生脑梗死所致。

三、诊断

中年以上的高血压及动脉硬化患者，静息状态下或睡眠中急性起病，一至数日内出现局灶性脑损害的症状和体征，并能用某一动脉供血区功能损伤来解释，临床应考虑急性脑梗死可能。CT 或 MRI 检查发现梗死灶可明确诊断。有明显感染或炎症疾病史的年轻患者需考虑动脉炎致血栓形成的可能。

（一）辅助检查

1. 血液化验和心电图检查　血液化验包括血常规、血生化（包括血脂、血糖、肾功、离子）。这些检查有利于发现脑梗死的危险因素，对鉴别诊断也有价值。

2. 神经影像学检查　可以直观显示脑梗死的范围、部位、血管分布、有无出血等。发病后应尽快进行 CT 检查，虽早期有时不能显示病灶，但对排除脑出血至关重要。多数病例发病 24 小时后逐渐显示低密度梗死灶，发病后 2～15 日可见均匀片状或楔形的明显低密度灶。大面积脑梗死有脑水肿和占位效应，出血性梗死呈混杂密度。病后 2～3 周为梗死吸收期，由于病灶水肿消失及吞噬细胞浸润可与周围正常脑组织等密度，CT 上难以分辨，称为“模糊效应”。增强扫描有诊断意义，梗死后 5～6 日出现增强现象，1～2 周最明显，约 90%的梗死灶显示不均匀强化。头颅 CT 是最方便、快捷和常用的影像学检查手段，但对脑干、小脑部位病灶及较小梗死灶分辨率差。MRI 可清晰显示早期缺血性梗死、脑干、小脑梗死、静脉窦血栓形成等，梗死灶 T_1，呈低信、T_1 呈高信号，出血性梗死时 T_1 相有高信号混杂。MRI 弥散加权成像（DWI）可早期显示缺血病变（发病 2 小时内），为早期治疗提供重要信息。

3. 腰穿检查　临床难以区别脑梗死与脑出血又无条件进行 CT 检查时进行，一般脑血栓形成患者 CSF 压力、常规及生化检查正常，但有时仍不能据此就诊断为脑梗死。

4. TCD　对评估颅内外血管狭窄、闭塞、痉挛或血管侧支循环建立情况有帮助，目前也有用于溶栓治疗监测。缺点为由于受血管周围软组织或颅骨干扰及操作人员技术水平影响，目前不能完全替代 DSA，只能用于高危患者筛查和定期血管病变监测，为进一步更加积极治疗提供依据。

5. 超声心动图检查　可发现心脏附壁血栓、二尖瓣脱垂和心房黏液瘤，对脑梗死不同类型间鉴别诊断有意义。

四、治疗

（一）治疗原则　①超早期治疗：发病后尽早选用最佳治疗方案；②个体化治疗：根据患者年龄、病情严重程度和基础疾病等采取最适当的治疗；③整体化治疗：采取针对性治疗同时，进行支持疗法、对症治疗和早期康复治疗，对卒中危险因素及时采取预防性干预。

（二）治疗方法　一般在卒中单元（stroke unit，SU）中接受治疗，由多科医师、护士和治疗师参与，实施治疗、护理及康复一体化的原则，以最大限度地提高治疗效果和改善预后。

1. 一般治疗：主要为对症治疗，包括维持生命体征和处理并发症。主要针对以下情况进行处理。

（1）血压：除高血压脑病、蛛网膜下腔出血、主动脉夹层分离、心力衰竭和肾衰竭外，缺血性卒中急性期血压升高通常不需特殊处理，除非收缩压＞ 220 mmHg 或舒张压＞120 mmHg 及平均动脉压＞130 mmHg。即使有降压治疗指征，也需慎重降压，首选容易静点和对脑血管影响小的药物（如拉贝洛尔），避免舌下含服钙离子拮抗剂（如硝苯地平）。如果出现持续性的低血压，需首先补充血容量和增加心输出量，如上述措施无效必要时可应用升压药。

（2）吸氧和通气支持：轻症、无低氧血症的卒中患者无需常规吸氧，对有气道受累者或脑干卒中和大面积梗死等病情危重患者，需要气道支持和辅助通气。

（3）血糖：脑卒中急性期高血糖较常见，可以是原有糖尿病的表现或应激反应。应常规检查血糖，当超过 11.1 mmol/L 时应立即予以胰岛素治疗，将血糖控制在 8.3 mmol/L 以下。开始使用胰岛素时应 1～2 小时监测血糖一次。偶有发生低血糖，可用 10％～20％的葡萄糖口服或注射纠正。

（4）脑水肿：脑水肿常于发病后 3～5 天达高峰，多见于大面积梗死。治疗目标是降低颅内压、维持足够脑灌注和预防脑疝发生。可应用 20％甘露醇 125～250 ml/次静点，6～8 小时 1 次；对心、肾功能不全患者可改用呋塞米 20～40 mg 静脉注射，6～8 小时 1 次；可酌情同时应用甘油果糖 250～500 ml/次静点，1～2 次/日；还可用白蛋白辅助治疗。

（5）感染：脑卒中患者（尤其存在意识障碍者）急性期容易发生呼吸道、泌尿系感染等，是导致病情加重的重要原因。患者采用适当的体位，经常翻身叩背及防止误吸是预防肺炎的重要措施，肺炎的治疗主要采用呼吸支持（如氧疗）和抗生素治疗等治疗方法；尿失禁和留置导尿可引起尿路感染，因此应尽可能避免插管和留置导尿，间歇导尿和酸化尿液可减少尿路感染，一旦发生应及时根据细菌培养和药敏试验应用敏感抗生素。

（6）上消化道出血：高龄和重症脑卒中患者急性期容易发生应激性溃疡，建议常规应用静脉抗溃疡药（H_2受体拮抗剂）；对已发生消化道出血患者，应进行冰盐水洗胃、局部应用止血药（如口服或鼻饲云南白药、凝血酶等）；出血量多引起休克者，必要时需要输注新鲜全血或红细胞成分输血。

（7）发热：主要源于下丘脑体温调节中枢受损、并发感染或吸收热、脱水。体温升高可以增加脑代谢耗氧及自由基产生，使卒中患者死亡率及致残率增加。对中枢性发热患者，应以物理降温为主（冰帽、冰毯或酒精擦浴），必要时予以人工亚冬眠。

（8）深静脉血栓形成（deep vein thrombosis，DVT）：高龄、严重瘫痪和心房纤颤均增加深静脉血栓形成的危险性，同时 DVT 增加了发生肺栓塞（pulmonary embolism，PE）的风险。应鼓励患者多活动，下肢抬高，避免下肢静脉输液（尤其是瘫痪侧）。对有发生 DVT 和 PE 风险的患者可采用预防性药物治疗，首选低分子肝素 4000 IU 皮下注射，1～2 次/日，对发生近端 DVT、抗凝治疗症状无缓解者应给予溶栓治疗。

（9）水电解质平衡紊乱：脑卒中时由于神经内分泌功能紊乱、进食减少、呕吐及脱水治疗常并发水电解质紊乱，主要包括低钾血症、低钠血症和高钠血症。应对脑卒中患者常规进行水电解质监测并及时加以纠正，纠正低钠和高钠血症均不宜过快，防止引起脑桥中央髓鞘溶解症和加重脑水肿。

（10）心脏损伤：脑卒中合并的心脏损伤是脑心综合征的表现之一，主要包括急性心肌缺血、心律失常、心肌梗死及心力衰竭。脑卒中急性期应密切观察心脏情况，必要时进行动态心电监测和心肌酶谱检查，及时发现心脏损伤，并及时治疗。措施包括：减轻心脏负荷，慎用增加心脏负担的药物，注意输液速度及输液量，对高龄患者或原有心脏病患者甘露醇用量减半或改用其他脱水剂，积极处理心肌缺血、心肌梗死、心律失常或心功能衰竭等心脏损伤。

（11）癫痫：一般不使用预防性抗癫痫治疗，如有癫痫发作或癫痫持续状态时可给予相应处理。脑卒中 2 周后如发生癫痫，应进行长期抗癫痫治疗以防复发。

2. 特殊治疗：包括超早期溶栓治疗、抗血小板治疗、抗凝治疗、血管内治疗、细胞保护治疗和外科治疗等。

（1）静脉溶栓：目前对于静脉溶栓治疗的适应证尚无一致结论，以下几点供临床参考。

适应证：①年龄 18～80 岁；②临床明确诊断缺血性卒中，并且造成神经功能障碍（NIHSS＞4 分）；③症状开始出现至静脉干预时间＜3 小时；④卒中症状持续至少 30 分钟，且治疗前无明显改善；⑤患者或其家属对静脉溶栓的收益/风险知情并同意。

禁忌证：①CT 证实颅内出血；②神经功能障碍非常轻微或迅速改善；③发病超过 3 小时或无法确定；④伴有癫痫发作；⑤既往有颅内出血、动静脉畸形或颅内动脉瘤病史⑥最近 3 个月内有头外伤、颅内手术或卒中史；最近 21 天内有消化道、泌尿系等内脏器官活动性出血史，最近 14 天内有外科手术史；最近 7 天内有腰穿或动脉穿刺史；⑦有明显出血倾向：血小板计数＜100×10^9/L；近期接受抗凝治疗（如华法林）并且 INR＞1.5，48 小时内接受肝素治疗并且 APTT 高于正常值上限；⑧血糖＜2.7 mmol/L，收缩压＞180 mmHg 或舒张压>100 mmHg 时需要积极的降压来达到要求范围；⑨CT 显示低密度>1/3 大脑中动脉供血区（大脑中动脉区脑梗死患者）。

常用溶栓药物包括：①尿激酶（urokinase，UK）：常用 100 万～150 万 IU 加入 0.9%生理盐水 100～200 ml，持续静点 30 分钟；②重组组织型纤溶酶原激活物（recombinanttis-sue-type plasminogen activator，rt－PA）：一次用量 0.9 mg/kg，最大剂量<90 mg，先予10%的剂量静脉推注，其余剂量在约 60 分钟内持续静脉滴注。

溶栓并发症：①梗死灶发生出血或身体其他部位出血；②致命性再灌注损伤和脑水肿；③溶栓后再闭塞。

（2）动脉溶栓：大脑中动脉等大动脉闭塞引起的严重卒中患者，若发病时间在 6 小时内（椎—基底动脉血栓可适当放宽治疗时间），经慎重选择后可进行动脉溶栓治疗。常用药物为 rt－PA 和 UK，与静脉溶栓相比，可减少用药剂量，需要在 DSA 的监测下进行。动脉溶栓的适应证、禁忌证及并发症与静脉溶栓基本相同。

（3）抗血小板聚集治疗：常用抗血小板聚集剂包括阿司匹林和氯吡格雷。未进行溶栓的急性脑梗死患者应在 48 小时内服用阿司匹林，100～325mg/d，一般不在溶栓后 24 小时内应用阿司匹林，以免增加出血风险。通常认为氯吡格雷抗血小板聚集的疗效优于阿司匹林，可口服 75 mg/d 不建议将氯吡格雷与阿司匹林同时使用治疗急性缺血性卒中。

（4）抗凝治疗：主要包括低分子肝素、肝素和华法林。一般不推荐急性缺血性卒中后急性期应用抗凝药来预防卒中复发、阻止病情恶化或改善预后。但对于长期卧床，特别是合并高凝状态有形成深静脉血栓和肺栓塞的趋势者，可以使用低分子肝素预防治疗。对于心房纤颤的患者可以应用华法林治疗。

（5）脑保护治疗：脑保护剂包括自由基清除剂、阿片受体阻断剂、电压门控性钙通道阻断剂、兴奋性氨基酸受体阻断剂和镁离子等，可通过降低脑代谢、干预缺血引发细胞毒性机制减轻缺血性脑损伤。大多数脑保护剂在动物实验中显示有效，但尚缺乏多中心、随机双盲的临床试验研究证据。

（6）血管内治疗：血管内治疗包括经皮腔内血管成形术和血管内支架置入术等。对于颈动脉狭窄>70%，而神经功能缺损与之相关者，可根据患者的具体情况考虑行相应的血管内治疗。血管内治疗是新近问世的技术，目前尚没有长期随访的大规模临床研究，故应慎重选择。

（7）外科治疗：对于有或无症状、单侧重度颈动脉狭窄>70%，或经药物治疗无效者可以考虑进行颈动脉内膜切除术，但不推荐在发病 24 小时内进行。幕上大面积脑梗死伴有严重脑水肿、占位效应和脑疝形成征象者，可采用去骨瓣减压术；小脑梗死使脑干受压导致病情恶化时，可行抽吸梗死小脑组织和后颅窝减压术以挽救患者生命。

脑栓塞

一、病因病理

（一）病因

根据栓子来源可分为心源性，非心源性和来源不明性三种

1. 心源性　占脑栓塞的 60%～75%，栓子在心内膜和瓣膜产生，脱落入脑后致病。主

要见于以下几种疾病：①心房颤动（atrial fibrillation，AF）：是心源性脑栓塞最常见的原因，其中瓣膜病性 AF 占 20%，非瓣膜病性 AF 占 70%，其余 10%无心脏病。心房颤动时左心房收缩性降低，血流缓慢淤滞，易导致附壁血栓，栓子脱落引起脑栓塞。②心脏瓣膜病：是指先天性发育异常或后天疾病引起的心瓣膜病变，可以影响血流动力学，累及心房或心室内膜即可导致附壁血栓的形成。③心肌梗死：面积较大或合并慢性心功能衰竭，即可导致血循环淤滞形成附壁血栓。④其他：心房黏液瘤、二尖瓣脱垂、心内膜纤维变性、先心病或瓣膜手术均可形成附壁血栓。

2. 非心源性　指源于心脏以外的栓子随血流进入脑内造成脑栓塞。常见原因有：①动脉粥样硬化斑块脱落性栓塞：主动脉弓或颈动脉粥样硬化斑块脱落形成栓子，沿颈内动脉或椎-基底动脉入脑。②脂肪栓塞见于长骨骨折或手术后。③空气栓塞：主要见于静脉穿刺、潜水减压、人工气胸。④癌栓塞：浸润性生长的恶性肿瘤，可以破坏血管，瘤细胞入血形成癌栓。⑤其他：少见的感染性脓栓、寄生虫栓和异物栓等也可引起脑栓塞。

3. 来源不明　少数病例查不到栓子来源。

（二）病理

栓子常停止于颅内血管的分叉处或其他管腔的自然狭窄部位，常见于颈内动脉系统，其中大脑中动脉尤为多见，特别是上部的分支最易受累，而椎-基底动脉系统少见。

脑栓塞病理改变与脑血栓形成基本相同，但由于栓塞性梗死发展较快，没有时间建立侧支循环，因此栓塞性脑梗死较血栓性梗死明显，病变范围大。脑栓塞引起的脑组织坏死分为缺血性、出血性和混合性梗死，其中出血性更常见，约占 30%～50%，可能由于栓塞血管内栓子破碎向远端前移，恢复血流后栓塞区缺血坏死的血管壁在血压作用下发生出血。除脑梗死外，还可发现身体其他部位如肺、脾、肾、肠系膜、四肢、皮肤和巩膜等栓塞证据。

二、临床表现

1. 一般特点　脑栓塞可发生于任何年龄，但以青壮年多见。多在活动中急骤发病，无前驱症状，局灶性神经体征在数秒至数分钟达到高峰，多表现为完全性卒中。大多数患者伴有风湿性心脏病、冠心病和严重心律失常等，或存在心脏手术、长骨骨折、血管内介入治疗等栓子来源病史。有些患者同时并发肺栓塞（气急、发绀、胸痛、咯血和胸膜摩擦音等）、肾栓塞（腰痛、血尿等）、肠系膜栓塞（腹痛，便血等）和皮肤栓塞（出血点或淤斑）等疾病表现。栓塞血管的大小和梗死的面积决定有无意识障碍。

2. 血管栓塞的临床表现　不同部位血管栓塞会引起相应的血管闭塞综合征，详见脑血栓形成部分。与脑血栓形成相比，脑栓塞易导致多发性梗死，并容易复发和出血。病情波动较大，病初严重，但因为血管的再通，部分病例临床症状可迅速缓解；有时因并发出血、临床症状可急剧恶化；有时因栓塞再发，使稳定或一度好转的局灶性体征再次加重。若本病因感染性栓子栓塞所致，并发颅内感染者，多病情危重。

三、诊断

（一）辅助检查

1. CT 和 MRI 检查　可显示缺血性梗死或出血性梗死改变、合并出血性梗死高度支持脑栓塞诊断。CT 检查在发病后 24～48 小时内可见病变部位呈低密度改变，发生出血性梗死时可见低密度梗死区出现 1 个或多个高密度影，MRA 可发现颈动脉狭窄或闭塞。

2. 心电图检查　应常规检查，作为确定心肌梗死和心律失常的依据。脑栓塞作为心肌梗死首发症状并不少见，更需要注意无症状性心肌梗死。超声心动图检查可证实是否存在心源性栓子，颈动脉超声检查可评价颈动脉管腔狭窄程度及动脉硬化斑块情况，对证实颈动脉源性栓塞有一定意义。

（二）诊断

根据骤然起病，数秒至数分钟达到高峰，出现偏瘫、失语等局灶性神经功能缺损，既往有栓子来源的基础疾病如心脏病、动脉粥样硬化、严重的骨折等病史，基本可做出临床诊断，如合并其他脏器栓塞更支持诊断。CT 和 MRI 检查可确定脑栓部位、数目及是否伴发出血，有助于明确诊断。

四、治疗

1. 脑栓塞治疗　与脑血栓形成治疗原则基本相同，主要是改善循环、减轻脑水肿防止出血、减小梗死范围。注意在合并出血性梗死时，应停用溶栓、抗血小板和抗凝药，防止出血加重。

2. 原发病治疗　针对性治疗原发病有利于脑栓塞病情控制和防止复发。对感染性栓塞应使用抗生素，并禁用溶栓和抗凝治疗，防止感染扩散；对脂肪栓塞，可采用肝素、5%碳酸氢钠及脂溶剂，有助于脂肪颗粒溶解；有心律失常者，予以纠正；空气栓塞者可进行高压氧治疗。

3. 抗凝治疗　房颤或有再栓塞风险的心源性疾病、动脉夹层或高度狭窄的患者可用肝素预防再栓塞或栓塞继发血栓形成。最近研究证据表明，脑栓塞患者抗凝治疗导致梗死区出血很少给最终转归带来不良影响，治疗中要定期监测凝血功能并调整剂量。抗凝药物用法见前述，也可试用抗血小板聚集药阿司匹林。本病由于易并发出血，因此溶栓治疗应严格掌握适应证。

腔隙性梗死

一、病因病理

（一）病因

目前认为主要病因为高血压导致小动脉及微小动脉壁脂质透明变性，管腔闭塞产生腔隙性病变；有资料认为舒张压增高对于多发性腔隙性梗死的形成更为重要，病变血管多为直径 100～200 μm 的深穿支，如豆纹动脉、丘脑穿通动脉及基底动脉旁中央支，多为终末动脉，侧支循环差。高血压性小动脉硬化引起管腔狭窄时，继发血栓形成或脱落的栓子阻断血流，会导致供血区的梗死。多次发病后脑内可形成多个病灶。

（二）病理

腔隙性梗死灶呈不规则圆形、卵圆形或狭长形，直径在 0.2～20 mm，多为 3～4 mm，病灶常位于脑深部核团（尾状核 10%、丘脑 14%、壳核约 37%），脑桥（16%）和内囊后肢（10%），内囊前肢和小脑较少发生。

大体标本可见腔隙为含液体小腔洞样软化灶；镜下可见腔内有纤细的结缔组织小梁、吞噬细胞和微血管瘤，病变血管可见透明变性（hyalinosis）、玻璃样脂肪变（hyaline fattychange）、玻璃样小动脉坏死（hyaline arterionecrosis）、血管壁坏死（angionecrosis）和小动脉硬化（arteriolar atherosclerosis）等。

二、临床表现

（一）一般特点中老年患者易患本病，发病率男性多于女性，半数以上的病例有高血压病史，突然或逐渐起病，出现偏瘫或偏身感觉障碍等局灶症状。通常症状较轻、体征单一、预后较好，一般无头痛、颅内高压和意识障碍表现，许多患者并不出现临床症状而由头颅影像学检查发现。

（二）常见的腔隙综合征 Fisher 根据临床和病理学资料，将本病归纳为 21 种临床综合征，其中常见的为以下 5 种：

1. 纯运动性轻偏瘫（pure motor hemiparesis，PMH）：是最常见类型，约占 60%，病变多位于内囊、放射冠或脑桥。表现为对侧面部及上下肢大体相同程度轻偏瘫，无视觉、感觉障碍和皮质功能障碍如失语等；若为脑干病变不出现眩晕、耳鸣、眼震、复视及小脑性共济失调等。常常突然发病，数小时内进展，许多患者遗留受累肢体的笨拙或运动缓慢。

2. 纯感觉性卒中（pure sensory stroke，PSS）：较常见，特点是偏身感觉缺失，可伴感觉异常，如麻木、烧灼或刺痛、沉重感、僵硬感等；病变主要位于对侧丘脑腹后外侧核。

3. 共济失调性轻偏瘫（ataxic-hemiparesis）：病变对侧轻偏瘫伴小脑性共济失调，偏瘫下肢重于上肢（足踝部明显），面部最轻，共济失调不能用无力来解释，可伴锥体束征。病变位于脑桥基底部、内囊或皮质下白质。

4. 构音障碍-手笨拙综合征（dysarthric-clumsy hand syndrome，DCHS）：约占 20%，起病突然，症状迅速达高峰，表现为构音障碍、吞咽困难、病变对侧中枢性面舌瘫、面瘫侧手无力和精细动作笨拙（书写时易发现），指鼻试验不准，轻度平衡障碍。病变位于脑桥基底部、内囊前肢及膝部。

5. 感觉运动性卒中（sensorimotor stroke，SMS）：以偏身感觉障碍起病，再出现轻偏瘫，病灶位于丘脑腹后核及邻近内囊后肢，由丘脑膝状体动脉分支或脉络膜后动脉丘脑支闭塞所致。腔隙状态（lacunar state）是本病反复发作引起多发性腔隙性梗死，累及双侧皮质脊髓束和皮质脑干束，出现严重精神障碍、认知功能下降、假性延髓性麻痹、双侧锥体束征、类帕金森综合征和尿便失禁等。

三、诊断

（一）辅助检查

CT 可见内囊基底节区、皮质下白质单个或多个圆形、卵圆形或长方形低密度病灶，边界清晰，无占位效应。MRI 可更为清楚地显示腔隙性脑梗死病灶。CSF 和脑电图常无阳性发现。

（二）诊断

中老年发病，有长期高血压病史；急性起病，出现局灶性神经功能缺损症状；CT 或

MRI 检查证实有与神经功能缺失一致的脑部腔隙病灶。少数患者隐匿起病，无明显临床症状，仅在影像学检查时发现。

四、治疗

与脑血栓形成治疗类似。主要是控制脑血管病危险因素，积极控制高血压。可以应用抗血小板聚集剂如阿司匹林，也可用钙离子拮抗剂如尼莫地平等治疗，目前没有证据表明抗凝治疗有效。

第四节　三叉神经痛

一、病因病理

（一）病因

三叉神经痛是原发性三叉神经痛的简称，表现为三叉神经分布区内短暂的反复发作性剧痛。

原发性三叉神经痛病因尚未完全明了，周围学说认为病变位于半月神经节到脑桥间部分，是由于多种原因引起的压迫所致；中枢学说认为三叉神经痛为一种感觉性癫痫样发作，异常放电部位可能在三叉神经脊束核或脑干。较多学者认为是各种原因引起三叉神经局部脱髓鞘产生异位冲动，相邻轴索纤维伪突触形成或产生短路，轻微痛觉刺激通过短路传入中枢，中枢传出冲动亦通过短路传人，如此叠加造成三叉神经痛发作。

（二）病理

三叉神经感觉根切断术活检可见神经节细胞消失、炎症细胞浸润，神经鞘膜不规则增厚、髓鞘瓦解，轴索节段性蜕变、裸露、扭曲、变形等。电镜下尚可见 Ranvier 结附近轴索内集结大量线粒体，后者可能与神经组织受机械性压迫有关。

二、临床表现

本病多见于 40 岁女性。三叉神经痛常局限于三叉神经一或两支分布区，以上颌支、下颌支多见。发作时表现为以面颊上下颌及舌部明显的剧烈电击样、针刺样、刀割样或撕裂样疼痛，持续数秒或 1～2 分钟，突发突止，间歇期完全正常。患者口角、鼻翼、颊部或舌部为敏感区，轻触可诱发。严重病例可因疼痛出现面肌反射性抽搐，口角牵向患侧即痛性抽搐，病程呈周期性，发作可为数日、数周或数月不等，缓解期正常。随着病程迁延发作次数将逐渐增多，发作时间延长，间歇期缩短，甚至为持续性发作，很少自愈。神经系统检查一般无阳性体征，患者主要表现因恐惧疼痛不敢洗脸、刷牙、进食，面部口腔卫生差、面色憔悴、情绪低落。

三、诊断

典型的原发性三叉神经痛根据疼痛发作部位、性质、面部扳机点及神经系统无阳性体征，以诊断。

四、治疗

首选药物治疗，无效或失效时选用其他疗法。

1. 药物治疗　卡马西平首选，70%～80%有效。首次剂量为 0.1 g，2 次/日，每日增加 0.1 g，最大剂量不超过 1.0 g/d，疼痛停止后可考虑逐渐减量，有效维持量一般为 0.6～0.8 g/d

2. 封闭治疗　服药无效者可试行无水乙醇或甘油封闭三叉神经分支或半月神经。

3. 经皮半月神经节射频电凝疗法　X 线监视和 CT 导向下将射频针经皮刺入三叉神经节处，射频发生器加热使针头温度达 65～75 ℃，维持 1 分钟。选择性破坏半月神经节后无髓鞘 Aδ 及 C 纤维，保留有髓鞘 Aα 及 β 粗纤维（传导触觉），疗效达 90%以上。适用于年老体衰有系统疾病、不能耐受手术者。约 20%应用此疗法的患者出现面部感觉异常、角膜炎、咀嚼肌无力、复视、带状疱疹等并发症。长期随访复发率为 21%～28%，重复应用有效。

4. 手术治疗　可选三叉神经感觉根部分切断术，止痛效果确切。另有周围支切除术、三叉神经脊束切断术目前已较少应用。近年来推崇行三叉神经显微血管减压术，止痛同时不产生感觉及运动障碍，是目前广泛应用的最安全有效的手术方法。

第五节　重症肌无力

一、病因病理

（一）病因

重症肌无力（简称 MG）是一种主要累及神经-肌肉接头突触后膜上乙酰胆碱受体（AChR）的自身免疫性疾病，主要由 AChR 抗体介导在细胞免疫和补体参与下突触后膜的 AChR 被大量破坏，不能产生足够的终板电位，导致突触后膜传递功能障碍而发生肌无力。

1. AChR 抗体与 AChR 结合可以抑制和干扰乙酰胆碱（ACh）与 AChR 的结合。细胞免疫在 MG 的发病中发挥一定的作用。MG 患者周围血中辅助性 T 细胞增多，抑制性 T 细胞减少造成 B 细胞活性增强，而产生过量的抗体。

2. AChR 抗体与 AChR 的结合还可以通过激活补体而使 AChR 降解和结构改变，导致突触后膜上的 AChR 数量减少。

最终，神经-肌肉接头的传递功能发生障碍，当连续的神经冲动到来时，不能产生引起及肌神经纤维收缩的动作电位，从而在临床上称为易疲劳的肌无力。

（二）病理

1. 胸腺，80%的重症肌无力患者胸腺重量增加，淋巴滤泡增加，生发中的增多，10%～20%合并胸腺癌。

2. 神经-肌肉接头突触间隙加宽，突触后膜褶皱变浅并且数量减少，免疫电镜可见突触后膜崩解，其上 AChR 明显减少并且可见相应的免疫复合物沉积等。

3. 肌纤维，肌纤维本身变化不明显有时可见肌纤维凝固、坏死、肿胀。

二、临床表现

本病可见于任何年龄，小至数个月，大至70～80岁。20～40（女性多见）和40～60（男性多见）是两个发病高峰期。少数患者有家族史。感染、手术、精神创伤、全身性疾病、过多疲劳、妊娠、分娩等可以诱发此病，有时甚至可以诱发重症肌无力危象。

1. 受累骨骼肌出现严重无力甚至瘫痪，休息后症状可以减轻。常出现“晨轻暮重”的波动现象。

2. 全身骨骼肌均可受累，多以脑神经支配的肌肉最先受累。肌无力常从一组肌群开始，范围逐渐扩大。首发症状常为一侧或两侧眼外肌麻痹，但瞳孔括约肌不受累。面部肌肉和口咽肌受累时出现表情冷淡，苦笑面容；连续咀嚼无力、饮水呛咳、吞咽困难；说话带鼻音、发音障碍。累及胸锁乳突肌和斜方肌时则表现为颈软、抬头困难，转颈、耸肩无力。四肢肌肉受累以近端无力为重，表现为抬臂、梳头、上楼梯困难，肌腱反射通常不受影响，感觉正常。

3. 呼吸肌受累时出现咳嗽无力甚至呼吸困难的危象，称之为重症肌无力危象。是致死的主要原因。口咽肌无力和呼吸肌乏力者易发生危象，呼吸道感染、手术、精神紧张、全身疾病等是诱发此危象的主要因素。心肌偶可受累，可引起突然死亡。大约10%的重症肌无力出现危象。

4. 胆碱酯酶抑制剂治疗有效，这是重症肌无力的一个重要临床特征。

5. 出现起病隐匿，整个病情有波动，缓解与复发交替的病程特点。晚期患者休息后不能完全恢复。多数病例迁延数年至数十年，靠药物维持。少数病例可自然缓解。

三、诊断

MG患者受累肌肉的分布与某一运动神经受损后出现肌无力不相符合，临床特点为受累肌肉在活动后出现疲劳无力，经休息或胆碱酯酶抑制剂治疗可以缓解，肌无力表现为“晨轻暮重”的波动现象。结合药物实验、肌电图以及免疫学等检查的典型表现可以做出诊断。另外，还应该进行胸腺CT、MRI检查确定有无胸腺增生或肥大。并根据病史、症状、体征和其他免疫学检查明确是否符合其他自身免疫学疾病。

1. 疲劳实验（Jolly实验）　嘱患者持续上视出现上睑下垂或两臂持续平举后出现上臂下垂，休息后恢复则为阳性。

2. 抗胆碱酯酶药物实验

（1）新斯的明试验：新斯的明0.5～1 mg肌肉注射，20分钟后肌无力症状明显减轻者为阳性。可同时注射阿托品0.5 mg以对抗新斯的明的副作用。

（2）滕喜龙试验：滕喜龙10 mg用注射用水稀释至1 ml，静脉注射2 mg，观察20秒，如无出汗、唾液增多等不良反应，再给予8 mg，1分钟内症状好转为阳性，持续10分钟后恢复原状。

3. 血、尿、脑脊液检查正常。常规肌电图检查基本正常。神经传导速度正常。

4. 重复神经电刺激　方法为以低频（3～5 Hz）和高频（10 Hz以上）重复刺激尺神经、正中神经和副神经等运动神经。注意：应在停用新斯的明17小时后进行。MG典型改变为动作电位波幅第5波比第1波在低频刺激时递减10%以上或高频刺激时递减30%以上。90%的重症肌无力患者低频刺激时为阳性，且与病情轻重相关。

5. 单纤维肌电图　通过特殊的单纤维针电极测量并判断同一运动单位内的肌纤维产生动作电位的时间是否延长来反映神经-肌肉接头处的功能，此病表现为间隔时间延长。

6. AChR抗体滴度的检测　85%以上全身型重症肌无力患者的血清中AChR抗体浓度明显升高，但眼肌型患者的AChR抗体升高可不明显，且抗体滴度的高低与临床症状的严重程度并不完全一致。

7. 胸腺CT、MRI检查　可发现胸腺增生或胸腺瘤。

四、治疗

（一）药物治疗

1. 肾上腺皮质激素：适用于各种类型的MG。可抑制自身免疫反应，减少AChR抗体的生成，增加突触前膜ACh的释放量及促使运动终板再生和修复，改善神经—肌肉接头的传递功能。

（1）冲击疗法：适用于住院危重病例、已用气管插管或呼吸机者。甲泼尼龙1000 mg静脉注射，1次/日，连用3～5日，随后地塞米松10～20 mg静脉注射，1次/日，连用7～10日。临床症状稳定改善后，改用泼尼松60～100 mg隔日顿服。当症状基本消失后，逐渐减量至5～15 mg长期维持，至少1年以上。若病情波动，则需随时调整剂量。大剂量类固醇激素治疗初期可使病情加重，甚至出现危象，应予注意。

（2）小剂量递增法：从小剂量开始，隔日每晨顿服泼尼松20 mg，每周递增10 mg，直至隔日每晨顿服60～80 mg，待症状稳定改善4～5日后，逐渐减量至隔日5～15 mg维持数年。此法可避免用药初期病情加重。

长期应用激素者应注意的不良反应如：胃溃疡出血、血糖升高、库欣综合征、股骨头坏死等。

2. 胆碱酯酶抑制剂：通过抑制胆碱酯酶，抑制ACh的水解，提高神经-肌肉接头间的传递水平，增加肌力。应从小剂量开始，逐步加量，以能维持日常起居为宜。

（1）溴新斯的明：成人每次口服15～30 mg，3～4次/日。可在餐前15～30分钟服用，释放快，30～60分钟达高峰，作用时间为3～4小时，如有不良反应可用阿托品对抗。

（2）溴吡斯的明：成人每次口服60～120 mg，3～4次/日。应在饭前30～40分钟服用，口服2小时达高峰，作用时间为6～8小时，作用温和、平稳，不良反应小。

3. 免疫抑制剂：适用于对肾上腺素皮质激素疗效不佳或不能耐受，或因有糖尿病、高血压、溃疡病而不能用肾上腺糖皮质激素者。

（1）环磷酰胺：成人口服每次50 mg，2～3次/日，或200 mg，每周2～3次静脉注射。儿童口服3～5 mg/（kg·d）。

（2）环孢素A：对细胞免疫和体液免疫均有抑制作用，减少AChR抗体生成。口服6 mg/（kg·d），疗程12个月。

（3）硫唑嘌呤：口服每次25～100 mg，2次/日，用于类固醇激素治疗不佳者。

应注意的不良反应如：周围血白细胞、血小板减少，胃肠道反应，脱发，出血性膀胱炎，肝、肾功能受损等。

（4）禁用和慎用药物：氨基糖苷类抗生素、多黏菌素、新霉素、巴龙霉素等可加重神经-肌肉接头传递障碍；奎尼丁、奎宁等药物可以降低肌膜兴奋性；另外吗啡、安定、苯妥英钠、苯巴比妥、普萘洛乐等药物也应禁用或慎用

（二）胸腺治疗

1. 胸腺切除：可去除患者自身免疫反应的始动抗原，减少参与自身免疫反应的 T 细胞、B 细胞和细胞因子。适用于伴有胸腺肥大和高 AChR 抗体效价者；年轻女性全身型 MG 患者；伴胸腺瘤的各型重症肌无力患者；对抗胆碱酯酶药治疗反应不满意者。约 70%的患者术后症状缓解或治愈。

2. 胸腺放射治疗：对不适于做胸腺切除者可行胸腺深部 ^{60}Co 放射治疗。

（三）血浆置换　通过正常人血浆或血浆代用品置换患者血浆，能清除 MG 患者血浆中 AChR 抗体、补体及免疫复合物。每次交换量为 2000ml 左右，每周 1～3 次，连用 3～8 次。起效快，但疗效短，仅维持 1 周至 2 个月，随抗体水平增高而症状复发且不良反应大，仅适用于危象和难治性重症肌无力。

（四）大剂量静脉注射免疫球蛋白　外源性 IgG 可以干扰 AChR 抗体与 AChR 的结合从而保护 AChR 不被抗体阻断。IgG 0.4 g/（kg・d）静脉滴注，5 日为一疗程，作为辅助治疗缓解病情。

（五）危象的处理　危象指 MG 患者主要是在突触后膜乙酰胆碱受体（AChR）发生的病变或免疫机制紊乱等因素作用下突然发生严重呼吸困难，甚至危及生命。须紧急抢救。危象分三种类型：

1. 肌无力危象（myasthenic crisis）：为最常见的危象，疾病本身发展所致，多由于抗胆碱酯酶药量不足。如注射新斯的明或依酚氯铵后症状减轻则可诊断。

2. 胆碱能危象（cholinergic crisis）：非常少见，由于抗胆碱酯酶药物过量引起，患者肌无力加重，除有呼吸困难等呼吸肌麻痹症状外，尚有毒蕈碱样中毒症状和烟碱样中毒症状，如呕吐、腹痛、腹泻、瞳孔缩小、多汗、流涎、气管分泌物增多、心率减慢、肌肉震颤、痉挛和紧缩感等。可静脉注射依酚氯铵 2 mg，如症状加重则应立即停用抗胆碱酯酶药物，待药物排除后可重新调整剂量。

3. 反拗危象（brittle crisis）：是指由于对抗胆碱酯酶药物不敏感而出现严重的呼吸困难，依酚氯铵试验无反应，此时应停止抗胆碱酯酶药，对作气管插管或切开的患者可采用大剂量类固醇激素治疗，待运动终板功能恢复后再重新调整抗胆碱酯酶药物剂量。

危象是重症肌无力患者最危急的状态，病死率曾为 15.4%～50%、随治疗进展病死率已明显下降。无论何种危象，均应注意确保其呼吸道通畅，当经早期处理病情无好转时，应立即进行气管插管或气管切开，应用人工呼吸器辅助呼吸；停用抗胆碱酯酶药物以减少气管内的分泌物；选用有效、足量和对神经-肌肉接头无阻滞作用的抗生素控制肺部感染；给予静脉药物治疗如皮质类固醇激素或大剂量丙种球蛋白；必要时采用血浆置换。

第六节　脑囊虫病

一、病因病理

（一）病因

人是猪绦虫（有钩绦虫）的中间和终末宿主。脑囊虫病是猪绦虫的幼虫（囊尾蚴）寄生脑部所致，它约占人体囊虫病的 80%以上，主要流行于华北、东北、西北和华东北部各地区。其感染方式有：①内在自身感染：患有绦虫的病人，由于呕吐或肠道逆蠕动，使绦虫妊娠节片回流至胃内，虫卵在十二指肠内孵化逸出六钩蚴，钻过肠壁进入肠系膜小静脉与淋巴循环而输送至全身和脑，发育成囊虫蚴。②外在自身感染：绦虫病人的手部沾染虫卵，污染食物，经口而感染。③外来感染：病人自身并无绦虫寄生，因摄入附有虫卵的蔬菜或瓜果后而感染。

（二）病理

囊尾蚴引起脑病变的发病机理主要有：①囊尾蚴对周围脑组织的压迫和破坏；②作为异种蛋白引起的脑组织变态反应与炎症；③囊尾蚴阻塞脑脊液循环通路引起颅内压增高。

早期可见活的囊尾蚴，囊的大小不等，最小的约 2 mm，一般约 5～8 mm，头节如小米大小，灰白色，囊内有透明液体。囊的周围脑组织有炎性反应，为中性多核粒细胞和嗜酸性粒细胞浸润及胶原纤维，距囊稍远处可有血管增生、水肿和血管周围单个核细胞浸润。后期囊壁增厚，虫体死亡液化，囊液混浊，囊周呈慢性炎性改变，囊液吸收后，囊变小或为脑胶质组织所取代而形成纤维结节或钙化。脑室内的囊尾蚴可引起局部脉络膜炎，颅底的囊虫可引起蛛网膜炎。

二、临床表现

脑囊虫病自感染到出现症状，数日至 30 年不等，临床表现与囊虫数量、大小及感染部位有关。临床表现分为四种基本类型：

1. 脑实质型　临床表现与包囊的位置有关。皮质的包囊引起全身性和部分性痫性发作，可突然或缓慢出现偏瘫、感觉缺失、偏盲和失语；小脑的包囊引起共济失调，血管受损后可引发卒中，出现肢体无力、瘫痪、病理反射阳性。极少数患者包囊的数目很多，并分布于额叶或颞叶等部位可发生精神症状和智能障碍。

2. 蛛网膜型　脑膜的包囊破裂或死亡可引起脑膜刺激症状、交通性脑积水和脑膜炎等表现；包囊在基底池内转化为葡萄状后不断扩大，引起阻塞性脑积水；脊髓蛛网膜受累出现蛛网膜炎和蛛网膜下腔完全阻塞。

3. 脑室型　在第三和第四脑室内的包囊可阻断脑脊液循环，导致阻塞性脑积水。包囊可在脑室腔内移动，并产生一种球状活瓣（ball-valve）作用，可突然阻塞第四脑室正中孔，导致脑压突然急骤增高，引起眩晕、呕吐、意识障碍和跌倒。

4. 脊翻型　非常罕见，可在颈胸段出现硬膜外的损害。

三、诊断

曾居住在流行病区，并有癫痫、脑膜炎或颅内压升高表现，皮下软组织包囊或粪便中发现虫卵可提示诊断。血清囊虫抗体试验、皮下结节的囊虫活检和头部 CT、MRI 检查有助诊断。

辅助检查

1. 血和脑脊液检查　血常规检查嗜酸性粒细胞增多。CSF 检查可能正常或淋巴细胞增多和压力升高，蛋白质含量正常或轻度升高，糖、氯化物正常。

2. 头颅 CT　能显示囊虫的位置、数量、大小、是否钙化以及脑水肿、脑积水和脑室形态。脑囊虫在 CT 所见主要为集中或散在的直径 0.5～1.0 cm 的圆形或类圆形阴影，可呈低密度、高密度或高低混杂密度影，增强扫描头节可强化。

3. 头颅 MRI 检查　根据囊虫感染的先后时间不同。特征性的表现为多发小囊型，多散在分布于脑实质的皮层区，能见到囊壁内侧偏于一侧有一点状影为头节，增强后囊壁或头节不增强或轻度增强。

四、治疗

（一）药物治疗

常用的药物有：

1. 吡喹酮：是一种广谱的抗蠕虫药物，对囊虫亦有良好的治疗作用。常用的剂量为 120 mg/kg，分 6 天（每天三次）口服。服药物囊虫可出现肿胀、变性及坏死，导致囊虫周围脑组织的炎症反应及过敏反应，有的患者还可出现程度不等的脑水肿，脑脊液压力与细胞数增高，严重者甚至发生颅内压增高危象。

2. 阿苯达唑：亦系广谱抗蠕虫药物。常用剂量为每日 15～20 mg/kg，连服 10 天。常见的毒副反应有皮肤瘙痒、荨麻疹、头昏、发热、癫痫发作和颅内压增高。

3. 甲苯达唑：常用的剂量为 100 mg，3 次/d，连续三天，常见的毒副反应有腹痛、腹泻、皮肤瘙痒和头痛等。

为了减免抗囊虫治疗过程中在体内大量死亡所引起的过敏反应，一般均从小剂量开始，逐渐加量，如吡喹酮先从 100 mg，3 次/d 起用，如无不良反应，每次递增 100 mg，直至达到治疗剂量时再持续用 6 天后停用。在出现颅内压增高的症状后应及时用甘露醇等脱水药物治疗，还应酌情并用类固醇激素等。如发生严重颅内增高，除及时停用抗囊虫药物及脱水、抗过敏处理外，还可应用颞肌下减压术，以防止颅内压增高危象。

（二）手术治疗

确诊为脑室型者应手术治疗。其次，对颅内压持续增高，神经体征及 CT 证实病灶甚局限的患者亦可考虑手术治疗。

（三）驱绦虫治疗

对肠道仍有绦虫寄生者，为防止自身再次感染，应行驱绦虫治疗。常用的药物为灭绦灵（氯硝柳胺），2 克，嚼碎后一次吞服，服药后 3～4 小时应予泻药一次以排出节片及虫卵。

（四）预防

脑囊虫病患者的症状主要表现为头痛、恶心、呕吐、癫痫等。囊虫病的防治主要是不吃生菜、生肉，饭前便后要洗手，以防误食虫卵。另外，猪肉最好在零下 12～13 ℃的温度中冷冻 12 小时后食用，这样可以把囊尾蚴全部杀死。如果一旦发病要入院治疗。

近年来吃生鱼片成为城里人餐饮的时尚，而肝吸虫就寄生在鱼体内，吃了带有肝吸虫的生鱼片，肝吸虫就进入了人体。得了肝吸虫病，最明显的症状是厌食、恶心、肝区腹胀、浑身无力，严重的肝功能有改变。预防肝吸虫病，主要是不吃生的或不熟的鱼虾，注意分开使用切生、熟食物的菜刀、砧板及器皿。

针对如今养宠物家庭越来越多的情况，宠物与人接触，体内的弓形虫会寄生到人体内。患者偶尔伴有低烧、头痛等症状，特别是偶发癫痫。一般成人染上弓形虫对身体危害不大，但孕妇感染上会造成胎儿畸形。防止其流行主要是在预防。

第八章　血液系统

第一节　过敏性紫癜

一、病因病理

（一）病因

致敏因素很多，与本病发生密切相关的主要有：

1. 感染

（1）细菌　主要为β溶血性链球菌。以呼吸道感染最为常见。

（2）病毒　多见于发疹性病毒感染，如麻疹、风疹、水痘等。

（3）其他　寄生虫感染。

2. 食物

是人体对异性蛋白过敏所致。如鱼、虾、鸡、蛋、牛奶等。

3. 药物

（1）抗生素类　青霉素及头孢菌素类抗生素等。

（2）解热镇痛药　水杨酸类、保泰松及奎宁类等。

（3）其他药物　阿托品、异烟肼、磺胺类及噻嗪类利尿药等。

4. 其他

尘埃、花粉、菌苗或疫苗接种、虫咬及寒冷刺激等。

（二）病理

目前认为是免疫因素介导的一种全身血管炎症。

1. 蛋白质及其他大分子致敏原作为抗原

刺激人体产生抗体，抗体与抗原结合成抗原抗体复合物，积累于血管内膜，激活补体，导致中性粒细胞游走、趋化及一系列炎症介质的释放，引发血管炎症反应。此种炎症反应除出现于皮肤、黏膜小动脉及毛细血管外，还可累积肠道、肾及关节腔等部位小血管。

2. 小分子致敏原作为半抗原

与人体内某些蛋白质结合构成抗原，刺激机体产生抗体，此类抗体附着于血管及其周围的肥大细胞上，当上述半抗原再度进入体内时，即与肥大细胞上的抗体产生免疫反应，致肥大细胞释放一系列炎症介质，引发血管炎症反应。

二、临床表现

多数患者发病前1～3周有全身不适、乏力、低热及上呼吸道感染等前驱症状，随之出现典型临床表现。

（一）单纯型

为最常见的类型。主要表现为皮肤紫癜，局限于四肢，尤其是下肢及臀部，躯干很少累及。紫癜常成批反复发作、对称分布，可同时伴发皮肤水肿、荨麻疹。紫癜大小不同，初呈深红色，按压不褪色，可融合成片形成淤斑，数日内渐变成紫色、黄褐色、淡黄色，经7～14日逐渐消退。

（二）腹型

除皮肤紫癜外，因消化道黏膜及腹膜脏层毛细血管受累而引发一系列消化道症状及体征，如恶心、呕吐、呕血、腹泻及黏液便、便血等。其中腹痛最为普遍，常为阵发性绞痛，多位于脐周、下腹或全腹，发作时可因腹肌紧张及明显压痛、肠鸣音亢而被误诊为外科急腹症。在幼儿可因肠壁水肿、蠕动增强等导致肠套叠。腹部症状、体征多与皮肤紫癜同时出现，有些发生于紫癜之前。

（三）关节型

除皮肤紫癜外，因关节部位血管受累引起关节肿胀、疼痛、压痛及功能障碍等症状。多发生于膝、踝、肘、腕等大关节，呈游走性、反复性发作，数日后痊愈，不遗留关节畸形。

（四）肾型

过敏性紫癜肾炎的病情最为严重，发生率达 12%～40%左右。在皮肤紫癜的基础上，因肾小球毛细血管袢炎症反应而出现血尿、蛋白尿及管形尿，偶见水肿、高血压及肾衰竭等表现。肾损害一般发生于紫癜出现后 1 周，亦可延迟出现。通常 3～4 周内恢复，少数病例因反复发作而演变为慢性肾炎或肾病综合征。

（五）混合型

皮肤紫癜合并上述两种以上临床表现。

（六）其他

少数本病患者还可因病变累及眼部、脑及脑膜血管而导致视神经萎缩、虹膜炎、视网膜出血及水肿，及中枢神经系统相关症状、体征。

三、诊断

（一）诊断要点

1. 发病前 1～3 周有咽痛、低热、全身乏力或上呼吸道感染史；
2. 典型四肢皮肤紫癜，常伴随腹痛、关节肿痛及血尿；
3. 血小板计数、功能及凝血相关检查正常；
4. 排除其他因素所致的血管炎及紫癜。

（二）辅助检查

1. 毛细血管脆性试验

半数以上阳性，毛细血管镜可见毛细血管舒张、扭曲及渗出性炎症反应。

2. 尿常规检查

肾型或混合型出现血尿、蛋白尿、管型尿。

3. 血小板计数、功能及凝血相关检查

除 BT 可能延长外，其他均为正常。

4. 肾功能

肾型及合并肾型表现的混合型，可有不同程度的肾功能受损，如血尿素氮升高、内生肌酐清除率降低等。

四、治疗

（一）一般治疗

1. 抗组胺药　盐酸异丙嗪、氯苯那敏、阿司咪唑、去氯羟嗪、西米地丁及静脉注射钙剂等。

2. 改善血管通透性药物　维生素 C、曲克芦丁、卡巴克络等。大剂量（5～10 g/d）静脉注射维生素 C 疗效较好，持续用药 5～7 日。

（二）糖皮质激素

糖皮质激素有抑制抗原抗体反应、减轻炎症渗出、改善血管通透性等作用。常用泼尼松 30 mg/d，顿服或分次口服。重症者可静脉滴注氢化可的松 100～200 mg/d，或地塞米松 5～15 mg/d，症状减轻后改口服。糖皮质激素疗程通常不超过 30 天，肾型者可酌情延长。

（三）对症治疗

腹痛较重者可予阿托品或山莨菪碱口服或皮下注射；呕吐严重者可用止吐药；关节痛可酌情用止痛药；伴发呕血、血便者，可用奥美拉唑等治疗。

（四）其他

如上述治疗效果不佳或近期内反复发作者，可酌情使用：

1. 免疫抑制剂：如硫唑嘌呤、环孢素、环磷酰胺等；

2. 抗凝疗法：适用于肾型患者，初以肝素 100～200 U/（kg・d）静脉滴注或低分子肝素皮下注射，4 周后改用华法林 4～15 mg/d，2 周后改用保持量 2～5 mg/d，2～3 个月；

3. 中医中药：以解毒、凉血、活血化瘀为主，适宜慢性反复发作或肾型患者。

第二节　血友病

一、病因病理

血友病可以分为血友病 A 和血友病 B 两种，血友病 A 又称遗传性抗血友病球蛋白缺乏症或 FⅧ：C 缺乏症。FⅧ由两部分组成：即 FVⅢ凝血活性部分和 vWD 因子。二者以复合物的形式存在于血浆中。FⅧ凝血活性部分被激活后参与 FX 的内源性激活；因子（vWD）作为一种黏附分子参与血小板和受损血管内皮的黏附，并起到稳定及保护 FⅧ：C 的作用。

FⅧ：C 基因位于 X 染色体长臂末端，当它由于遗传或突变等原因而出现缺陷时，导致人体无法合成足量的 FⅧ：C，致使内源性途径凝血障碍及出血倾向的发生。

血友病 B 又称遗传性 FⅨ缺乏症。FⅨ为一种单链糖蛋白，被Ⅺa 等激活后参与内源性 FⅩ的激活。FⅨ基因位于 X 染色体长臂末端。遗传或突变使之缺陷时，不能合成足够量的 FⅨ，造成内源性途径凝血障碍及出血倾向。

二、临床表现

（一）出血

出血的轻重与否与血友病的类型及相关因子的缺乏程度密切相关。血友病 A 出血情况较重，血友病 B 出血情况则较轻。按照血浆 FⅧ：C 的活性，可将血友病 A 分为以下 3 型：①重型：FⅧ：C 活性低于健康人的 1%；②中型：FⅧ：C 活性相当于健康人的 1%～5%；③轻型：FⅧ：C 活性相当于健康人的 5%～25%。

血友病的出血多为自发性、轻度外伤或小手术后（如扁桃体切除、拔牙）出血不止，且具备以下特征：①与生俱来，并伴随终身，但很少有出生时脐带出血；②常表现为软组织或深部肌肉内血肿；③负重关节：如膝、踝关节等反复出血甚为突出，最终将会导致关节僵硬、肿胀、畸形，并伴随有关节骨化、骨质疏松及相应肌肉萎缩（血友病关节）。

重症患者会发生咯血、呕血，甚至颅内出血。但皮肤紫癜罕见。

（二）血肿压迫症状及体征

血肿压迫周围神经会致局部麻木、疼痛及肌肉萎缩；压迫血管导致相应供血部位缺血性坏死或水肿、淤血；口腔底部、咽后壁、喉及颈部出血会使呼吸困难甚至窒息；压迫输尿管致排尿障碍。

三、诊断

（一）诊断参考标准

1. 血友病 A

（1）临床表现：①男性患者，有或无家族史，有家族史者符合 X 连锁隐性遗传规律；②关节、肌肉、深部组织出血，可呈自发性，或发生于轻度损伤、小型手术后，易引起血肿及关节畸形。

（2）实验室检查：①APTT 多数延长，PCT、STGT 多数异常；②CT 正常或延长；③TGT异常，并能被钡吸附正常血浆纠正；④FⅧ：C 水平明显低下；⑤vWFAg 正常，FⅧ:c/vWFAg 比值降低。

2. 血友病 B

（1）临床表现：基本血友病 A 相同，但程度较轻。

（2）实验室检查：①FⅨ抗原及活性明显减低；②APTT 延长，PCT 缩短；③TGT 延长，不能被钡吸附正常血浆纠正。

3. 遗传性因子Ⅺ缺乏症　本病国内极少见，诊断标准从略。

4. 携带者及胎儿产前诊断　采用 FⅧ：C、FⅨ定量检测、PCR 及基因芯片等先进技术，可对携带者及胎儿作出诊断，有利于优生优育。

（二）辅助检查

1. 筛选试验

APTT 延长、CT 正常或延长，凝血酶原消耗不良及简易凝血活酶生成试验（STGT）异常，有助于血友病 A 的诊断及分型。

2. 确诊试验

通过凝血活酶生成试验及纠正试验，可确定 3 种血友病的诊断与鉴别诊断。

3. 特殊检查

临床上，上述检测已可满足血友病的诊断要求，但对某些特殊病例或鉴定携带者，尚需进行下列特殊实验室检测：

（1）FⅧ：C、FⅪ抗原及活性测定；（2）vWF 抗原测定；（3）基因诊断。

四、治疗

（一）替代疗法

直至今日，血友病的治疗仍以替代疗法为主，即补充缺失的凝血因子，它是防治血友病出血最重要的措施。主要制剂有新鲜冷冻血浆、冷沉淀物、凝血酶原复合物、FⅧ浓缩制剂，或基因重组的纯化 FⅧ等。

FⅧ：C 及 FⅨ的半衰期分别为 8～12 小时及 18～30 小时，故补充 FⅧ需连续静脉滴注或每日 2 次；FⅨ每日 1 次即可。

FⅧ：C 及 FⅨ剂量：按每 ml 新鲜血浆含 FⅧ或 FⅨ 1IU 计算，每输入 1 ml/kg 的血浆，可提高患者 FⅧ：C 或 FⅨ水平 2%。最低止血要求 FⅧ：C 或 FⅨ水平达 20%以上，出血严重或欲进行中型以上手术者，应使 FⅧ或 FⅨ活性水平达 40%以上。

凝血因子的补充一般可采取下列公式计算：

首次输入 FⅧ：C（或 FⅨ）剂量（IU）＝体重×所需提高的活性水平（%）÷2

重组人活化因子Ⅶ可用于防治产生了 FⅧ或 FⅨ抗体的血友病患者的出血，然而会有增加血栓形成的副作用。常用剂量是 90μg/kg，每 2～3 小时静脉注射一次，直至出血停止方可停止注射。

（二）药物治疗

1. 去氨加压素　常用剂量为 16～32 μg/次，于 30 ml 生理盐水内快速滴入，每 12 小时 1 次。亦可分次皮下注射或鼻腔滴入。

2. 达那唑　300～600 mg/d，顿服或分次口服，对轻、中型者有显著疗效，其作用机制不明。

3. 糖皮质激素　能改善血管通透性及减少抗 FⅧ：C 抗体的产生。适用于反复接受 FⅧ：C 输注治疗而疗效渐差的患者。

4. 抗纤溶药物　通过保护已形成的纤维蛋白凝块不被溶解而发挥止血作用。

5. 家庭治疗　血友病患者的家庭治疗在国外已广泛应用。除有抗 FⅧ：C 抗体、病情不稳定、小于 3 岁的患儿外，均可安排家庭治疗。血友病患者及其家属应接受有关疾病的病理、生理、诊断及治疗知识的教育，家庭治疗最初应在专业医师的指导下进行。除传授注射技术外，还包括矫形外科、血液病学、精神、心理学以及艾滋病、病毒性肝炎的预防知识等。

（三）外科治疗

有关节出血者应在替代治疗的同时，进行固定及理疗等处理。对反复关节出血而致关节强直及畸形的患者，可在补充足量 FⅧ：C 或 FⅨ的前提下，进行关节成型或人工关节置换术。

（四）基因疗法

现正在研究将决定 FⅧ：C、FⅨ及 FⅪ合成的正常基因，通过载体以直接或间接方式转导人患者体内的方法，来纠正血友病的基因缺陷，生成足量的 FⅧ：C、FⅨ或 FⅪ。

第三节 急性白血病

一、病因病理

人类白血病的病因尚不完全清楚。

1. 生物因素

主要是病毒和免疫功能异常。病毒感染机体后，作为内源性病毒整合并潜伏在宿主细胞内，一旦在某些理化因素作用下，即可被激活表达而诱发白血病；或作为外源性病毒由外界以横向方式传播感染，直接致病。

2. 物理因素

包括X射线、γ射线等电离辐射。日本广岛及长崎受原子弹袭击后，幸存者中白病发病率比未受照射的人群高30倍和17倍，患者多为AL和AML。此外，过去对强直性脊柱炎用放射治疗，真性红细胞增多症用船P治疗，其白血病发病率也较对照组高。研究表明，大面积和大剂量照射可使骨髓抑制和机体免疫力下降，DNA突变、断裂和重组，导致白血病的发生。

3. 化学因素

多年接触苯以及含有苯的有机溶剂与白血病发生有关。有些药物可损伤造血细胞引起白血病，如氯霉素、保泰松所致造血功能损伤者发生白血病的危险性显著增高；乙双吗啉是乙亚胺的衍生物，具有极强的致染色体畸变和致白血病作用，与白血病发生有明显关系。抗肿瘤药物中烷化剂和拓扑异构酶Ⅱ抑制剂被公认为有致白血病的作用。

4. 遗传因素

单卵孪生子，如果一个人发生白血病，另一个人的发病率为1/5，比双卵孪生者高12倍。Downs综合征（唐氏综合征）有21号染色体三体改变，其白血病发病率达50/10万，比正常人群高20倍。先天性再生障碍性贫血（Fanconi贫血）、Bloom综合征（侏儒面部毛细血管扩张）、共济失调—毛细血管扩张症及先天性免疫球蛋白缺乏症等白血病发病率均较高，表明白血病与遗传因素有关。

5. 其他血液病

一般说来，白血病发生至少有两个阶段：①各种原因所致的单个细胞原癌基因决定性的突变，导致克隆性的异常造血细胞生成；②进一步的遗传学改变可能涉及一个或多个癌基因的激活和抑癌基因的失活，从而导致白血病。通常理化因素先引起单个细胞突变，然后因机体遗传易感性和免疫力低下，染色体畸变、病毒感染等激活了癌基因（如ras家族），并使部分抑癌基因失活及凋亡抑制基因过度表达，导致突变细胞凋亡受阻，恶性增殖。

二、临床表现

AL起病急缓之分。急者可以是突然高热，类似“感冒”，也可以是严重的出血。缓慢者常为脸色苍白、皮肤紫癜，月经过多或拔牙后出血难止而就医时被发现。

（一）常骨髓造血功能受抑制表现

1. 贫血　部分患者因病程短，可无贫血。半数患者就诊时已有重度贫血，尤其是继发于 MDS 者。

2. 发热　半数患者以发热为早期表现。虽然白血病本身可以发热，但高热往往提示有继发感染。感染可发生在各个部位，以口腔炎、牙龈炎、咽峡炎最常见，可发生溃疡或坏死；肺部感染、肛周炎、肛旁脓肿亦常见，严重时可致败血症。最常见的致病菌为革兰阴性杆菌，如肺炎克雷白杆菌、铜绿假单胞菌、产气杆菌、大肠埃希菌等；革兰阳性球菌的发病率有所上升，如金黄色葡萄球菌、表皮葡萄球菌、肠球菌、粪链球菌等。因患者伴有免疫功能缺陷，可发生病毒感染，如单纯疱疹病毒、带状疱疹病毒、巨细胞病毒感染等。偶见卡氏肺孢子虫病。

3. 出血　以出血为早期表现者近 40%。出血可发生在全身各部位，以皮肤淤点、淤斑、鼻出血、牙龈出血、月经过多为多见。眼底出血可致视力障碍。有资料表明 AL 死于出血者占 62.24%，其中 87%为颅内出血。大量白血病细胞在血管中淤滞及浸润、血小板减少、凝血异常以及感染是出血的主要原因。

（二）白血病细胞增殖浸润的表现

1. 淋巴结和肝脾肿大　淋巴结肿大以 ALL 较多见。纵隔淋巴结肿大常见于 T 细胞 ALL 白血病患者可有轻至中度肝、脾大，除 CML 急性变外，巨脾罕见。

2. 骨骼和关节　常有胸骨下段局部压痛。

3. 眼部　粒细胞白血病形成的粒细胞肉瘤或绿色瘤常累及骨膜，以眼眶部位最常见，可引起眼球突出、失明或复视。

4. 口腔和皮肤　AL 尤其是 M_4 和 M_5，由于白血病细胞浸润可使牙龈增生、肿胀；皮肤可出现蓝灰色斑丘疹，局部皮肤隆起、变硬，呈紫蓝色结节。

5. 中枢神经系统白血病（CNSL）　CNSL 可发生在疾病各个时期，但常发生在治疗后缓解期，这是由于化疗药物难以通过血脑屏障，隐藏在中枢神经系统的白血病细胞不能被有效杀灭，因而引起 CNSL。

6. 睾丸　睾丸出现无痛性肿大，多为一侧性，另一侧虽无肿大，但在活检时往往也发现有白血病细胞浸润。睾丸白血病多见于 ALL 化疗缓解后的幼儿和青年，是仅次于 CNSL 的白血病髓外复发的根源。

三、诊断

（一）辅助检查

1. 血象

大多数患者白细胞增多，超过 10×10^9/L 以上者，称为白细胞增多性白血病。也有白细胞计数正常或减少，低者可<1.0×10^9/L，称为白细胞不增多性白血病。血涂片分类检查可见数量不等的原始和幼稚细胞，但白细胞不增多型病例的血片上很难找到原始细胞。患者常有不同程度的正常细胞性贫血，少数患者血片上红细胞大小不等，可找到幼红细胞。

2. 骨髓象

是诊断 AL 的主要依据和必做检查。FAB 协作组提出原始细胞≥骨髓有核细胞（ANC）的 30%为 AL 的诊断标准，WHO 分类将骨髓原始细胞≥20%定为 AL 的诊断标准。M_3 以多颗粒的异常早幼粒细胞为主，此类患者的原始细胞也可能<30%，正常的巨核细胞和幼红细胞减少。在原始和幼稚红细胞≥50%时，若非红系有核细胞（NEC）中原始细胞≥30%，

即可诊断为 AL，不管这些原始细胞在 ANC 中是否大于 30%。少数骨髓增生低下但原始细胞仍占 30%以上者称为低增生性 AL。

3. 染色体和基因改变

白血病常伴有特异的染色体和基因改变。例如 90%的 M_3 有 t（15；17）（q22；q21），该易位使 15 号染色体上的 PML（早幼粒白血病基因）与 17 号染色体上 RARα（维 A 酸受体基因）形成 PML－RARα 融合基因。

4. 血液生化改变

血清尿酸浓度增高，特别在化疗期间。尿酸排泄量增加，甚至出现尿酸结晶。患者发生 DIC 时可出现凝血象异常。M_5 和 M_4 血清和尿溶菌酶活性增高，其他类型 AL 不增高。

（二）诊断

根据临床表现、血象和骨髓象特点，诊断白血病一般不难。但因白血病细胞类型、染色体改变、免疫表型和融合基因的不同，治疗方案及预后也随之改变，故初诊患者应尽力获得全面 MICM 资料，以便评价预后，指导治疗，并应注意排除以下疾病：

1. 骨髓增生异常综合征

该病的 RAEB 及 RAEB－t 型除病态造血外，外周血中有原始和幼稚细胞，全血细胞减少和染色体异常，易与白血病相混淆。

2. 某些感染引起的白细胞异常

如传染性单核细胞增多症，血象中出现异形淋巴细胞，但形态与原始细胞不同，血清中嗜异性抗体效价逐步上升，病程短，可自愈。

3. 巨幼细胞贫血

巨幼细胞贫血有时可与红白血病混淆。但前者骨髓中原始细胞不增多，幼红细胞 PAS 反应常为阴性，予以叶酸、VitB_{12} 治疗有效。

4. 急性粒细胞缺乏症恢复期

在药物或某些感染引起的粒细胞缺乏症的恢复期，骨髓中原、幼粒细胞增多。但该症多有明确病因，血小板正常，原、幼粒细胞中无 Auer 小体及染色体异常。

四、治疗

根据患者的 MICM 结果及临床特点，进行预后危险分层，按照患方意愿、经济能力，选择并设计最佳系统、完整的方案治疗。考虑治疗需要及减少患者反复穿刺的痛苦，建议留置深静脉导管。适合行异基因造血干细胞移植（HSCT）者应抽血做 HLA 配型。

（一）一般治疗

1. 紧急处理高白细胞血症　当循环血液中白细胞数＞200×10^9/L，患者可产生白细胞淤滞（leukostasis），表现为呼吸困难，低氧血症，呼吸窘迫，言语不清、反应迟钝、颅内出血等。病理学显示白血病血栓栓塞与出血并存，高白细胞不仅会增加患者早期死亡率，也增加髓外白血病的发病率和复发率。可按白血病分类诊断实施相应化疗方案，也可先用所谓化疗前短期预处理：ALL 用地塞米松 10 mg/m^2，静脉注射；AML 用羟基脲 1.5～2.5 g/6h（总量 6～10 g/d）约 36 小时，然后进行联合化疗。需预防白血病细胞溶解诱发的高尿酸血症、酸中毒、电解质紊乱、凝血异常等并发症。

2. 防治感染　白血病患者常伴有粒细胞减少，特别在化疗、放疗后粒缺将持续相当长时间。粒缺期间，患者宜住层流病房或消毒隔离病房。

3. 成分输血支持　严重贫血可吸氧、输浓缩红细胞维持 Hb＞ 80 g/L，白细胞淤滞时，不宜马上输红细胞以免进一步增加血黏度。如果因血小板计数过低而引起出血，最好输注单采血小板悬液。在输血时为防止异体免疫反应所致无效输注和发热反应，可以采用白细胞滤器去除成分血中的白细胞。

4. 防治高尿酸血症肾病　由于白血病细胞大量破坏，特别在化疗时更多，血清和尿中尿酸浓度增高，积聚在肾小管，引起阻塞而发生高尿酸血症肾病。因此应鼓励患者多饮水。最好 24 小时持续静脉补液。使每小时尿量＞150 ml/m^2 并保持碱性尿。在化疗同时给予别嘌醇每次 100 mg，每日 3 次，以抑制尿酸合成。

5. 维持营养　白血病系严重消耗性疾病，特别是化疗、放疗的副作用引起患者消化道黏膜炎及功能紊乱。

（二）抗白血病治疗

抗白血病治疗的第一阶段是诱导缓解治疗，化学治疗是此阶段白血病治疗的主要方法。目标是使患者迅速获得完全缓解（complete remission，CR），所谓 CR，就是白血病的症状和体征消失，外周血中性粒细胞绝对值≥1.5×10^9/L，血小板≥100×10^9/L，白细胞分类中无白血病细胞；骨髓中原始粒Ⅰ型＋Ⅱ型（原单＋幼单或原淋＋幼淋）≤5%，M_3 型原粒＋早幼粒≤5%，无 Auer 小体，红细胞及巨核细胞系列正常，无髓外白血病。

此时，AL 体内白血病细胞的数量大约由发病时的 10^{10}～10^{12} 降至 10^8～10^9；同时中枢神经系统、眼眶、睾丸及卵巢等髓外组织器官中，由于常规化疗药物不易渗透，也仍可有白血病细胞浸润。为争取患者长期无病生存（DFS）和痊愈，必须对 MRD 进行 CR 后治疗，以清除这些复发和难治的根源。

1. ALL 治疗　随着支持治疗的加强、多药联合方案的应用、大剂量化疗和 HSCT 的推广，成人 ALL 的预后已有很大改善，CR 率可达到 80%～90%。ALL 治疗方案选择需要考虑年龄、ALL 亚型、治疗后的 MRD 和耐药性、是否有干细胞供体及靶向治疗的药物等。

（1）诱导缓解治疗：长春新碱（VCR）和泼尼松（P）组成的 VP 方案是急淋诱导缓解的基本方案。VP 方案能使 50%的成人 ALL 获 CR，CR 期 3～8 个月。VCR 主要毒副作用为末梢神经炎和便秘。L－ASP 的主要副作用为肝功能损害、胰腺炎、凝血因子及白蛋白合成减少和过敏反应。

在 DVLP 基础上加用其他药物，包括环磷酰胺（CTX）或阿糖胞苷（Ara－C），可提高 T－ALL 的 CR 率和 DFS。成熟 B－ALL 和 ALL－L3 型采用含大剂量（HD）CTX 和 HD-MTX（甲氨蝶呤）方案反复短程强化治疗，总生存率已由不足 10%达 50%以上。伴有 t（9；22)的 ALL 可以合用伊马替尼进行靶向治疗。

（2）缓解后治疗：缓解后强化巩固、维持治疗和中枢神经系统白血病防治十分必要。如未行异基因 HSCT，ALL 巩固维持治疗一般需 3 年。定期检测 MRD 并根据亚型决定巩固和维持治疗强度和时间。为预防 CNSL，鞘内注射 MTX 10 mg，每周一次，至少六次。

复发指 CR 后在身体任何部位出现可检出的白血病细胞，多在 CR 后两年内发生，以骨髓复发最常见。此时可选择原诱导化疗方案再诱导，如 DVP 方案，CR 率可达 29%～69%。

若选用 HD Ara－C 联合米托蒽醌（NVT）或其他药物如氟达拉滨，效果更好。如复发在首次 CR 期 18 个月后，再次诱导化疗缓解几率相对高

髓外白血病中以 CNSL 最常见。单纯髓外复发者多能同时检出骨髓 MRD，血液学复发会随之出现。因此在进行髓外局部治疗的同时，需行全身化疗。对 CNSL 预防有颅脊椎照射和腰穿鞘注两种方法。颅脊椎照射疗效确切，但其不良反应：内分泌受损、继发肿瘤、认知障碍和神经毒性限制了应用。现在多采用早期强化全身治疗和鞘注预防 CNSL 发生，以省略颅脊椎照射，将其作为 CNSL 发生时的挽救治疗。一旦发生 CNSL，未接受过照射者采用 HD MTX（或 HD Ara－C）联合 CNS 照射，至少半数病例有效；否则可联合鞘内给药。不过，有照射史的 CNSL，鞘内给药的有效率仅 30％。要注意此类治疗的中枢神经毒性作用。

HSCT 对治愈成人 ALL 至关重要。异基因 HSCT 可使 40％～65％的患者长期存活。主要适应证为：①复发难治 ALL；②CR2 期 ALL；③CRl 期高危 ALL：如染色体为 t（9；22）、t（4；11）、＋8 者；WBC＞30×10^9/L 的前 B－ALL 和 100×10^9/L 的 T－ALL；获 CR 时间＞4～6 周，CR 后 MRD 偏高，在巩固维持期持续存在或仍不断增加。

2. AML 治疗近年来，由于强烈化疗、HSCT 及有力的支持治疗，60 岁以下 AML 患者的预后有很大改善，约 30％～50％的患者可望长期生存。

（1）诱导缓解治疗：①DA（3＋7）方案：DNR 45 mg/（m^2・d）静脉注射，第 1～3 天；Ara－C 100 mg/（m^2・d），持续静脉滴注，第 1～7 天。剂量增加的诱导化疗能提高一疗程 CR 率和缓解质量，但相关毒性亦随之增加。国内创用 HOAP 或 HA（H 高三尖杉酯碱 3～6 mg/d，静脉滴注 5～7 天）方案诱导治疗 AML，CR 率为 60％～65％。②APL 患者采用 ATRA 25～45 mg/（m^2・d）口服治疗直至缓解。维 A 酸综合征多见于 APL 单用 ATRA 诱导过程中，发生率为 3％～30％，发生机制可能与细胞因子大量释放和黏附分子表达增加有关。初诊时白细胞较高及治疗后迅速上升者易发生 ATRA 综合征。治疗包括暂时停服 ATRA，吸氧，利尿，地塞米松 10 mg 静脉注射，每日 2 次，白细胞单采清除和化疗等。APL 常伴有原发纤溶亢进，合并出血者除服用 ATRA 外，还需抗纤溶治疗，补充凝血因子和血小板。

（2）缓解后治疗：诱导 CR 是 AML 长期 DFS 关键的第一步，但此后若停止治疗，则复发几乎不可避免。复发后不行 HSCT 则生存者甚少。国内多数单位在 AML CR 后仍将 CNSL，预防列为常规，鞘内注药至少 1 次，但较 ALL 预防次数明显减少。②AML 比 ALL 治疗时间明显缩短，APL 用 ATRA 获得 CR 后采用化疗与 ATRA 或砷剂交替维持治疗2～3年较好。

高危组首选异基因 HSCT；低危组（不含 APL）首选 HD Ara－C 为主的强烈化疗，复发后再行异基因 HSCT；中危组强化疗、大剂量化疗＋自体 HSCT 或同胞相合 HSCT 均可。值得注意的是在属于中危组的正常核型 AML 中，也存在基因突变，CEBPA 和 NPMl 突变对预后有利，而 FLT3－ITD、MLL－PTD 突变等对预后不利。

HD Ara－C 方案巩固强化，每剂 Ara－C 静滴 3 小时，连用 6～12 个剂量，可单用或与安吖啶、DNR、NVT、IDA 等联合使用。AML 用 HD Ara－C 巩固强化至少 4 个疗程，或 1 次 HD Ara－C 后行自身 HSCT，长期维持治疗已无必要。

（3）复发和难治 AML 的治疗：①HD Ara－C 联合化疗：对年龄 55 岁以下，支持条件较好者，可选用。②新方案：如氟达拉滨、Ara－C 和 G－CSF±IDA（FLAG±I）。③对于年龄偏大或继发性 AML，可采用预激化疗：G－CSF 300ug/d 皮下注射，d1～14；阿克拉

霉素 20 mg/d，iv，d1～4；Ara-C 10～15 mg/m^2，每 12 小时一次，皮下注射，d1～14。④HSCT：除 HLA 相合的 HSCT 外还包括 HLA 部分相合或半相合的移植。

3. 老年 AL 的治疗　大于 60 岁，由 MDS 转化而来、继发于某些理化因素、耐药、重要器官功能不全、不良核型者，更应强调个体化治疗。支持条件佳者可采用类似年轻患者的方案治疗，有 HLA 相合同胞供体者可行 NST。

第四节　巨幼细胞贫血

一、病因病理

（一）叶酸代谢，缺乏的原因

1. 叶酸代谢　叶酸属维生素 B 族，富含于新鲜水果、蔬菜、肉类食品中。经长时间烹煮食物中的叶酸，可损失 50%～90%。叶酸吸收主要在十二指肠及近端空肠。每日需从食物中摄入 200 微克叶酸。人体内叶酸储存量为 5～20 mg，且近 1/2 在肝。叶酸主要经尿和粪便排出体外，每日排出 2～5 微克。

2. 叶酸缺乏的原因　①摄入减少：主要原因是食物加工不当，如烹调时间过长或温度过高，会破坏大量叶酸；其次是偏食，食物中缺少富含叶酸的蔬菜、肉蛋类食物。②需要量增加：婴幼儿、青少年、妊娠和哺乳妇女需要量增加而未及时补充；另外甲状腺功能亢进症、慢性感染、肿瘤等消耗性疾病患者，叶酸的需要量也增加。③吸收障碍：腹泻、小肠炎症、手术和肿瘤及某些药物、乙醇等影响叶酸的吸收。④利用障碍：抗核苷酸合成药物可干扰叶酸的利用；一些先天性酶缺陷也可影响叶酸的利用。⑤叶酸排出增加：如血液透析、酗酒等。

（二）维生素 B_{12}代谢，缺乏的原因

1. 维生素 B_{12}代谢　Vit B_{12}在人体内存在于血浆和肝及其他组织。正常人每日需 1 微克 VitB_{12}，主要来源于动物肝、肾、鱼、肉、蛋及乳品类食品。人体内 VitB_{12}的储存量约为 2～5 mg，其中约 50%～90%在肝。Vit B_{12}主要经粪便、尿排出体外。

2. 维生素 B_{12}缺乏的原因

（1）摄入减少：完全素食者会因摄入减少而导致 VitB_{12}缺乏。

（2）吸收障碍：这是 Vit B_{12}缺乏最常见的原因，可见于：①内因子缺乏，如恶性贫血、胃黏膜萎缩、胃切除等；②胰蛋白酶缺乏；③胃酸和胃蛋白酶缺乏；④肠道疾病；⑤先天性内因子缺乏或 VitB_{12}吸收障碍；⑥肠道寄生虫或细菌大量繁殖可消耗 VitB_{12}；⑦药物影响。

（3）利用障碍

二、临床表现

（一）血液系统表现

起病缓慢，常有面色苍白、乏力、耐力下降、心悸、头昏等贫血症状。重者出现全血细胞减少，反复感染和出血等现象。少数患者可出现轻度黄疸。

（二）消化系统表现

口腔黏膜、舌乳头萎缩，舌面呈“牛肉样舌”，有舌痛感。胃肠道黏膜萎缩可引起食欲

缺乏、恶心、腹泻、腹胀或便秘。

（三）神经系统表现和精神症状

对称性远端肢体麻木，振动感和运动感消失等深感觉障碍；共济失调或步态不稳；锥体束征阳性、肌张力增加、腱反射亢进。叶酸缺乏者有易怒、妄想等精神症状。患者味觉、嗅觉降低、视力下降、黑蒙征；重者可有大、小便失禁。Vit B_{12}缺乏者有抑郁、失眠、记忆力下降、幻觉、谵妄、妄想甚至精神错乱、人格变态等。

三、诊断

根据营养史或特殊用药史、贫血表现、消化道及神经系统症状及体征，结合特征性血象和骨髓象以及血清 Vit B_{12}和叶酸水平测定等可作出诊断。若无条件测血清 Vit B_{12}和叶酸水平，可予诊断性治疗，对于叶酸或 Vit B_{12}治疗一周左右后网织红细胞上升者，应考虑叶酸或 Vit B_{12}缺乏。

四、治疗

（一）原发病的治疗

对于有原发病（如自身免疫病、胃肠道疾病等）的 MA，应积极治疗原发病；对于用药后继发的 MA，应酌情停药。

（二）补充缺乏的营养物质

1. 叶酸缺乏　口服叶酸，每日 2～3 次，每次 5～10 mg，当贫血表现完全消失才可停用。若无原发病，则不需维持治疗；如果同时有 Vit B_{12}缺乏，则需同时注射 VitB_{12}否则会加重神经系统损伤。

2. 维生素 B_{12}缺乏　肌注 Vit B_{12}，每周 2 次，每次 500 微克；对于没有 VitB_{12}吸收障碍者可口服 Vit B_{12}片剂 500 微克，每日 1 次；对于有神经系统表现，治疗应维持半年到 1 年；对于恶性贫血患者，治疗维持终生。

第五节　缺铁性贫血

一、病因病理

（一）病因

1. 摄入不足　婴幼儿、青少年、妊娠和哺乳期妇女常见。因为婴幼儿需铁量较大，所以如果补充蛋类、肉类等含铁量较高的辅食，容易造成缺铁。青少年偏食易缺铁。女性月经过多、妊娠或哺乳，需铁量会增加，如果不补充高铁食物，容易造成缺铁性贫血（IDA）。另外长期食物缺铁也可引起其他人群 IDA。

2. 吸收障碍　胃大部切除术后，分泌胃酸不足且食物进入空肠较快，绕过铁的主要吸收部位（十二指肠），从而使铁吸收减少。另外，由多种原因造成的胃肠道功能紊乱，均可因铁吸收障碍而引发 IDA。

3. 丢失过多　多见于各种失血，如慢性胃肠道失血、食管裂孔疝、食管或胃底静脉曲张破裂、消化道息肉、胃十二指肠溃疡、寄生虫感染、肿瘤和痔疮等；咯血和肺泡出血；血红蛋白尿；月经过多；此外还有反复血液透析、多次献血等。

（二）病理

1. 缺铁影响铁代谢

当体内贮铁减少到不足以补偿功能状态铁时，会引发 IDA。

2. 红细胞内缺铁影响造血系统

3. 组织缺铁影响组织细胞代谢

细胞中含铁酶和铁依赖酶的活性降低，影响患者的精神、行为、体力、免疫功能及患儿的生长发育和智力；缺铁可引起黏膜组织病变及外胚叶组织营养障碍。

二、临床表现

（一）贫血表现

常见乏力、易倦、头昏、头痛、心悸、耳鸣、气促等；常伴苍白、心率增快。

（二）组织缺铁表现

精神行为异常，如烦躁、易怒、异食癖、注意力不集中；体力、耐力下降；易感染；儿童生长发育迟缓、智力低下；口腔炎、舌炎、口角炎、舌乳头萎缩、缺铁性吞咽困难；皮肤干燥、皱缩；毛发干枯、脱落；指（趾）甲缺乏光泽、脆薄易裂，重者指（趾）甲变平，甚至凹下呈勺状（匙状甲）。

（三）缺铁原发病表现

由消化性溃疡、肿瘤或痔疮导致的血便、黑便或腹部不适，由肠道寄生虫感染导致的腹痛或大便性状改变，肿瘤性疾病的消瘦，妇女月经过多，血管内溶血的血红蛋白尿等。

三、诊断

IDA 诊断包括以下三方面：

1. 贫血表现为小细胞低色素性：男性 Hb＜120 g/L，女性 Hb＜110 g/L，孕妇 Hb＜100 g/L；MCV＜80 fl，MCH＜27 pg，MCHC＜32％；

2. 有缺铁的依据：符合贮铁耗尽（ID）或缺铁性红细胞生成（IDE）的诊断。

3. 对于存在铁缺乏的病因，铁剂治疗有效。

四、治疗

（一）病因治疗

治疗 IDA 的前提是 IDA 的病因诊断，只有明确诊断后才能有可能去除病因。例如胃，十二指肠溃疡伴慢性失血或胃癌术后残胃癌所致的 IDA，应多次检查大便潜血，并且做胃肠道 X 线或内镜检查，必要时可以通过手术根治；婴幼儿、青少年或妊娠妇女因营养不足而引起的 IDA，应改善饮食。寄生虫感染者应驱虫治疗；月经过多引起的 IDA 应调理月经等。

（二）补铁治疗

首选口服铁剂，如口服琥珀酸亚铁 0.1 g，每日 3 次。餐后服用胃肠道反应小且易耐受。应注意，进食乳类、谷类和茶等会对铁剂的吸收有抑制作用，鱼、肉类、维生素 C 可加强对铁剂的吸收有促进作用。口服铁剂后，首先表现外周血网织红细胞增多，高峰一般在开始服药后 5～10 天，血红蛋白浓度在 2 周后上升，一般 2 个月左右恢复正常。铁剂治疗在血红蛋白恢复正常后至少持续 4～6 个月，待铁蛋白正常后方可停药。如果口服铁剂不能耐受或吸收障碍，可用右旋糖酐铁（iron dextran）肌内注射，每次 50 mg，每日或隔日 1 次，应缓慢注射和注意过敏反应。

第六节 再生障碍性贫血

一、病因病理

发病原因不明确，可能为：①病毒感染②化学因素

发病机制有以下三方面：

1. 造血干祖细胞缺陷

包括量和质的异常。

2. 造血微环境异常

AA 患者骨髓活检除发现造血细胞减少外，还发现骨髓“脂肪化”、静脉窦壁水肿、出血、毛细血管坏死；部分 AA 骨髓基质细胞体外培养生长情况差，分泌的各类造血调控因子明显不同于正常人；移植骨髓基质细胞受损的 AA 造血干细胞不易成功。

3. 免疫异常

多数患者用免疫抑制治疗有效。

以往认为，在一定遗传背景下，AA 可能通过三种机制发病：原发、继发性造血干祖细胞缺陷、造血微环境及免疫异常。近年来认为免疫异常是 AA 的主要发病机制。而造血微环境与造血干祖细胞量的改变是异常免疫损伤的结果。

二、临床表现

（一）重型再生障碍性贫血（SAA）

起病急，进展快，病情重；有少部分可由非重型 AA 进展而来。

1. 贫血　苍白、乏力、头昏、气短和心悸等症状进行性加重。

2. 感染　多数患者有发热，体温在 39℃以上，个别患者自发病到死亡均处于难以控制的高热之中。以呼吸道感染最常见，其次有消化道、泌尿生殖道及皮肤、黏膜感染等。细菌和真菌感染，常合并败血症。

3. 出血　皮肤可有出血点或大片淤斑，口腔黏膜有血泡，此外有鼻出血、牙龈出血、眼结膜出血等。深部脏器出血时可见呕血、咯血、血尿、便血、阴道出血、颅内出血和眼底出血。

（二）非重型再障（NSAA）

起病和进展较缓慢，贫血、感染和出血的程度较重型轻，也较易控制。久治无效者会发生颅内出血。

三、诊断

1. AA 诊断标准 ①一般无肝、脾肿大；②全血细胞减少，网织红细胞百分数<0.01，淋巴细胞比例增高；③骨髓多部位增生减低，造血细胞减少，非造血细胞比例增高，骨髓小粒空虚；④一般抗贫血治疗无效。

2. AA 分型诊断标准 SAA，发病急，贫血进行性加重，会严重感染和出血。血象具备下述三项中两项：①中性粒细胞$<0.5\times10^9$/L，②网织红细胞绝对值$<15\times10^9$/L，③血小板$<20\times10^9$/L。NSAA 指达不到 SAA 诊断标准的 AA。

四、治疗

（一）支持治疗

1. 保护措施 预防感染，注意饮食及环境卫生，SAA 需要保护性隔离；防止外伤及剧烈活动，避免出血；不用对骨髓有损伤作用和抑制血小板功能的药物；必要的心理护理。

2. 对症治疗

（1）纠正贫血：通常认为血红蛋白低于 60 g/L，且患者对贫血耐受能力较差时，可输注红细胞，但应注意不能输血过多。

（2）控制出血：可用氨基己酸（泌尿生殖系统出血患者禁用），酚磺乙胺（止血敏）。女性子宫出血可肌注丙酸睾酮。血小板减少所引起的严重出血应输浓缩血小板。当血小板输注无效时，可输 HLA 配型相配的血小板。对于肝脏疾病有凝血因子缺乏者应予纠正。

（3）控制感染：及时采用经验性广谱抗生素治疗，同时取感染部位的分泌物或血液、尿、大便等做细菌培养和药敏试验，药敏试验有结果后应换用敏感的抗生素。但是长期广谱抗生素治疗可诱发真菌感染和肠道菌群失调。用两性霉素 B 等抗真菌药物可治疗真菌感染。

（4）护肝治疗：AA 常能同时引起肝功能损害，应酌情选用护肝药物。

（二）针对发病机制的治疗

1. 免疫抑制治疗

（1）抗淋巴/胸腺细胞球蛋白（ALG/ATG）：用于 SAA。

（2）环孢素：6 mg/（kg·d）左右，疗程一般长于 1 年。

（3）还有其他药物也可治疗 SAA。

2. 促造血治疗

（1）雄激素：①司坦唑醇（康力龙）2 mg，每日 3 次；②达那唑 0.2 g，每日 3 次；③十一酸睾酮（安雄）40～80 mg 每日 3 次；④丙酸睾酮 100 mg/d 肌注。应视药物的作用效果和不良反应等调整疗程及剂量。

（2）造血生长因子：特别适用于 SAA。

3. 造血干细胞移植 对于 40 岁以下、无感染及其他并发症、有合适供体的 SAA 患者，可考虑造血干细胞移植。

第九章　运动系统

第一节　骨质疏松症

一、病因病理

骨质疏松症（osteoporosis，OP）是一种以骨量（bone mass）下降和骨的微细结构破坏为特征，导致骨脆性增加和易于骨折的代谢性骨病。按病因可分为原发性和继发性两类。继发性 OP 的原发病因明确，常由内分泌代谢疾病（如甲亢、甲旁亢、性腺功能减退症、库欣综合征、1 型糖尿病等）或全身性疾病引起。Ⅰ型原发性 OP 即绝经后骨质疏松症（PMOP），发生于绝经后女性。Ⅱ型原发性 OP 即老年性 OP，出现在老年人。

（一）病因和危险因素

正常成熟骨的代谢主要以骨重建（bone remodeling）形式进行。更年期后，一般男性的 BMD 下降速率慢于女性，因为后者除增龄外，还有雌激素缺乏因素的参与。凡使骨吸收增加和（或）骨形成减少的因素都会导致骨丢失和骨质量下降，脆性增加，导致发生骨折。

（二）骨吸收因素

1. 性激素缺乏　雌激素缺乏使破骨细胞功能增强，骨丢失加速，这是形成 PMOP 的重要因素；而雄激素缺乏在老年性 OP 的发病率中占据很大部分。

2. 活性维生素 D 缺乏和 PTH 增高　由于高龄和肾功能衰弱等原因致肠钙吸收和 1，25（$OH)_2D_3$生成减少，PTH 呈代偿性分泌增多，导致骨转换率增强和骨丢失。

3. 细胞因子表达紊乱　骨组织的 IL－1、IL－6 和 TNF 增高，而护骨素减少，导致破骨细胞活性增强和骨吸收。

（三）形成因素

1. 峰值骨量降低　发育期是人体骨量增加最快的时期，约在 30 岁左右达到峰值骨量（PBM）。PBM 主要由遗传因素决定，并与种族、骨折家族史、瘦高身材等临床表象，以及发育、营养和生活方式等因素密切相关。性成熟障碍使 PBM 降低，成年后出现 OP 的可能性增加，发病年龄提前。PBM 后，OP 的发生主要取决于骨丢失的量和速度。

2. 骨重建功能衰退　可能是老年性骨质疏松的重要发病原因。成骨细胞的功能与活性缺陷导致骨形成不足和骨丢失。

（四）骨质量下降

遗传因素决定骨质量，包括骨的几何形态、矿化程度、微损伤累积、骨矿物质与骨基质的理化与生物学特性等。骨质量下降导致骨脆性和骨折风险增高。

（五）不良的生活方式和生活环境

OP 和 OP 性骨折的危险因素很多，如吸烟、酗酒、制动、跌倒、高龄、光照减少、体力活动过少、长期卧床、长期服用糖皮质激素、钙和维生素D摄入不足等。蛋白质摄入不足、营养不良和肌肉功能衰弱是老年性OP的重要原因。危险因素越多，发生OP和OP性骨折的几率越大。

二、临床表现

（一）骨痛和肌无力

轻者无症状，仅在X线摄片或BMD测量时才被发现。较重患者常诉腰背疼痛、乏力或全身骨痛。尤其骨痛通常为弥漫性，无固定部位，检查不能发现压痛区（点）。乏力常于劳累或活动后加重，负重能力减弱或不能负重。四肢骨折或髋部骨折时肢体活动明显受限，局部疼痛加重，有畸形或骨折阳性体征。

（二）骨折

常因轻微活动、弯腰、负重、创伤、挤压或摔倒后发生骨折。多发部位为脊柱、髋部和前臂，其他部位亦可发生，如肋骨、盆骨、肱骨甚至锁骨和胸骨等。脊柱压缩性骨折多发生于PMOP患者，可单发或多发，有或无诱因，其突出表现为身材缩短；甚至出现突发性腰痛，卧床而取被动体位。髋部骨折多在股骨颈部（股骨颈骨折），多见于老年性OP患者，通常于摔倒或挤压后发生。第一次骨折后，患者发生再次或反复骨折的几率明显增加。

三、诊断

1. 诊断线索　①绝经后或双侧卵巢切除后女性；②身材变矮或脊椎畸形；③不明原因的慢性腰背疼痛；④脆性骨折史或脆性骨折家族史；⑤存在多种OP危险因素，如吸烟、高龄、制动、低体重、长期卧床、服用糖皮质激素等。

2. 诊断标准　详细的病史和体检是临床诊断的基本依据，但确诊有赖于X线照片检查或BMD测定，并确定是低骨量（低于同性别PBM的1个标准差以上但小于2.5SD）OP（低于PBM的2.5标准差以上）或严重OP（OP伴一处或多处骨折）。OP性骨折的诊断主要根据临床表现、年龄、外伤骨折史以及影像学检查确立。正、侧位X线片（必要时可加特殊位置片）确定骨折的部位、类型、移位方向和程度；CT和MRI对微细骨折和椎体骨折有较大诊断价值；CT三维成像能清晰显示关节内或关节周围骨折；MRI对鉴别新鲜和陈旧性椎体骨折有较大意义。

3. 病因诊断　查找其病因，并对骨折几率作出简单预测。

4. 骨代谢转换率评价　一般根据骨代谢生化指标测定结果来判断骨转换状况。骨代谢生化指标分为骨形成指标和骨吸收指标两类，前者主要有骨钙素、血清骨源性碱性磷酸酶和1型胶原羧基前肽等组成；后者包括尿钙/尿肌酐比值、吡啶啉、脱氧吡啶啉和血抗酒石酸酸性磷酸酶（TRAP）等。

四、治疗

按我国的OP诊疗指南为依据确定治疗病例。强调综合治疗、早期治疗和个体化治疗；治疗方案和疗程应根据费用、疗效和不良反应等因素决定。合适的治疗可减轻症状，改善预后，降低骨折发生率。

（一）一般治疗

1. 改善营养状况　补给足够的蛋白质有助于 OP 和 OP 性骨折的治疗，尤其是伴有肾衰竭者要选用优质蛋白饮食，并适当限制摄入量。多进富含异黄酮（isoflavone）类食物对保存骨量也有一定作用。

2. 补充钙剂和维生素 D　无论何种 OP 均应补充适量钙剂，使每日元素钙的总摄入量达 800～1 200 mg。除增加饮食钙含量外，尚可补充碳酸钙、枸橼酸钙、葡萄糖酸钙等制剂。同时补充维生素 D 400～600 IU/d。非活性维生素 D 主要适用于 OP 的预防，而活性维生素 D 可促进肠钙吸收，增加肾小管对钙的重吸收，抑制 PTH 分泌，所以用于各种 OP 的治疗。骨化三醇［1，25 $(OH)_2D_3$，钙三醇］或阿法骨化醇的常用量 0.25 μg/d，应用期间要定期监测血钙磷变化，预防发生高钙血症和高磷血症。

3. 加强运动　多参加户外活动，加强负重锻炼，增强应变能力，减少骨折意外的发生。运动的类型、方式和量应根据患者的具体情况而选择。需氧运动和负重锻炼的重点应放在提升耐受力和平衡能力上，降低摔倒和骨折风险。避免肢体制动，增强抵抗力，加强个人护理。

4. 纠正不良生活习惯和行为偏差　提倡低钠、高钾、高钙和高非饱和脂肪酸饮食，戒烟忌酒。

5. 避免使用致 OP 药物　如抗癫痫药、扑米酮、丙戊酸、苯妥英、苯巴比妥、卡巴马嗪、拉莫三嗪、氯硝西泮、加巴喷丁和乙琥胺等。

6. 对症治疗　适当疼痛者可给予适量非甾体抗炎药，如阿司匹林，每次 0.3～0.6 g，每日不得超过 3 次；或吲哚美辛（消炎痛）片，每次 25 mg，每日 3 次；或桂美辛（吲哚拉新）每次 150 mg，3 次/日；或塞来昔布（celecoxib），每次 100～200 mg，每日 1 次。发生骨折或遇顽固性疼痛时，可选用降钙素制剂。骨畸形者应局部固定或采用其他矫形措施防止畸形加剧。骨折者应给予牵引、固定、复位或手术治疗，同时应以物理康复治疗为辅助，尽早恢复运动功能。必要时由医护人员给予被动运动，避免因制动或废用而加重病情。

（二）特殊治疗

1. 性激素补充治疗

（1）雌激素补充治疗：

1）治疗原则：雌激素补充治疗主要适用于 PMOP 的预防，有时也可作为治疗方案之一。雌激素补充治疗的原则是：①确认患者有缺乏雌激素的证据；②优先选用天然雌激素制剂（尤其是长期用药时）；③青春期及育龄期妇女的雌激素用量应使血雌二醇的目标浓度达到中、晚卵泡期水平（150～300 pg/ml 或 410～820 pmol/L），绝经后 5 年内的生理性补充治疗目标浓度为早卵泡期水平（40～60 pg/ml）；④65 岁以上的绝经后妇女使用时选择更小的剂量。

2）禁忌证：①不明原因阴道出血；②子宫肌瘤或子宫内膜异位；③子宫内膜癌和乳腺癌；④活动性肝炎或其他肝病伴肝功能明显异常；⑤活动性血栓栓塞性病变；⑥系统性红斑狼疮；⑦其他情况，如黑色素瘤、阴道流血、冠心病、血栓栓塞史、耳硬化症、血卟啉症和镰状细胞性贫血等。伴有严重高血压、糖尿病、胆囊疾病、偏头痛、哮喘、癫痫、泌乳素瘤、母系乳腺癌家族史和乳腺增生者慎用雌激素制剂。

3）常用制剂和用量：①微粒化 17 - β -雌二醇，或戊酸雌二醇 1～2 mg/d；②炔雌醇 10～20μg/d；③替勃龙（tibolone）1.25～2.5 mg/d；④尼尔雌醇 1～2 mg/w；⑤雌二醇皮贴剂 0.05～0.1 mg/d。雌、孕激素合剂（dienogest）或雌、孕、雄激素合剂的用量小；皮肤贴剂可避免药物首经肝及胃肠道；鼻喷雌激素制剂（aerodiol）具有药物用量低、疗效确切等优点。

4）注意事项：①雌激素补充治疗的疗程一般不超过 5 年，治疗期间要定期进行妇科和乳腺检查；如子宫内膜厚度大于 5 mm，必须加用适当剂量和疗程的孕激素；反复阴道出血者应降低用量或停药。②一般口服给药，伴有胃肠、肝胆、胰腺疾病者，以及轻度高血压、糖尿病、血甘油三酯升高者应选用经皮给药；以泌尿生殖道萎缩症状为主者宜选用经阴道给药。③青春期和育龄期妇女的雌、孕激素的配伍可选用周期序贯方案，绝经后妇女可选用周期或连续序贯方案、周期或连续联合方案。

（2）雄激素补充治疗：用于男性 OP 的治疗。天然的雄激素主要有睾酮、二氢睾酮及雄烯二酮，但一般常选用雄酮类似物苯丙酸诺龙（19 -去甲 17 -苯丙酸睾酮）或司坦唑醇（吡唑甲睾酮，stanozolo1）。雄激素对肝有损害，并常导致水钠潴留和前列腺增生，因此长期治疗宜选用经皮制剂。

2. 选择性雌激素受体调节剂（selective estrogen receptor modulators，SERM）和选择性雄激素受体调节剂（SARM）　SERM 主要适应于 PMOP 的治疗，可提高 BMD，降低骨折发生率，但偶可导致血栓栓塞性病变。SARM 具有较强的促合成代谢作用，有望成为治疗老年男性 OP 的较理想药物。

3. 二磷酸盐　二磷酸盐抑制破骨细胞生成和骨吸收，主要适用于骨吸收明显增强的代谢性骨病（如变形性骨炎、多发性骨髓瘤、甲旁亢等），亦可用于高转换型原发性和继发性 OP、高钙血症危象和骨肿瘤的治疗，对类固醇性 OP 也有明显效果；但老年性 OP 不宜长期使用该类药物，必要时应与 PTH 等促进骨形成类药物合用。

常用的有三种：①依替磷酸二钠（etidronate，1 -羟基乙磷酸钠）400 mg/d：清晨空腹时口服，服药 1 小时后方可进餐或饮用含钙饮料，一般连服 2～3 周。通常需隔月 1 个疗程。②帕米磷酸钠（pamidronate，3 -氨基- 1 羟基乙磷酸钠）：用注射用水稀释成 3 mg/m1 浓度后加入生理盐水中，缓慢静脉滴注（不短于 6 小时），每次 15～60 mg，每月注射 1 次，可连用 3 次，此后每 3 月注射 1 次或改为口服制剂。本药的用量要依据血钙和病情而定，两次给药的间隔时间不得少于 1 周。③阿仑磷酸钠（alendronate，4 -氨基- 1 羟丁基乙磷酸钠）的常用量为 10 mg/d，服药期间无需间歇；或每周口服 1 次，每次 70 mg。④其他新型二磷酸盐制剂有唑来磷酸二钠（zoledronate disodium）、因卡磷酸二钠（incadronate disodium）、氯屈磷酸二钠（clodronate disodium）等，可酌情选用。

用药期间需补充钙剂，偶可出现浅表性消化性溃疡；静脉注射可导致二磷酸盐钙螯合物沉积，有血栓栓塞性疾病、肾功能不全者禁用。治疗期间追踪疗效，并监测血钙、磷和骨吸收生化标志物。

4. 降钙素　降钙素作为骨吸收的抑制剂，主要适用于：①高转换型 OP；②OP 伴或不伴骨折；③变形性骨炎；④急性高钙血症或高钙血症危象。主要制剂：①鲑鱼降钙素（miacalcic）为人工合成鲑鱼降钙素，每日皮下或肌内注射 50～100 U；有效后减为每周 2～3 次，每次 50～100 U。②鳗鱼降钙素（elcatonin）为半人工合成的鳗鱼降钙素，每周肌注 2 次，每次 20 U，或根据病情酌情定量。③降钙素鼻喷剂，100 IU/d，其疗效与注射剂相同。

孕妇和过敏反应者禁用。应用降钙素制剂前需补充数日钙剂和维生素 D。

5. 甲状旁腺素（PTH） 小剂量 PTH 有利于骨形成，增加骨量。对老年性 OP、PMOP、雌激素缺乏的年轻妇女和糖皮质激素所致的 OP 均有治疗效果。PTH 可单用（400～800 U/d），疗程 6～24 个月，或与雌激素、降钙素、二磷酸盐或活性维生素 D 联合应用。

6. 其他药物 包括小剂量氟化钠、GH 和 IGF-1 等。

（三）OP 性骨折的治疗

治疗原则包括固定、复位、功能锻炼和抗 OP 治疗。

第二节 股骨干骨折

一、病因病理

重物直接打击、火器性损伤、车轮辗轧等直接暴力作用于股骨，容易导致股骨干的横断或粉碎性骨折，同时有普遍的软组织损伤。机器扭转伤、高处坠落伤等间接暴力作用，常导致股骨干斜形或螺旋形骨折，周围软组织损伤较轻。股骨干骨折可分为上 1/3 、中 1/3 和下 1/3 骨折。由于各部位所附着的肌起止点的牵拉而出现典型的移位。在上 1/3 骨折，因受髂腰肌、臀中、小肌和外旋肌的牵拉作用使近折端向前、外及外旋方向移位；远折端则由于内收肌的牵拉而向内、后方向移位；由于股四头肌、阔筋膜张肌及内收肌的共同作用而向近端移位。股骨干中 1/3 骨折后，由于内收肌群的牵拉作用骨折向外成角。下 1/3 骨折后，远折端由于腓肠肌的牵拉以及肢体的重力作用而向后方移位倾倒，又由于股前、外、内的肌牵拉的合力，使近折端向前上移位，形成短缩畸形。股骨干骨折移位的方向除受肌牵拉的影响外，还与暴力作用的大小、方向及肢体所处的位置和急救搬运过程等诸多因素有关。

二、临床表现与诊断

根据受伤后出现的骨折的特有表现，即可作出临床诊断。X 线正、侧位拍片，可明确骨折的准确部位、类型和移位方向情况。在下 1/3 段骨折，由于远折端向后移位，有可能压迫或刺伤腘动脉、腘静脉、胫神经和腓总神经，应同时仔细检查远端肢体的运动功能、血循环及感觉。单一股骨干骨折因失血量过多，可能出现休克前期临床表现，若合并多处骨折，或双侧股骨干骨折，引发休克的可能性很大，应对病人的全身情况作出正确判断。

三、治疗

（一）非手术疗法

相对稳定的股骨干骨折，软组织条件差者，可采用非手术疗法。在麻醉下，在胫骨结节或股骨髁上进行骨骼牵拉。短缩畸形取消后，用手法复位，减缓牵引力量，叩击肢体远端，使骨折端嵌插紧密。X 线证实对位对线良好，大腿部用四块夹板固定。同时继续用维持重量牵引。牵引方法很多。在成人，可采用 Thomas 架平衡持续牵引或 Braun 架固定持续牵引。3 岁以下儿童则采用垂直悬吊皮肤牵引。在牵引过程中，要按时测量肢体长度和进行床旁 X 线照片，了解牵引力是否恰当、准确。若牵引力过大，导致牵引过度，骨折端出现间隙，将会出现骨折不愈合。儿童的股骨干骨折多采用手法复位、小夹板固定，皮肤牵引维持方法治疗。较小的成角畸形及 2 cm 以内的重叠是可以允许的。因为儿童骨的再塑能力旺盛，随着生长发育，逐渐代偿，至成人后无痕迹留下。

成人的股骨干骨折通常需持续牵引 8～10 周，床旁 X 线摄片证实有骨愈合，可在维持牵引环境下活动髋、膝关节，作肌肉等长收缩训练，预防肌萎缩、粘连、关节僵硬。在 X 线摄片证实有牢固的骨愈合后，才能解除牵引，进行广泛的功能训练。条件许可者，也可在牵引 8～10 周后，改用外支架保护，前期不负重活动。近几年有采用手法复位、外固定器固定方法治疗。

（二）手术疗法

1. 手术治疗的指征在以下情况需要用手术治疗：① 非手术疗法失败；② 同一肢体或其他部位存在多处骨折；③ 合并神经血管受损；④ 老年人的骨折，不宜长久卧床患者；⑤ 陈旧骨折不愈合或有功能障碍的畸形愈合；⑥ 无污染或污染很轻的开放性骨折。

2. 手术治疗方法：① 切开复位，加压钢板螺钉内固定是较普遍的方法。由于达到了坚强内固定，术后可早期活动。但可能出现应力遮挡效应、影响骨愈合的效果。② 切开复位，带锁髓内钉固定是近几年出现的一种新的固定方法。插入髓内钉后，在钉远端打入螺栓，加压，在大转子区钉尾部加栓，形成既可加压又可控制远侧骨段旋转的髓内钉。

第三节　腰肌劳损

一、病因及病理

躯干在负重活动时，位置越低所承受的负荷越大，故腰部受力最大也最集中。躯干的稳定性主要集中于脊柱，当脊柱结构失稳时，起辅助稳定作用的腰背肌将超负荷工作，来维持躯干稳定。长期如此，肌肉即产生代偿性增生、肥大。此外，长期弯腰工作者，腰部肌持续呈紧张状态，长期如此使小血管受压，供氧不足、代谢产物积累，最终刺激局部而形成损伤性炎症。如一组肌肉发生这种慢性劳损，必将使对应肌产生相适应的改变来补偿原发部位病变后的功能障碍，称为对应补偿调节。如原发病变部位的肌肉经对应补偿调节仍不能正常维持功能，则可使上、下或对侧肌进行再补偿，称为系列补偿调节。上述变化，在临床上表现为一个部位腰痛可随时间而向上、下或对侧发展。

部分病人也可因急性腰部外伤治疗不当，迁延最终导致慢性腰肌劳损。

二、临床表现及诊断

1. 无明显诱因的慢性疼痛为主要症状。腰痛为酸胀痛，劳累时加重，休息时减轻，但卧床过久又感不适，稍事活动和经常改变体位时会减轻，活动过久会导致疼痛再次加剧。

2. 在疼痛区有固定压痛点，该点位置经常在肌肉起、止点附近，或神经肌肉结合点。

在压痛点进行叩击，疼痛反而可以减轻，这是与深部骨疾患区别之一。

3. 有单侧或双侧骶棘肌痉挛征。

4. 可能有脊柱后凸、侧凸或长期坐位、弯腰等工作史。

三、治疗

1. 自我保健疗法 适当休息，定时改善姿势，避免弯腰持物等是减轻症状、防止复发的根本方法。必要时可在工作中使用腰围，但休息时则应解除，以免继发失用性肌萎缩，进一步加重腰段脊柱的不稳定。同时还应训练腰部肌力量，以增加未受损害肌的补偿调节功能。

2. 疼痛部位进行理疗手法和力度适当的按摩、推拿等。

3. 对压痛点进行肾上腺皮质类固醇注射治疗。

4. 疼痛明显影响工作和休息时，可服用非甾体抗炎剂、局部外用肌松弛剂及地西泮之类镇静剂，但不宜长期服用。

第四节 骨关节炎

一、病因病理

骨关节炎（osteoarthritis，OA），也称退行性关节病、骨质增生、骨关节病，是由于关节软骨完整性破坏以及关节边缘软骨下骨板病变，导致关节症状和体征的一组异质性疾病。

（一）病因

可能与患者自身易感性，即一般易感因素，以及导致特殊关节、部位生物力学异常的环境因素，即机械因素有关。

1. 一般易感因素 包括遗传因素、肥胖、高龄、性激素、骨密度、过度运动、吸烟以及存在其他疾病等。

2. 机械因素 如创伤、关节形态异常、长期从事反复使用某些关节的职业或剧烈的文体活动等。

过去认为导致本病的主要原因是关节软骨消耗磨损，或者所谓“退行性变”所致。但这种观点不能解释本病发生、发展的全过程。近年来对软骨的结构、生化组成和代谢变化的认识增多，加以软骨细胞培养、OA动物模型的研究，现认为本病是多种因素联合作用的结果。主要有：①软骨基质合成和分解代谢失调；②软骨下骨板损害使软骨失去缓冲作用；③关节内局灶性炎症。

（二）病理

关节作为一个器官，OA除了软骨，还可累及滑膜、关节囊和软骨下骨板。其主要病理特点为修复不良和关节结构破坏。

1. 关节软骨

软骨变性为本病特征性的病理改变，也是OA最基本的病理改变。初期表现局灶性软化，表面粗糙，失去正常弹性，继而出现小片脱落，表面有不规则小凹陷或线条样小沟，多见于负荷较大部位，如膝和髋。进一步出现微小裂隙、溃疡、糜烂，软骨大片脱落可致软骨下骨板裸露。镜检可见基质黏液样软化，软骨细胞减少，裂隙附近软骨细胞成堆增生，软骨撕裂或微纤维化，溃疡面可被结缔组织或纤维软骨覆盖及新生血管侵入。关节边缘软骨过度增生，产生软骨性骨赘，软骨性骨赘骨化形成骨赘。骨赘脱落进入关节腔，即为“关节鼠”。

2. 骨质改变

软骨糜烂、脱落后，软骨下骨板暴露。关节运动时摩擦刺激，骨质变为致密、坚硬，称“象牙样变”。关节软骨下骨髓内骨质增生、软骨下骨板囊性变等。本病软骨下骨板囊性变可能为软骨或软骨下骨板压力异常、局部骨质挫伤、坏死或压力增高，关节液被挤入骨内所致。

3. 滑膜改变

轻度的滑膜炎一般为继发性，由滑膜细胞吞噬了落入滑液的软骨小碎片引起的。早期可有充血、局限性围管性淋巴细胞及浆细胞浸润。后期由于软骨及骨质病变严重，滑膜呈绒毛样增生并失去弹性，其内可埋有破碎软骨或骨质小块，并可引起异物巨细胞反应。

二、临床表现

临床表现随累及关节而异。一般起病隐匿。主要临床表现是局部关节及其周围疼痛、僵硬以及病情进展后出现的关节骨性肥大、功能障碍等。

（一）症状

1. 疼痛是本病的主要症状，也是导致功能障碍的主要原因。特点为隐匿发作、持续钝痛，多发生于活动以后，休息可以缓解。随着病情进展，关节活动可因疼痛而受限，甚至休息时也可发生疼痛。睡眠时因关节周围肌肉受损，对关节保护功能降低，不能和清醒时一样限制引起疼痛的活动。由于软骨缺乏感受疼痛的神经纤维，疼痛多为关节内高压刺激关节囊内痛觉神经纤维，或骨内高压刺激骨膜或骨周围神经纤维，或软骨下微骨折，或骨赘、关节周围肌肉以及滑液中前列腺素及其他细胞因子刺激滑膜感觉神经末梢所致。

2. 晨僵和黏着感晨僵提示滑膜炎的存在。但和类风湿关节炎不同，时间比较短暂。黏着感指关节静止一段时间后，开始活动时感到僵硬，如粘住一般，稍活动即可缓解。上述情况多见于老年人下肢关节。

3. 其他症状随着病情进展，可出现关节挛曲、不稳定、负重时疼痛加重。由于关节表面吻合性差、肌肉痉挛和收缩、关节囊收缩以及骨刺或关节鼠引起机械性闭锁，可发生功能障碍。

（二）体征

1. 关节肿胀　因局部骨性肥大或渗出性滑膜炎引起，可伴局部温度增高、积液和滑膜肥厚，严重者可见关节畸形等。

2. 压痛和被动痛　受累关节局部可有压痛，伴滑膜渗出时更加明显。有时虽无压痛，但被动运动时可发生疼痛。

3. 关节活动弹响（骨摩擦音）　以膝关节多见。检查方法：患者坐位，检查者一手活动膝关节，另一手按在所查关节上，关节活动时可感到“咔哒”声。

4. 活动受限　由于骨赘、软骨丧失、关节周围肌肉痉挛以及关节破坏所致。

（三）常见受累关节及其临床特点

1. 手　手 OA 多见于中、老年女性，以远端指间关节最常累及，也可见于近端指间关节和第一腕掌关节。疼痛和压痛不太明显。特征性表现为指间关节背面内、外侧有骨样肿大结节，位于远端指间关节者称 Heberden 结节，位于近端指间关节者称 Bouchard 结节。具遗传倾向。部分患者可出现屈曲或侧偏畸形。第一腕掌关节因骨质增生可出现“方形手”。

2. 膝 膝 OA 早期以疼痛和僵硬为主，单侧或双侧交替，多发生于上下楼时。体格检查可见关节肿胀、压痛、骨摩擦音以及膝内翻畸形等。少数患者关节周围肌肉萎缩，多为失用性。

髌骨关节 OA 主要发生在青年人，与创伤有关。

3. 髋 髋关节 OA 多见于年长者，男性患病率较高。主要症状为隐匿发生的疼痛，可放射至臀外侧、腹股沟、大腿内侧，有时可集中于膝而忽略真正病变部位。体格检查可见不同程度的活动受限和跛行。

4. 足 足 OA 以第一跖趾关节最常见。跨囊炎可引起肿胀和疼痛。体征可见骨性肥大和外翻。跗骨关节也可累及。

5. 脊柱 脊柱 OA 包括骨突关节 OA 和椎间盘退行性变，骨突关节 OA 和椎间盘退行性变是两个不同的病理过程。骨突关节 OA 和其他关节 OA 相同，椎间盘退行性变多伴有椎体唇样骨赘，两者密切相关，以颈、腰段多见。表现为局部疼痛、僵硬。疼痛可向臀部或下肢放射。伸展时疼痛加重多提示骨突关节病变，屈曲时加重多提示椎间盘病。

（1）颈椎 OA：最多见于第 5 颈椎。颈项疼痛、僵硬主要由骨突关节引起。脊神经根受压可出现上臂放射痛，脊髓受压可引起肢体无力和麻痹，椎动脉受压可致眩晕、耳鸣以至复视、构音和吞咽障碍，严重者可发生定位能力丧失，甚或突然跌倒。

（2）腰椎 OA：多见于第 3 至第 5 腰椎。骨突关节受累可引起腰痛。椎间盘病可引起腰、臀疼痛并放射至下肢。神经根刺激可引起髋关节局部疼痛而不向下放射，应注意鉴别。

6. 其他部位 肩锁关节、颞下颌关节、肘关节也可累及。

（四）骨关节炎的特殊类型

1. 全身性 OA 多见于中年以上女性，有家族聚集倾向。典型表现累及多个指间关节，有 Heberden 结节和 Botachard 结节，还同时存在上述至少三个部位如膝、髋、脊柱的累及，关节功能预后良好。此型 OA 之所以被列为特殊类型，乃因除上述临床表现外，还与 HLA－A_1、B_8等遗传基因相关。

2. 侵蚀性炎症性 OA 起病和全身性 OA 相似，但有明显的发作性炎症表现。主要累及指间关节，受累关节可发生冻胶样囊肿、不同程度的疼痛和压痛。放射学检查可见关节软骨丧失、骨赘形成、软骨下骨板硬化和明显的骨侵蚀。后期可发生骨性强直。本病可持续多年，但最终大多没有症状。早期轻型病例只有少数软骨下骨囊性变。

3. 弥漫性特发性骨肥厚 多见于老年人。主要侵犯脊柱，全身其他关节也可累及。特点为椎体前方韧带波浪状钙化，以胸椎最多见；脊柱外肌腱、韧带附着点如足跟、鹰嘴骨突、指间关节等部位也可发生。症状轻微以至没有疼痛，脊柱可有中度活动受限。无椎间关节及骶髂关节累及，与 HLA－B_{27}不相关。

4. 快速进展性 OA 发病机制不清。多见于髋关节，其他关节也可发生，疼痛剧烈，关节间隙于短期内明显变窄，故名。学者认为 6 个月内关节间隙减少 2 mm 或以上者即可诊断。

三、诊断

根据症状和放射学表现，诊断不难。部分X线有OA表现者，临床没有症状，即所谓“无症状性OA”或“放射学OA”，应注意鉴别。

辅助检查：

放射学检查对本病的诊断十分重要，典型X线表现为受累关节间隙狭窄，软骨下骨质硬化及囊性变，关节边缘骨赘形成。严重者关节面萎陷、变形或半脱位。

无特异的实验室指标。血沉大多正常、C反应蛋白不高、RF和自身抗体阴性。关节液黄色或草黄色、黏度正常、凝固试验正常、白细胞数低于2×10^6/L、葡萄糖含量很少低于血糖水平之半。

磁共振显像能显示早期软骨病变，半月板、韧带等关节结构的异常，有利于早期诊断。但表现常与炎症性关节炎重叠，需注意鉴别。且价格较贵，未能普及。CT用于椎间盘病的诊断明显优于X线。

四、治疗

治疗的目的是减轻症状，改善关节功能，减少致残。应避免过度服药，根据不同情况指导患者进行非药物治疗和药物治疗。非药物治疗包括患者教育和自我调理，如注意养成卫生的生活方式和饮食习惯，适当的医疗锻炼、减肥、理疗，以及多吃新鲜水果、蔬菜、摄入适量维生素D等。药物治疗可先试用对乙酰氨基酚，每日304 g，分3次服用。也可使用外用药。

非甾体抗炎药在本病主要起镇痛作用，一般只需用治疗类风湿关节炎剂量的1/2。传统非甾体抗炎药胃肠道不良反应比较多见，必要时可加用H2受体拮抗剂或质子泵抑制剂也可选用选择性COX-2抑制剂。

慢作用药如透明质酸（hyaluronic acid）关节内注射，有较长时间的缓解症状和改善功能的作用，主要用于膝关节。

应避免全身使用糖皮质激素，但对于急性发作的剧烈疼痛、夜间痛、关节积液等严重病例，激素关节内注射能迅速缓解症状，但作用时间短。

其他如氨基葡聚糖（glucosamine）和硫酸软骨素A（chondroitin sulfate A）的各种制剂有一定疗效，但在本病治疗中的地位尚待研究。

值得一提的是，OA和骨质疏松（OP）同属增龄性疾病。临床证明，OA和OP常同时存在。有些症状还可能为OP所致。因此治疗OA时应注意是否必须同时治疗OP。

外科治疗主要用于功能严重障碍者。大多数患者预后良好，严重关节畸形和功能障碍者仅属少数。

第五节　肩锁关节脱位

一、病因病理

肩锁关节由肩峰的锁骨关节面与锁骨外端的肩峰关节面构成关节，部分关节内存在纤维软骨盘。关节面多呈垂直方向，关节囊薄弱，由周围的韧带维持其稳定性。

肩锁关节脱位（dislocation of the acromioclavicular joint）十分常见，多见于青年，暴力是引起肩锁关节脱位的主要原因，大多是直接暴力。依据暴力的大小，可仅发生关节囊挫伤、破裂、韧带挫伤、部分断裂、完全断裂或撕脱骨折、半脱位或完全脱位。肩峰受到打击时，肩峰及肩胛骨猛然向下，使关节囊及周围韧带断裂而发生脱位。当跌倒时，肩部着地，力传导至肩锁关节而发生关节脱位，为间接暴力所致。

根据损伤程度，可将肩锁关节脱位分为三型。

Ⅰ型：肩锁关节囊、韧带挫伤，尚未断裂。

Ⅱ型：肩锁关节囊破裂，部分韧带损伤或断裂，关节半脱位。

Ⅲ型：肩锁关节囊、韧带完全断裂，关节完全脱位。

二、临床表现

Ⅰ型：肩部受打击或跌倒所致，肩锁关节处疼痛、肿胀、肩活动时疼痛加重。局部压痛明显。

Ⅱ型：除有Ⅰ型的临床表现和体征外，用手指按压锁骨外端有弹性感。

Ⅲ型：除有Ⅰ型的临床表现和体征外，肩外上方有严重肿胀，与对侧相比有时可发现患侧明显高起，按压时弹性感更加明显，肩活动受限。

三、诊断

1. 肩锁关节X线拍片未发现明显移位。
2. X线拍片或在患手握重物 4～6 kg 时拍片，可见锁骨外端向上撬起，为半脱位。
3. X线拍片可见锁骨外端完全离开肩峰的相对关节面，为完全性脱位。

四、治疗

对于Ⅰ型损伤，用三角巾悬吊患肢 2～3 周后开始肩关节活动，可发现伤势好转。Ⅱ型损伤有学者主张手法复位、加垫外固定，但固定常不可靠，易并发压疮，或演变为陈旧性脱位，故最好手术治疗。对有陈旧性半脱位及Ⅲ型症状的病人，尤其是肩锁关节移位超过 2 cm 者，可选择手术治疗。手术方法可选择切开复位张力带钢丝固定、锁骨喙突螺钉固定、肩锁关节融合等。在切开复位的同时，可修复断裂的韧带。

第六节 肱骨干骨折

一、病因病理

肱骨外科颈下 1～2 cm 至肱骨髁上 2 cm 段内的骨折称为肱骨干骨折。在肱骨干中下 1/3 段后外侧有桡神经沟，有由臂丛神经后束发出的桡神经经内后方紧贴骨面斜向外前方进入前臂，此处骨折容易发生桡神经损伤。

病因

肱骨干骨折可由直接暴力或间接暴力引起。直接暴力常由外侧打击肱骨干中部，致横形或粉碎形骨折。间接暴力常由于手部着地或肘部着地，力向上传导，加上身体倾倒所产生的剪式应力，导致中下 1/3 骨折。有时因投掷运动，也可导致中下 1/3 骨折，多为斜形或螺旋形骨折。骨折端的移位取决于外力作用的大小、方向、骨折的部位和肌肉牵拉方向等。当骨折线位于三角肌止点以下时，近折端由于三角肌的牵拉而向前、外移位；远折端因肱二头肌、肱三头肌的牵拉而向近端移位。肱骨干下 1/3 骨折的移位方向与暴力作用的方向、前臂和肘关节所处的位置有关，大多数有成角、短缩及旋转畸形。

二、临床表现

受伤后，上臂出现疼痛、肿胀、畸形，皮下淤斑，上肢活动障碍。

三、诊断

检查可发现假关节活动，骨摩擦感，骨传导音减弱或消失。X 线拍片可确定骨折的类型、移位方向。若合并桡神经损伤，可出现垂腕，各手指掌指关节不能背伸，拇指不能伸，前臂旋后障碍，手背桡侧皮肤感觉减退或消失。

四、治疗

（一）手法复位，外固定

1. 麻醉　局部麻醉或臂丛神经阻滞麻醉。

2. 体位　在骨科牵引床上仰卧位。

3. 牵引　助手握住前臂，屈肘 90°，沿肱骨干纵轴牵引，在同侧腋窝施力作反牵引。经过持续牵引，纠正重叠、成角畸形。若骨折位于三角肌止点以上、胸大肌止点以下，在内收位牵引；若骨折线在三角肌止点以下，应在外展位牵引。

4. 外固定　复位成功后，减小牵引力，维持复位，可选择小夹板或石膏固定。

（1）小夹板固定：用四块合适长度的小夹板分别置于上臂前、内、外、后侧捆扎固定。屈肘 90°用三角巾悬吊。成人固定 6～8 周，儿童固定 4～6 周。

（2）石膏固定：复位后比较稳定的骨折，可用 U 形石膏固定。若是中、下部长斜形或长螺旋形骨折、手法复位后不稳定，采用上肢悬垂石膏固定，但以免因重量太大，导致骨折端分离，应采用轻质石膏，并在固定期中严密检查骨折对位对线情况。

（二）切开复位，内固定

1. 病症属于以下情况时，可采用切开复位内固定术：

（1）反复手法复位失败，骨折端对位对线不良，估计愈合后影响功能。

（2）骨折有分离移位，或骨折端有软组织嵌入。

（3）陈旧骨折不愈合。

（4）合并神经血管损伤。

（5）影响功能的畸形愈合。

（6）同一肢体有多发性骨折。

（7）在 8 ～12 小时以内，污染不重的开放性骨折。

2. 手术方法

(1) 麻醉：臂丛阻滞麻醉或高位硬膜外麻醉。

(2) 体位：仰卧，伤肢外展 90 °放在手术桌上。

(3) 切口与暴露：从肱二头肌、肱三头肌间切口，沿肌间隙暴露骨折端。若是上 1/3 骨折，切口向上经三角肌、肱二头肌间隙延长；若是下 1/3 骨折，切口向下经肱二头肌、肱桡肌间隙延长。注意勿损伤桡神经。

(4) 复位与固定：在直视下尽可能达到解剖对位。用外固定支架或加压钢板螺钉内固定，也可用带锁髓内针固定。近年来采用有限接触钢板固定，因减少了对血供的影响，有利于骨愈合。术后不用外固定，可早期进行功能锻炼。肱骨干下 1/3 骨折对骨的血循环破坏较重，若再加上手术操作，易导致骨折不愈合。若有桡神经损伤的病人，术中检查神经，若完全断裂，可一期修复桡神经。若为挫伤，神经连续性存在，则切开神经外膜，减轻神经继发性病理改变。

(三) 康复治疗

无论是手法复位外固定，还是切开复位内固定，术后均应早期进行康复治疗。复位术后抬高患肢，主动练习手指屈伸活动。2～3 周后，开始主动的腕、肘关节屈伸活动和肩关节的外展、内收活动，但活动量不应过大，逐渐增加活动频率和活动量。6～8 周后加大活动量，并作肩关节旋转活动。

第七节 类风湿关节炎

一、病因病理

类风湿关节炎（rheumatoid arthritis，RA）是一种病因尚未明了的慢性全身性炎症性疾病，属于自身免疫炎性疾病。该病好发于手、腕、足等小关节，反复发作，呈对称分布。

(一) 病因

RA 的病因研究迄今尚无定论，MHC－Ⅱ抗原、细胞因子、趋化因子在 RA 发病过程中的作用都被深入研究过，但其发病机制仍不清楚。

1. 环境因素

未证实有导致本病的直接感染因子，但目前认为一些感染因素（如细菌、支原体和病毒等）可能通过某些途径影响 RA 的发病和病情发展，其机制为：①活化 T 细胞和巨噬细胞，并释放细胞因子；②活化 B 细胞产生 RA 抗体，滑膜中的 B 细胞可能分泌致炎因子 TNF－α，B 细胞可以作为抗原呈递因子，并提供 CD_4^+ 细胞克隆增殖效应所需要的刺激信号；③感染因子的某些成分和人体自身抗原通过分子模拟导致自身免疫性的产生。

2. 遗传易感性

流行病学调查显示，RA 的发病与遗传因素密切相关。家系调查发现 RA 先证者的一级亲属发生 RA 的概率为 11%。对孪生子的调查结果显示，单卵双生子同时患 RA 的概率为 12%～30%，而双卵孪生子同患 RA 的概率只有 4%。RA 有明显的遗传特点，发病率在 RA 病人家族中明显增高。许多地区和国家进行研究发现 HI、HLA－DR_4 单倍型与 RA 的发病相关。基本病理变化是关节滑膜的慢性炎症。早期滑膜充血、水肿，单核细胞、淋巴细胞和浆细胞浸润，纤维蛋白渗出；滑膜内皮细胞增生并形成绒毛状皱褶，突入关节内；滑膜边缘部分增生形成肉芽组织血管翳，逐渐覆盖于关节软骨表面，肉芽组织血管翳，使关节软骨逐渐被破坏、吸收，仅有纤维组织覆盖，肉芽组织也可以破坏软骨下骨，使骨小梁减少，骨质疏松，后期关节面间肉芽组织逐渐纤维化，形成纤维性关节僵直，进一步发展为骨性强直。除关节外，关节周围的肌腱、腱鞘也有类似的肉芽组织侵入，使肌肉萎缩，继而发生挛缩，进一步影响关节功能。

3. 免疫紊乱

免疫紊乱被认为是 RA 主要的发病机制，特点是活化的 CD_4^+ T 细胞和 MHC－Ⅱ型阳性的抗原递呈细胞（antigen presenting cell，APC）浸润滑膜关节，滑膜关节组织的某些特殊成分或体内产生的内源性物质也可以作为自身抗原被 APC 呈递活化 CD_4^+ T 细胞，启动特异性免疫应答，导致相应的关节炎症状。在病程中 T 细胞库的不同 T 细胞克隆由于受到体内外不同抗原的刺激而活化增殖，滑膜的巨噬细胞也因抗原而活化，使细胞因子如 TNF－α、IL－1、IL－6、IL－8 等增多，使滑膜处于慢性炎症状态。TNF－α 进一步破坏关节软骨和骨，造成关节畸形。IL－1 是引起 RA 全身性症状（如低热、乏力、急性期蛋白合成增多）的主要细胞因子，是造成 C 反应蛋白和血沉升高的主要因素。

自身免疫反应：人类白细胞相关抗原 HLA－DR_4 与本病有不同程度的相关性，在某些环境因素作用下与短链多肽结合，激活 T 细胞，并产生自身免疫反应，导致滑膜增殖、血管翳形成、炎性细胞聚集和软骨退变。

另外，B 细胞激活分化为浆细胞，分泌大量免疫球蛋白。免疫球蛋白和 RF 形成的免疫复合物，经补体激活后可以诱发炎症。RA 患者过量的 Fas 分子或 Fas 分子与 Fas 配体比值的失调都会影响滑膜组织细胞的正常凋亡，使 RA 滑膜炎免疫反应得以持续。

4. 感染：

本病发展过程的一些特征与病毒感染相符，多数人认为本病的诱因是甲型链球菌感染。

可见，RA 是遗传易感因素、环境因素及免疫系统失调等因素综合作用的结果。

（二）病理

RA 的基本病理改变是滑膜炎。急性期滑膜表现为渗出性和细胞浸润性，滑膜下层小血管扩张，内皮细胞肿胀、细胞间隙增大，间质有水肿和中性粒细胞浸润。进入慢性期后，滑膜变得肥厚，形成许多绒毛样突起，突向关节腔内或侵入到软骨和软骨下的骨质。这种绒毛在显微镜下呈现为滑膜细胞层由原来的 1～3 层增生到 5～10 层或更多，其中大部分为具有巨噬细胞样功能的 A 型细胞及成纤维细胞样的 B 型细胞。滑膜下层有大量淋巴细胞，呈弥漫状分布或聚集成结节状，如同淋巴滤泡。其中大部分为 CD_4^+ T 细胞，其次为 B 细胞和浆细胞。另外还出现新生血管和大量被激活的纤维母样细胞以及随后形成的纤维组织。

绒毛又称血管翳，具有很强的破坏性，是关节破坏、畸形、功能障碍的病理基础。

血管炎可发生在类风湿关节炎患者关节外的任何组织。它累及中、小动脉和（或）静脉管壁，有淋巴细胞浸润、纤维素沉着，内膜有增生，导致血管腔的狭窄或堵塞。类风湿结节是血管炎的一种表现，常见于关节伸侧受压部位的皮下组织，可发生于任何内脏器官。结节中心为纤维素样坏死组织，周围有上皮样细胞浸润，排列成环状，外被以肉芽组织，其间有大量的淋巴细胞和浆细胞。

二、临床表现

流行病学资料显示，RA 可发生于任何年龄，80%发病于 35～50 岁，女性患者约为男性患者的 3 倍。临床表现多见在 20 ～45 岁，女性较多。RA 发病缓慢，临床表现多样，从主要的关节症状到关节外多系统受累。RA 多以缓慢而隐匿的方式起病，在出现明显关节症状前可有数周的低热，少数患者有高热、乏力、全身不适、体重下降的症状，以后逐渐出现典型关节症状。少数则会有较急剧的起病即在数天内出现多个关节症状。

症状和体征

1. 关节疼痛与压痛：绝大多数患者是以关节肿胀开始发病的。肿胀是由于关节腔内渗出液增多及关节周围软组织炎症改变而致，表现为关节周围均匀性肿大，手指近端指关节的梭形肿胀是类风湿患者的典型症状之一。关节疼痛的轻重通常与其肿胀的程度相一致，关节肿胀愈明显，疼痛愈重，甚至剧烈疼痛。

2. 晨僵：95%以上的患者有关节晨僵。晨僵是指病变关节在夜间静止不动后，晨起时出现较长时间的受累关节僵硬和活动受限。晨僵常是关节受累的第一个症状，大多出现在关节疼痛之前，病情严重时全身关节均可出现僵硬感。起床后经活动或温暖后晨僵症状可减轻或消失。晨僵常伴有肢端或指（趾）发冷和麻木感。

3. 关节肿胀：凡受累的关节均可出现肿胀，关节肿胀提示炎症较重。典型的表现为关节周围均匀性肿大，例如近端指间关节的梭形肿胀。关节肿胀在四肢小关节最易检查出来，而肩髋等大关节肿胀却不易发现。

4. 关节摩擦音：类风湿性关节炎症期，运动关节时检查者的手常可感到细小的捻发音或有握雪感，以肘、膝关节为典型，此表明关节存在炎症。有的关节炎症消退后，活动关节可以听到或触到嘎嗒声响，这在指和膝关节、髋关节最明显，可能是类风湿伴有骨质增生所致。

5. 关节外表现

（1）类风湿结节是本病较常见的关节外表现，可见于 20%～30%的患者，多位于关节隆突部以及受压部位的皮下，如前臂伸面、肘鹰嘴突附近、指关节、跟腱等处，大小不一，结节直径由数毫米至数厘米、质硬、无压痛、对称性分布。此外，几乎所有脏器（如心、肺、眼等）均可累及。它的存在提示了本病的活动。

（2）类风湿血管炎 RA 患者的系统性血管炎很少见，体检能观察到的是指甲下或指端出现的小血管炎，其表现与滑膜炎的活动性无直接关联，少数可引起局部组织的缺血性坏死。眼受累多为巩膜炎，严重者因巩膜软化而影响视力。RF 阳性的患者可出现亚临床型的血管炎，如无临床表现的皮肤和唇腺活检可有血管壁免疫物质的沉积，亚临床型血管炎的长期预后尚不明确。

（3）肺受累很常见，男性多于女性，有时可为首发症状。

①肺间质病变是最常见的肺病变，约 30%的患者可见，逐渐出现气短和肺功能不全，少数出现慢性纤维性肺泡炎则预后较差。肺功能和肺影像学检查异常，特别是高分辨 CT 有助于早期诊断。

②结节样改变，肺内出现单个或多个结节，为肺内的类风湿结节表现。结节有时可液

化，咳出后形成空洞。

③Caplan 综合征　尘肺患者合并 RA 时易出现大量肺结节，称之为 Caplan 综合征，也称类风湿性尘肺病。临床和胸部 X 线均类似肺内的类风湿结节的表现，数量多，较大，可突然出现并伴随关节症状加重。病理检查结节中心坏死区内有粉尘。

④胸膜炎，见于约 10%的患者。为单侧或双侧性的少量胸腔积液，偶为大量胸腔积液。胸水呈渗出性，含糖量很低。

⑤肺动脉高压　一部分是肺内动脉病变所致，另一部分为肺间质病变引起。

（4）心脏受累，急性和慢性的 RA 患者都可以出现心脏受累，其中心包炎最常见，多见于 RF 阳性、有类风湿结节的患者，但多数患者无相关临床表现。通过超声心动图检查约 30%出现小量心包积液。

（5）胃肠道患者可有上腹不适、胃痛、恶心、食欲缺乏、甚至黑粪，多与服用抗风湿药物（尤其是非甾体抗炎药）有关，很少由 RA 本身引起。

（6）肾　本病的血管炎很少累及肾，偶有轻微膜性肾病、肾小球肾炎、肾内小血管炎以及肾的淀粉样变等。

（7）神经系统　神经受压是 RA 患者出现神经系统病变的常见原因。受压的周围神经病变与相应关节的滑膜炎的严重程度相关。最常受累的神经有正中神经、尺神经以及桡神经，神经系统的受累可以根据临床症状和神经定位来诊断，如正中神经在腕关节处受压而出现腕管综合征。随着炎症的减轻，患者的神经病变逐渐减轻，但有时需要减压手术治疗。脊髓受压表现为渐起的双手感觉异常和力量的减弱，腱反射多亢进，病理反射阳性。多发性单神经炎则由小血管炎的缺血性病变所造成。

（8）血液系统　患者的贫血程度通常和病情活动度相关，尤其是和关节的炎症程度相关。RA 患者的贫血一般是正细胞正色素性贫血，出现小细胞低色素性贫血时，贫血可因病变本身或因服用非甾体抗炎药而造成胃肠道长期少量出血所致；此外，与慢性疾病性贫血（anemia of chronic disease，ACI）的发病机制有关，在患者的炎症得以控制后，贫血也可以得以改善。在病情活动的 RA 患者常见血小板增多，其增高的程度和滑膜炎活动的关节数正相关，并受关节外表现的影响，血小板增高的机制还不是很明确，

Felty 综合征是指 RA 患者伴有脾大、中性粒细胞减少，有的甚至有贫血和血小板减少。RA 患者出现 Felty 综合征时并非都处于关节炎活动期，其中很多患者合并有下肢溃疡、色素沉着、皮下结节、关节畸形，以及发热、乏力、食欲减退和体重下降等全身表现。

（9）干燥综合征，约 30%～40%RA 患者在疾病的各个时期均可出现此综合征，随着病程的延长，干燥综合征的患病率逐渐增多。口干、眼干是此综合征的表现，但部分患者症状不明显，必须通过各项检查证实有干燥性角、结膜炎和口干燥征。

三、诊断

1. 血象和 X 线

有轻至中度贫血。活动期患者血小板可增高。白细胞及分类多正常。

辅助检查：血红蛋白减少，白细胞计数正常或降低，但淋巴细胞计数增加。大约 70 %～80 %的病例类风湿因子阳性，其他结缔组织疾病也可为阳性。血沉加快，C 反应蛋

白增高，血清 IgG 、IgA 、IgM 增高。关节液混浊，黏稠度降低，粘蛋白凝固力差，糖含量降低，细菌培养阴性。

X 线表现：早期关节周围软组织肿大，关节间隙增宽，关节周围骨质疏松，随病变发展关节周围骨质疏松更明显，关节面边缘模糊不清，关节间隙逐渐狭窄。晚期关节间隙消失，最终出现骨性强直。

2. 炎性标志物

血沉和 C 反应蛋白（CRP）常升高，和疾病的活动度相关。

3. 自身抗体

检测自身抗体有利于 RA 与其他炎性关节炎（如银屑病关节炎、反应性关节炎和退行性关节炎）的鉴别。RA 的新抗体不断被发现，其中有些抗体诊断的特异性较 RF 明显提高，且可在疾病早期出现，如抗环瓜氨酸肽（CCP）抗体、抗核周因子（APF）抗体、抗角蛋白抗体（AKA）以及抗 SA 抗体等。

（1）类风湿因子可分为 IgM、IgD 和 IgA 型 RF。在常规临床工作中主要检测 IgM 型 RF，它见于约 70%的患者血清，其滴度一般与本病的活动性和严重性呈比例。但 RF 并非 RA 的特异性抗体，甚至在 5%的正常人也可以出现低滴度的 RF，因此 RF 阳性者必须结合临床表现，才能诊断本病。

（2）抗角蛋白抗体谱有抗核周因子（APF）抗体、抗角蛋白抗体（AKA）、抗聚角蛋白微丝蛋白抗体（AFA）和抗环瓜氨酸肽抗体。这组抗体的靶抗原为细胞基质的聚角蛋白微丝蛋白，环瓜氨酸肽是该抗原中主要的成分，因此抗 CCP 抗体在此抗体谱中对 RA 的诊断敏感性和特异性高，已在临床中普遍使用。这些抗体有助于 RA 的早期诊断，尤其是血清 RF 阴性、临床症状不典型的患者。由于它们的表位都含有瓜氨酸，故称之为瓜氨酸相关自身免疫系统，此系统可能在 RA 的发病及发展中起作用。

4. 免疫复合物和补体

70%患者血清中出现各种类型的免疫复合物，尤其是活动期和 RF 阳性患者。在急性期和活动期，患者血清补体均有升高，只有少数有血管炎者出现低补体血症。

5. 关节滑液

正常人关节腔内的滑液不超过 3.5 ml。

6. 关节影像学检查

（1）X 线平片对 RA 诊断、关节病变分期、病变演变的监测均很重要。初诊至少应摄指及腕关节的 X 线片，早期可见关节周围软组织肿胀影、关节端骨质疏松（Ⅰ期）；进而关节间隙变窄（Ⅱ期）；关节面出现虫蚀样改变（Ⅲ期）；晚期可见关节半脱位和关节破坏后的纤维性和骨性强直（Ⅳ期）。诊断应有骨侵蚀或肯定的局限性或受累关节近旁明显脱钙。

（2）其他　包括关节 X 线数码成像、CT 及 MRI，它们对诊断早期 RA 有帮助。MRI 可以显示关节软组织早期病变，如滑膜水肿、骨破坏病变的前期表现骨髓水肿等。CT 可以显示在 X 线片上尚看不出的骨破坏，但由于需要一定条件，目前不能普遍用于日常临床工作。

7. 类风湿结节的活检

其典型的病理改变有助于本病的诊断。

四、治疗

由于本病的病因和发病机制未完全明确，目前临床上尚缺乏根治及预防本病的有效措施。减轻关节症状、延缓病情进展、防止和减少关节的破坏、保护关节功能、最大限度地提高患者的生活质量，是目前的治疗目标。为达到上述目的，早期诊断和早期治疗是极为重要的。

治疗措施包括：一般性治疗、药物治疗、外科手术治疗，其中以药物治疗最为重要。

（一）一般性治疗

包括休息、关节制动（急性期）、关节功能锻炼（恢复期）、物理疗法等。卧床休息只适宜于急性期、发热以及内脏受累的患者。

（二）药物治疗

药物治疗：目前没有任何药物可以完全阻止病变发展，常用的药物分为三线。第一线的药物主要是非甾体类药物，其中昔布类消化道副作用较轻；第二线药物有抗疟药，金盐制剂，柳氮磺胺吡啶，免疫抑制剂如甲氨蝶呤、青霉胺、环磷酰胺等；第三线药物主要是激素。对于病情较轻，进展较慢的病人，多主张先应用一线药物，必要时可联合二线药物。而对病情严重，进展较快的患者，在一、二线药物联合运用同时，早期给予小剂量激素，以迅速控制症状，见效后逐渐减轻药物。

根据药物性能，治疗 RA 的常用药物分为四大类，即非甾体抗炎药（NSAID）、改变病情抗风湿药（DMARD）、糖皮质激素（glucocorticoid）和植物药等。

1. 非甾体抗炎药　NSAID 具镇痛消肿作用，是改善关节炎症状的常用药，但不能控制病情，必须与改变病情抗风湿药同服。常用 NSAID 的剂量如下：①塞来昔布：每日剂量 200～400 mg，分 1～2 次服用，有磺胺过敏者禁用；②美洛昔康：每日剂量 7.5～15 mg，分 1～2 次服用；③双氯芬酸：每日剂量为 75～150 mg，分 2 次服用；④吲哚美辛：每日剂量为 75～100 mg，分 3 次服用，胃肠道反应较上述 3 种药物多；属同类结构的有舒林酸、阿西美辛等；⑤萘普生：每日剂量为 0.5～1.0 g，分 2 次服；⑥布洛芬：每日剂量为 1.2～3.2 g，分 3～4 次服用。无论选择何种 NSAID，都会出现胃肠道不良反应，使用中必须加以注意，剂量都应个体化；只有在一种 NSAID 足量使用 1～2 周后无效才更改为另一种；应避免两种或两种以上 NSAID 同时服用，因其疗效不叠加，而不良反应增多；老年人宜选用半衰期短的 NSAID 药物，对有溃疡病史的老年人，宜服用选择性 CoX-2 抑制剂以减少胃肠道的不良反应。

2. 改变病情抗风湿药　该类药物较 NSAID 发挥作用慢，临床症状的明显改善大约需 1～6 个月，有改善和延缓病情进展的作用。一般认为 RA 诊断明确都应使用 DMARD，药物的选择和应用的方案要根据患者的病情活动性、严重性和进展而定。从临床研究疗效和费用等综合考虑，一般首选甲氨蝶呤（MTX），并将它作为联合治疗的基本药物。受累关节超过 20 个，起病 2 年内就出现关节骨破坏，RF 滴度持续很高，有关节外症状者应尽早采用 DMARD 联合治疗方案。各个 DMARD 有其不同的作用机制及不良反应，在应用时需谨慎监测。现将本类药物中常用者详述如下：

（1）MTX：本药抑制细胞内二氢叶酸还原酶，使嘌呤合成受抑，同时具抗炎作用。每周剂量为 7.5～25 mg，以口服为主（1 日之内服完），亦可静注或肌注。4～6 周起效，疗程至少半年。不良反应有肝损害、胃肠道反应、骨髓受抑制和口角糜烂等，停药后多能恢复。

（2）柳氮磺胺吡啶：剂量为每日 2～3 g，分两次服用，由小剂量开始，会减少不良反应，对磺胺过敏者禁用。

（3）来氟米特（leftunomide）：主要抑制合成嘧啶的二氢乳清酸脱氢酶，使活化淋巴细胞的生长受抑。其服法为 50 mg，每日 1 次，3 天以后 10～20 mg，每日 1 次。

（4）羟氯喹和氯喹：前者每日 0.2～0.4 g，分两次服。后者每日 0.25 g，1 次服。长期服用可出现视物盲点，眼底有“牛眼”样改变，因此每 6～12 个月宜作眼底检测，少数患者服用氯喹后出现心肌损害。

（5）生物制剂和免疫性治疗：生物制剂如 TNF－α 拮抗剂、IL－1 拮抗剂、CD20 单克隆抗体、细胞毒 T 细胞活化抗原－4（cytotoxic T lymphocyte activation antigen－4，CTLA－4）抗体等，近年在国内外都在逐渐使用，临床试验提示它们有抗炎及防止骨破坏的作用。为增加疗效和减少不良反应，本类生物制剂应与 MTX 联合应用。其主要的副作用包括注射部位局部的皮疹，感染（尤其是结核感染），长期使用淋巴系统肿瘤患病率增加，TNF－α 单抗则可诱发短暂自身免疫性疾病，出现自身抗体。临床治疗 RA 的常用生物制剂。有关它们的长期疗效、疗程、停药复发和副作用还有待进一步研究。

治疗 RA 的常用生物制剂：免疫性治疗包括口服诱导免疫耐受药、米诺环素（minocycline）类药，其疗效待定。免疫治疗还包括以去除血浆中异常免疫球蛋白为主要目的的血浆置换、免疫吸附等疗法，但只用于一些难治的重症患者。

（6）其他 DMARD：①金盐制剂：分为注射及口服两种剂型。常用的注射剂为硫代苹果酸金钠，每周肌注 1 次，由最小剂量开始，逐渐增至每次 50 mg，待有效后注射间隔可延长，现在很少应用。口服金诺芬（auranofin），每日剂量 6 mg，分两次口服，3 个月后起效。口服金制剂不良反应少，适于早期或轻型患者。②青霉胺：开始剂量为 125 mg，每日2～3次，无不良反应者则每 2～4 周后剂量加倍，至每日达 500～750 mg，待症状改善后减量维持。不良反应较多，包括胃肠道反应、骨髓抑制、皮疹、口异味、肝肾损害等。③硫唑嘌呤：抑制细胞的合成和功能。每日口服剂量为 100 mg，病情稳定后可改为 50 mg 维持，服药期间需监测血象及肝肾功能。④环孢素：是近年来治疗本病的免疫抑制剂，每日剂量为每 3～5 mg/kg 分 1～2 次口服。其突出的不良反应为血肌酐和血压上升，服药期间宜严密监测。

3. 糖皮质激素　本药有强大的抗炎作用，在关节炎急性发作可给予短效激素，其剂量依病情严重程度而调整，一般应不超过泼尼松每日 10 mg，可使关节炎症状得到迅速而明显地缓解，改善关节功能。有系统症状如伴有心、肺、眼和神经系统等器官受累的重症患者，可予泼尼松每日量为 30～40 mg，症状控制后递减，以每日 10 mg 或低于 10 mg 维持。但由于它不能根治本病，停药后症状会复发。长期使用糖皮质激素造成的依赖性导致停药困难，并可出现许多不良反应。关节腔注射激素有利于减轻关节炎症状，改善关节功能。但一年内不宜超过 3 次。过多的关节腔穿刺除了并发感染外，还可发生类固醇晶体性关节炎。

4. 植物药制剂　常有的植物药制剂包括：①雷公藤多苷，有抑制淋巴、单核细胞及抗炎作用。用法：30～60 mg/d，分 3 次服用，其不良反应为对性腺的毒性，出现月经减少、停经、精子活力及数目降低、指甲变薄软、皮肤色素沉着、肝损害、胃肠道反应等。②青藤碱：青藤碱 60 mg，饭前口服，每日三次。常见不良反应有皮肤瘙痒、皮疹等过敏反应，少数患者出现白细胞减少。③白芍总苷：常用剂量为 0.6 g，每日 2～3 次。其不良反应有大便次数增多，轻度腹痛，纳差等。

（三）外科手术治疗

包括关节置换和滑膜切除手术，前者适用于较晚期有畸形并失去功能的关节。早期可作受累关节滑膜切除术，以减少关节液渗出，防止血管翳形成，保护软骨和软骨下骨组织，改善关节功能；也可在关节镜下行关节清理、滑膜切除术；晚期，可根据病情行关节成形术或人工关节置换术。滑膜切除术可以使病情得到一定的缓解，但当滑膜再次增生时病情又趋复发，所以必须同时应用 DMARD。

第八节　前臂双骨折

一、病因病理

前臂骨由尺骨及桡骨组成。尺骨近端的鹰嘴窝与肱骨滑车构成肱尺关节。桡骨小头与肱骨小头构成肱桡关节。

尺、桡骨干骨折可由直接暴力、间接暴力、扭转暴力引起，有时导致骨折的暴力因素复杂，难以分析其确切的暴力因素。

1. 直接暴力　多由于重物打击、机器或车轮的直接压榨，或刀砍伤，导致同一平面的横行或粉碎性骨折，由于暴力的直接作用，多伴有不同程度的软组织损伤，包括肌、肌腱断裂，神经血管损伤等。

2. 间接暴力　跌倒时手掌着地，暴力通过腕关节向上传导，由于桡骨负重多于尺骨，暴力作用首先使桡骨骨折，若残余暴力比较强大，则通过骨间膜向内下方传导，引起低位尺骨斜形骨折。

3. 扭转暴力　跌倒时手掌着地，同时前臂发生旋转，导致不同平面的尺桡骨螺旋形骨折或斜形骨折。

二、临床表现

受伤后，前臂出现肿胀、疼痛、畸形及功能障碍。

三、诊断

检查可发现骨摩擦音及假关节活动。骨传导音减弱或消失。X 线拍片检查应包括肘关节或腕关节，可发现骨折的准确部位、骨折类型及移位方向，以及是否合并有桡骨头脱位或尺骨小头脱位。

四、治疗

（一）手法复位外固定

尺、桡骨骨干双骨折可发生多种移位，如重叠、成角、旋转及侧方移位等。若治疗不当可发生尺、桡骨交叉愈合，影响旋转功能。因此治疗的目标除了良好的对位、对线以外，特别注意防止畸形和旋转。

麻醉后，仰卧位，在肩外展 90°，屈肘 90°位，沿前臂纵轴向远端牵引，肘部向上作反牵引。远端的牵引位置以骨折部位而定。

在操作中还应注意以下几点：

1. 在双骨折中，如果其中一骨干骨折线为横形稳定骨折，另一骨干为不稳定的斜形或螺旋形骨折时，应先复位稳定的骨折，通过骨间膜的联系，再复位不稳定的骨折则较容易。

2. 若尺、桡骨骨折均为不稳定型，发生在上 1/3 的骨折，先复位尺骨；发生在下 1/3 的骨折先复位桡骨。发生在中段的骨折，一般先复位尺骨。这是因为尺骨位置表浅，肌附着较少，移位多不严重，手法复位相对较为容易。只要其中的一根骨折复位、且稳定，复位另一骨折比较容易成功。

3. 在 X 线片上发现斜形骨折的斜面呈背向靠拢，应认为是远折端有旋转，应先按导致旋转移位的反方向使其纠正，再进行骨折端的复位。

手法复位成功后可采用小夹板固定：维持复位位置，用四块小夹板分别放置于前臂掌侧、背侧、尺侧和桡侧，用带捆扎后，把前臂放在防旋板上固定，再用三角巾悬吊患肢。也可采用石膏固定：手法复位成功后，用上肢前、后石膏夹板固定。待肿胀消退后改为上肢管型石膏固定，一般 8～12 周可达到骨性愈合。

（二）切开复位内固定

1. 手术指征

（1）受伤时间较短、伤口污染不重的开放性骨折。

（2）同侧肢体有多发性损伤。

（3）合并神经、血管、肌肉损伤。

（4）陈旧骨折畸形愈合或畸形愈合。

2. 手术方法　麻醉后，仰卧，患肢外展 80°置于手术桌上。根据骨折的部位选择切口，一般均应在尺、桡骨上分别作切口，沿肌间隙暴露骨折端。在直视下准确对位。用加压钢板螺钉固定，也可用髓内钉固定。可不使用外固定。

（三）康复治疗

1. 无论手法复位外固定，或切开复位内固定，术后均应抬高患肢，严密观察肢体肿胀程度、感觉、运动功能及血循环情况，警惕骨筋膜室综合征的发生。

2. 术后 2 周即开始练习手指屈伸活动和腕关节活动。4 周以后开始练习肩、肘关节活动。8～10 周后拍片证实骨折已愈合，才可进行前臂旋转活动。

桡骨下 1/3 骨折合并尺骨小头脱位，可因直接打击暴力或间接传达暴力引起。通过临床检查和 X 线拍片，诊断不困难。首先采用手法复位、夹板固定。如果复位不成功，或夹板固定不牢，可行切开复位，加压钢板螺钉固定。

第十章 其 他

第一节 中 暑

一、病因病理

（一）病因

不能充分适应高温环境是致病的主要原因。当在大气温度升高（>32 ℃）、湿度较大（>60%）和无风的环境中，长时间工作或强体力劳动，又无充分防暑降温措施时，对高热环境适应缺乏者极易发生中暑。另外，在室温较高和通风不良的环境中，年老体弱、肥胖者也易发生中暑。通常，湿热（气温高和湿度大）环境比干热（气温高和辐射强）环境更容易发生中暑。促使中暑的原因有：①环境温度过高；②人体产热增加；③散热障碍：如湿度较大、过度肥胖或穿透气不良的衣服等；④汗腺功能障碍。

（二）病理

在下丘脑体温调节中枢的控制下，正常人体产热和散热处于动态平衡，维持体温在37 ℃左右。当人在运动时，机体代谢加速，产热增加，人体借助于皮肤血管扩张、血流加速、汗腺分泌增加以及呼吸加快等，将体内产生的热量送达体表，并且通过辐射、传导、对流及蒸发等方式散热，以维持体温在正常范围内。当气温超过皮肤温度（一般为32～35 ℃），或环境中有热辐射源（如明火、电炉），或空气中湿度过高且通风不良时，机体内的热量难于通过辐射、传导、蒸发，对流等方式散发，甚至还会从外界环境中吸收热，造成体内热量贮积过多从而引起中暑。

热射病患者病死后尸检发现，小脑和大脑皮质神经细胞坏死，尤其是 Purkinje 细胞病变较为突出。心脏出现局灶性心肌细胞出血、坏死和溶解，心外膜、心内膜和瓣膜组织出血；肝细胞不同程度坏死和胆汁淤积以及肾上腺皮质出血。劳力性热射病病死后病理检查可见肌肉组织变性和坏死。

二、临床表现

中暑可分为热痉挛、热衰竭和热射病。

（一）热痉挛

在高温环境下进行剧烈运动导致大量出汗，在活动停止后常发生肌肉痉挛，主要累及骨骼肌，持续约数分钟后缓解，并且无明显体温升高。肌肉痉挛可能是由于严重体钠缺失和过度通气所致。热痉挛也可为热射病的早期表现。

（二）热衰竭

常发生于老年人、儿童和慢性疾病患者。当严重热应激时，体液和体钠丢失过多会引起循环容量不足从而导致热衰竭。表现为多汗、疲乏、头痛、无力、头晕、呕吐、恶心和肌痉挛，并且可有明显的心动过速、直立性低血压或晕厥等脱水征。同时体温轻度升高，但无明显中枢神经系统损伤表现。

（三）热射病

是一种致命性急症，主要表现为高热（直肠温度≥41℃）和神志障碍。受影响的器官依次为脑、肝、肾和心脏。根据发病时患者所处的状态和发病机制，临床上分为：劳力性和非劳力性（或典型性）两种类型。

1. 劳力性热射病（exertional heatstroke）　患者大多数是平素健康的年轻人，在从事重体力劳动或剧烈运动数小时后发病，大约 50%患者表现为大量出汗，脉压增大，心率可达 160～180 次/分钟。

2. 非劳力性热射病（nonexertional heatstroke）　多见于在高温环境下居住拥挤和通风不良的城市年老体衰居民。其他高危人群包括精神分裂症、慢性酒精中毒、帕金森病及偏瘫或截瘫患者。表现皮肤干热和发红，84%以上病例无汗，直肠温度通常在 41℃以上，最高可达 46.5℃。发病初期表现为行为异常或癫痫发作，继而会出现谵妄、昏迷和瞳孔对称缩小等症状，严重者可出现低血压、休克、心律失常及心力衰竭、脑水肿和肺水肿。

三、诊断

在炎热夏季热浪期，遇有体温过高伴有昏迷患者首先应考虑到中暑诊断。

辅助检查　中暑时，应做紧急血生化检查和动脉血气分析。严重病例住院后，应检查血清门冬氨酸氨基转移酶（AST）、丙氨酸氨基转移酶（ALT）、肌酸激酶（CK）、乳酸脱氢酶（LDH）及有关止、凝血功能等参数，以尽早发现重要器官功能障碍的证据。怀疑颅内出血或感染时，应做脑 CT 和脑脊液检查。

四、治疗

虽然中暑类型和病因不同，但基本治疗措施相同。

（一）降温治疗

对于重症高热患者，应在 1 小时内使直肠温度降至 37.8～38.9℃。

1. 体外降温　将患者转移到通风良好的低温环境，脱去衣服，并且进行皮肤肌肉按摩，促进散热。对于循环虚脱者可采用蒸发散热降温，可用 15 ℃冷水反复擦拭皮肤或同时应用电风扇或空气调节器。对于无循环虚脱的中暑患者，可进行冷水擦浴或将躯体浸入27～30℃水中进行传导散热降温。

2. 体内降温　对于体外降温无效者，可用冰盐水进行胃或直肠灌洗，也可用无菌生理盐水进行腹膜腔灌洗或血液透析，或将自体血液体外冷却后输回体内降温。

3. 药物降温　患者出现寒战时可用 25～50 mg 氯丙嗪加入 500 ml 生理盐水中静脉输注 1～2 小时，在用药过程中应监测血压。

（二）并发症治疗

1. 昏迷　应进行气管内插管以保持呼吸道通畅。颅内压增高者常规静脉输注甘露醇 1～2 g/kg，输注 30～60 分钟。癫痫发作者，应静脉输注地西泮。

2. 低血压　应静脉输注生理盐水或乳酸林格液恢复血容量，提高血压。必要时也可以静脉滴注异丙肾上腺素提高血压。

3. 心律失常、心力衰竭和代谢性酸中毒　应予对症治疗。

4. 肝衰竭合并肾衰竭　为保证肾血流灌注，可静脉输注甘露醇。当发生急性肾衰竭时，可做血液透析或腹膜透析治疗。肝衰竭者可行肝移植。

第二节　有机磷杀虫药中毒

一、病因

（一）病因

1. 生产中毒

在生产过程中引起中毒的原因如：杀虫药精制、出料和包装过程，衣服或手套破损；也可因生产设备密封、密闭等措施不佳，而导致的化学物跑、冒、滴、漏，或在事故抢修过程中，杀虫药污染到手、皮肤或吸入呼吸道引起。

2. 使用中毒

在使用过程中，施药人员喷洒时，药液污染皮肤或被药液浸透的衣服上的药液由皮肤吸收，以及吸入空气中杀虫药的蒸气；手直接接触杀虫药原液或配药浓度过高也可引起中毒。

3. 生活性中毒

在日常生活中，急性中毒主要由于故意吞服、误服，或饮用被杀虫药污染过的水源和食入污染性的食品；也有因滥用 OPI 治疗皮肤病或驱虫而中毒。

（二）病理

OPI 能抑制许多酶的作用，但对人畜毒性主要表现在抑制胆碱酯酶（ChE）。体内 ChE 可分为真性胆碱酯酶和假性胆碱酯酶两类。真性 ChE 主要存在于脑灰质、红细胞、交感神经节和运动终板中，水解 ACh 作用最强。假性 ChE 存在于脑白质的神经胶质细胞和血浆、肝、肾、肠黏膜下层等部位和一些腺体中，能水解丁酰胆碱及其他蛋白质，但难以水解 ACh，在严重肝损害时其活力亦下降。真性 ChE 被 OPI 抑制后，在神经末梢恢复速度较快，少部分被抑制的真性 ChE 会在第二天基本恢复；红细胞真性 ChE 被抑制后，一般不能自行恢复，需待数月直到红细胞再生后全血真性 ChE 活力才能恢复。假性 ChE 对 OPI 敏感，但抑制后恢复较快。

OPI 的毒性作用是与真性 ChE 酯解部位结合成稳定的磷酰化胆碱酯酶后，使 ChE 丧失分解 ACh 的能力，ACh 大量积聚引起一系列毒蕈碱、烟碱样和中枢神经系统症状，严重者经常死于呼吸衰竭。长期接触 OPI 时，ChE 的活力虽明显下降，但是临床症状往往较轻，可能是人体对积聚的 ACh 耐受性增强的原因。

二、临床表现

（一）急性中毒

急性中毒发病时间与毒物剂量、种类、侵入途径和机体状态等（如空腹进餐）有密切的关系。一般情况下，口服中毒在10分钟到2小时发病；吸入后约30分钟发病；皮肤吸收后约2～6小时发病。中毒后，出现急性胆碱能危象，表现为：

1. 毒蕈碱样症状（muscarinic signs） 又称M样症状。主要是副交感神经末梢过度兴奋，起到类似于毒蕈碱样作用。平滑肌痉挛表现：瞳孔缩小，呼吸困难、胸闷、气短，恶心、呕吐、腹泻、腹痛；括约肌松弛表现：大小便失禁；腺体分泌增加表现：流泪、流涎和大汗；气道分泌物明显增多：表现咳嗽、气促，双肺有干性或湿性啰音，严重者会发生肺水肿。

2. 烟碱样症状（nicotinic signs） 又称N样症状。在横纹肌神经肌肉接头处ACh蓄积过多，会出现肌纤维颤动，甚至全身肌肉僵直性痉挛，也可能出现肌力功能的减退或瘫痪，呼吸肌麻痹引起呼吸衰竭或停止。交感神经节受ACh刺激，其节后交感神经纤维末梢释放儿茶酚胺，表现血压增高和心律失常。

3. 中枢神经系统症状 过多ACh刺激所致，表现烦躁不安、谵妄、头晕、头痛、抽搐和昏迷，有的甚至发生呼吸、循环衰竭死亡。

4. 局部损害 有些OPI接触皮肤后发生过敏性皮炎、皮肤水疱或剥脱性皮炎；污染眼部时，出现结膜充血和瞳孔缩小。

（二）迟发性多发神经病

急性中度和重度OPI中毒患者症状消失2～3周后可能出现迟发性神经损害，表现为感觉、运动型多发性神经病变，主要累及肢体末端，发生下肢瘫痪、四肢肌肉萎缩等。目前认为这种病变不是ChE受抑制而引起，可能是由于OPI抑制神经靶酯酶，使其发生老化而导致的。全血或红细胞ChE活性正常；神经-肌电图检查提示神经源性损害。

（三）中间型综合征

多发生于重度OPI中毒后24～96小时及复能药用量不足患者身上，经治疗胆碱能危象消失、意识清醒或未恢复和迟发性多发神经病发生前，突然出现屈颈肌、四肢近端肌无力和第Ⅲ Ⅶ、Ⅸ、Ⅹ对脑神经支配的肌肉无力，出现睑下垂、眼外展障碍、面瘫和呼吸肌麻痹，而引起通气障碍性呼吸困难或衰竭，如此可导致死亡。其发病机制与ChE长期受抑制，影响神经肌肉接头处突触后功能有关。全血或红细胞ChE活性在30%以下；高频重复刺激周围神经的肌电图检查，肌诱发电位波幅进行性递减。

三、诊断

（一）血ChE活力测定

血ChE活力是诊断OPI中毒的特异性实验指标，对判断中毒程度、治疗和预后十分重要。将正常人血ChE活力值定为100%，急性OPI中毒时，病人ChE活力值在70%～50%为轻度中毒；在50%～30%为中度中毒；在30%以下为重度中毒。

（二）尿中OPI代谢物测定

在体内，对硫磷和甲基对硫磷氧化分解为对硝基酚，美曲膦酯代谢后成为三氯乙醇。尿中测出对硝基酚或三氯乙醇对诊断上述毒物中毒的程度及情况很有帮助。

1. 根据患者OPI接触史、呼出气大蒜味、瞳孔缩小、肌纤维颤动和意识障碍等，一般不难诊断。对于不明原因的意识障碍、瞳孔缩小，并伴有肺水肿的患者，也可考虑OPI中毒的情况。若监测血 ChE 活力降低，可确诊为 OPI 中毒。

2. OPI 中毒应与中暑、急性胃肠炎和脑炎等鉴别开，尚需与拟除虫菊酯类中毒及甲脒类中毒鉴别。前者口腔和胃液无特殊臭味，血 ChE 活力正常；后者以发绀、嗜睡、出血性膀胱炎为主要临床表现，而无瞳孔缩小和腺体分泌增加等表现。

3. 诊断时尚需注意：口服乐果和马拉硫磷中毒患者，急救后病情好转，但在数日至一周后会突然恶化，会重新出现 OPI 急性中毒症状，如肺水肿或突然死亡的临床表现。这种临床“反跳”现象可能与残留在皮肤或体内的 OPI 重吸收或解毒药停用过早有关。

（三）急性中毒诊断分级：

轻度中毒　仅有 M 样症状，ChE 活力 70%～50%。

中度中毒　M 样症状加重，出现 N 样症状，ChE 活力 50%～30%。

重度中毒　兼有 M、N 样症状，并伴有肺水肿、抽搐、昏迷，呼吸肌麻痹和脑水肿等临床表现，ChE 活力在 30%以下。

四、治疗

（一）迅速清除毒物

立即将患者撤离中毒现场撤离后。彻底清除未被机体吸收入血液的毒物，措施如迅速脱去污染衣物，用肥皂水清洗污染皮肤、毛发和指甲；眼部污染时，用清水、生理盐水、3%硼酸溶液或 2%碳酸氢钠溶液冲洗。口服中毒者，用清水、2%碳酸氢钠溶液或 1∶5000 高锰酸钾溶液进行反复洗胃，即首次洗胃后保留胃管，间隔 3～4 小时重复洗胃，直至洗出液清亮为止。然后将 20～40 g 硫酸钠溶于 20 ml 水后，口服，观察 30 分钟，无导泻作用，最后口服或经鼻胃管注入水 500 ml。

（二）紧急复苏

OPI 中毒常死于呼吸中枢衰竭、呼吸肌麻痹、肺水肿。对上述患者，要紧急采取复苏措施：清除呼吸道分泌物，以保持呼吸道通畅，给氧，据病情应用机械通气。肺水肿应用阿托品，不能用氨茶碱或吗啡。心脏停搏时，进行体外心脏按压复苏等。

（三）解毒药

在清除毒物过程中，同时采用 ChE 复能药和胆碱受体阻断药进行治疗。

1. 用药原则　根据病情而定，要早期、足量、联合和重复应用解毒药，并且选用合理给药途径并择期停药。中毒早期即联合应用抗胆碱能药与 ChE 复能药才能取得很好的治疗效果。

2. ChE 复能药　肟类化合物能使被抑制的 ChE 恢复活性。其原理是肟类化合物吡啶环中季铵氮带正电荷，能被磷酰化胆碱酯酶的阴离子部位吸引，其肟基与磷酰化胆碱酯酶中的磷结合后形成结合物，使其与 ChE 酯解部位分离，恢复真性 ChE 活性。

ChE 复能药尚能作用于外周 N_2 受体上，对抗外周 N 胆碱受体活性，能有效解除烟碱样毒性作用，对 M 样症状和中枢性呼吸抑制作用无明显影响。所用药物如下：

（1）氯解磷定（氯磷定）：复能作用强，水溶性大，毒性小，可供静脉或肌内注射，是临床上首选的解毒药。

首次给药要足量，指征为外周 N 样症状（如肌颤）消失，血液 ChE 活性恢复至 50%～60%

以上。如洗胃彻底，轻度中毒无需重复给药；中度中毒首次足量给药后一般重复 1～2 次即可；重度中毒首次给药后 30～60 分钟未出现药物足量指征时，需重复给药。若口服大量乐果中毒、昏迷时间长、对 ChE 复能药疗效差及血 ChE 活性低者，解毒药维持剂量要大，时间可长达 5～7 天。通常，中毒现象消失，血 ChE 活性在 50%～60%以上，即可停药。

（2）碘解磷定：复能作用较差，水溶性小，毒性小，仅能静脉注射，是临床其次选的解毒药。

（3）双复磷：重活化作用强，水溶性大，毒性较大，能静脉或肌内注射。

ChE 复能药对甲拌磷、对硫磷、内吸磷、甲胺磷、肟硫磷和乙硫磷等中毒解毒效果好，对敌敌畏、美曲膦酯中毒效果差，对乐果和马拉硫磷中毒疗效不明显。双复磷对敌敌畏及美曲膦酯中毒疗效较碘解磷定治疗效果好。ChE 复能药对中毒 24～48 小时后已老化的 ChE 无复活作用。对 ChE 复能药疗效不佳者，以胆碱受体阻断药治疗为主。

ChE 复能药不良反应有视力模糊、短暂眩晕、复视、血压升高等。用量过大能引起癫痫样发作和抑制 ChE 活力。碘解磷定剂量较大时，会有口苦、咽干、恶心的感觉。注射速度过快可导致暂时性呼吸抑制；双复磷不良反应较明显，有口周、四肢及全身麻木和灼热感，恶心、呕吐和颜面潮红，剂量过大可引起室性期前收缩和传导阻滞，有的发生中毒性肝病。

3. 胆碱受体阻断药　胆碱受体分为 M 和 N 两类。M 有三个亚型：M_1、M_2和 M_3。肺组织为 M_1受体，心肌为 M_2受体，平滑肌和腺体上主要为 M_3受体。N 受体有 N_1和 N_2两个亚型，神经节和节后神经元为 N_1受体，骨骼肌上为 N_2受体。

由于 OPI 中毒时，积聚的 ACh 首先兴奋中枢 N 受体，使 N 受体迅速发生脱敏反应，对 ACh 刺激不再发生作用，并且脱敏的 N 受体还能改变 M 受体构型，使 M 受体对 ACh 更加敏感，对 M 受体阻断药（如阿托品）治疗效果降低。因此，外周性与中枢性抗胆碱能药具有协同作用。

（1）M 胆碱受体阻断药：又称外周性抗胆碱能药。阿托品和山莨菪碱等主要作用于外周 M 受体，能缓解 M 样症状，对 N 受体无明显作用。根据病情，阿托品每 10～30 分钟或每 1～2 小时给药一次，直到患者 M 样症状消失或出现“阿托品化”现象。阿托品化指征为瞳孔较前扩大、皮肤干燥、口干、心率增快（90～100 次/分）和肺湿啰音等症状消失。此时，应减少阿托品剂量或停用。如出现瞳孔明显扩大、烦躁不安、神志模糊、抽搐、昏迷和尿潴留等为阿托品中毒现象，应立即停用阿托品。

（2）N 胆碱受体阻断药：又称中枢性抗胆碱能药，如东莨菪碱、苯那辛、苯扎托品、丙环定等，对中枢 M 和 N 受体作用强，对外周 M 受体作用弱。盐酸戊乙奎醚对外周 M 受体和中枢 M、N 受体均有作用，但选择性作用于 M_1、M_3受体亚型，对 M_2受体作用极弱，对心率无明显影响；对阿托品作用强，有效剂量小，作用时间（半衰期约 6～8 h）长，不良反应少；首次用药应与氯解磷定合用。

根据 OPI 中毒程度，可将胆碱酯酶复活剂与阿托品进行联合用药。轻度中毒可单用胆碱酯酶复能药。两药合用时，应减少阿托品用量，以免发生阿托品中毒。

4. 复方制剂　是将生理性拮抗剂与中毒酶复能药组成的复方制剂。国内有解磷注射液（每支含阿托品 3 mg、苯那辛 3 mg 和氯解磷定 400 mg）。首次剂量：轻度中毒 1/2～1 支肌注；中度中毒 1～2 支；重度中毒 2～3 支。但尚需分别另加氯解磷定以作辅助，轻度中毒 0～0.5 g，中度中毒 0.5～1.0 g，重度中毒 1.0～1.5 g。

对重度患者，症状缓解后逐渐减少解毒药用量，待症状基本消失，全血胆碱酯酶活力升至正常的 50%～60%后方可停药观察，通常至少观察 3～7 天后再出院。

（四）对症治疗

重度 OPI 中毒患者常伴有多种并发症，如酸中毒、低钾血症、脑水肿、严重心律失常等。特别是合并严重呼吸和循环衰竭时如处理不及时、应用的解毒药尚未发挥作用病人就已死亡。

（五）中间型综合征治疗

立即给予人工机械通气。并且采用氯解磷定 1.0 g/次，肌注，酌情选择给药间隔时间连续使用 2～3 天。

常用医学疾病学名词英文缩写

AA	aplastic anemia	再生障碍性贫血
Ab	antibody	抗体
ACEI	angiotensin converting enzyme inhibitors	血管紧张素转换酶抑制剂
Ach	acetylcholine	乙酰胆碱
ACI	anemia of chronic disease	慢性疾病性贫血
ACTH	adrenocorticotropic hormone	促肾上腺皮质激素
ADH	antidiuretic Hormone	抗利尿激素
AF	atrial fibrillation	心房颤动
AF	alpha fetoprotein	甲胎蛋白
AIT	autoimmune thyroiditis	自身免疫甲状腺炎
AL	acute leukemia	急性白血病
ALL	acute lymphocytic leukemia	急性淋巴细胞白血病
ALP	alkaline phosphatase	碱性磷酸酶
ALT	alanine aminotransferase	丙氨酸转移酶
AMI	acute myocardial infarction	急性心肌梗死
ANP	atrial natriuretic peptide	心房钠尿肽
APC	antigen presenting cell	抗原递呈细胞
APTT	activated partial thromboplastin time	活化部分凝血活酶时间
ARB	angiotensin II receptor blockers	血管紧张素Ⅱ受体阻滞剂
ATD	anti thyroid drugs	抗甲状腺药物
ATP	adenosine triphosphate	三磷酸腺苷
BBB	blood brain barrier	血-脑屏障
BMR	basal metabolism rate	基础代谢率
CCB	calcium channel blockers	钙通道阻滞剂
ChE	cholinesterase	胆碱酯酶
CHF	congestive heart failure	充血性心力衰竭
CI	cardiac index	心脏指数
CML	chronic myeloid leukemia	慢性髓细胞白血病
CNSL	central nervous system leukemia	中枢神经系统白血病
COPD	chronic obstructive pulmonary diseases	慢性阻塞性肺疾病
CP	chronic pancreatitis	慢性胰腺炎
CR	complete remission	完全缓解
CRF	chronic renal failure	慢性肾功能衰竭
CRP	C－reactive protein	C－反应蛋白
CSF	cerebral spinal fluid	脑脊液

CT	clotting time	凝血时间
CTLA - 4	cytotoxic T lymphocyte activation antigen - 4	细胞毒 T 细胞活化抗原- 4
CVB	coxsackie virus B	柯萨奇 B 组病毒
CWSI	cerebral watershed infarction	分水岭脑梗死
DHEA	dehydroiepiandrosterone	脱氢表雄酮
DHT	dihydrotestosterone	双氢睾酮
DIC	dessiminated intiavascular coagulation	弥散性血管内凝血
DU	duodenalulcer	十二指肠溃疡
DVT	deep vein thrombosis	深静脉血栓形成
DCHS	dysarthric-clumsy hand syndrome	构音障碍-手笨拙综合征
DKA	diabetic ketoacidosis	糖尿病酮症酸中毒
E 或 AD	epinephrine or adrenaline	肾上腺素
EAA	essential amino acid	必需氨基酸
EBM	evidence-based medicine	循证医学
ECL	enterochromaffin-1ike cell	肠嗜铬样细胞
ECM	extracellular matrix	细胞外基质
EEG	electroencephalogram	脑电图
EWSL	extracorporeal shock wave lithotripsy	体外冲击波碎石
FEV1	forced expiratory volume in one second	一秒用力呼气容积
FSH	follicle-stimulating hormone	卵泡刺激素
FSGS	focal segmental sclerosis glomerulonephritis	局灶节段硬化性肾小球肾炎
FVC	forced vital capacity	用力肺活量
GABA	γ - aminobutyric acid	γ -氨基丁酸
GAG	glycosaminoglycan	糖胺聚糖
GBM	glomerular basement membrane	肾小球基底膜
GC	glucocorticoid	糖皮质激素
GD	Graves disease	弥漫性毒性甲状腺肿
GDM	gestational diabetes mellitus	妊娠期糖尿病
GFR	glomerular filtration rate	肾小球滤过率
GH	growth hormone	生长激素
GHR	growth hormone receptor	生长激素受体
GHRH	growth hormone-releasing hormone	生长激素释放激素
GnRH	gonadotropin-releasing hormone	下丘脑促性腺激素释放激素
GO	Graves ophthalmopathy	Graves 眼病
GP	glycoprotein	膜糖蛋白
GTT	gestational transientthyrotoxicosis	妊娠一过性甲状腺毒症
GU	gastric ulcer	胃溃疡
hCG	human chorionic gonadotropin	人绒毛膜促性腺激素